急诊用药速查

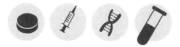

主　审　李湘晖

主　编　侯利民　张新建

副主编　许世伟　杨国夫　董增祥

编　委（按姓氏笔画排序）

于　洋　王腾玉　史文秀　丛春雷　邢　舒

任　红　闫　虹　许世伟　李明宇　杨国夫

张新建　陈　岚　陈志男　林　杉　金　昊

金　鑫　郑司佳　荆　晶　侯利民　徐德全

葛靖春　董增祥　滕　雪

人民卫生出版社

·北京·

图书在版编目（CIP）数据

急诊用药速查 / 侯利民，张新建主编 . — 北京 ：
人民卫生出版社，2024. 9
ISBN 978-7-117-36362-4

Ⅰ. ①急… Ⅱ. ①侯… ②张… Ⅲ. ①急诊 – 用药法
Ⅳ. ①R97

中国国家版本馆 CIP 数据核字（2024）第 111203 号

人卫智网	**www.ipmph.com**	医学教育、学术、考试、健康，购书智慧智能综合服务平台
人卫官网	**www.pmph.com**	人卫官方资讯发布平台

急诊用药速查
Jizhen Yongyao Sucha

主　　编：侯利民　张新建
出版发行：人民卫生出版社（中继线 010-59780011）
地　　址：北京市朝阳区潘家园南里 19 号
邮　　编：100021
E - mail：pmph @ pmph.com
购书热线：010-59787592　010-59787584　010-65264830
印　　刷：北京汇林印务有限公司
经　　销：新华书店
开　　本：710×1000　1/16　印张：31
字　　数：573 千字
版　　次：2024 年 9 月第 1 版
印　　次：2024 年 9 月第 1 次印刷
标准书号：ISBN 978-7-117-36362-4
定　　价：89.00 元

打击盗版举报电话：**010-59787491**　**E-mail：WQ @ pmph.com**
质量问题联系电话：**010-59787234**　**E-mail：zhiliang @ pmph.com**
数字融合服务电话：**4001118166**　**E-mail：zengzhi @ pmph.com**

前　言

　　《急诊用药速查》一书是在多位急诊科专家的指导下，由各个科室在急诊一线工作的医生和药师共同编写完成的。因为各个科室的医生对本科的疾病和用药方案更了解，所以能书写更合理的治疗原则、用药方案和注意事项，由专业的药师编写常见的药物不良反应、用药健康教育和用药指导等，也是本书的亮点之一。市面上也有一些与急诊急救相关的专著，但本书的创新之处在于把急诊科常见的这些紧急疾病汇集在一本书中，不仅从医生的角度进行整理，并且增加了从药师的角度为这些疾病提供更加详细的用药指导和健康教育。希望医务人员通过对这本书的阅读，可以对急救用药及急救措施有更科学的认识，以便在以后的工作中遇到需要紧急救治的疾病时更加得心应手。

　　本书共十四章，第一章主要针对急诊常用药物进行了概述和总结，对每个疾病的常用急救药物进行分类、整理。第二～十四章从呼吸系统、心血管系统、消化系统、血液系统、泌尿系统、内分泌系统、神经系统、外科创伤与感染以及妇儿、五官、皮肤等专科和中毒等方面，针对各种急诊疾病进行细致的分析和整理，每种急症一般都阐明了定义和流行病学、诊断标准、发病时的治疗原则和方法、对患者的健康教育和用药指导、常见药物和注意事项等。从专业的角度，以简单易懂的语言和形式，对急诊各个疾病由浅入深地为读者讲解急诊用药相关知识。比较全面地书写了各个系统每种疾病的具体治疗原则和方法，不仅使专业的医务人员看得懂、有收获，也对普通的读者有一定的帮助，能让他们在读完这本书后对用药常见的不良反应、健康指导和注意事项等有所了解。在介绍常用药物时，标注"基"代表该药属于"国家基本药物"，"保"代表该药属于"国家基本医疗保险、工伤保险和生育保险药品"。

　　编者根据自身丰富的急诊急救经验，查阅了有关危重患者救治、急诊急救指南、中毒解救与护理、临床医学、病理生理学等医学急救方面的大量著作，力求将现代医学抢救理论与药学健康宣教知识融合在一起，从而更好地帮助医务人员对急诊急症患者进行急救抢救、护理和药学服务。本书旨在帮助读者了解一些急诊科常见疾病的诊断、治疗和常用药物等,帮助医务人员成为一名能够与疾病进展和并发症抢时间的战士,使医务人员能够合理恰当地使用急诊常用药物对患者进行抢救和指导;为临床一线的医务人员和药学人员提供学习交流的平台,不可作为临床医疗诉讼或纠纷的法律依据。

　　由于编者的编写经验有限,书中难免存在错误和疏漏之处,恳请同行专家不吝指正,也希望诸位同仁、学者提出宝贵意见。

编者

2024 年 4 月

目 录

第一章　急诊常用药物概论

急症是包括急性病、慢性病急性发作、急性中毒或急性意外损伤等需要立即就医进行紧急诊疗的病症。急诊则是紧急地、迅速地为急症患者进行诊断、评估、鉴别诊断、抢救和治疗的医学过程。急诊科患者不都是危重症需要抢救的患者，常常涉及内科、外科、妇科、儿科等各科疾病，但又有别于全科医学，工作环境复杂，收治患者年龄跨度大，病情严重程度不一。急诊医生需要具备处理全部急性病症、掌握横跨多学科医学领域的专业技能，其工作节奏快、风险高和工作负荷重，所以快速、高效、准确地为患者提供安全、有效、合理、经济的药物治疗方案尤为重要。下面简要介绍急诊常用药物，为医生、药师及护士提供用药参考。

第一节　中枢兴奋药

中枢兴奋药是能提高中枢神经系统功能活动的药物总称，主要作用于大脑、延髓和脊髓，对中枢神经的不同部位有一定程度的选择性。根据其作用部位不同主要分为 3 类：①兴奋大脑皮质的药物，如咖啡因、哌甲酯、甲氯芬酯等；②直接或间接兴奋延髓呼吸中枢的药物，如尼可刹米、二甲弗林、贝美格、洛贝林等；③兴奋延髓的药物，如士的宁、一叶萩碱等。此类药物由于作用部位不同，药理作用也各不相同，但相同的是随着剂量的增加，中枢作用范围随之扩大；如果剂量过大可引起中枢各部位广泛兴奋进而导致惊厥甚至中枢神经抑制及昏迷，严重者可导致死亡。因此，应用此类药物需要严格掌握适应证及用法用量。急诊治疗主要应用前两类药物，用于抢救因中毒、严重感染、创伤所致的中枢抑制。

咖啡因主要用于治疗中枢抑制状态，如严重传染病、镇静催眠药过量所致的昏睡和呼吸循环抑制，有较强的中枢兴奋作用。小剂量可兴奋大脑皮质，减轻疲劳，振奋精神；较大剂量直接兴奋延髓呼吸中枢和血管运动中枢，使呼吸加深加快，血压升高；而中毒剂量可兴奋脊髓中枢。还可舒张支气管平滑肌，利尿及刺激胃酸分泌。咖啡因与麦角胺合用可治疗偏头痛，与阿司匹林、非那西丁制成复方制剂可用于治疗一般性头痛。

尼可刹米用于治疗中枢性呼吸抑制或多种原因所致的呼吸抑制，作用温和而短暂（5~10 分钟），可刺激颈动脉弓和主动脉体化学感受器，反射性地兴奋呼吸中枢，并能提高呼吸中枢对二氧化碳的敏感性，使呼吸加深加快，改善呼吸功能，但药物过量可能致呼吸麻痹甚至死亡。如果出现药物过量导致的惊厥，可注射苯二氮䓬类或小剂量硫喷妥钠、苯巴比妥钠等对症治疗。

二甲弗林作用快，效力强，用于麻醉药、催眠药及多种原因引起的呼吸性中枢衰竭，过量时引起抽搐和惊厥。

贝美格则用于巴比妥类及其他催眠药的中毒，也用于减少硫喷妥钠麻醉深度，以加快其苏醒。但吗啡中毒者禁用。静脉注射或静脉滴注速度不宜过快，以免产生惊厥。

洛贝林又名山梗菜碱，用于各种原因引起的中枢性呼吸抑制，不易致惊厥。常用于新生儿窒息、儿童感染性疾病引起的呼吸衰竭、一氧化碳及阿片中毒引起的窒息等。因此，根据药物的作用机制，可将中枢兴奋药分为以下几类（表1-1）。

表1-1　临床上常用的中枢兴奋药

药物分类	药物名称	作用机制
兴奋大脑皮质的药物	咖啡因、哌甲酯、甲氯芬酯	促进中枢神经肾上腺素能受体活性，抑制儿茶酚胺类神经递质的再摄取，刺激多巴胺和5-羟色胺受体
直接或间接兴奋延髓呼吸中枢的药物	尼可刹米、二甲弗林、贝美格、洛贝林	直接兴奋延髓呼吸中枢，也可刺激颈动脉体和主动脉体化学感受器，反射性兴奋呼吸中枢
兴奋延髓的药物	士的宁、一叶萩碱	

第二节　抗休克血管活性药

休克（shock）是指机体在严重失血失液、感染、创伤等强烈致病因子的作用下，有效循环血容量急剧减少，组织灌注严重不足，引起细胞缺血、缺氧，以致各重要生命器官功能受损的急性、全身性危重病理过程。它是一个由多种病因引起的综合征，治疗应以积极处理病因为主。首先应稳定生命体征，保障重要器官的微循环灌注，最常用的是血管活性药物。在适当扩容和纠正酸碱平衡紊乱后，仍无法维持适宜的血压，微循环未见好转时，可使用血管活性药物。血管活性药物分为血管收缩药和血管扩张药两大类。

一、血管收缩药

这类药物不常使用，主要用于小动脉扩张而低阻抗的休克，如过敏性休克、神经源性休克、微血管扩张期及因条件限制不能及时补充血容量且又血压过低者，可暂时使用，以提高血压，保证心、脑的血流灌注。本类药物的临床应用指征是皮肤温暖、无发绀、尿量中等，或使用血管扩张药无效时。常用药物主要为 α 受体激动剂，如肾上腺素、去氧肾上腺素、间羟胺等。

此外，多巴胺是目前临床常用的抗休克药物，是去甲肾上腺素的前体物质，也是多巴胺能神经的递质。口服易在肠和肝中被破坏失效，一般采用静脉滴注给药。在体内迅速被单胺氧化酶（MAO）和儿茶酚 -O- 甲基转移酶（COMT）代谢灭活，作用时间短暂。外源性多巴胺不易透过血脑屏障，几乎无中枢神经系统作用。小剂量（每分钟按体重 0.5~2µg/kg）时，主要作用于多巴胺受体，使肾及肠系膜血管扩张，肾血流量及肾小球滤过率增加，尿量及钠排泄量增加，由于增加肾和肠系膜的血流量，可防止由这些器官缺血所致的休克恶性发展。在增加相同的心肌收缩力的情况下，致心律失常和增加心肌耗氧的作用较弱。小到中等剂量（每分钟按体重 2~10µg/kg）能直接激动 β_1 受体及间接促使去甲肾上腺素自储藏部位释放，产生正性肌力作用，使心肌收缩力及每搏输出量增加，最终使心输出量增加，收缩压升高，脉压可能增大，舒张压无变化或有轻度升高，外周总阻力常无改变，冠脉血流及耗氧改善。大剂量时（每分钟按体重大于 10µg/kg），激动 α 受体，导致周围血管阻力增加，肾血管收缩，肾血流量及尿量反而减少。由于心输出量及周围血管阻力增加，收缩压及舒张压均增高。因此，根据药物的作用机制，可将血管收缩药分为以下两类（表 1-2）。

表 1-2　临床上常用的血管收缩药

药物分类	药物名称	作用机制
α 受体激动剂	肾上腺素、去氧肾上腺素、间羟胺	激动 α 受体，收缩全身小动脉和小静脉
β_1 受体激动剂	多巴胺	直接激动 β_1 受体及间接促使去甲肾上腺素自储藏部位释放，产生正性肌力作用，使心肌收缩力及每搏输出量增加

二、血管扩张药

微循环紊乱是休克重要的病理生理特征，扩血管药物通过解除血管痉挛，降低外周阻力而改善微循环，提高重要器官血流灌注量，但需严格掌握使用时机，否则会引起血压进一步下降。常用的药物包括 M 受体拮抗剂，如阿托品和莨菪碱，用于感染性休克，解除微小血管痉挛，改善微循环，同时具有解痉和镇痛作用；α 受体拮抗剂，如酚妥拉明、酚苄明，用于感染性休克及血管痉挛性疾病；直接扩张血管的药物，如硝普钠，扩张血管，降低血压，用于其他抗高血压药无效的高血压危象；β受体激动剂，如异丙肾上腺素，用于治疗心源性或感染性休克，及完全性房室传导阻滞、心脏停搏等。因此，根据药物的作用机制，可将血管扩张药分为以下几类（表1-3）。

表1-3 临床上常用的血管扩张药

药物分类	药物名称	作用机制
M受体拮抗剂	阿托品、莨菪碱	拮抗M受体，通过阻断乙酰胆碱和M胆碱能受体的结合，改善微循环
α受体拮抗剂	酚妥拉明、酚苄明	竞争性拮抗α受体收缩血管、升高血压，舒张静脉及小动脉
β受体激动剂	异丙肾上腺素	激动β受体，使心肌收缩力增强，心率加快，传导加速，心排血量和心肌耗氧量增加

第三节 中枢镇痛药

中枢镇痛药是指作用于中枢神经系统，选择性抑制痛觉中枢进而缓解甚至消除疼痛症状的一类药物。各类创伤、急腹症是急诊科常见的病种，对此类患者进行适度的镇痛是急诊治疗环节的重要组成部分，对于创伤救护和疾病稳定具有重要的意义。但在疾病未明确诊断之前随意应用镇痛药可能掩盖病情，延误疾病诊断与治疗；而且反复使用易导致成瘾，故又称麻醉性镇痛药。因此，需要医生和护士熟悉、掌握镇痛药的临床应用，避免滥用、误用。此类药物属于对症治疗药物，不宜应用过长时间。临床上常见的中枢镇痛药见表1-4。

表1-4 临床上常见的中枢镇痛药

药物分类	药物名称	作用机制
阿片类中枢镇痛药	吗啡、可待因、哌替啶、芬太尼	主要激动μ阿片受体，抑制源自脊髓背角的痛觉上行传入通路和激活源自中脑的痛觉下行控制环路
非阿片类中枢镇痛药	曲马多、布桂嗪、罗通定	可抑制中枢及外周的痛觉传递，从而产生镇痛效果

第四节 抗心功能不全药

心功能不全是由多种病因引发心脏收缩/舒张功能异常，多伴随体循环和肺循环淤血的一种临床综合征,心力衰竭则是心功能不全的失代偿阶段。越来越多的学者认为,心功能不全的主要机制是神经内分泌因子介导的心室重塑,交感神经系统和肾素 - 血管紧张素 - 醛固酮系统的过度激活,增加水钠潴留,加重心脏前后负荷,心输出量降低,导致心脏功能进一步恶化,加速心力衰竭的发生。因此,根据药物的作用机制,可将抗心功能不全药分为以下几类(表1-5)。

表1-5　临床上常见的抗心功能不全药

药物种类		药物名称	作用机制
肾素 - 血管紧张素 - 醛固酮系统(RAAS)抑制剂	血管紧张素转化酶抑制剂(ACEI)	卡托普利	抑制 AngⅡ,降低外周血管阻力;减少醛固酮生成,降低心脏前负荷;保存缓激肽活性,增加 NO 和前列环素(PGI_2)含量;同时抑制交感神经突触前膜 AT_1 受体,促进去甲肾上腺素释放,降低交感神经活性
	血管紧张素Ⅱ(AngⅡ)受体(AT_1)阻滞剂(ARB)	氯沙坦	抑制 AngⅡ介导的血管收缩,增加肾小管钠、水重吸收;抑制 RAAS 对压力感受反射的调控,提高敏感性,对交感神经兴奋具有抑制作用,并介导中枢及外周交感神经的加压作用
	醛固酮拮抗剂	螺内酯	防止心肌细胞增殖、胶原含量增加及心肌纤维化,改善心肌病理性重构
利尿药		呋塞米 氢氯噻嗪	作用于髓袢升支粗段,抑制 Na^+-K^+-$2Cl^-$ 共转运系统 作用于远曲小管近端,抑制 Na^+-Cl^- 共转运系统
β受体拮抗剂		美托洛尔、卡维地洛	阻断心脏 β 受体,减少儿茶酚胺对心脏的损伤,阻止 Ca^{2+} 超载引起心肌细胞坏死和凋亡
强心苷类药		地高辛	作用于 Na^+,K^+-ATP 酶,并抑制其活性,使细胞内 Na^+ 量增加,K^+ 量减少,激活 Na^+-Ca^{2+} 双向交换机制,使 Na^+ 内流减少,Ca^{2+} 外流减少,导致心肌细胞内 Ca^{2+} 增加,心肌收缩力增强
扩血管药		硝普钠、硝酸异山梨酯、肼屈嗪、哌唑嗪	扩张静脉,降低心脏前负荷,缓解肺部淤血;扩张小动脉,降低心脏后负荷,增加心输出量,缓解组织缺血
非苷类正性肌力药		米力农	抑制磷酸二酯酶(PDE)Ⅲ,提高心肌细胞 cAMP 含量,增加细胞内钙浓度,发挥正性肌力和血管舒张作用

第五节　抗心律失常药

心律失常是指心脏冲动的起源部位、频率、节律、传导速度与激动次序的异常,是心血管疾病中重要的一组疾病。由窦房结激动异常或激动产生于窦房结以外,激动的传导缓慢、阻滞或经异常通道传导,即心脏活动的起源和/或传导障碍导致心脏搏动的频率和/或节律异常。Vaughan Williams 分类法根据药物对心肌细胞的电生理效应,将抗心律失常药分为四大类(表 1-6)。

表 1-6　常见抗心律失常药

药物分类	药物名称	作用机制
I类		
Ia 类	奎尼丁、普鲁卡因胺	适度阻滞钠通道,降低动作电位 0 相上升速率,不同程度抑制心肌细胞膜 K^+、Ca^{2+} 通透性,延长复极过程
Ib 类	利多卡因、美西律、苯妥英钠	轻度阻滞钠通道,轻度降低动作电位 0 相上升速率,降低自律性
Ic 类	普罗帕酮、莫雷西嗪、氟卡尼、恩卡尼	明显阻滞钠通道,显著降低动作电位 0 相上升速率,减慢传导性
II类	普萘洛尔、美托洛尔、噻吗洛尔	阻断心脏 β 受体,抑制交感神经兴奋所致起搏电流、钠电流和 L- 型钙电流,减慢 4 相舒张期除极速率而降低自律性
III类	胺碘酮、索他洛尔	抑制钾电流,延长动作电位时程和钾通道阻滞作用
IV类	维拉帕米、地尔硫䓬	抑制钙电流,降低窦房结自律性,减慢房室结传导性

第六节　抗心绞痛药

心绞痛是由冠状动脉狭窄诱发供血不足,引起心肌短暂性缺血缺氧的一类临床综合征,临床主要表现为阵发性胸骨后压榨性疼痛。世界卫生组织根据心肌耗氧量的情况制定"缺血性心脏病的命名及诊断标准",将其分为:稳定型、不稳定型和变异型心绞痛。心绞痛的病理生理基础是心肌组织耗氧失衡,而心肌耗氧量主要受到心室壁张力、心率和心室收缩力三个因素影响。因此,临床上围绕"降低心肌耗氧量、扩张冠状动脉、改善冠脉供血"制定心绞痛的治疗策略。常见抗心绞痛药分类见表 1-7。

表 1-7　常见抗心绞痛药分类

药物分类	药物名称	作用机制
硝酸酯类	硝酸甘油、硝酸异山梨酯、单硝酸异山梨酯	在平滑肌细胞内通过谷胱甘肽转移酶催化释放 NO，与 Fe^{2+} 结合激活鸟苷酸环化酶，增加细胞内环磷酸鸟苷（cGMP）含量，减少细胞内 Ca^{2+} 释放和细胞外 Ca^{2+} 内流
β 受体拮抗剂	普萘洛尔、吲哚洛尔、噻吗洛尔、阿替洛尔、美托洛尔	拮抗 β 受体，降低心肌收缩力，减慢心率，降低心肌耗氧量；增加缺血区侧支循环，改善心肌缺血区供血
钙通道阻滞药	硝苯地平、维拉帕米、地尔硫草	阻滞 Ca^{2+} 通道，抑制 Ca^{2+} 内流，降低心肌耗氧量；扩张冠脉血管和小阻力血管，增加缺血区灌注；防止 Ca^{2+} 超载，保护心肌细胞
其他	卡维地洛	拮抗 β_1、β_2 和 α 受体，降低心肌耗氧量，同时兼具抗氧化作用

第七节　抗高血压药

　　高血压是指体循环动脉血压增高（≥140/90mmHg），可伴有心、脑、肾等靶器官功能损害的一类临床综合征。而高血压急症则是指血压突然升高（一般≥180/120mmHg），多数伴有高血压脑病、颅内出血、脑梗死、急性心力衰竭、肺水肿、急性冠脉综合征、主动脉夹层、子痫等，是临床上常见的急症之一，病情危重，需得到及时有效的处理，否则后果严重。高血压亚急症是与之相应的另一种临床常见急症，是指血压显著升高但不伴靶器官损害，但患者可头痛、胸闷、鼻出血、烦躁不安等症状。因此，充分了解高血压（亚）急症的用药原则，对于改善患者预后具有重要意义。常见抗高血压药分类见表 1-8。

表 1-8　常见抗高血压药分类

药物种类		药物名称	作用机制
利尿药		呋塞米、氢氯噻嗪	作用于髓袢升支粗段，抑制 Na^+-K^+-$2Cl^-$ 共转运系统 作用于远曲小管近端，抑制 Na^+-Cl^- 共转运系统
肾素 - 血管紧张素 - 醛固酮系统抑制剂	ACEI	卡托普利	抑制 AngⅡ，降低外周血管阻力；减少醛固酮生成，降低心脏前负荷；保存缓激肽活性，增加 NO 和 PGI_2 含量；同时抑制交感神经突触前膜 AT_1 受体，促进去甲肾上腺素释放，降低交感神经活性

续表

药物种类	药物名称	作用机制
肾素 - 血管紧张素 - 醛固酮系统抑制剂　ARB	氯沙坦	抑制 Ang II 介导的血管收缩，增加肾小管钠、水重吸收；抑制 RAAS 对压力感受体反射的调控，提高敏感性，对交感神经兴奋具有抑制作用，并介导中枢及外周交感神经的加压作用
交感神经抑制药　中枢性抗高血压药	可乐定、利美尼定	兴奋延髓背侧孤束核突触后膜 α_2 受体，抑制交感神经中枢传出冲动，外周血管舒张；同时作用于延髓嘴端腹外侧区咪唑啉受体，降低交感神经张力，外周血管阻力下降，血压下降
神经节阻断药	樟磺咪芬	阻断交感神经节，扩张小动脉，降低总外周阻力；同时扩张静脉，减少回心血量和心输出量，降低血压
去甲肾上腺素能神经末梢阻滞药	利血平、胍乙啶	抑制去甲肾上腺素合成再摄取，促进其排出囊泡，影响儿茶酚胺储存和释放，降低血压
β 受体拮抗剂	普萘洛尔	拮抗 β 受体，降低心肌收缩力，减慢心率，降低心肌耗氧量；增加缺血区侧支循环，改善心肌缺血区供血
钙通道阻滞药	硝苯地平	阻滞 Ca^{2+} 通道，抑制 Ca^{2+} 内流，降低心肌耗氧量；扩张冠脉血管和小阻力血管，增加缺血区灌注；防止 Ca^{2+} 超载，保护心肌细胞
血管扩张药	硝普钠、肼屈嗪	直接作用于小动脉，松弛血管，降低外周阻力，降低血压

第八节　镇静、催眠、抗焦虑及抗癫痫药

急诊科患者病情危急、复杂，多数需要进行临床侵入性操作，导致患者心情烦躁不安，需要进行短期必要性的镇静，解除焦虑、恐惧，减少不良刺激，减轻生理应激反应。然而，镇静过度不但达不到上述效果，反而会增加患者不安情绪，增加呼吸机相关性肺炎等疾病的发生率，促进深静脉血栓的形成。因此，全面了解镇静药的适应证、给药方式，有利于进一步提高急危重患者镇静应用的合理性，避免发生不恰当的镇静治疗。同时，抗癫痫药和抗惊厥药在临床应用和急诊急救中也占有很大的比例，具体的常见镇静催眠药、抗癫痫药和抗惊厥药分类见表 1-9 和表 1-10。

表 1-9　常见镇静催眠药分类

药物分类	药物名称	作用机制
苯二氮䓬类	地西泮、劳拉西泮、三唑仑	与 γ-氨基丁酸（GABA）A 受体（GABA$_A$ 受体）复合物上苯二氮䓬结合位点（GABA-BZ）结合，诱导受体发生构象变化，增加 Cl$^-$ 通道开放频率，增加 Cl$^-$ 内流，产生中枢抑制效应
巴比妥类	苯巴比妥	激活 GABA$_A$ 受体，延长 Cl$^-$ 通道开放时间
其他类镇静药	唑吡坦	选择性激动 GABA$_A$ 受体复合物上苯二氮䓬结合位点 1（BZ$_1$），调节 Cl$^-$ 通道

表 1-10　常见抗癫痫药和抗惊厥药分类

药物分类	药物名称	作用机制
抗癫痫药		
苯二氮䓬类	地西泮、硝西泮、氯硝西泮	与 GABA$_A$ 受体复合物上苯二氮䓬结合位点结合，增强脑内 GABA 抑制功能
巴比妥类	苯巴比妥	与突触后膜 GABA-BZ 结合，促进 Cl$^-$ 内流，导致膜超极化，降低膜兴奋性；同时阻断突触前膜 Ca^{2+} 摄取，减少 Ca^{2+} 依赖性神经递质释放
	苯妥英钠	抑制突触传递的强直后增强；降低细胞膜对 Na$^+$ 和 Ca^{2+} 的通透性，抑制 Na$^+$ 和 Ca^{2+} 内流，发挥膜稳定作用
	乙琥胺	选择性阻滞丘脑神经元 T 型 Ca^{2+} 通道；抑制 Na$^+$，K$^+$-ATP 酶；抑制 GABA 转氨酶
	丙戊酸钠	抑制 GABA 转氨酶和琥珀酸半醛脱氢酶，增加脑内 GABA 含量；提高突触后膜对 GABA 的反应性，增强 GABA 能神经突触后抑制；同时，抑制 L 型和 T 型 Ca^{2+} 通道
抗惊厥药		
苯二氮䓬类	地西泮、硝西泮、氯硝西泮	与 GABA$_A$ 受体复合物上苯二氮䓬结合位点结合，增强脑内 GABA 抑制功能
巴比妥类	苯巴比妥	与突触后膜 GABA-BZ 受体变构单位结合，促进 Cl$^-$ 内流，导致膜超极化，降低膜兴奋性；同时阻断突触前膜 Ca^{2+} 摄取，减少 Ca^{2+} 依赖性神经递质释放
	硫酸镁	竞争性拮抗 Ca^{2+} 作用，干扰乙酰胆碱（Ach）释放，松弛骨骼肌
	水合氯醛	在肝脏中代谢为三氯乙醇

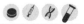

第九节　利尿及扩容药

利尿药是直接作用于肾脏,促进体内水和电解质(Na^+、Cl^-、K^+、Ca^{2+}、Mg^{2+})排泄,进而增加尿量的一类药物。其主要通过影响肾小球滤过、肾小管和集合管的重吸收和分泌发挥利尿作用。扩容药通过不同的机制和途径,增加血管的通透性和舒张性,进而达到扩张血管、降低血管阻力、增加血液流动等效果。常见利尿药及扩容药见表1-11。

表1-11　常见利尿药和扩容药分类

药物分类	药物名称	作用机制
利尿药		
高效利尿药	呋塞米、布美他尼、依他尼酸	作用于髓袢升支粗段,抑制 Na^+-K^+-2Cl^- 共转运系统
中效利尿药	噻嗪类、吲达帕胺	作用于远曲小管近端,抑制 Na^+-Cl^- 共转运系统
低效利尿药	螺内酯、氨苯蝶啶、阿米洛利	作用于远曲小管及集合管,竞争醛固酮受体或阻滞 Na^+ 通道,抑制 K^+-Na^+ 交换
渗透性利尿药	甘露醇	提高血浆渗透压,产生组织脱水作用
其他	乙酰唑胺	抑制碳酸酐酶活性,抑制 HCO_3^- 重吸收
扩容药		
晶体溶液	氯化钠、氯化钾、氯化钙、乳酸钠、葡萄糖等配制而成的液体	补充水分和电解质,纠正细胞内、外的离子紊乱状态
胶体溶液	血浆、全血和右旋糖酐	补充血容量
血管活性物质	多巴胺制剂、异丙嗪加肾上腺素制剂	多巴胺能够增强心肌收缩力并扩张动脉 异丙嗪能抑制组胺释放和减少毛细血管通透性 肾上腺素能扩张冠状动脉和周围动静脉

第十节　非甾体抗炎药

本类药物具有解热、镇痛的作用,多数兼具抗炎、抗风湿的功效,因其与糖皮质激素抗炎作用的不同,故又称为非甾体抗炎药(nonsteroidal anti-inflammatory drug, NSAID)。其主要是抑制体内环氧合酶(cyclooxygenase,

COX)活性阻止前列腺素的生物合成过程。临床上根据其对 COX 选择性,将其分为以下几类(表 1-12)。

表 1-12　常见 NSAID 分类

药物分类	药物名称	作用机制
非选择性 COX 抑制药		
水杨酸类	阿司匹林	抑制 COX 活性,抑制前列腺素(PG)生成;清除中性粒细胞和巨噬细胞产生的氧自由基,抑制组织损伤;同时抑制转录因子表达,抑制炎症介质基因转录
苯胺类	对乙酰氨基酚	抑制中枢神经系统 COX 活性,抑制 PG 生成,对外周组织 COX 没有作用
吲哚类	吲哚美辛	对 COX-1 和 COX-2 均具有强大的抑制作用,也可抑制磷脂酶 A_2 和磷脂酶 C,减少粒细胞游走和淋巴细胞增殖,发挥解热、抗炎作用
芳基乙酸类	双氯芬酸	强效镇痛抗炎药,兼具解热功效,作用强于吲哚美辛
芳基丙酸类	布洛芬	抑制 COX 活性,抑制 PG 生成
烯醇酸类	吡罗昔康	抑制 COX 活性,抑制 PG 生成;抑制软骨中黏多糖酶和胶原酶活性,减轻炎症
	美洛昔康	对 COX-2 选择性强于 COX-1
烷酮类	萘丁美酮	前体药物,肝脏内代谢成 6- 甲氧基 -2- 萘基乙酸,抑制 COX 活性
异丁芬酸类	舒林酸	前体药物,在体内转换成磺基代谢物,抑制 COX 活性
选择性 COX-2 抑制药		
二芳基吡唑类	塞来昔布	选择性抑制 COX-2,抑制前列腺素合成,降低毛细血管通透性,缓解炎症症状;但不影响血栓素 A_2(TXA$_2$)合成
二芳基呋喃酮类	罗非昔布	选择性抑制 COX-2,减少前列腺素分泌,降低炎症,但不影响血小板聚集

第十一节　促凝剂及抗凝血药

急性心肌梗死、脑梗死等是急诊科常见的疾病,多数患者需要进行溶栓治疗,因此掌握溶栓药物适应证及用法用量尤为重要。而针对外伤等疾病导致的大出血,需要促凝剂进行止血治疗。常见促凝剂及抗凝血药分类见表 1-13。

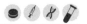

表 1-13　常见促凝剂及抗凝血药分类

药物分类	药物名称	作用机制
促凝剂	维生素 K₁	参与肝合成凝血因子 II、VII、IX、X,抗凝血蛋白 C 和抗凝血蛋白 S
	氨基己酸、氨甲环酸	竞争性抑制纤维蛋白溶酶原激活因子,抑制纤维蛋白溶解,发挥止血作用
	凝血酶	作用于血液中纤维蛋白原,促进其转换为纤维蛋白,降低毛细血管通透性
	酚磺乙胺	增强血小板功能,降低毛细血管通透性,减少血液渗出;同时增加血液血小板数量,增强其聚集性和黏附性,促进凝血活性物质释放,促进凝血
	垂体后叶素	内含血管升压素,能收缩血管使血压升高,促进凝血
	云南白药、三七	促进血小板聚集,增强血小板活化百分率
抗凝血药	肝素钠、低分子肝素钙	与抗凝血酶 III(AT-III)结合,使其构型改变,迅速与凝血因子 IIa、IXa、Xa、XIa、Ka 和纤溶酶结合,抑制上述因子活性,发挥抗凝作用
	华法林	抑制维生素 K 作用
	链激酶、尿激酶	与内源性纤维蛋白溶酶原结合成复合物,促使纤维蛋白溶酶原转变成纤维蛋白溶酶(纤溶酶),后者水解血栓中纤维蛋白,促进血栓溶解

第十二节　抗变态反应药

变态反应又称为超敏反应,是机体与抗原性物质相互作用,产生特异性抗体,当机体再次与抗原结合时,出现的异常的过高的免疫应答反应。而组胺被发现是过敏性疾病的病理介质,因此,抗组胺药即 H₁ 受体拮抗剂被广泛应用于过敏性疾病中。常见抗变态反应药分类见表 1-14。

表 1-14　常见抗变态反应药分类

药物分类	药物名称	作用机制
乙醇胺类	苯海拉明	拮抗 H₁ 受体,对抗组胺引起的支气管收缩,发挥抗过敏作用;同时对组胺引起的局部毛细血管扩张和通透性增加有较强的抑制作用
吩噻嗪类	异丙嗪	
乙二胺类	曲吡那敏	
烷基胺类	氯苯那敏	

续表

药物分类	药物名称	作用机制
哌嗪类	西替利嗪	选择性组胺 H_1 受体拮抗剂，无明显抗胆碱或抗 5-羟色胺作用，中枢抑制作用较轻
哌啶类	氯雷他定	
烷胺类	阿伐斯汀	

第十三节　祛痰、平喘药

支气管哮喘是一种慢性变态反应性疾病，可引发支气管平滑肌痉挛。因此，熟悉、掌握平喘药的应用对于哮喘急性期发作的治疗具有重要意义。常用祛痰药、平喘药的分类见表 1-15 和表 1-16。

表 1-15　常用祛痰药的分类

药物分类	药物名称	作用机制
黏液溶解药	乙酰半胱氨酸、羧甲司坦	药物结构中巯基与黏蛋白的二硫键相互作用，使黏蛋白分子裂解，降低痰液黏稠度
	桉柠蒎	改善气管黏膜纤毛运动，促进呼吸道腺体分泌，使黏液移动速度增加，有助于痰液排出

表 1-16　常用平喘药的分类

药物分类	药物名称		作用机制
抗炎平喘药	糖皮质激素		抑制炎性细胞因子和黏附分子生成，发挥抗过敏作用
支气管扩张剂			
肾上腺素受体激动药	硫酸沙丁胺醇、硫酸特布他林、盐酸克仑特罗、盐酸异丙肾上腺素		激动 β 受体，松弛气道平滑肌，抑制肥大细胞与中性粒细胞释放炎症与过敏介质
茶碱类	氨茶碱		抑制磷酸二酯酶，升高细胞内环腺苷酸（cAMP）、cGMP 含量，舒张支气管平滑肌；阻断腺苷受体，增加内源性儿茶酚胺释放
抗胆碱药	异丙托溴铵		抑制 M_1、M_2、M_3 胆碱受体，扩张血管平滑肌
抗过敏平喘药	肥大细胞膜稳定药	色甘酸钠	稳定肥大细胞膜；抑制气道感觉神经功能；阻断肥大细胞介导的反应
	抗白三烯药	孟鲁司特钠	拮抗白三烯引起的支气管黏液分泌，增强支气管纤毛功能

第十四节 抑酸、止吐、止泻药

患者来急诊科时常常伴随着反酸、呕吐、腹泻等症状，胃酸刺激食管产生胸前区烧灼感，外周刺激或某些药物会通过反射或刺激催吐感受区发生呕吐反应，不洁饮食或者过敏刺激胃肠道产生腹泻症状。因此，在处理反酸、呕吐和腹泻时，应该明确患者病因，选择有针对性的药物。常用抑酸药、止吐药、止泻药的分类见表 1-17 至表 1-19。

表 1-17 常用抑酸药的分类

药物分类	药物名称	作用机制
质子泵抑制剂	奥美拉唑、兰索拉唑、泮托拉唑、雷贝拉唑、艾司奥美拉唑	抑制胃 H^+, K^+-ATP 酶，减少胃酸分泌
H_2 受体拮抗剂	西咪替丁、雷尼替丁、法莫替丁	竞争性阻断壁细胞基底膜 H_2 受体

表 1-18 常用止吐药的分类

药物分类	药物名称	作用机制
H_1 受体拮抗剂	苯海拉明	抑制 H_1 受体
M 受体拮抗剂	东莨菪碱、阿托品	阻断呕吐中枢和外周反射途径中 M 受体，降低迷路感受器敏感性和抑制前庭小脑通路传导
多巴胺受体拮抗剂	氯丙嗪	阻断中枢化学感受区多巴胺受体中的 D_2 受体，降低呕吐中枢神经活动，减轻轻度化学治疗引起的呕吐
	多潘立酮	阻断胃肠 D_2 受体
5-HT_3 受体拮抗剂	昂丹司琼	选择性抑制外周神经系统突触前 5-HT_3 受体，阻断呕吐反射

表 1-19 常用止泻药的分类

药物分类	药物名称	作用机制
氟哌啶醇衍生物	洛哌丁胺	作用于胃肠道 μ 阿片受体，抑制肠蠕动和分泌
微生态制剂	双歧杆菌活菌、双歧杆菌四联活菌	调整肠道菌群生长和组成，止泻
吸附剂	蒙脱石散	通过药物表面吸附作用，吸收肠道中气体、细菌、病毒、外毒素，阻止它们被肠黏膜吸收或损害肠黏膜
脑啡肽酶抑制剂	消旋卡多曲	延长消化道内源性脑啡肽的生理活性

第十五节 解痉及肌松药

乙酰胆碱受体包括两种：毒蕈碱型受体（M 受体）和烟碱型受体（N 受体）。解痉药又称为 M 受体拮抗剂，可解除由乙酰胆碱（acetylcholine，Ach）过量导致的内脏及平滑肌痉挛。肌松药是与其对应的 N_2 受体拮抗剂，又称骨骼肌松弛药，可产生神经肌肉阻滞作用。常见解痉及肌松药分类见表 1-20。

表 1-20　常见解痉及肌松药分类

药物分类	药物名称	作用机制
解痉药		
颠茄生物碱	阿托品、东莨菪碱、山莨菪碱	竞争性拮抗 Ach 受体，抑制 M 受体，松弛内脏平滑肌
（半）合成解痉药		
季铵类解痉药	异丙托溴铵、噻托溴铵	阻断 M 受体，扩张支气管平滑肌，抑制呼吸道腺体分泌
叔胺类解痉药	盐酸双环维林（未在中国上市）	非选择性直接松弛平滑肌，减轻胃肠道、胆道、输尿管和子宫平滑肌痉挛
肌松药		
去极化类肌松药	琥珀胆碱	与神经肌肉接头后膜的胆碱受体结合，不易被胆碱酯酶分解，产生与 Ach 相似且较持久的去极化作用
非去极化类肌松药	筒箭毒碱	与 Ach 竞争神经肌肉接头的 N_2 受体，竞争性阻断 Ach 去极化作用，使骨骼肌松弛

第十六节 抗微生物药

抗微生物药是指用于治疗病原微生物所致感染性疾病的药物。主要包括抗菌药物、抗真菌药、抗病毒药。常用抗菌药物、抗真菌药、抗病毒药的分类见表 1-21 至表 1-23。

表 1-21　常用抗菌药物的分类

药物分类	药物名称	作用机制
β- 内酰胺类		与细菌细胞壁青霉素结合蛋白结合，抑制细菌细胞壁合成
青霉素类	阿莫西林、苯唑西林、氯唑西林	
头孢菌素类	头孢曲松、头孢吡肟、头孢拉定、头孢他啶	
β- 内酰胺 / 酶抑制剂复合物	阿莫西林 / 克拉维酸、哌拉西林 / 他唑巴坦、氨苄西林 / 舒巴坦、头孢哌酮 / 舒巴坦、亚胺培南 / 西司他丁	
氧头孢烯类	拉氧头孢	
头霉素类	头孢西丁	
碳青霉烯类	厄他培南、亚胺培南、美罗培南	
青霉烯类	法罗培南	
单环 β- 内酰胺类	氨曲南	
氨基糖苷类	庆大霉素、链霉素、阿米卡星	作用于核糖体 30S 亚基，抑制细菌蛋白质合成
大环内酯类	红霉素、阿奇霉素、罗红霉素	作用于核糖体 50S 亚基，抑制细菌蛋白质合成
林可霉素类	克林霉素	作用于核糖体 50S 亚基，抑制细菌蛋白质合成
多肽类	万古霉素、去甲万古霉素、替考拉宁、硫酸多黏菌素 B、硫酸多黏菌素 E、甲磺酸多黏菌素 E	抑制细菌细胞壁合成
四环素类	米诺环素、多西环素	与细菌核糖体 30S 亚基结合，抑制肽链延长和蛋白质合成
喹诺酮类	环丙沙星、左氧氟沙星、莫西沙星	抑制细菌 DNA 促旋酶和拓扑异构酶 IV 发挥杀菌作用
磺胺类	柳氮磺吡啶、磺胺甲噁唑	抑制二氢叶酸合成酶，阻止细菌二氢叶酸合成

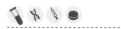

续表

药物分类	药物名称	作用机制
其他	甲硝唑	其分子中硝基在细胞无氧环境中被还原成氨基，抑制病原体 DNA 合成
	复方磺胺甲噁唑（含磺胺甲噁唑 SMZ 和甲氧苄啶 TMP）	SMZ 抑制二氢叶酸合成酶，TMP 抑制二氢叶酸还原酶，协同阻断细菌四氢叶酸合成

表 1-22　常用抗真菌药的分类

药物分类	药物名称	作用机制
多烯类	两性霉素 B、两性霉素 B 脂质体、制霉菌素	与真菌细胞膜磷脂双分子层上的固醇发生交互作用，导致细胞膜产生水溶性孔道，改变细胞膜通透性，导致细胞内容物流失
唑类　咪唑类	咪康唑、克霉唑	干扰真菌细胞中麦角固醇的生物合成，破坏真菌细胞膜，增加通透性
三唑类	氟康唑、伏立康唑、伊曲康唑	
棘白菌素类	卡泊芬净、米卡芬净	非竞争性抑制 1,3-β-D- 葡聚糖合成酶，破坏细菌细胞壁的完整性
丙烯胺类	萘替芬、特比萘芬	非竞争性抑制角鲨烯环氧酶，影响真菌细胞膜结构和功能
氟胞嘧啶类	氟胞嘧啶	作用于胞嘧啶透性酶，影响细胞 DNA 和蛋白质合成

表 1-23　常用抗病毒药的分类

药物分类	药物名称	作用机制
抗流感病毒	金刚乙胺、金刚烷胺	干扰宿主细胞甲型流感病毒 RNA 脱壳和病毒核酸转移
	奥司他韦	抑制神经氨酸酶，抑制流感病毒脱离宿主细胞，抑制流感病毒在人体内传播
抗肝炎病毒	恩替卡韦	抑制乙肝病毒聚合酶
抗巨细胞病毒	更昔洛韦	竞争性抑制脱氧鸟苷三磷酸与 DNA 聚合酶结合，抑制病毒 DNA 合成

续表

药物分类	药物名称	作用机制
抗带状疱疹病毒	泛昔洛韦、伐昔洛韦、阿昔洛韦	泛昔洛韦与三磷酸鸟苷竞争,抑制HSV-2多聚酶的活性,抑制疱疹病毒DNA的合成与复制 伐昔洛韦为阿昔洛韦前体药,与脱氧鸟苷三磷酸酯竞争病毒DNA多聚酶,抑制病毒DNA合成 阿昔洛韦对单纯性疱疹病毒Ⅰ型(HSV-1)、Ⅱ型(HSV-2)及水痘-带状疱疹病毒(VZV)均有抑制作用
广谱抗病毒	干扰素	降解病毒mRNA,抑制蛋白质合成、翻译及装配
	利巴韦林	抑制病毒RNA和蛋白质合成
抗新型冠状病毒	奈玛特韦/利托那韦	通过作用于新型冠状病毒(SARS-CoV-2)主要蛋白酶,抑制该酶介导的蛋白质前体加工,从而阻止病毒复制
	莫诺拉韦	通过与新型冠状病毒的RNA聚合酶结合,在新合成的RNA分子中引入错误的核苷酸,从而起到抑制或清除病毒的作用

第十七节 常见解毒药

解毒药是一种特殊的临床药物,可通过排出或中和毒物,减弱毒性反应,解除或减轻中毒症状,降低中毒死亡的风险,以达到治疗中毒的目的。及时合理地应用解毒药进而加快患者体内毒物清除,对于中毒患者的预后恢复尤为关键。因此,急诊医生需明确药物的作用机制,掌握药物的用法用量及适应证,防止由于解毒药不足或过量,给中毒患者带来二次伤害。常见解毒药的分类见表1-24。

表1-24 常见解毒药的分类

中毒类型	特异性解毒药名称
甲醇中毒	硫酸钠
急性酒精中毒	纳洛酮、维生素B_1、维生素B_6
亚硝酸盐中毒	亚甲蓝
苯二氮䓬类中毒	氟马西尼

续表

中毒类型	特异性解毒药名称
有机磷中毒	阿托品、碘解磷定、氯解磷定
有机氟中毒	乙酰胺
一氧化碳中毒	甘露醇、呋塞米
氰化物中毒	亚硝酸钠、硫代硫酸钠、羟钴胺、亚甲蓝
重金属中毒	葡萄糖酸钙、依地酸钙钠、二巯丙磺钠、二巯丁二钠、二巯丙醇
百草枯中毒	维生素C、还原型谷胱甘肽
毒蛇咬伤中毒	抗蛇毒血清

第十八节 水、电解质及酸碱平衡调节药

水、电解质和酸碱平衡是人体细胞进行正常代谢以及维持人体生命和各脏器生理功能所必要的条件。因各种原因(如疾病、创伤、感染、物理化学因素及治疗不当)导致平衡失调,超过了机体代偿能力或机体缺乏进行调节的能力时,将会出现水、电解质和酸碱平衡紊乱。一旦发生平衡紊乱,需应用相应的药物进行调整,并针对其原发病进行治疗。常用水、电解质及酸碱平衡调节药分类如下(表1-25)。

表1-25 水、电解质及酸碱平衡调节药的分类

药物分类	药物名称
水、电解质平衡调节药	口服补液盐、氯化钠、氯化钾、氯化钙、葡萄糖酸钙、乳酸钙、甘油磷酸钙、甘油磷酸钠、枸橼酸钾、硫酸镁、氯化镁
酸碱平衡调节药	碳酸氢钠、乳酸钠林格
复方电解质输液及透析液	复方电解质(氯化镁)、复方电解质(磷酸氢二钠)、复方电解质(氯化钙) 腹膜透析液
其他	葡萄糖、果糖、混合糖

第二章 呼吸系统急症

第一节 重 症 肺 炎

一、定义

重症肺炎（severe pneumonia，SP）是由肺组织（细支气管、肺泡、间质）炎症发展到一定疾病阶段，恶化加重形成，引起器官功能障碍甚至危及生命。急诊多见由社区获得性肺炎（community acquired pneumonia，CAP）引起的重症肺炎。重症肺炎可导致严重并发症，病死率高。

二、诊断标准

根据《成人社区获得性肺炎基层诊疗指南（2018 年）》，符合下列 1 项主要标准或不少于 3 项次要标准者可诊断为重症肺炎，需收入重症监护病房（ICU）治疗。

（一）主要标准

1. 有创机械通气。
2. 感染性休克，需使用血管活性药物治疗。

（二）次要标准

1. 呼吸频率≥30 次 /min。
2. 氧合指数≤250mmHg（1mmHg=0.133kPa）。
3. 多肺叶浸润。
4. 意识障碍和 / 或定向障碍。
5. 血尿素氮≥7.14mmol/L。
6. 收缩压<90mmHg，需要积极的液体复苏。

三、治疗原则和方法

（一）抗感染治疗

对社区获得性肺炎的重症患者应尽早给予初始经验性抗感染药物治疗，确保能足够覆盖所有可能的病原体，同时安排合理的病原学检查及标本采样，一旦获得病原学结果，参考体外药敏试验结果进行目标性抗感染治疗。

初始经验性抗感染治疗，可给予 β-内酰胺类药物联合阿奇霉素或氟喹诺酮类药物治疗，对青霉素过敏患者，氨曲南可作为 β-内酰胺类药物的替代选择；对有铜绿假单胞菌感染危险因素的患者可给予抗铜绿假单胞菌的 β-内酰胺类药物联合阿奇霉素或 β-内酰胺类药物联合氟喹诺酮；疑有误吸危险因素的患者需覆盖厌氧菌，可给予阿莫西林 / 克拉维酸或联合甲硝唑、克林霉素；老年有基础疾病的患者有肠杆菌科细菌感染的可能，可给予哌拉西林 / 他唑巴坦、头孢哌酮 / 舒巴坦或厄他培南等碳青霉烯类。

疗程：一般用至体温正常、呼吸道症状明显改善后 72~96 小时，重症肺炎抗感染治疗疗程可延长至 14~21 日。

（二）抗炎治疗

合并感染性休克的患者，可适量短程使用小剂量糖皮质激素。重症 COVID-19 患者，推荐全身应用糖皮质激素治疗，可选地塞米松 5~10mg/d 或甲泼尼龙 40~80mg/d，应用 7~10 日。针对重症患者，如无禁忌证，推荐应用 JAK 激酶抑制剂治疗，巴瑞替尼 4mg/d 应用 14 日；针对 C 反应蛋白（CRP）≥75mg/L 的重症患者，如无禁忌证，推荐进入 ICU 的 24 小时内或入普通病房的 72 小时内应用托珠单抗 8mg/kg 1~2 次（间隔 12~24 小时），最大剂量不超过 800mg/ 次。联合用药推荐采用糖皮质激素联合 JAK 激酶抑制剂或托珠单抗治疗，不建议白介素 -6（IL-6）拮抗剂与 JAK 激酶抑制剂联合应用。

（三）对症支持治疗

根据患者是否发热及呼吸道症状，考虑使用解热药、镇咳药、祛痰药；如合并营养不良考虑进行营养支持；抗凝治疗用于具有重症高风险因素、病情进展较快的中型病例，以及重型和危重型病例，无禁忌证情况下给予治疗剂量的低分子肝素或普通肝素；普通氧疗、高流量鼻导管氧疗、无创正压通气、有创正压通气和体外膜氧合等呼吸支持是重症 COVID-19 患者的重要治疗措施。

四、健康教育和用药指导

1. 提倡戒烟、戒酒，加强营养，保持口腔的健康，可有助于预防肺炎的发生。

2. 坚持勤洗手、戴口罩、咳嗽礼仪等良好卫生习惯和健康生活方式，有助于减少呼吸道感染，特别是新型冠状病毒感染。

3. 预防接种疫苗，如肺炎球菌疫苗、流感疫苗等，减少罹患肺炎的风险。

五、常用药物和注意事项

（一）抗菌药物

阿莫西林 / 克拉维酸 amoxicillin/clavulanate[基,保(乙)]

【适应证】用于肺炎球菌等其他敏感菌引起的 CAP 的治疗。

【用法和用量】静脉滴注：1.2g/ 次，3~4 次 /d。

【注意事项】

1. 对青霉素过敏者禁止使用本品。

2. 本人及其家族有遗传过敏体质、严重肾功能损害及孕妇慎用本品。

【不良反应】

1. 过敏反应。

2. 肝、肾、血液系统损害：血清转氨酶[谷丙转氨酶（GPT）、谷草转氨酶（GOT）]活性及尿素氮水平增高，以及嗜酸性粒细胞增多。

哌拉西林 / 他唑巴坦 piperacillin/tazobactam[基,保(乙)]

【适应证】用于耐哌拉西林、产 β-内酰胺酶的流感嗜血杆菌引起的中度 CAP，以及耐哌拉西林、产 β-内酰胺酶的金黄色葡萄球菌引起的中、重度医院获得性肺炎。

【用法和用量】静脉滴注：3.375g/ 次，q.6h.；治疗医院获得性肺炎时，3.375g/ 次，q.4h.。

【注意事项】

1. 发生严重超敏反应时需停用本品。

2. 对于钾储备可能较低以及接受细胞毒性治疗或使用利尿药的患者，应考虑低钾血症的可能性。

3. 危重患者中的肾毒性。

【不良反应】

1. 过敏反应　严重的过敏性皮肤反应。

2. 腹泻。

3. 肾功能损害　间质性肾炎。

4. 血液系统　溶血性贫血、粒细胞缺乏症。

头孢曲松 ceftriaxone[基,保(甲)]

【适应证】用于敏感细菌所致的呼吸系统中、重度感染，对肠杆菌科细菌有强大活性。

【用法和用量】静脉滴注：1~2g/ 次，q.d.；危重病例或中度感染，剂量可增至 4g/ 次，q.d.。

【注意事项】

1. 对青霉素过敏者慎用本品。严重肝肾功能不全者和孕妇慎用本品。

2. 长期或大剂量使用本品，注意发生出血倾向和二重感染。

3. 使用本品期间，应禁止饮酒。

【不良反应】

1. 不良反应与治疗的剂量和疗程有关。

2. 常见不良反应　皮疹、腹泻、肝功能异常及血液系统损害。

头孢哌酮 / 舒巴坦 cefoperazone/sulbactam[基,保(乙)]

【适应证】适用于治疗由敏感菌所引起的上、下呼吸道感染。

【用法和用量】静脉滴注：1.5~3.0g/ 次，q.12h.，治疗严重感染或难治性感染时，本品每日剂量可增加到 12g，舒巴坦每日最大剂量为 4g。

【注意事项】出血。超敏反应。肝功能障碍合并肾功能损害的患者，需调整剂量。

【不良反应】

1. 常见不良反应　腹泻、皮疹、发热，实验室检查异常包含 GPT 升高、GOT 升高以及碱性磷酸酶（ALP）升高。

2. 严重不良反应　过敏性休克、急性肾衰竭、恶病质、急性重型肝炎。

头孢吡肟 cefepime[保(乙)]

【适应证】适用于各种严重感染，如呼吸道感染、泌尿系统感染、胆道感染、败血症等。

【用法和用量】静脉滴注：1~2g/ 次，1~2 次 /d。

【注意事项】

1. 本品禁用于对头孢吡肟或 L- 精氨酸或其他 β- 内酰胺类抗生素有即刻过敏反应的患者。

2. 有胃肠道疾病，尤其是肠炎患者应谨慎使用本品。

3. 会引起凝血酶原活性下降。对于存在引起凝血酶原活性下降危险因素的患者，必要时给予外源性维生素 K。

【不良反应】

1. 过敏反应　皮疹。

2. 胃肠道反应　恶心、呕吐、腹泻。

3. 肝功能异常。

厄他培南 ertapenem[保(乙)]

【适应证】适用于由肺炎球菌、流感嗜血杆菌或卡他莫拉菌感染引起的中度至重度 CAP 的治疗。

【用法和用量】静脉滴注：1g/ 次，q.d.。

【注意事项】

1. 本品可引起腹泻、呕吐、恶心及头痛。

2. 末次用药后的 2 个月或数月后可能会发生艰难梭菌相关性腹泻（水样便或血便，伴或不伴胃痉挛及发热）的体征 / 症状。

3. 不建议同时使用本品和丙戊酸 / 双丙戊酸钠。

【不良反应】过敏反应、癫痫发作。

氨曲南 aztreonam[保(乙)]

【适应证】适用于治疗敏感需氧革兰氏阴性菌所致的下呼吸道感染，也用于对青霉素、头孢菌素及氨基糖苷类抗生素不敏感的细菌感染治疗。

【用法和用量】静脉滴注：1g/ 次，2~3 次 /d；严重感染剂量加至 2g/ 次，4 次 /d。

【注意事项】与氨基糖苷类药物合用时，有潜在的肾毒性和耳毒性。

【不良反应】胃肠道反应：恶心、呕吐、腹泻。可引起血栓性静脉炎、全血细胞减少症或肝毒性。

阿奇霉素 azithromycin[基,保(乙)]

【适应证】适用于肺炎球菌、流感嗜血杆菌以及肺炎支原体等非典型病原体引起的 CAP 的治疗。

【用法和用量】静脉滴注：500mg/ 次，q.d.。

【注意事项】肝毒性。QT 间期延长：有发生心律失常和尖端扭转型室性心动过速的风险。重症肌无力恶化。

【不良反应】

1. 胃肠道反应　腹痛、腹泻、恶心等。

2. 可出现一过性的中性粒细胞减少、血清转氨酶升高。

3. 耳鸣和听觉障碍。

4. 严重不良反应　角膜糜烂、重症多形红斑、过敏性休克和重症肌无力。

左氧氟沙星 levofloxacin[基,保(甲)]

【适应证】适用于治疗敏感的革兰氏阳性菌和革兰氏阴性菌所致的呼吸系统感染。

【用法和用量】静脉滴注：0.4g/d，分两次静脉滴注，重度感染者及病原菌对本品敏感性较差者（如铜绿假单胞菌）每日最大剂量可增至 0.6g，分两次静脉滴注。

【注意事项】超敏反应。有周围神经病变病史的患者应避免使用。

【不良反应】

1. 常见不良反应　皮疹、腹泻、恶心、头晕、头痛、失眠。

2. 严重不良反应　肌腱炎、肌腱断裂、周围神经病变、中枢神经系统影响和重症肌无力恶化、主动脉瘤或夹层、QT 间期延长、室性心动过速、肝毒性、对血糖的干扰、光毒性。

莫西沙星 moxifloxacin[保(乙)]

【适应证】适用于肺炎球菌、流感嗜血杆菌、卡他莫拉菌、肺炎克雷伯菌、肺炎支原体或肺炎衣原体引起的 CAP 的治疗。

【用法和用量】静脉滴注：400mg/ 次，q.d.。

【注意事项】

1. 有癫痫发作倾向的患者慎用。

2. 已知 QT 间期延长及正在服用或导致 QT 间期延长药物的患者，应避免使用。

3. 低钾血症未得到纠正的患者应避免使用本品。

【不良反应】参考左氧氟沙星。

甲硝唑 metronidazole[基,保(甲)]

【适应证】适用于厌氧菌引起的呼吸系统感染。

【用法和用量】静脉滴注：首次 1g 负荷剂量，维持剂量 0.5g/ 次，q.8h.。

【注意事项】双硫仑样反应：使用本品期间禁止饮用含酒精饮料或含丙二醇产品。延长 QT 间期。

【不良反应】

1. 消化道反应。

2. 神经系统症状　多发性神经炎，大剂量可导致抽搐。

3. 少见不良反应　荨麻疹、瘙痒、膀胱炎、口中金属味及白细胞减少。

克林霉素 clindamycin[基,保(甲)]

【适应证】适用于革兰氏阳性菌引起的肺炎、肺脓肿，以及厌氧菌引起的脓胸、肺脓肿、厌氧菌性肺炎。

【用法和用量】静脉滴注：轻中度感染 0.6~1.2g/d，分 2~4 次给药；重度感染 1.2~2.4g/d，分 2~4 次给药。

【注意事项】艰难梭菌相关性腹泻。过敏和严重超敏反应。不用于治疗脑膜炎。

【不良反应】胃肠道反应比林可霉素轻。血清转氨酶和碱性磷酸酶短期轻度升高。过敏反应。

（二）糖皮质激素

氢化可的松 hydrocortisone[基,保(甲)]

【适应证】适用于严重全身感染合并感染性休克患者。

【用法和用量】静脉滴注：300mg/次，1次/d，应用5~7日。

【注意事项】治疗期间避免接种疫苗。可能引起皮肤愈合功能受损。

【不良反应】诱发或加重感染。应激性溃疡。精神神经异常。

地塞米松 dexamethasone[基,保(甲)]

【适应证】用于氧合指标进行性恶化、影像学表现进展迅速、机体炎症反应过度应激状态的重型和危重型COVID-19患者。

【用法和用量】静脉滴注：5~10mg/次，1次/d，应用7~10日。

【注意事项】

1. 应定期监测血糖、血钾、血压、血常规等。

2. 精神病患者、活动性消化性溃疡、骨质疏松、糖尿病、严重高血压及未能控制的细菌、真菌和病毒感染者禁用。

【不良反应】

1. 有精神异常、消化性溃疡、糖耐量异常、股骨头缺血性坏死。

2. 对下丘脑-垂体-肾上腺轴抑制作用较强。

3. 医源性皮质醇增多症。

甲泼尼龙 methylprednisolone[基,保(乙)]

【适应证】用于氧合指标进行性恶化、影像学表现进展迅速、机体炎症反应过度应激状态的重型和危重型COVID-19患者。

【用法和用量】静脉滴注：40~80mg/次，1次/d，应用7~10日。

【注意事项】

1. 应定期监测血糖、血钾、血压、血常规等。

2. 精神病患者、活动性消化性溃疡、骨质疏松、糖尿病、严重高血压及未能控制的细菌、真菌和病毒感染者禁用。

3. 年龄超过70岁的重型和危重型COVID-19患者，糖皮质激素获益有限，需严格监测其不良反应。

【不良反应】

1. 长期用药可能引起精神异常、消化性溃疡、糖耐量异常、股骨头缺血性坏死、医源性皮质醇增多症。

2. 负氮平衡、低钾血症。

3. 水钠潴留较氢化可的松弱。

（三）JAK 激酶抑制剂

巴瑞替尼 baricitinib[保(乙)]

【适应证】国外适应证用于治疗需要补充氧气、无创或有创机械通气或体外膜氧合的 COVID-19 成年住院患者。

【用法和用量】口服：推荐剂量为 4mg，每日 1 次，可与或不与食物同服，连续 14 日或直至出院。

【注意事项】接受机械通气患者（4 级）应用本品可能获益有限。对于免疫抑制患者，需谨慎使用。

【不良反应】感染（肺炎、机会性感染、结核病、尿路感染）。

（四）IL-6 拮抗剂

托珠单抗 tocilizumab[保(乙)]

【适应证】对于重型、危重型 COVID-19 且实验室监测 IL-6 水平明显升高者可试用。

【用法和用量】静脉注射：首剂为 4~8mg/kg，推荐剂量 400mg，静脉滴注 60 分钟。不建议每次输注剂量超过 800mg。如果临床体征或症状恶化或没有改善，可在第 1 次输注后至少 8 小时再输注 1 次。

【注意事项】有结核等活动性感染者禁用。

【不良反应】过敏反应。

第二节　急性呼吸窘迫综合征

一、定义

急性呼吸窘迫综合征（acute respiratory distress syndrome，ARDS）是在严重感染、休克、创伤及烧伤等非心源性疾病过程中，肺毛细血管内皮细胞和肺泡上皮细胞损伤造成弥漫性肺间质及肺泡水肿，导致的急性低氧性呼吸功能不全或衰竭。目前 ARDS 的病死率极高，从 35% 到 46% 不等，发病时肺损伤程度越高，病死率越高。

二、诊断标准

1. 时间　已知临床发病或呼吸症状新发或加重后 1 周内。

2. 影像学改变　胸部 X 线摄影或肺部计算机体层成像（computed tomography，CT）示除胸腔积液、肺叶/全肺不张或结节影外的双肺浸润影。

3. 肺水肿原因　无法用心力衰竭或液体超负荷完全解释的呼吸衰竭。

4. 氧合指数（PaO_2/FiO_2）　若 $PaO_2/FiO_2 \leqslant 300mmHg$ 且同时满足上述 1、2、3 三条标准，可诊断 ARDS。

三、治疗原则和方法

（一）病因治疗

包含抗感染和调控机体炎症反应。

1. 抗感染　初始经验治疗宜选用广谱抗菌药，疑有革兰氏阴性杆菌感染，药物选择可参照前面章节介绍，本章节不再赘述；疑有革兰氏阳性球菌感染可选择苯唑西林或氯唑西林，耐甲氧西林金黄色葡萄球菌感染可选择万古霉素、替考拉宁或利奈唑胺；严重真菌感染可选择静脉滴注氟康唑、伏立康唑、伊曲康唑、卡泊芬净或两性霉素 B 等。

2. 调控机体炎症反应　糖皮质激素类，如地塞米松、甲泼尼龙对过敏原因导致的 ARDS 患者，其早期经验性治疗可能有效；氢化可的松对于感染性休克并发 ARDS 的患者，如合并有肾上腺皮质功能不全，可考虑应用替代剂量。布洛芬、吲哚美辛等环氧合酶抑制剂可改善 ARDS 炎症反应，降低体温和心率。

（二）呼吸支持治疗

机械通气。

（三）药物治疗

研究人员已经对 β_2 受体激动剂、他汀类药物、肺泡表面活性物质、鱼油和吸入 NO 对 ARDS 患者的疗效展开研究，但目前这些治疗的价值均不确定。

（四）液体管理

保证血压稳定和脏器灌注水平的前提下，合理限制液体入量及使用利尿药辅助来保持液体出入量负平衡，有严重低蛋白血症 ARDS 患者可通过补充白蛋白等胶体溶液改善氧合。

（五）营养支持

ARDS 患者机体处于高代谢状态，成人一般每日糖需要量为 20~30kcal/kg，蛋白 1.5~3g/kg，脂肪占总热量的 20%~30%。

四、健康教育和用药指导

1. 戒烟，避免吸入有害烟雾或刺激性气体，制订合理的活动和休息计划，合理膳食,加强营养。

2. 若有气短、发绀加重等呼吸衰竭的征象请及时就医。

3. 呼吸锻炼　教授患者有效咳嗽、咳痰技术,如腹式呼吸、缩唇呼吸、体位引流等方法。

4. 用药指导　书面及口头告知患者使用药物的名称、用法用量和注意事项。如需家庭氧疗,指导患者及家属学会方法,并交代其注意事项。

五、常用药物和注意事项

(一)抗菌药物

苯唑西林 oxacillin[基,保(甲)]

【适应证】适用于耐青霉素葡萄球菌与肺炎球菌等所致的呼吸道混合感染。

【用法和用量】静脉滴注:4~8g/d,分 2~4 次给药,严重感染每日剂量可增加至 12g。

【注意事项】

1. 新生儿及肝功能异常者慎用本品。

2. 静脉给药患者偶有血清转氨酶(GPT、GOT)升高及中性粒细胞减少。

【不良反应】

1. 过敏反应　同青霉素。

2. 胃肠道反应　轻度中、上腹部不适,腹泻,食欲减退,恶心及呕吐。

氯唑西林 cloxacillin[保(甲)]

【适应证】适用于耐甲氧西林金黄色葡萄球菌(MRSA)等所引起的败血症、泌尿道感染、心内膜炎、脑膜炎、皮肤软组织感染、创伤感染、烧伤感染及骨髓炎等各种类型感染。

【用法和用量】静脉滴注:4~6g/d,分 2~4 次给药。

【注意事项】肝功能损害者慎用,本品可使血清转氨酶(GPT、GOT)升高。新生儿尤其有黄疸者慎用,本品可降低患者胆红素与血清蛋白结合能力。

【不良反应】

1. 过敏反应　较其他青霉素少,偶有皮疹、荨麻疹等。

2. 胃肠道反应　少数患者可能出现恶心、呕吐、腹泻及腹胀等消化道症状。

万古霉素 vancomycin[保(乙)]

【适应证】适用于耐甲氧西林金黄色葡萄球菌及其他细菌所致的感染。

【用法和用量】静脉滴注：2g/d，分每6小时500mg或每12小时1g给药。

【注意事项】

1. 用药期间尽量能够监测血药浓度。

2. 快速静脉注射或短时间内静脉滴注本品可出现"红人综合征"，故每次静脉滴注应在60分钟以上。

3. 掌握适应证，合理安排用药疗程，防止产生耐药。

【不良反应】

1. 耳毒性、肾毒性。

2. 输入速度过快可产生红斑样或荨麻疹样反应，皮肤发红（红颈或"红人综合征"）。

3. 可引起口麻、刺痛感、皮肤瘙痒、嗜酸性粒细胞增多、药物热、感冒样反应及血压剧降、过敏性休克等。

替考拉宁 teicoplanin[保(乙)]

【适应证】用于耐甲氧西林金黄色葡萄球菌和耐氨苄西林肠球菌所致的系统感染，中枢感染无效。

【用法和用量】静脉滴注：首剂400mg，次日开始200mg/d；严重感染：400mg/次，2次/d，3日后减为200~400mg/d。

【注意事项】

1. 不应通过心室内给药。

2. 在极少数情况下，可观察到"红人综合征"，停止或减慢输液速度可能停止该反应。

【不良反应】

1. 耳毒性、肾毒性。

2. 过敏反应 已知对万古霉素过敏的患者，慎用替考拉宁。

3. 可引起血小板减少，定期监测全血细胞计数。

利奈唑胺 linezolid[保(乙)]

【适应证】用于控制耐万古霉素屎肠球菌所致的系统感染，包括败血症、肺炎等。

【用法和用量】静脉滴注：600mg/次，q.12h.。

【注意事项】

1. 周围和视神经病变 应用本品期间，可能出现视力障碍症状，应立即进行眼科评估。

2. 禁用含酪胺食物（奶酪、肉干等）和某些含醇饮料（啤酒、红酒等），以免引起血压异常升高。

【不良反应】

1. 消化系统反应 乳酸酸中毒，反复出现恶心和呕吐。

2. 血液系统反应 骨髓抑制。

3. 代谢影响 低血糖。

4. 口腔黏膜病变 口腔白念珠菌感染。

5. 肝功能异常。

（二）抗真菌药

氟康唑 fluconazole[基,保(乙)]

【适应证】用于治疗隐球菌及念珠菌等所致的严重深部真菌病。

【用法和用量】静脉滴注：初次剂量 200~400mg，继之 100~200mg/次，2 次/d。

【注意事项】肝肾功能不全患者慎用氟康唑。低钾血症和晚期心力衰竭患者发生危及生命的室性心律失常和尖端扭转型室性心动过速的风险更高。

【不良反应】

1. 胃肠道症状 腹泻、恶心、呕吐等。

2. 过敏反应 常见皮疹，偶可发生严重的剥脱性皮炎（常伴随肝功能损害）、渗出性多形红斑。

3. 肝肾毒性 易发生于有严重基础疾病（如艾滋病和癌症）的患者。

4. 低钾血症。

伏立康唑 voriconazole[保(乙)]

【适应证】用于侵袭性曲霉病、对氟康唑耐药的白念珠菌引起的严重侵袭性感染（包括克柔念珠菌）、由足放线菌属和镰刀菌属引起的严重感染。

【用法和用量】静脉滴注：第 1 日每次 6mg/kg，q.12h.，以后维持剂量为每次 4mg/kg，q.12h.。

【注意事项】避免强烈阳光直射患者皮肤，因本品可能导致光敏性。应用本品之前和使用期间应纠正电解质紊乱，如低钾血症、低镁血症和低钙血症。

【不良反应】

1. 视觉障碍 视敏度、视力范围及色觉变化。

2. 肝毒性 发生肝炎、胆汁淤积等相关症状。

3. 静脉滴注可发生面红、发热、出汗、心动过速、胸闷、呼吸困难、晕厥等反应。

4. 其他不良反应 皮疹、恶心、呕吐、腹泻、发冷或发热、心律失常等。

伊曲康唑 itraconazole[基,保(乙)]

【适应证】用于重症侵袭性真菌感染,治疗口腔念珠菌病、艾滋病合并念珠菌口腔炎、深部念珠菌病合并白细胞减少者、肺曲霉病、侵袭性曲霉病、组织胞浆菌病、芽生菌病、球孢子菌病及隐球菌性脑膜炎等。

【用法和用量】静脉滴注:第 1、2 日每次 200mg,q.12h.,第 3 日起每次 200mg,q.d.。

【注意事项】

1. 长期使用本品可出现低钾血症、水肿及排尿困难。停药后多可恢复正常,必要时给予相应处理。

2. 对心脏的影响　本品显示有负性肌力作用。

3. 肾功能不全患者,本品代谢减慢,建议监测本品血药浓度。

【不良反应】

1. 常见不良反应　消化道反应、血清转氨酶升高,也可有皮疹、皮肤瘙痒、头痛、耳鸣、眩晕等。

2. 肝毒性　肝炎、肝衰竭。

3. 心血管系统　心律失常。

卡泊芬净 caspofungin[基,保(乙)]

【适应证】适用于食管念珠菌病,以及其他药物(如两性霉素 B、两性霉素 B 脂质体、伊曲康唑等)治疗无效或不耐受的侵袭性曲霉病。

【用法和用量】静脉滴注:第 1 日单次 70mg 负荷剂量,随后每日单次 50mg。

【注意事项】在出现过敏反应的症状或体征中,应停用本品,并给予适当的治疗。有肝功能损害病史的患者,出现肝功能障碍的症状或体征时须及时上报。

【不良反应】常见不良反应:恶心、呕吐、头痛或发热。肝毒性:明显肝功能不全、肝炎和肝衰竭。

两性霉素 B amphotericin B[基,保(甲)]

【适应证】用于治疗严重深部真菌感染,包括新型隐球菌病、曲霉病、皮炎芽生菌病、念珠菌病及组织胞浆菌病等。

【用法和用量】静脉滴注:首次 0.02~0.1mg/kg,以后每次增加 5mg,直至 0.6~0.7mg/(kg·d);单次最高剂量为 50mg。

【注意事项】用药期间药液浓度高、滴注速度快可出现心率加快、心室颤动,如出现低钾血症,应及时补钾。使用期间应用抗组胺药、糖皮质激素、解热镇痛药可减轻药物反应。

【不良反应】

1. 常见不良反应　有发热、寒战、头痛、食欲减退、恶心、呕吐等反应，静脉注射可引起血栓性静脉炎，鞘内注射可引起背部及下肢疼痛。

2. 肝、肾毒性。

3. 血液系统反应　白细胞下降、血小板减少、贫血等。

（三）糖皮质激素

地塞米松 dexamethasone[基,保(甲)]

【适应证】主要用于过敏性与自身免疫性炎症疾病，也用于某些严重感染及中毒、恶性淋巴瘤的综合治疗。

【用法和用量】静脉滴注：一次 2~20mg，2~6 小时重复给药至病情稳定，但大剂量连续给药一般不超过 72 小时。

【注意事项】应定期监测血糖、血钾、血压、血常规等。精神病患者、活动性消化性溃疡、骨质疏松、糖尿病、严重高血压及未能控制的细菌、真菌和病毒感染者禁用。

【不良反应】

1. 有精神异常、消化性溃疡、糖耐量异常、股骨头缺血性坏死。

2. 对下丘脑 - 垂体 - 肾上腺轴抑制作用较强。

3. 医源性皮质醇增多症。

甲泼尼龙 methylprednisolone[基,保(乙)]

【适应证】主要用于危重疾病的急救、胶原病、过敏反应、白血病、休克、脑水肿、多发性神经炎、脊髓炎、器官移植等。

【用法和用量】每日 1~2mg/kg，分次静脉滴注。脂肪栓塞致 ARDS、肺孢子菌肺炎致 ARDS、ARDS 亚急性期可应用大剂量本品。

【注意事项】

1. 应定期监测血糖、血钾、血压、血常规等。

2. 精神病患者、活动性消化性溃疡、骨质疏松、糖尿病、严重高血压及未能控制的细菌、真菌和病毒感染者禁用。

3. 定期评估糖皮质激素治疗的风险和获益，防止滥用，避免产生并发症和不良反应。

【不良反应】

1. 长期用药可能引起精神异常、消化性溃疡、糖耐量异常、股骨头缺血性坏死、医源性皮质醇增多症。

2. 负氮平衡、低钾血症。

3. 水钠潴留较氢化可的松弱。

（四）利尿药

呋塞米 furosemide[基,保(甲)]

【适应证】严重水肿、心功能不全、急性肺水肿和脑水肿、肾衰竭、加速毒物排泄、高血压。

【用法和用量】紧急情况或不能口服者，可静脉注射，初始剂量为20~40mg，必要时每 2 小时追加剂量，直到出现满意疗效。维持用药可分次给药。对于低蛋白血症的 ARDS 患者，本品联合白蛋白可明显改善氧合，增加液体负平衡，缩短休克时间。

【注意事项】

1. 本品可能会发生低钾血症，用药期间需严密监测血清钾水平。

2. 血压 大剂量应用或用于老年人应严密监测血压。

【不良反应】

1. 电解质紊乱。

2. 易发生耳神经损伤。

3. 可发生高尿酸血症及高血糖。

（五）胶体类药物

人血白蛋白 human albumin[保(乙)]

【适应证】低蛋白血症、急性呼吸窘迫综合征、血容量不足、新生儿高胆红素血症等。

【用法和用量】根据病情和临床需要调整给药剂量，一般直接输注本品5~10g，每隔 4~6 小时重复 1 次。在补充胶体液之后 0.5 小时或 1 小时，应使用利尿药以促使液体排出。

【注意事项】

1. 电解质失衡 监测患者电解质情况。

2. 凝血异常 必须监测凝血和血细胞比容。

【不良反应】

1. 常见不良反应 头痛、发冷、发热、恶心、呕吐、血管神经性水肿、高血压、心动过速、皮疹、红斑。

2. 严重不良反应 过敏性休克、循环衰竭、心力衰竭和肺水肿。

（六）肺泡表面活性物质

牛肺表面活性剂 calf pulmonary surfactant[基,保(乙)]

【适应证】新生儿呼吸窘迫综合征。

【用法和用量】仅用于气管内给药，在患儿出生后 12 小时内，不宜超过

48 小时。给药剂量：70mg/kg 出生体重，第 1 次给药范围可在 40~100mg/kg 出生体重，通常应用 1 次，必要时在第 1 次用药后 12~24 小时（至少 6 小时）可应用第 2 次，重复给药最多应用 3 次，剂量与首次给药相同。

【注意事项】

1. 为使本品混悬液均匀，加水后需振荡 10 分钟左右，勿用强力，避免产生过多泡沫，注意勿将混悬液中的小颗粒注入气管。

2. 应保证婴儿的一般状态稳定。纠正酸中毒、低血压、贫血、低血糖和低体温。

【不良反应】

1. 过度通气、高氧血症、气漏、肺水肿和肺出血等。

2. 心动过缓，表面活性物质反流至气管导管，需要手控通气以及重新气管插管。

第三节　大 量 咯 血

一、定义

大量咯血（massive hemoptysis）为一次咯血多于 150ml 或 24~48 小时内咯血多于 600ml，存在窒息危险或因严重失血出现血流动力学不稳定的咯血。大量咯血在咯血患者中所占比例不到 5%，但大量咯血患者中急性致命性出血的发生率达 7%~32%。大量咯血的原因主要见于空洞性肺结核、支气管扩张或动脉瘤破裂，近年来随着肺癌发病率上升，肺癌所致咯血发生率也较以往显著增加，已成为咯血的最常见原因之一。

二、诊断流程

（一）症状和体征

排除口、鼻、咽部出血或呕血。通过病史了解咯血量，详细询问既往史，尤其是感染史，呼吸系统疾病、心脏病、自身免疫病及出血性疾病史。听诊患侧肺野呼吸音常减弱、粗糙或出现湿啰音。

（二）实验室及影像学检查

血液学检查白细胞增高、核左移提示有感染，嗜酸性粒细胞增多提示有寄生虫感染可能，血小板计数、凝血功能异常提示有出血性疾病。痰培养、抗酸染色、痰液瘤细胞检查判断可能病因。影像学检查（如胸部 X 线摄影或胸部 CT）、有创检查（如支气管镜）确定咯血病因和出血部位，血管造影可提示易出血血管的征象。

三、治疗原则和方法

（一）病因治疗

如病因明确，应积极治疗原发疾病。

（二）一般处理

应严格卧床，取患侧卧位，保证气道开放，注意防止窒息，并配血备用。如咯血量较多，可予输吸氧，加强护理，保证排便通畅。

（三）药物治疗

根据病情及药理机制合理选择止血药，包含直接作用于血管类、促凝血类、抗纤溶类的药物。

（四）局部治疗与手术治疗

应用支气管镜止血、选择性支气管动脉栓塞术、肺叶或段切除术。

四、健康教育和用药指导

1. 充分向患者及家属交代病情，大量咯血存在猝死的可能。

2. 绝对卧床，患侧卧位，保持气道通畅，禁止拍背，预防便秘。

3. 剧烈咳嗽可诱发咯血或使咯血反复，可适当镇咳，但要在医生指导下使用。

4. 大量咯血时不要进食，咯血停止后可进食温、凉、易消化的食物。

5. 用药指导，如静脉滴注垂体后叶素过快时会引起恶心、心悸、面色苍白等症状，应减慢滴速，患者家中可备云南白药，有咯血焦虑的患者可备地西泮片。

五、常用药物和注意事项

（一）作用于血管的药物

垂体后叶 posterior pituitary[基,保(甲)]

【适应证】用于肺、支气管出血（如咯血），消化道出血。用于产科催产，及产后收缩子宫、止血，尿崩症等。

【用法和用量】大量咯血时，5~10U 缓慢静脉注射，而后 10~20U 静脉滴注维持治疗，必要时 6~8 小时重复 1 次，或 2~6 小时后重复静脉注射。

【注意事项】

1. 高血压、冠心病、脑血管疾病患者慎用。

2. 连续使用易产生耐药性。

3. 注意监测电解质水平，注意低钠血症的发生。

【不良反应】

1. 可引起血压升高及尿量减少。

2. 用药后可出现恶心、面色苍白、出汗、心悸、胸闷、腹痛、便急等反应。

3. 过敏反应,如血管神经性水肿、荨麻疹、支气管哮喘等。

卡络磺钠 carbazochrome sodium sulfonate[保(乙)]

【适应证】适用于毛细血管通透性增高所致的出血性疾病。

【用法和用量】静脉滴注:60~80mg/次。

【注意事项】

1. 有癫痫病史、精神病史者慎用。

2. 水杨酸过敏患者禁用。

【不良反应】长期反复使用可引起水杨酸反应,如头痛、头晕、视力减退等。

酚妥拉明 phentolamine[基,保(甲)]

【适应证】通过扩张肺血管,降低肺动脉压和支气管动脉压力,达到止血目的。对于使用垂体后叶素禁忌的高血压、冠心病、肺心病及妊娠等咯血患者尤为适用。

【用法和用量】10~20mg,缓慢静脉滴注,连用5~7日。

【注意事项】血容量不足时易引起血压下降,故应补足血容量,定期监测血压。

【不良反应】心率加快。

普鲁卡因 procaine[保(乙)]

【适应证】扩张肺血管,降低肺循环压力,适用于对垂体后叶素禁忌的咯血患者。

【用法和用量】静脉滴注:300~500mg/次,2次/d,见效后减量。静脉注射:50mg/次,每4~6小时重复给药。

【注意事项】给药前必须皮试。注射部位应避免接触碘。

【不良反应】

1. 过敏反应。

2. 中毒反应 剂量过大、吸收速度快、误入血管易引起中毒反应。

(二)促进凝血过程的药物

维生素 K₁ vitamin K₁[基,保(甲)]

【适应证】用于维生素K缺乏症引起的出血,低凝血酶原血症。

【用法和用量】10~50mg,缓慢静脉注射,必要时每4小时重复。

【注意事项】

1. 新生儿使用本品剂量过大可出现高胆红素血症、黄疸、溶血性贫血。

2. 有肝功能损害的患者,用量过大可加重肝损伤。

【不良反应】

1. 过敏反应　头晕、虚弱、大量出汗、短暂性低血压。

2. 高胆红素血症。

酚磺乙胺 etamsylate[保(乙)]

【适应证】用于防止手术前后及多种内脏出血。

【用法和用量】静脉滴注:一次 0.25~0.75g, 2~3 次 /d,稀释后滴注。

【注意事项】

1. 不可与氨基己酸注射液混合使用。

2. 有血栓形成史的患者慎用。

【不良反应】

1. 注射后可有恶心、头痛、皮疹等反应。

2. 偶有暂时性低血压、过敏性休克。

鱼精蛋白 protamine[基,保(甲)]

【适应证】用于内、外源性肝素过量引起的出血。

【用法和用量】50~100mg/ 次,稀释后缓慢静脉注射,1~2 次 /d,连续使用不得超过 72 小时。

【注意事项】

1. 对鱼类过敏者慎用。

2. 给药后须急查凝血功能。

【不良反应】可引起心动过缓、胸闷、呼吸困难及血压降低,大多由静脉注射过快所致。

血凝酶 hemocoagulase[基,保(乙)]

【适应证】用于非创伤性出血疾病早期止血的治疗,也用于术中、术后出血。

【用法和用量】肺部咯血,每 12 小时皮下注射 1KU,必要时再加静脉注射 1KU。

【注意事项】

1. 对于弥散性血管内凝血(disseminated intravascular coagulation,DIC)患者不推荐应用。

2. 有血栓形成史的患者禁用。

【不良反应】少有不良反应，少数人出现低血压、心率减慢。

氨甲苯酸 aminomethylbenzoic acid[基,保(甲)]

【适应证】适用于纤维蛋白溶解过程亢进所致的出血，手术时的异常出血，肺结核咯血或痰中带血，血尿，上消化道出血等，对癌症、创伤出血无效。

【用法和用量】静脉注射：每次 0.1~0.3g，稀释后缓慢注射，一日最大用量 0.6g。

【注意事项】有血栓形成倾向及心肌梗死倾向的患者应慎用。大量血尿及泌尿道手术患者慎用或禁用。

【不良反应】不良反应少。

氨甲环酸 tranexamic acid[基,保(甲)]

【适应证】适用于纤维蛋白溶解过程亢进所致的出血。

【用法和用量】静脉注射：0.25~0.5g/ 次，0.75~2g/d。

【注意事项】

1. 本品可通过血脑屏障，注射后可有视力模糊、头痛、头晕、疲乏等中枢神经系统症状，与注射速度有关，但很少见。

2. 有血栓形成倾向者慎用。

【不良反应】头疼、腹泻、恶心、呕吐等不良反应。

第四节　重症哮喘

一、定义

重症哮喘（severe asthma）是在哮喘诊断明确且共患疾病得到处理的前提下，需要使用高剂量吸入性糖皮质激素加上第二种控制药物（和 / 或全身性糖皮质激素）来维持哮喘控制，或尽管使用了上述治疗仍维持"未控制"的状态。

二、诊断标准

1. 符合我国《支气管哮喘防治指南（2020 年版）》中哮喘的诊断标准：符合典型哮喘的症状和体征，同时具备气流受限客观检查中的任一条，并除外其他疾病所引起的喘息、气促、胸闷及咳嗽，可以诊断为哮喘。

2. 排除患者治疗依从性不良，并排除诱发加重或使哮喘难以控制的因素。

3. 需要持续高剂量的吸入性糖皮质激素（ICS）+ 长效 β_2 受体激动剂（LABA）或 + 茶碱 / 白三烯调节剂治疗，频繁使用口服激素，经常性非计划就诊、急诊就医和住院治疗。

三、治疗原则和方法

1. 药物治疗　雾化吸入 β₂ 受体激动剂，在病情改善和较稳定后可用压力定量器的贮雾器进行吸入治疗；联合雾化吸入抗胆碱药，舒张支气管作用增强并持久；联合口服或静脉给予糖皮质激素；对吸烟伴激素不敏感患者可联合茶碱；重度急性发作[第 1 秒用力呼气容积（forced expiratory volume in one second, FEV_1）范围在 25%~30%]或对初始治疗反应不良者可使用镁剂。

2. 生物靶向治疗药物　抗免疫球蛋白 E（IgE）单抗奥马珠单抗适用于伴有高 IgE 血症的重症哮喘患者的治疗，抗 IL-5 单抗美泊利珠单抗已在国内上市。

3. 支气管热成形术。

四、健康教育和用药指导

1. 对患者及家属进行哮喘知识教育，提高患者治疗依从性。

2. 教会患者掌握吸入装置使用方法。

3. 指导患者自我管理、自我监测，评估哮喘控制水平。

4. 环境控制　戒烟，有效减少或消灭变应原，减少或消灭空气中的有害因子。

5. 心理治疗　对其进行安慰，消除顾虑，树立战胜疾病的信心。

6. 用药指导　短效 β₂ 受体激动剂不主张长期应用，应用茶碱注意血药浓度监测和个体化用药，青光眼、前列腺肥大患者慎用抗胆碱药，吸入糖皮质激素后应漱口。

五、常用药物和注意事项

（一）β₂ 受体激动剂

沙丁胺醇 salbutamol[基,保（甲）]

【适应证】溶液雾化吸入适用于重度急性哮喘发作。

【用法和用量】经射流装置雾化吸入：成人 1~2ml（5~10mg 硫酸沙丁胺醇），每 4~6 小时重复 1 次。

【注意事项】

1. 低钾血症患者，同时服用黄嘌呤诱导药、类固醇和利尿药，以及出现缺氧情况，需监控血清钾水平。

2. 肌肉震颤较轻微，多表现为手颤。

3. 长期或大剂量使用本品，可产生耐药性。

【不良反应】持续雾化吸入沙丁胺醇可能引起肌肉震颤、低钾血症、心动过速等不良反应。

特布他林 terbutaline[保(乙)]

【适应证】溶液雾化吸入适用于重度急性哮喘发作。

【用法和用量】经射流装置雾化吸入：每次 2.5~5mg，每 4~6 小时重复 1 次。

【注意事项】同沙丁胺醇，皮下注射特布他林有助于控制重症哮喘的发作和减少住院。

【不良反应】同沙丁胺醇。

（二）抗胆碱药

异丙托溴铵 ipratropium bromide[基,保(甲)]

【适应证】溶液雾化吸入适用于重度急性哮喘发作，与 β₂ 受体激动剂联用，舒张支气管作用增强并持久，可减少因 β₂ 受体激动剂过量使用所致的震颤和心悸等不良反应。

【用法和用量】经射流装置雾化吸入：每次 0.5~1mg，3~4 次 /d。

【注意事项】前列腺增生患者、闭角型青光眼患者慎用。避免雾化液误入眼睛，否则可引起眼部并发症。

【不良反应】口干，咽部刺激、咳嗽，恶心等胃肠动力障碍。

（三）茶碱类

氨茶碱 aminophylline[基,保(甲)]

【适应证】指南不建议作为哮喘急性发作的一线治疗，在 β 受体激动剂和糖皮质激素应用无效时才使用。

【用法和用量】24 小时内未曾应用过茶碱类药物的患者，可先缓慢静脉注射负荷剂量 4~6mg/kg，然后再给予维持剂量 0.6~0.8mg/（kg·h）静脉滴注。

【注意事项】

1. 定期监测血清茶碱浓度，安全的血药浓度范围应在 6~15μg/ml。

2. 如遇心动过速或快速心律失常时，应暂停应用氨茶碱。

3. 滴速过快、浓度过高可能引起中毒反应：心律失常、血压下降甚至死亡。

【不良反应】

1. 常见不良反应恶心、呕吐、腹痛、腹泻等胃肠道反应。

2. 中枢系统反应头痛、焦虑、失眠。

3. 其他不良反应心悸、多尿、低钾血症、心律失常。

多索茶碱 doxofylline[保(乙)]

【适应证】支气管哮喘、喘息性慢性支气管炎及其他支气管痉挛引起的呼吸困难，支气管扩张作用为氨茶碱的 10~15 倍。

【用法和用量】静脉注射：200mg/ 次，q.12h.，稀释后缓慢注射。静脉滴注：300mg/ 次，q.d.，稀释后缓慢滴注。

【注意事项】

1. 应用本品个体差异大，必要时进行血药浓度监测。

2. 有心、肺、肾功能不全的患者以及消化性溃疡的患者慎用。

3. 用药期间不要饮用含咖啡因的饮料及食用含咖啡因的食物。

【不良反应】消化系统及中枢系统反应较氨茶碱轻，大剂量或静脉给药后会引起心悸和心动过速。

（四）糖皮质激素

布地奈德 budesonide[基,保(乙)]

【适应证】重症哮喘使用氧气驱动雾化吸入。

【用法和用量】严重哮喘：一日 800~1 600μg，分 2~4 次使用。

【注意事项】

1. 应用较高剂量时，可能出现下丘脑 - 垂体 - 肾上腺轴（HPA）的轴抑制情况、骨密度降低。

2. 用药后及时漱口，以防口腔和咽部白念珠菌感染。

3. 对术后或者肾上腺功能不全的患者需观察可能出现全身吸收的变化。

【不良反应】腹泻、直肠出血、外周水肿、肌痉挛、头晕、皮疹、血压升高。

氢化可的松 hydrocortisone[基,保(甲)]

【适应证】适用于呼吸困难严重以致影响吞咽或呕吐或接受机械通气的重症哮喘发作。

【用法和用量】静脉滴注：400~1 000mg/d，分次给药，无激素依赖者应用 3~5 日，有激素依赖倾向者可适当延长给药时间。

【注意事项】

1. 治疗期间避免接种疫苗。

2. 可能引起皮肤愈合功能受损。

【不良反应】

1. 诱发或加重感染。

2. 应激性溃疡。

3. 精神神经异常。

甲泼尼龙 methylprednisolone[基,保(乙)]

【适应证】适用于呼吸困难严重以致影响吞咽或呕吐或接受机械通气的重症哮喘发作。

【用法和用量】静脉滴注：80~160mg/d，分次给药，无激素依赖者应用 3~5 日，有激素依赖倾向者可适当延长给药时间。

【注意事项】

1. 应定期监测血糖、血钾、血压、血常规等。

2. 精神病患者、活动性消化性溃疡、骨质疏松、糖尿病、严重高血压及未能控制的细菌、真菌和病毒感染者禁用。

3. 定期评估糖皮质激素治疗的风险和获益，防止滥用，避免产生并发症和不良反应。

【不良反应】

1. 长期用药可能引起精神异常、消化性溃疡、糖耐量异常、股骨头缺血性坏死、医源性皮质醇增多症。

2. 负氮平衡、低钾血症。

3. 水钠潴留较氢化可的松弱。

（五）镁剂

硫酸镁 magnesium sulfate[基,保(甲)]

【适应证】适用顽固性支气管哮喘和哮喘持续状态。

【用法和用量】静脉滴注：2g/ 次，缓慢滴注，如需重复使用，需监测血清镁水平。

【注意事项】

1. 肾功能不全患者慎用。

2. 大量使用本品需关注是否出现镁中毒临床表现。

【不良反应】

1. 静脉注射本品可引起潮热、出汗、口干，静脉注射速度过快或用量过大，可引起呼吸抑制、血压降低甚至心脏停搏。

2. 注射部位疼痛　血管扩张伴有热感。

（六）生物靶向药物

奥马珠单抗 omalizumab[保(乙)]

【适应证】符合《奥马珠单抗治疗过敏性哮喘的中国专家共识（2021 版）》诊断标准的中重度哮喘患者。

【用法和用量】根据患者治疗前测定的血清总 IgE（IU/ml）和体重（kg），

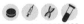

利用剂量表确定奥马珠单抗合适的给药剂量和给药频率（q.2w. 或 q.4w.）。每次给药剂量为 75~600mg，若剂量不超过 150mg，则于一个部位皮下注射；若剂量多于 150mg，则按需分 1~4 个部位分别皮下注射。

【注意事项】

1. 不适用于急性哮喘加重、急性支气管痉挛或哮喘持续状态的治疗。

2. 蠕虫感染高风险患者应谨慎用药。

【不良反应】

1. 注射部位不良反应和头痛。

2. 发热。

3. 少见过敏反应。

第五节　肺血栓栓塞症

一、定义

肺血栓栓塞症（pulmonary thromboembolism，PTE）是来自于深静脉或右心的血栓堵塞了肺动脉及其分支所致的疾病，以肺循环和呼吸功能障碍为其主要临床和病理生理特征。

二、诊断标准

1. 症状和体征　出现不明原因的呼吸困难、胸痛、咯血、晕厥或休克，或伴有单侧或双侧不对称性下肢肿胀、疼痛等。

2. 实验室及辅助检查　动脉血气分析可表现为低氧血症、低碳酸血症、肺泡 - 动脉血氧分压差 [$P_{A-a}O_2$] 增大；心电图多表现为窦性心动过速；超声心动图可见右心室后负荷过重征象；血浆 D- 二聚体、肌钙蛋白、脑钠肽和 N- 末端脑钠肽前体水平升高；肺动脉造影直接征象有肺血管内造影剂充盈缺损，伴或不伴轨道征的血流阻断。

三、治疗原则和方法

1. 一般支持治疗　对高度疑诊或确诊急性 PTE 的患者，应严密监测呼吸、心率、血压、心电图及血气的变化，并给予积极的呼吸与循环支持。对于合并休克或低血压的急性 PTE 患者，若无禁忌可考虑溶栓，但存在争议。

2. 抗凝治疗　急性 PTE，初始抗凝推荐选用低分子肝素（LMWH）、普通肝素（UFH）、磺达肝癸钠、负荷量的利伐沙班或阿哌沙班，对严重肾衰竭者（肌酐清除率 <30ml/min），建议应用静脉 UFH；长期抗凝选择华法林，应在胃

肠外抗凝血药 24 小时内重叠华法林,调节国际标准化比率(INR)目标值为 2.0~3.0,达标后停用胃肠外抗凝;选择达比加群酯或者艾多沙班,应先给予胃肠外抗凝血药至少 5 日;对于急性高危 PTE 患者,首选 UFH 进行初始抗凝治疗,以便于及时转换到溶栓治疗;对于出现肝素诱导的血小板减少症(HIT)伴血栓形成的患者,推荐应用非肝素类抗凝血药,如阿加曲班和比伐芦定,合并肾功能不全的患者,建议应用阿加曲班。

3. 溶栓治疗　在肺栓塞发病或复发后 2 周内,症状出现 48 小时内,高危患者推荐溶栓治疗,如需初始抗凝治疗,推荐首选 UFH;中高危患者,先抗凝,如病情恶化,可给予溶栓治疗。溶栓药物有重组人组织型纤溶酶原激酶衍生物(rt-PA)、尿激酶、链激酶。

4. 介入及手术治疗。

四、健康教育和用药指导

1. 一般指导　患者卧床休息,患侧肢体有效制动,禁止按摩患肢,避免剧烈咳嗽。

2. 心理疏导　及时、耐心地向患者及家属讲解肺栓塞的有关知识,解除患者压力,增强信心。

3. 合理安排生活和饮食　宜食低脂、低盐、富含纤维的食物,多吃新鲜水果、蔬菜,保持大便通畅。

4. 用药指导　华法林需按时按量服用,不得擅自减量或停药,定期监测 INR,要保持相对稳定的膳食结构;应用低分子肝素时,教导患者正确的技术和轮换注射部位。

五、常用药物和注意事项

(一)胃肠外抗凝血药

肝素 heparin[基,保(甲)]

【适应证】适用于急性大面积肺栓塞、肥胖者(>120kg)、已进行创伤手术或严重肾功能不全出血风险高的患者。

【用法和用量】持续静脉滴注:3 000~5 000U 或 80U/kg,继之以 18U/(kg·h)持续静脉滴注。在前 24 小时内每 4~6 小时测定活化部分凝血活酶时间(APTT),根据 APTT 调整剂量,尽快使 APTT 达到并维持于正常值的 1.5~2.5 倍。

【注意事项】

1. 可能引起肝素诱导的血小板减少症,需定期复查血小板计数,若出现血小板迅速或持续降低达 30% 以上，或血小板计数 <100×10⁹/L，应停用本品。

2. 用药前应测定基础 APTT、凝血酶原时间（PT）、INR 和血小板计数，用药过程中定时测定凝血时间、APTT。

【不良反应】

1. 出血。

2. 过敏反应。

低分子肝素 low molecular weight heparin[基,保(乙)]

【适应证】适用于治疗已形成的急性深部静脉血栓，预防深部静脉血栓形成和肺栓塞。

【用法和用量】皮下注射：按照体重给药（如每次 100U/kg 或 1mg/kg），1~2 次/d。

【注意事项】

1. 肾功能不全患者慎用，若应用则需减量并监测血浆抗 Xa 因子活性。

2. 对过度肥胖者或孕妇宜监测血浆抗 Xa 因子活性并据之调整剂量。

3. 禁止肌内注射给药。

【不良反应】

1. 出血及引起 HIT 风险较肝素低。

2. 过敏反应。

3. 血清 GOT、GPT 升高。

磺达肝癸钠 fondaparinux sodium[保(乙)]

【适应证】适用于肺栓塞初始抗凝治疗。

【用法和用量】皮下注射：体重低于 50kg 者给予 5mg，体重介于 50~100kg 者给予 7.5mg，体重大于 100kg 者给予 10mg，1 次/d。

【注意事项】

1. 老年及低体重患者慎用，此类人群出血风险增加。

2. 肌酐清除率低于 20ml/min 的严重肾功能损害患者禁用。

3. 禁止肌内注射给药。

【不良反应】

1. 头疼、胸痛和心房颤动。

2. 大出血或者 HIT 的风险较肝素低。

阿加曲班 argatroban[保(乙)]

【适应证】用于改善慢性动脉闭塞症患者四肢溃疡、静息痛及冷感等症状。推荐用于治疗和预防肝素诱导的血小板减少症患者中的血栓形成。

【用法和用量】2μg/(kg·min)，静脉泵入，监测 APTT 维持在 1.5~3.0 倍基线值(≤100 秒)，最大用量不超过 10μg/(kg·min)。

【注意事项】

1. 给予本品前，停止肝素治疗并获得基线 APTT。

2. 严重肝功能障碍者慎用。

【不良反应】

1. 出血。

2. 其他反应　呼吸困难、低血压、腹泻、发热等。

(二)口服抗凝血药

华法林 warfarin[基,保(甲)]

【适应证】预防及治疗深静脉血栓及肺栓塞。

【用法和用量】口服：初始剂量 3~5mg/d，维持剂量 2.5~5mg/d，INR 达标(2~3，目标值为 2.5)后，48 小时后停用胃肠外抗凝血药。

【注意事项】

1. 监测 INR　根据 INR 值调整华法林的用量，INR 值超过达标值越高出血风险越大。

2. 药物、饮食结构变化和其他因素影响华法林治疗达标的 INR 值。

3. HIT 患者不要使用华法林作为初始治疗。

【不良反应】

1. 出血。

2. 较少发生血栓栓塞，多发生于用药不规律者。

利伐沙班 rivaroxaban[基,保(乙)]

【适应证】适用于治疗深静脉血栓形成和肺栓塞，降低初始治疗 6 个月后上述疾病复发的风险。

【用法和用量】口服：初始治疗前 3 周，15mg/ 次，b.i.d.，后续治疗 20mg/ 次，q.d.；降低复发风险，完成至少 6 个月治疗后，10mg/ 次，q.d.，或 20mg/ 次，q.d.。

【注意事项】

1. 口服给药与食物同服，可将本品粉碎后鼻饲给药，不影响药效。

2. 肌酐清除率低于 15ml/min 的患者不建议使用，可能导致出血风险升高。

3. 伴有凝血机制异常和临床相关出血风险的肝病患者禁用。

【不良反应】

1. 出血　出血风险较华法林低。

2. 脊柱 / 硬膜外血肿。

达比加群酯 dabigatran etexilate[基,保(乙)]

【适应证】预防存在危险因素的非瓣膜性心房颤动患者的卒中和全身性栓塞。推荐用于急性深静脉血栓形成（DVT）和 / 或肺栓塞（PE）的治疗。用于复发性 DVT 和 / 或 PE。

【用法和用量】口服：150mg/ 次，每日 2 次。

【注意事项】

1. 整粒吞服，餐时或餐前，切勿打开胶囊服用。

2. 应先给予胃肠外抗凝血药 5~14 日后应用本品。

3. 肌酐清除率低于 30ml/min 的患者不推荐使用。

【不良反应】

1. 提前停药增加血栓形成事件的风险。

2. 出血。

3. 胃肠道反应　恶心、腹泻、胃出血等。

（三）溶栓药

链激酶 streptokinase[保(甲)]

【适应证】用于治疗血栓栓塞性疾病，如深静脉栓塞、急性肺栓塞等。

【用法和用量】注射给药：负荷剂量 250 000IU，静脉注射 30 分钟，随后 10 000IU/h，持续静脉滴注 24 小时。

【注意事项】

1. 6 个月内不宜再次使用，近 3 个月有链球菌感染者，链激酶可能无效，改用尿激酶。

2. 使用前肌内注射苯海拉明或地塞米松，防止过敏反应发生。

3. 使用本品溶栓切勿同时使用肝素治疗。

【不良反应】

1. 过敏反应。

2. 出血。

3. 胆固醇栓塞。

尿激酶 urokinase[基,保(甲)]

【适应证】用于血栓栓塞性疾病的溶栓治疗。

【用法和用量】静脉滴注：负荷剂量 4 400IU/kg，以 90ml/h 的速度 10 分钟滴完，随后 2 200IU/（kg·h），持续静脉滴注 12 小时；或按照 20 000IU/kg，持续静脉滴注 2 小时。

【注意事项】

1. 使用本品溶栓切勿同时使用肝素治疗。

2. 切勿肌内注射。

【不良反应】

1. 过敏反应。

2. 出血。

3. 胆固醇栓塞。

重组人组织型纤溶酶原激酶衍生物 recombinant human tissue-type plasminogen activator derivative[基,保(乙)]

【适应证】适用于由冠状动脉栓塞引起的急性心肌梗死的溶栓疗法。

【用法和用量】注射给药：50mg 持续静脉滴注 2 小时。

【注意事项】

1. 可能引起新近的注射部位出血。

2. 切勿肌内注射。

【不良反应】

1. 出血。

2. 过敏反应。

3. 胆固醇栓塞。

4. 心律失常。

第六节　急性呼吸衰竭

一、定义

急性呼吸衰竭（acute respiratory failure，ARF）是指呼吸功能异常导致氧合功能或通气功能衰竭（CO_2 排出减少）。

二、诊断标准

1. 意识状态改变。

2. 呼吸困难。

3. 静息状态或呼吸空气时，$PaO_2 < 60mmHg$。

4. 动脉血二氧化碳分压（$PaCO_2$）$> 50mmHg$。

5. 动脉血 pH 降低，有明显的呼吸性酸中毒。

以上 1 加 2~5 中任一条或一条以上，即可诊断急性呼吸衰竭。

三、治疗原则和方法

治疗原则：保持气道通畅，改善和纠正低氧血症、二氧化碳潴留和代谢功能紊乱，同时治疗引起呼吸衰竭的原发病。

1. 支持治疗 合理氧疗、改善通气、机械通气、营养支持。
2. 原发病治疗 感染引起需抗感染治疗，选用敏感抗生素。
3. 药物治疗 解除支气管痉挛，促进排痰可选用支气管舒张剂、糖皮质激素、祛痰药；水、电解质及酸碱紊乱，代谢性酸中毒可选用碳酸氢钠，代谢性碱中毒可补充氯化钾、精氨酸；如并发心力衰竭应以利尿药、扩血管药物为主，强心药为辅；如合并上消化道出血，应使用质子泵抑制剂或 H_2 受体拮抗剂。

四、健康教育和用药指导

1. 一般指导 半卧位休息，保持室内空气新鲜、温暖。
2. 心理疏导 消除焦虑及躁动的情绪。
3. 合理安排生活和饮食 急性期鼻饲流质饮食，病情稳定后可逐步过渡到半流质、软食。
4. 用药指导 遵医嘱用药，使用药物过程中如出现不良反应立即告诉医护人员。

五、常用药物和注意事项

（一）中枢兴奋药

尼可刹米 nikethamide[基,保(甲)]

【适应证】用于中枢呼吸功能不全、慢性阻塞性肺疾病（COPD）伴高碳酸血症，对抗中枢抑制药中毒所引起的呼吸抑制。

【用法和用量】静脉注射：0.75g/ 次，必要时重复使用。

【注意事项】

1. 急性卟啉病患者使用可能诱发急性加重。
2. 抽搐、惊厥患者，儿童高热而无中枢性呼吸衰竭时禁用。
3. 对呼吸肌麻痹者无效。

【不良反应】

1. 常见不良反应：恶心、呕吐、面部刺激征、烦躁不安等。
2. 大剂量应用时可出现血压升高、心律失常、面部潮红甚至惊厥、昏迷。

洛贝林 lobeline[基,保(甲)]

【适应证】用于各种原因引起的中枢性呼吸抑制，常用于新生儿窒息，一氧化碳、中枢抑制药中毒等。

【用法和用量】静脉注射：6mg/次，必要时重复使用。

【注意事项】

1. 呋塞米与洛贝林不能同瓶输注。

2. 低血压、心动过速或传导阻滞患者禁用。

【不良反应】

1. 常见不良反应　恶心、呕吐、呛咳、头痛等。

2. 大剂量应用时可引起心动过速、传导阻滞甚至惊厥。

（二）祛痰药

氨溴索 ambroxol[基,保(乙)]

【适应证】用于伴有痰液分泌不正常及排痰功能不良的急、慢性呼吸道疾病。

【用法和用量】无法使用氨溴索口服制剂的排痰困难患者，静脉注射：15mg/次，严重者可增至 30mg/次，2~3 次/d。

【注意事项】

1. 静脉给药速度过快，可引起头痛、疲劳、下肢沉重等感觉。

2. 使用本品可能改变对咽部空间的感知。

【不良反应】

1. 轻微的上消化道不良反应：烧心、消化不良等。

2. 过敏反应少见。

乙酰半胱氨酸 acetylcysteine[基,保(乙)]

【适应证】气雾吸入或气管滴入可迅速使痰液变稀，便于引流或吸引排出。适用于大量黏痰阻塞气道引起的呼吸困难。

【用法和用量】

1. 喷雾吸入　以 10% 溶液喷雾吸入，1~3ml/次，2~3 次/d。

2. 气管滴入　急救时以 5% 溶液经气管插管或直接滴入气管内，1~2ml/次，2~6 次/d。

3. 气管注入　急救时以 5% 溶液用注射器自气管的甲状软骨环骨膜处注入气管腔内，每次 0.5~2ml。

【注意事项】

1. 不宜与金属、橡胶、氧化剂、氧气接触，喷雾器材质须是玻璃或塑料。

2. 对体重不足 40kg 的患者或限制液体的患者，可能导致低钠血症、癫痫甚至死亡。

【不良反应】

1. 胃肠道刺激　恶心、呕吐。

2. 过敏反应 荨麻疹和罕见支气管痉挛。

羧甲司坦 carbocisteine[基,保(乙)]

【适应证】用于慢性支气管炎、COPD、支气管哮喘等引起的痰黏稠、咳痰困难者。

【用法和用量】口服：成人 500mg/ 次，3 次 /d。

【注意事项】

1. 老年人、有消化性溃疡活动的患者慎用。

2. 本品可能影响胃黏液腺，一旦发生消化道出血，立即停药。

【不良反应】

1. 胃肠道系统 恶心、呕吐、消化道出血。

2. 神经系统 头晕、头痛。

桉柠蒎 eucalyptol, limonene and pinene[基,保(乙)]

【适应证】本品为黏液溶解性祛痰药。适用于急慢性支气管炎、肺炎、支气管扩张、COPD 等呼吸道疾病。

【用法和用量】口服：急性患者 0.3g/ 次，3~4 次 /d。

【注意事项】禁用热开水送服，不可打开或嚼破软胶囊后服用。

【不良反应】

1. 胃肠道不适。

2. 过敏反应轻微 皮疹、面部水肿。

（三）酸碱平衡调节药

碳酸氢钠 sodium bicarbonate[基,保(甲)]

【适应证】用于治疗代谢性酸中毒。

【用法和用量】呼吸性酸中毒并代谢性酸中毒：pH<7.20，一次静脉滴注 5% $NaHCO_3$ 80~100ml，以后再根据动脉血气分析结果酌情处理。

【注意事项】

1. 代谢性或呼吸性碱中毒不予静脉内用药。

2. 低钙血症时慎用，会加重低钙表现。

【不良反应】

1. 大剂量静脉注射可引起心律失常、肌肉痉挛性疼痛、低钾血症等。

2. 长期使用可引起恶心、呕吐、头痛、尿频、尿急。

精氨酸 arginine[基,保(甲)]

【适应证】用于肝性脑病、忌钠患者、其他原因引起血氨增高所致的精神症状的治疗。

【用法和用量】静脉滴注：10~20g/ 次。

【注意事项】

1. 本品为高渗溶液和酸性溶液，会引起刺激和对组织的损害。

2. 用药期间进行血气监测，注意酸碱平衡。

【不良反应】

1. 可引起高氯性酸血症，血中尿素、肌酐升高。

2. 滴注过速可引起呕吐、流涎、皮肤潮红等。

参 考 文 献

[1] 中华医学会，中华医学会临床药学分会，中华医学会杂志社，等 . 成人社区获得性肺炎基层合理用药指南[J]. 中华全科医师杂志，2020，19（9）：783-791.

[2] 中华医学会呼吸病学分会 . 中国成人社区获得性肺炎诊断和治疗指南（2016 年版）[J]. 中华结核和呼吸杂志，2016，39（4）：253-279.

[3] 中国医师学会急诊医师分会 . 中国急诊重症肺炎临床实践专家共识[J]. 中国急救医学，2016，36（2）：97-107.

[4] 中华医学会重症医学分会 . 急性肺损伤 / 急性呼吸窘迫综合征诊断与治疗指南（2006）[J]. 中国危重病急救医学，2006，18（12）：706-710.

[5] 中华医学会儿科学分会新生儿学组，中华儿科杂志编辑委员会 . 中国新生儿肺表面活性物质临床应用专家共识（2021 版）[J]. 中华儿科杂志，2021，59（8）：627-632.

[6] 蔡柏蔷，李龙芸 . 协和呼吸病学[M].2 版 . 北京：中国协和医科大学出版社，2011.

[7] 北京医师协会呼吸内科专科医师分会咯血诊治专家共识编写组 . 咯血诊治专家共识[J]. 中国呼吸与危重监护杂志，2020，19（1）：1-11.

[8] 彭启辉，尹小川 . 大咯血的诊断和治疗研究进展[J]. 山东医药，2021，61（21）：111-114.

[9] 中国医师协会整合医学分会呼吸专业委员会 . 大咯血诊疗规范[J]. 中华肺部疾病杂志（电子版），2019，12（1）：1-8.

[10] 中华医学会呼吸病学分会哮喘学组，中国哮喘联盟 . 重症哮喘诊断与处理中国专家共识[J]. 中华结核和呼吸杂志，2017，40（11）：813-829.

[11] 奥马珠单抗治疗过敏性哮喘专家组，中华医学会呼吸病学分会哮喘学组 . 奥马珠单抗治疗过敏性哮喘的中国专家共识[J]. 中华结核和呼吸杂志，2018，41（3）：179-185.

[12] 钟南山，刘又宁 . 呼吸病学[M].2 版 . 北京：人民卫生出版社，2012.

[13] 陈丹丹，陈荣昌，邱晨.2020 年《ERS/ATS 重症哮喘管理指南》亮点解读[J]. 中华结核和呼吸杂志，2021，44（3）：206-212.

[14] 中华医学会呼吸病学分会肺栓塞与肺血管病学组，中国医师协会呼吸医师分会肺栓塞与肺血管病工作委员会，全国肺栓塞与肺血管病防治协作组 . 肺血栓栓塞症诊治与预防指南[J]. 中华医学杂志，2018，98（14）：1060-1087.

[15] 王乔宇,武明芬,柳鑫,等.2021中国静脉血栓栓塞症防治抗凝药物的选用与药学监护指南[J].中国临床药理学杂志,2021,37(21):2999-3016.

[16] 俞森洋.急性呼吸衰竭的诊断和治疗[J].解放军保健医学杂志,2003,5(1):3-6.

[17] 李晶伟,艾美梅.急性呼吸衰竭急救的研究进展[J].医学综述,2020,26(22):4489-4493.

第三章　心血管系统急症

第一节　急性ST段抬高心肌梗死

一、定义

急性ST段抬高心肌梗死（ST segment elevated myocardial infarction，STEMI）是在冠状动脉不稳定斑块的基础上，发生急性斑块破裂并继发血栓形成而引起冠状动脉急性、持续性完全闭塞，血供急剧减少或中断，导致心肌细胞缺血、损伤及坏死的临床综合征。

二、诊断标准

（一）症状和体征

典型症状为持续10~20分钟以上的胸骨后或心前区剧烈、压榨性疼痛，可向左肩背部、左上臂尺侧、颈部及下颌等部位放射。并可伴有大汗、恶心、呕吐及呼吸困难等，含服硝酸甘油不能完全缓解。

患者一般表现为表情痛苦，面色苍白，皮肤湿冷，呼吸增快，脉搏细速，心率增快，听诊可有病理性第3、4心音，心包摩擦音等，发现新出现的心脏杂音提示可能发生梗死相关的机械性并发症。

（二）实验室及影像学检查

1. 血清心肌损伤标志物　血清肌钙蛋白（troponin，cTn）是诊断心肌坏死最特异和最敏感的心肌损伤标志物，通常在STEMI症状发生后2~4小时开始升高，10~24小时达到峰值，并可持续升高7~14日。

2. 心电图　相邻2个导联ST段弓背向上型抬高（V_2~V_3导联≥2.5mm，其他导联≥1.0mm）伴或不伴病理性Q波，常伴对应导联镜像性ST段压低。

3. 超声心动图　有助于了解心肌损害的范围，评估左心功能，诊断是否存在机械性并发症（室间隔穿孔、乳头肌断裂等），并可与主动脉夹层、急性心包炎等鉴别诊断。

三、治疗原则和方法

1. 紧急处理　卧床休息，监测生命体征，吸氧，建立静脉通路，缓解疼痛

（吗啡、哌替啶等）等。

2. 再灌注治疗　包括药物静脉溶栓治疗及经皮冠脉介入术（PCI）治疗。

3. 抗栓治疗　无论患者是否接受再灌注治疗，均应给予双联抗血小板治疗及抗凝治疗。

4. 抗心肌缺血治疗　硝酸酯类药物有助于扩张冠状动脉和减轻心脏负荷。β 受体拮抗剂有利于缩小心肌梗死面积，减少恶性心律失常。

四、健康教育和用药指导

STEMI 患者应低盐低脂饮食，控制总热量，循序渐进地进行体力活动。无论是否接受溶栓治疗或 PCI 治疗，出院后均应长期服用阿司匹林、β 受体拮抗剂和 ACEI 等药物。

五、常用药物和注意事项

（一）镇痛药

哌替啶 pethidine[基,保（甲）]

【适应证】用于 STEMI 伴持续、剧烈胸痛的患者缓解疼痛症状。

【用法和用量】肌内注射：成人 25~100mg/ 次，100~400mg/d；极量 150mg/次，600mg/d。

【注意事项】禁用于颅脑损伤、颅内占位性病变；慢性阻塞性肺疾病、支气管哮喘、严重呼吸衰竭；室上性心动过速等。

【不良反应】眩晕、出汗、口干、恶心、呕吐、心动过速及直立性低血压等。

吗啡 morphine[基,保（甲）]

【适应证】用于 STEMI 伴持续、剧烈胸痛的患者缓解疼痛症状。

【用法和用量】皮下注射：成人 5~15mg/ 次，10~40mg/d；极量 20mg/ 次，60mg/d。

【注意事项】禁用于严重呼吸困难、意识障碍、持续性低血压、颅内压增高等。

【不良反应】呼吸抑制、恶心、呕吐、嗜睡、眩晕等。

（二）溶栓药

尿激酶 urokinase[基,保（甲）]

【适应证】主要用于血栓栓塞性疾病的溶栓治疗，包括胸痛 6~12 小时内的冠状动脉栓塞和心肌梗死。

【用法和用量】静脉滴注：将 200 万 ~300 万 IU 以 0.9% 氯化钠注射液配

制后,45~90 分钟内滴完。

【注意事项】年龄大于 70 岁者慎用。禁用于活动性内脏性出血,陈旧性缺血性脑卒中,近 2 个月内行颅内或脊髓内外科手术,颅内肿瘤,动静脉畸形或动脉瘤,出血倾向,严重未控制的高血压。

【不良反应】出血、轻度过敏反应、恶心、呕吐等。

阿替普酶 alteplase[保(乙)]

【适应证】用于 STEMI 患者的溶栓治疗。

【用法和用量】①急性心肌梗死发病 6 小时内,采取 90 分钟加速给药法,即先静脉注射 15mg,其后 30 分钟内静脉滴注 50mg,剩余的 35mg 在 1 小时内静脉输注,直至达最大剂量 100mg;②急性心肌梗死发病 6~12 小时,采取 3 小时给药法,先静脉注射 10mg,其后 1 小时内静脉滴注 50mg,剩余 40mg 在 2 小时内静脉输注,直至最大剂量达 100mg。

【注意事项】禁用于有高危出血倾向者。治疗过程中如有潜在的脑出血等出血危险,则应停止溶栓治疗。

【不良反应】凝血功能障碍、出血、血细胞比容及血红蛋白水平降低等。

瑞替普酶 reteplase[保(乙)]

【适应证】用于 STEMI 患者的溶栓治疗。

【用法和用量】将 10MU+10MU 分两次静脉注射,每次将 10MU 溶于 10ml 注射用水中,缓慢注射 2 分钟以上,两次间隔为 30 分钟。

【注意事项】禁用于有活动性内出血者;近 2 个月内颅内或脊柱内手术;出血性脑卒中及近 6 个月内的缺血性脑卒中;颅内肿瘤、动静脉畸形或动脉瘤;已知的出血体质;严重的未控制的高血压等。治疗过程中一旦发生严重出血,必须立即停用肝素、抗凝血药及抗栓治疗;另外,如果出血发生在第 1 次静脉注射后,应停止第 2 次静脉注射。

【不良反应】出血(内脏出血和浅表部位出血)、过敏反应、恶心、呕吐等。

(三)抗血小板药

阿司匹林 aspirin[基,保(乙)]

【适应证】用于预防 STEMI 患者血栓形成。

【用法和用量】口服:首次负荷剂量为 300mg,嚼碎后服用以快速吸收,以 75~100mg/d 长期维持。

【注意事项】避免与其他非甾体抗炎药合用。禁用于非甾体抗炎药过敏者、活动性消化性溃疡、出血体质、血小板减少症等。

【不良反应】出血,恶心、呕吐等胃肠道反应,过敏反应(荨麻疹、哮喘等)等。

氯吡格雷 clopidogrel[基,保(乙)]

【适应证】用于预防 STEMI 患者血栓形成。

【用法和用量】口服：首次负荷剂量为 300mg，继之以 75mg/d。

【注意事项】禁用于对氯吡格雷过敏者、严重的肝脏损害、活动性出血患者（消化道出血、血友病、颅内出血等）。因出血的危险性，在治疗过程中一旦出现出血症状，就应立即考虑进行血细胞计数和 / 或其他适当的检查。

【不良反应】出血、腹痛、消化不良、血栓性血小板减少性紫癜、皮疹等。

替格瑞洛 ticagrelor[基,保(乙)]

【适应证】用于急性心肌梗死病史且伴有至少一种动脉粥样硬化血栓形成事件高危因素的患者，降低心血管死亡、心肌梗死和卒中的发生率。

【用法和用量】口服：首次负荷量为 180mg，继之 90mg/ 次，2 次 /d。

【注意事项】禁用于对替格瑞洛过敏者、活动性出血者。因联合用药可导致替格瑞洛的暴露量大幅度增加，禁止替格瑞洛与强效 CYP3A4 抑制剂联合用药。

【不良反应】出血、呼吸困难、血肌酐水平升高、高尿酸血症、心动过缓等。

（四）抗凝血药

肝素 heparin[基,保(乙)]

【适应证】用于治疗 STEMI 患者血栓形成和复发。

【用法和用量】①静脉注射：首次 5 000~10 000U，之后每 4 小时 100U/kg。②静脉滴注：按 20 000~40 000U/d 的剂量，加入 1 000ml 0.9% 氯化钠注射液中持续滴注。滴注前可先静脉注射 5 000U 作为初始剂量。

【注意事项】禁用于对肝素过敏者、有出血倾向者、凝血功能障碍者（如血友病、紫癜、血小板减少）、活动性溃疡、严重肝功能不全者。

【不良反应】出血、过敏反应、血小板减少等。

依诺肝素 enoxaparin[基,保(乙)]

【适应证】用于治疗 STEMI 患者血栓形成和复发。

【用法和用量】皮下注射：0.75mg/kg，2 次 /d，通常疗程为 7~10 日。

【注意事项】禁止肌内注射。禁用于肝素诱导的血小板减少症、严重凝血功能障碍、有出血危险的器官损伤（消化性溃疡、出血性脑血管意外等）、急性细菌性心内膜炎（与假肢有关的除外）、严重未控制的高血压、严重颅脑损伤的患者及术后期患者等。

【不良反应】出血、血小板减少、过敏等。

（五）硝酸酯类

硝酸甘油 nitroglycerin[基,保(甲)]

【适应证】用于急性心肌梗死后持续心绞痛的治疗。

【用法和用量】静脉给药：用 5% 葡萄糖注射液或 0.9% 氯化钠注射液稀释后静脉滴注，起始剂量 5~10μg/min，每 3~5 分钟可增加 5~10μg/min，一般不超过 200μg/min。

【注意事项】应慎用于血容量不足或轻中度低血压患者。禁用于急性心肌梗死早期（伴有严重低血压及心动过速者）、青光眼、颅内压增高及对硝酸甘油过敏者。还禁用于使用枸橼酸西地那非的患者，后者可增强硝酸甘油的降压作用。

【不良反应】头疼、头晕、心动过速、直立性低血压、出汗、心动过缓等。

单硝酸异山梨酯 isosorbide mononitrate[基,保(乙)]

【适应证】用于急性心肌梗死后持续心绞痛的治疗。

【用法和用量】静脉滴注：以 0.9% 氯化钠注射液或 5% 葡萄糖注射液溶解稀释后以 1~2mg/h 开始，根据个体反应调节剂量，最大剂量为 8~10mg/h。

【注意事项】因本品可增高眼内压，青光眼患者慎用。禁用于对单硝酸异山梨酯过敏；急性循环衰竭、心源性休克；梗阻性肥厚型心肌病、缩窄型心包炎或心脏压塞；颅内压增高者；严重贫血者。用硝酸酯类治疗期间，不可使用西地那非。

【不良反应】头痛、面部潮红、眩晕、直立性低血压、心动过速、血压降低、心动过缓和心绞痛加重。

（六）β 受体拮抗剂

美托洛尔 metoprolol[基,保(乙)]

【适应证】可减慢心率，改善心肌缺血，用于心绞痛、心肌梗死的治疗。

【用法和用量】急性心肌梗死：主张在早期，即最初的几小时内使用，可先静脉注射美托洛尔一次 2.5~5mg（2 分钟内），每 5 分钟 1 次，共 3 次，总剂量为 10~15mg。之后 15 分钟开始口服 25~50mg，每 6~12 小时 1 次，共 24~48 小时，然后口服 50~100mg/ 次，2 次 /d。

【注意事项】禁用于心源性休克；病态窦房结综合征；二度、三度房室传导阻滞；不稳定的、失代偿性心力衰竭（肺水肿、低灌注或低血压），持续地或间歇地接受 β 受体激动剂正变力性治疗的患者；有症状的心动过缓或低血压。本品不可给予心率<45 次 /min、PQ 间期>0.24 秒或收缩压<100mmHg 的怀疑

急性心肌梗死的患者；伴有坏疽危险的严重外周血管疾病患者；对本品中任何成分或其他 β 受体拮抗剂过敏者。

【不良反应】心动过缓、心脏传导阻滞、心力衰竭、低血压、头晕、乏力等。

比索洛尔 bisoprolol[基,保(甲)]

【适应证】可减慢心率，改善心肌缺血，用于心绞痛、心肌梗死的治疗。

【用法和用量】口服：通常 2.5~5mg/ 次，1 次 /d，按需要调整剂量，最多一日不超过 10mg。

【注意事项】禁用于急性心力衰竭或心力衰竭失代偿期需用静脉注射正性肌力药治疗的患者；心源性休克者；二度或三度房室传导阻滞者；病态窦房结综合征患者；窦房传导阻滞者；严重低血压；严重支气管哮喘；严重的外周动脉闭塞疾病和雷诺病患者；未经治疗的嗜铬细胞瘤患者；代谢性酸中毒患者；已知对比索洛尔过敏的患者。

【不良反应】心动过缓、传导阻滞、乏力、头晕、心悸、嗜睡等。

（七）肾素 - 血管紧张素 - 醛固酮系统抑制剂

卡托普利 captopril[基,保(甲)]

【适应证】用于 STEMI 患者的治疗，改善预后，预防不良心血管事件的发生。

【用法和用量】口服：起始剂量 12.5mg/ 次，2~3 次 /d，按需要 1~2 周后增至 50.0mg/ 次，2~3 次 /d。宜在餐前 1 小时服药。

【注意事项】禁用于对 ACEI 类药物过敏者、双侧肾动脉狭窄者、严重肾功能损害者。

【不良反应】干咳、皮疹、心悸、血管性水肿、颜面潮红等。

依那普利 enalapril[基,保(甲/乙)]

【适应证】用于 STEMI 患者的治疗，改善预后，预防不良心血管事件的发生。

【用法和用量】口服：起始剂量为 5mg/ 次，1 次 /d，随血压反应调整至10~40mg/d，分 1~2 次服。

【注意事项】禁用于对 ACEI 类药物过敏者、双侧肾动脉狭窄者、严重肾功能损害者。

【不良反应】干咳、头疼、头晕、皮疹、胸闷、恶心等。

缬沙坦 valsartan[基,保(甲)]

【适应证】用于 STEMI 患者的治疗，改善预后，预防不良心血管事件的发生。

【用法和用量】口服：80~160mg/ 次，1 次 /d，最大剂量为 320mg/d。

【注意事项】禁用于对缬沙坦或者本品中其他任何赋形剂过敏者、孕妇。糖尿病患者不能将本品与阿利吉仑合用。

【不良反应】头痛、头晕、咳嗽、腹泻、恶心、腹痛、乏力、中性粒细胞减少等。

（八）他汀类药物

阿托伐他汀 atorvastatin[基,保(乙)]

【适应证】用于高胆固醇血症和混合型高脂血症的治疗、动脉粥样硬化性心血管疾病（ASCVD）患者的二级预防。

【用法和用量】口服：初始剂量应为 10mg/d。应遵循剂量的个体化原则，以每 4 周为间隔逐步调整剂量至 40mg/d。

【注意事项】禁用于活动性肝脏疾病，包括原因不明的肝脏谷草转氨酶和 / 或谷丙转氨酶持续升高；已知阿托伐他汀过敏；孕妇、哺乳期妇女。

【不良反应】肝功能损害、肌痛、肌酶升高、乏力、横纹肌溶解、恶心、腹泻等。

瑞舒伐他汀 rosuvastatin[基,保(乙)]

【适应证】用于高胆固醇血症和混合型高脂血症的治疗、ASCVD 患者的二级预防。

【用法和用量】口服：初始剂量应为 5mg/d。应遵循剂量的个体化原则，以每 4 周为间隔逐步调整剂量至 20mg/d。

【注意事项】禁用活动性肝病患者，包括原因不明的血清转氨酶持续升高和任何血清转氨酶升高超过 3 倍的健康人群高限（ULN）的患者；严重的肾功能损害的患者（肌酐清除率<30ml/min）；肌病患者；同时使用环孢素的患者；妊娠期间、哺乳期间，以及有可能怀孕而未采取适当避孕措施的妇女。

【不良反应】肝功能损害、肌痛、肌酶升高、乏力、横纹肌溶解、恶心、腹泻等。

第二节　非 ST 段抬高急性冠脉综合征

一、定义

非 ST 段抬高急性冠脉综合征（non-ST-segment elevation acute coronary syndrome，NSTE-ACS）是在冠状动脉严重狭窄的基础上，易损斑块破裂所致的急性血栓形成，伴或不伴血管收缩、微血管栓塞，引起冠脉血流急剧减低及严重心肌缺血。包括非 ST 段抬高心肌梗死（non-ST segment elevation myocardial infarction，NSTEMI）和不稳定型心绞痛（unstable angina pectoris，UAP），NSTEMI 与 UAP 的发病机制和临床表现等方面相似，但心肌损伤生物标志物[主要为心脏肌钙蛋白（cardiac troponin，cTn）]升高程度不同。

二、诊断标准

（一）症状和体征

典型胸痛症状为胸骨后或心前区压榨性疼痛，并向左肩背部、左上臂、颈部及下颌等部位放射，呈间歇性或持续性。不典型的症状有上腹部疼痛、孤立性呼吸困难和类似消化性不良的症状，常见于老年女性、糖尿病和慢性肾脏疾病的患者。含服硝酸甘油不能完全缓解。

严重心肌缺血的患者可出现痛苦、焦虑面容，面色苍白，皮肤湿冷，呼吸增快或呼吸困难，脉搏细速，血压降低，心率增快或心律失常。伴有心功能不全时，可闻及新出现的肺部啰音或啰音增加、第 3/4 心音、一过性收缩期杂音等，也可出现颈静脉怒张、下肢水肿等心力衰竭体征。

（二）实验室及影像学检查

1. 血清心肌损伤标志物 cTn 是 NSTE-ACS 最敏感和最特异的生物标志物。cTn 升高或升高后降低，并至少有 1 次数值超过健康人群高限，提示心肌损伤坏死。

2. 特征性的心电图表现为 ST 段下移、一过性 ST 段抬高和 T 波改变。

3. 超声心动图 有助于评估左心室功能，可与主动脉夹层、心脏瓣膜疾病、心包炎等鉴别诊断。

4. 冠状动脉 CT 血管成像 当冠心病危险分层为低危或中危，且心电图和 / 或 cTn 不能确定诊断时，可考虑此检查以排除急性冠脉综合征。

三、治疗原则和方法

1. 一般治疗 应卧床休息，建立静脉通道，吸氧，严密监测血压、心率、心电图和心功能的变化。

2. 抗心肌缺血，减轻心绞痛症状 抗心肌缺血药主要包括硝酸酯类药物、尼可地尔、β 受体拮抗剂和钙通道阻滞药等。

3. 抗血小板治疗 阿司匹林 + 氯吡格雷 / 替格瑞洛的双联抗血小板治疗。

4. 抗凝治疗 可在抗血小板治疗的基础上联合应用肝素、低分子肝素。

5. 延缓疾病发展和改善预后 调脂治疗（他汀类药物、依折麦布、非诺贝特等）、肾素 - 血管紧张素 - 醛固酮系统抑制剂（ACEI/ARB）等于入院后 24 小时内开始口服。

6. 血运重建治疗　中、高危和极高危的患者应尽早实施 PCI 或冠状动脉搭桥术（CABG）治疗。

四、健康教育和用药指导

1. 建议患者戒烟，有规律地运动锻炼，健康饮食，积极控制血压、血糖及血脂。

2. 长期服用的药物包括阿司匹林等抗血小板药、硝酸酯类抗心绞痛药、β受体拮抗剂、他汀类调血脂药等。

五、常用药物和注意事项

（一）硝酸酯类

硝酸甘油 nitroglycerin[基,保(甲)]

【适应证】用于冠心病心绞痛的治疗及预防。

【用法和用量】①舌下含服：片剂，成人每次 0.25~0.50mg，如心绞痛未缓解可每 5 分钟加服 1 片，直至疼痛缓解。如 15 分钟内总量达 3 次后疼痛持续存在，应立即就医。②静脉给药：用 5% 葡萄糖注射液或 0.9% 氯化钠注射液稀释后静脉滴注，起始剂量 5~10μg/min，每 3~5 分钟可增加 5~10μg/min，一般不超过 200μg/min。

【注意事项】应慎用于血容量不足或轻中度低血压患者。禁用于急性心肌梗死早期（伴有严重低血压及心动过速者）、青光眼、颅内压增高及对硝酸甘油过敏者。还禁用于使用枸橼酸西地那非的患者，后者可增强硝酸甘油的降压作用。

【不良反应】头疼、头晕、心动过速、直立性低血压、出汗、心动过缓等。

单硝酸异山梨酯 isosorbide mononitrate[基,保(乙)]

【适应证】用于冠心病的长期治疗、心绞痛的预防、心肌梗死后持续心绞痛的治疗。

【用法和用量】①口服：缓释片剂，40~50mg/ 次，1 次 /d；②静脉滴注：以 0.9% 氯化钠注射液或 5% 葡萄糖注射液溶解稀释后以 1~2mg/h 开始，根据个体反应调节剂量，最大剂量为 8~10mg/h。

【注意事项】因本品可增高眼内压，青光眼患者慎用。禁用于对单硝酸异山梨酯过敏；急性循环衰竭、心源性休克；梗阻性肥厚型心肌病、缩窄型心包炎或心脏压塞；颅内压增高者；严重贫血者。用硝酸酯类治疗期间，不可使用西地那非。

【不良反应】头痛、面部潮红、眩晕、直立性低血压、心动过速、血压降低、心动过缓和心绞痛加重。

（二）钾通道开放剂

尼可地尔 nicorandil[基,保(甲)]

【适应证】用于冠心病心绞痛的治疗及预防。

【用法和用量】①口服：成人 5mg/ 次，3 次 /d。②静脉滴注：尼可地尔溶于 0.9% 氯化钠注射液或 5% 葡萄糖注射液中制成浓度为 0.01%~0.03% 的溶液静脉滴注，起始剂量为 2mg/h，可根据症状适当增减剂量，最大剂量不超过6mg/h。

【注意事项】对本品、烟酸过敏者禁用。正在服用具有磷酸二酯酶Ⅴ型（PDE5）阻断作用的勃起障碍治疗剂（枸橼酸西地那非、盐酸伐地那非水合物、他达拉非）的患者禁用。

【不良反应】头痛、恶心、呕吐、头晕、肝功能障碍、黄疸、消化性溃疡等。

（三）β受体拮抗剂

美托洛尔 metoprolol[基,保(甲)]

【适应证】可减慢心率，改善心肌缺血，用于心绞痛、心肌梗死的治疗。

【用法和用量】急性心肌梗死：主张在早期，即最初的几小时内使用，可先静脉注射美托洛尔一次 2.5~5mg（2 分钟内），每 5 分钟 1 次，共 3 次，总剂量为 10~15mg。之后 15 分钟开始口服 25~50mg，每 6~12 小时 1 次，共 24~48 小时，然后口服 50~100mg/ 次，2 次 /d。

【注意事项】禁用于心源性休克；病态窦房结综合征；二度、三度房室传导阻滞；不稳定的、失代偿性心力衰竭（肺水肿、低灌注或低血压），持续地或间歇地接受 β 受体激动剂正变力性治疗的患者；有症状的心动过缓或低血压。本品不可给予心率<45 次 /min、PQ 间期>0.24 秒或收缩压<100mmHg 的怀疑急性心肌梗死的患者；伴有坏疽危险的严重外周血管疾病患者；对本品中任何成分或其他 β 受体拮抗剂过敏者。

【不良反应】心动过缓、心脏传导阻滞、心力衰竭、低血压、头晕、乏力等。

比索洛尔 bisoprolol[基,保(甲)]

【适应证】可减慢心率，改善心肌缺血，用于心绞痛、心肌梗死的治疗。

【用法和用量】口服：通常 2.5~5mg/ 次，1 次 /d，按需要调整剂量，最多一日不超过 10mg。

【注意事项】禁用于急性心力衰竭或心力衰竭失代偿期需用静脉注射正性肌力药治疗的患者；心源性休克者；二度或三度房室传导阻滞者；病态窦房结综合征患者；窦房传导阻滞者；严重低血压；严重支气管哮喘；严重的外周动脉闭塞疾病和雷诺病患者；未经治疗的嗜铬细胞瘤患者；代谢性酸中毒患

者；已知对比索洛尔过敏的患者。

【不良反应】心动过缓、传导阻滞、乏力、头晕、心悸、嗜睡等。

（四）钙通道阻滞药

维拉帕米 verapamil[基,保(甲/乙)]

【适应证】用于 NSTE-ACS 心绞痛的治疗。

【用法和用量】口服：80~120mg/ 次，3 次 /d。缓释制剂，起始 120mg/ 次或 180mg/ 次，1 次 /d，按需要及耐受情况可逐步增加剂量至 120mg/ 次或 180mg/ 次，2 次 /d，或 240mg/ 次，1 次 /d。总量不超过 480mg/d。

【注意事项】以下情况的患者禁用：严重左心室功能不全；低血压（收缩压<90mmHg）或心源性休克；病态窦房结综合征（已安装心脏起搏器并行使功能者除外）；二度或三度房室传导阻滞（已安装心脏起搏器并行使功能者除外）；心房扑动或心房颤动患者合并房室旁路通道；已知对盐酸维拉帕米过敏。

【不良反应】低血压、头痛、外周水肿、充血性心力衰竭、窦性心动过缓、房室传导阻滞、转氨酶升高等。

硝苯地平 nifedipine[基,保(甲)]

【适应证】用于 NSTE-ACS 心绞痛的治疗。

【用法和用量】口服：起始剂量 10mg/ 次，3 次 /d，常用维持剂量为10~20mg/ 次，3 次 /d。最大剂量不宜超过 120mg/d。缓释制剂 20~40mg/ 次，2 次 /d。控释制剂 30~60mg/ 次，1 次 /d。

【注意事项】对硝苯地平过敏者禁用。患者服用硝苯地平后仅有轻度低血压反应，个别患者（特别是合用 β 受体拮抗剂时）会出现严重的低血压症状，在此期间需监测血压。

【不良反应】低血压、外周水肿、头痛、头晕、面部潮红、牙龈增生等。

（五）抗血小板药

阿司匹林 aspirin[基,保(甲/乙)]

【适应证】抗血小板聚集，改善预后。用于预防 NSTE-ACS 血栓形成。

【用法和用量】口服：首次负荷剂量为 300mg，嚼碎后服用以快速吸收，以 75~100mg/d 长期维持。

【注意事项】避免与其他非甾体抗炎药合用。禁用于非甾体抗炎药过敏者、活动性消化性溃疡、出血体质、血小板减少症等。

【不良反应】出血，恶心、呕吐等胃肠道反应，过敏反应（荨麻疹、哮喘等）等。

氯吡格雷 clopidogrel[基,保(乙)]

【适应证】抗血小板聚集，改善预后。用于预防 NSTE-ACS 血栓形成。

【用法和用量】口服：首次负荷剂量为 300mg，继之以 75mg/d。

【注意事项】禁用于对氯吡格雷过敏者、严重的肝脏损害、活动性出血患者（消化道出血、血友病、颅内出血等）。因出血的危险性，在治疗过程中一旦出现出血症状，就应立即考虑进行血细胞计数和 / 或其他适当的检查。

【不良反应】出血、腹痛、消化不良、血栓性血小板减少性紫癜、皮疹等。

替格瑞洛 ticagrelor[基,保(乙)]

【适应证】抗血小板聚集，改善预后。用于预防 NSTE-ACS 血栓形成。与阿司匹林联合应用。

【用法和用量】口服：首次负荷量为 180mg，继之 90mg/ 次，2 次 /d。

【注意事项】禁用于对替格瑞洛过敏者、活动性出血者。因联合用药可导致替格瑞洛的暴露量大幅度增加，禁止替格瑞洛片与强效 CYP3A4 抑制剂联合用药。

【不良反应】出血、呼吸困难、血肌酐水平升高、高尿酸血症、心动过缓等。

（六）抗凝血药

肝素 heparin[基,保(乙)]

【适应证】用于治疗 NSTE-ACS 等疾病血栓形成和复发。

【用法和用量】①静脉注射：首次 5 000~10 000U，之后每 4 小时 100U/kg。②静脉滴注：按 20 000~40 000U/d 的剂量，加入 1 000ml 0.9% 氯化钠注射液中持续滴注。滴注前可先静脉注射 5 000U 作为初始剂量。

【注意事项】禁用于对肝素过敏者、有出血倾向者、凝血功能障碍者（如血友病、紫癜、血小板减少）、活动性溃疡、严重肝功能不全者。

【不良反应】出血、过敏反应、血小板减少等。

依诺肝素 enoxaparin[基,保(乙)]

【适应证】用于治疗 NSTE-ACS 等疾病血栓形成和复发。

【用法和用量】皮下注射：0.75mg/kg，2 次 /d，通常疗程为 7~10 日。

【注意事项】禁止肌内注射。禁用肝素诱导的血小板减少症、严重凝血功能障碍、有出血危险的器官损伤（消化性溃疡、出血性脑血管意外等）、急性细菌性心内膜炎（与假肢有关的除外）、严重未控制的高血压、严重颅脑损伤的患者及术后期患者等。

【不良反应】出血、血小板减少、过敏等。

（七）调脂及抗动脉粥样硬化药

阿托伐他汀 atorvastatin^[基,保(乙)]

【适应证】用于高胆固醇血症和混合型高脂血症的治疗、ASCVD 患者的二级预防。

【用法和用量】口服：初始剂量应为 10mg/d。应遵循剂量的个体化原则，以每 4 周为间隔逐步调整剂量至 40mg/d。

【注意事项】禁用于活动性肝脏疾病，包括原因不明的肝脏谷草转氨酶和 / 或谷丙转氨酶持续升高；已知阿托伐他汀过敏；孕妇、哺乳期妇女。

【不良反应】肝功能损害、肌痛、肌酶升高、乏力、横纹肌溶解、恶心、腹泻等。

瑞舒伐他汀 rosuvastatin^[基,保(乙)]

【适应证】用于高胆固醇血症和混合型高脂血症的治疗、ASCVD 患者的二级预防。

【用法和用量】口服：初始剂量应为 5mg/d。应遵循剂量的个体化原则，以每 4 周为间隔逐步调整剂量至 20mg/d。

【注意事项】禁用活动性肝病患者，包括原因不明的血清转氨酶持续升高和任何血清转氨酶升高超过 3 倍的健康人群高限（ULN）的患者；严重的肾功能损害的患者（肌酐清除率<30ml/min）；肌病患者；同时使用环孢素的患者；妊娠期间、哺乳期间，以及有可能怀孕而未采取适当避孕措施的妇女。

【不良反应】肝功能损害、肌痛、肌酶升高、乏力、横纹肌溶解、恶心、腹泻等。

依折麦布 ezetimibe^[保(乙)]

【适应证】用于原发性高胆固醇血症、纯合子家族性高胆固醇血症的治疗。

【用法和用量】口服：10mg/ 次，1 次 /d。可单独服用或与他汀类联合应用。

【注意事项】禁用于活动性肝病，或不明原因的血清转氨酶持续升高的患者及孕妇。

【不良反应】服药过程中如有转氨酶增高达 3 倍健康人群高限，或肌酸激酶显著增高或有肌炎发生时应立即停药。

非诺贝特 fenofibrate^[基,保(乙)]

【适应证】用于治疗成人饮食控制疗法效果不理想的高胆固醇血症

（Ⅱa 型），内源性高甘油三酯血症（单纯型和混合型）。特别是饮食控制后血中胆固醇仍持续升高，或有其他并发的危险因素时。

【用法和用量】口服：0.1g/ 次，3 次 /d，维持量 0.1g/ 次，1~3 次 /d，用餐时服用。

【注意事项】禁用于对非诺贝特或非诺贝特酸过敏者；已知在治疗过程中使用非诺贝特或与之结构相似的药物，尤其是酮洛芬时，会出现光毒性或光敏反应。禁用于活动性肝病患者，包括原发性胆汁性肝硬化，以及不明原因持续性肝功能异常患者；已知有胆囊疾病患者；严重肾功能受损患者，包括接受透析的患者；哺乳期妇女。

【不良反应】腹部不适、腹泻、便秘、乏力、头痛、肌炎、肌痛、肌无力；有使胆石增加的趋向。

（八）肾素 - 血管紧张素 - 醛固酮系统抑制剂

卡托普利 captopril[基,保(甲)]

【适应证】用于 NSTE-ACS 患者的治疗，改善预后，预防不良心血管事件的发生。

【用法和用量】口服：起始剂量 12.5mg/ 次，2~3 次 /d，按需要 1~2 周后增至 50.0mg/ 次，2~3 次 /d。宜在餐前 1 小时服药。

【注意事项】禁用于对 ACEI 类药物过敏者、双侧肾动脉狭窄者、严重肾功能损害者。

【不良反应】干咳、皮疹、心悸、血管性水肿、颜面潮红等。

依那普利 enalapril[基,保(甲)]

【适应证】用于 NSTE-ACS 患者的治疗，改善预后，预防不良心血管事件的发生。

【用法和用量】口服：起始剂量为 5mg/ 次，1 次 /d，随血压反应调整至 10~40mg/d，分 1~2 次服。

【注意事项】禁用于对 ACEI 类药物过敏者、双侧肾动脉狭窄者、严重肾功能损害者。

【不良反应】干咳、头疼、头晕、皮疹、胸闷、恶心等。

缬沙坦 valsartan[基,保(甲)]

【适应证】用于 NSTE-ACS 患者的治疗，改善预后，预防不良心血管事件的发生。

【用法和用量】口服：80mg/ 次或 160mg/ 次，1 次 /d，可进餐时或空腹服用，最大剂量为 320mg/d。

【注意事项】禁用于对缬沙坦或者本品中其他任何赋形剂过敏者、孕妇。糖尿病患者不能将本品与阿利吉仑合用。

【不良反应】头痛、头晕、咳嗽、腹泻、恶心、腹痛、乏力、中性粒细胞减少等。

第三节 急性心力衰竭

一、定义

急性心力衰竭（acute heart failure，AHF）是指心力衰竭的症状和体征迅速发生或急剧恶化。分为急性左心衰竭和急性右心衰竭，前者指急性发作或加重的左心功能异常所致的心肌收缩力明显降低，心脏负荷加重，造成急性心输出量降低，肺循环压力突然升高，周围循环阻力增加，引起肺循环充血从而出现急性肺淤血、肺水肿，以及伴组织器官灌注不足的心源性休克的一种临床综合征。临床上多见急性左心衰竭。

二、诊断标准

（一）症状和体征

典型症状表现为呼吸困难，包括劳累性呼吸困难、夜间阵发性呼吸困难进行性加重，或突发严重呼吸困难，端坐呼吸，不能平卧。此外，患者烦躁不安，伴有恐惧感，咳嗽、咳粉红色泡沫样痰等。

患者呼吸频率加快，皮肤苍白和发绀，四肢湿冷。查体时可发现心脏增大、舒张早期奔马律或舒张中期奔马律；肺动脉瓣区 P2 亢进、两肺干湿啰音和哮鸣音；颈静脉怒张、肝颈静脉回流征阳性、下肢水肿、肝大等体循环淤血体征。

（二）实验室及影像学检查

1. 脑利尿钠肽　诊断心力衰竭应用最广泛的生物标志物，所有急性呼吸困难和疑诊急性心力衰竭的患者均推荐检测血浆脑利尿钠肽水平［包括脑利尿钠肽（BNP）和 N 端脑利尿钠肽前体（NT-proBNP）。BNP 升高通常提示患者存在心功能不全，但该项指标敏感性很高，特异性有时并不是太强。NT-proBNP 升高反映左室压力的升高］。

排除急性心力衰竭诊断采用的界值：BNP<100ng/L，NT-proBNP<300ng/L，肾功能不全时采用 NT-proBNP<1 200ng/L。

诊断急性心力衰竭时，NT-proBNP 水平应根据年龄分层，具体标准见表 3-1。

表 3-1　诊断急性心力衰竭时不同年龄人群的 NT-proBNP 水平

年龄 / 岁	NT-proBNP/（ng/L）
<50	>450
50~75	>900
>75	>1 800

2. 心电图　可提示心脏肥大、心律失常、心肌缺血等信息，为急性心力衰竭的病因诊断及鉴别诊断提供信息。

3. 超声心动图　是快速诊断和评估心脏结构和心脏功能的首选检查方法，尤其是血流动力学不稳定的急性心力衰竭患者应尽快进行超声心动图检查。

4. 胸部 X 线摄影　可提供心脏增大、肺淤血、肺水肿和胸腔积液等信息，并可排除肺部疾病或其他引起呼吸困难的疾病。

三、治疗原则和方法

1. 一般处理　①取端坐位，双腿下垂；②吸氧：鼻导管吸氧或面罩吸氧；③监测生命体征、意识状态、血氧饱和度、血压、心率、心律等；④镇静：吗啡等阿片类药物可缓解焦虑和呼吸困难，急性肺水肿患者可谨慎使用。

2. 利尿药　有液体潴留证据的急性心力衰竭患者均应尽早使用利尿药。首选呋塞米、托拉塞米等袢利尿药。

3. 血管扩张药　收缩压≥90mmHg 的急性心力衰竭患者应用硝酸酯类、硝普钠、乌拉地尔等血管扩张药减轻心脏后负荷。

4. 正性肌力药　洋地黄类药物或多巴胺、多巴酚丁胺可用于症状性低血压（收缩压<90mmHg）的低心输出量综合征患者。

5. 血管收缩药　去甲肾上腺素、肾上腺素等药物对外周动脉有显著缩血管作用等，适用于已应用正性肌力药后仍出现心源性休克或合并明显低血压状态的患者。

6. 对症治疗　纠正电解质紊乱、酸中毒、低血容量等。

7. 生命支持治疗　血流动力学不稳定的患者可考虑给予主动脉内球囊反搏（intra-aortic balloon pump，IABP）、体外膜氧合（extracorporeal membrane oxygenation，ECMO）、心室辅助装置、肾替代治疗等。

四、健康教育和用药指导

急性心力衰竭患者心功能改善后应注意：合理安排作息时间；避免劳累、

情绪激动、感染；饮食以低钠、低热量、清淡而易消化为主，最好少食多餐；循序渐进逐渐增加运动量，避免剧烈运动，选择合适的运动项目和运动强度。长期服用药物有助于提高生活质量，延缓或阻止心肌重构进展，降低再住院率，改善长期预后，包括利尿药、ACEI/ARB 或血管紧张素受体脑啡肽酶抑制剂（angiotensin receptor enkephalinase inhibitor，ARNI）、β 受体拮抗剂、醛固酮受体拮抗剂等。要严格按医嘱用药，不可擅自停药或换药，以免引发严重不良后果。

五、常用药物和注意事项

（一）利尿药

呋塞米 furosemide[基,保(甲)]

【适应证】用于心力衰竭的治疗。

【用法和用量】治疗急性左心衰竭时，起始一次 20~40mg 静脉注射，必要时每小时追加剂量，直至出现满意疗效。

【注意事项】禁用于对呋塞米及磺胺药、噻嗪类利尿药过敏者、妊娠 3 个月以内孕妇。

【不良反应】低钾血症、低钠血症、低氯血症、直立性低血压、休克等。

托拉塞米 torasemide[基,保(乙)]

【适应证】用于心力衰竭的治疗。

【用法和用量】一般初始剂量为 5mg 或 10mg，每日 1 次，缓慢静脉注射，也可以用 5% 葡萄糖注射液或生理盐水稀释后进行静脉滴注。每日最大剂量为 40mg，疗程不超过 1 周。

【注意事项】禁用于肾衰竭无尿患者，肝性脑病前期或肝性脑病患者，对本品或磺酰脲类过敏患者，低血压、低血容量、低钾或低钠血症患者，严重排尿困难（如前列腺肥大）患者。

【不良反应】低钠血症、低氯血症、低钾血症、直立性低血压、休克等。

（二）血管扩张药

硝酸甘油 nitroglycerin[基,保(甲)]

【适应证】用于心力衰竭的治疗。

【用法和用量】静脉滴注初始剂量为 20~25μg/min。可以降至 10μg/min，也可以每 15~30 分钟增加 20~25μg/min，直到达到所需效果。

【注意事项】禁用于心肌梗死早期（有严重低血压及心动过速时）、严重贫血、青光眼、颅内压增高、对硝酸甘油过敏者。还禁用于使用枸橼酸西地那非的患者,后者增强硝酸甘油的降压作用。

【不良反应】头疼、头晕、心动过速、直立性低血压、出汗、苍白、虚脱、晕厥、面红、心动过缓。

硝普钠 sodium nitroprusside[基,保(甲)]

【适应证】用于急性心力衰竭的治疗,包括急性肺水肿。

【用法和用量】静脉滴注:开始每分钟按体重 0.5μg/kg。根据治疗反应以每分钟 0.5μg/kg 递增,逐渐调整剂量,常用剂量为每分钟按体重 3μg/kg。极量为每分钟按体重 10μg/kg。总量为按体重 3.5mg/kg。

【注意事项】本品对光敏感,溶液稳定性差,滴注溶液应新鲜配制并注意避光。禁用于对硝普钠过敏者、代偿性高血压(如动静脉分流或主动脉缩窄)、孕妇及哺乳期妇女。

【不良反应】眩晕、大汗、头痛、反射性心动过速或心律失常、氰化物中毒、光敏感和过敏性皮疹等。

(三)正性肌力药

多巴胺 dopamine[基,保(甲)]

【适应证】用于心力衰竭引起的休克综合征;补充血容量后休克仍不能纠正者,尤其有少尿及周围血管阻力正常或较低的休克;也用于洋地黄和利尿药无效的心功能不全。

【用法和用量】静脉滴注:开始时每分钟按体重 1~5μg/kg,10 分钟内以每分钟 1~4μg/kg 速度递增,以达到最大疗效。如危重病例,先按每分钟 5μg/kg 滴注,然后以每分钟 5~10μg/kg 递增至 20~50μg/kg,以达到满意效应。或本品 20mg 加入 5% 葡萄糖注射液 200~300ml 中静脉滴注,开始时按 75~100μg/min 滴入,以后根据血压情况,可加快速度和加大浓度,但最大剂量不超过每分钟 500μg。

【注意事项】嗜铬细胞瘤、快速性心律失常、对多巴胺及其他拟交感胺类药高度敏感者慎用。

【不良反应】胸痛、呼吸困难、心悸、心律失常;外周血管长时期收缩可导致局部坏死或坏疽等。

多巴酚丁胺 dobutamine[基,保(甲)]

【适应证】用于心力衰竭的治疗。

【用法和用量】将多巴酚丁胺加于 5% 葡萄糖注射液或 0.9% 氯化钠注射液中稀释后,以每分钟 2.5~10μg/kg 的速度静脉滴注。

【注意事项】禁用于盐酸多巴酚丁胺过敏者。

【不良反应】可有心悸、恶心、头痛、胸痛、气短、收缩压增加、心率增快等。

去乙酰毛花苷 deslanoside[基，保(甲)]

【适应证】用于急性心力衰竭或慢性心力衰竭急性加重的治疗。

【用法和用量】静脉注射：成人，用 5% 葡萄糖注射液稀释后缓慢注射，首次剂量为 0.4~0.6mg，以后每 2~4 小时可再给 0.2~0.4mg，总量 1.0~1.6mg。

【注意事项】禁止与钙注射剂合用。禁用于任何强心苷制剂中毒、室性心动过速、心室颤动、梗阻性肥厚型心肌病（若伴收缩功能不全或心房颤动仍可考虑）、预激综合征伴心房颤动或扑动。

【不良反应】新出现的心律失常，恶心、呕吐、下腹痛，异常的无力、软弱。疑有洋地黄中毒时，应测定地高辛血药浓度。

米力农 milrinone[保(乙)]

【适应证】适用于对洋地黄、利尿药、血管扩张药治疗无效或效果欠佳的各种原因引起的急性顽固性充血性心力衰竭。

【用法和用量】首剂负荷剂量为 25~75μg/kg，静脉注射，在 10 分钟内注入；继以每分钟 0.375~0.750μg/kg 静脉滴注维持。

【注意事项】低血压、心动过速、心肌梗死慎用；不宜用于严重瓣膜狭窄病变及梗阻性肥厚型心肌病患者；肾功能不全者宜减量。

【不良反应】头痛、室性心律失常、无力、血小板计数减少、低血压、心动过速等。

左西孟旦 levosimendan[保(乙)]

【适应证】用于传统治疗（利尿药、血管紧张素转化酶抑制剂和洋地黄类）疗效不佳，并且需要增加心肌收缩力的急性失代偿心力衰竭的短期治疗。

【用法和用量】治疗的初始负荷剂量为 6~12μg/kg，时间应大于 10 分钟，之后应持续输注 0.1μg/(kg·min)。在负荷剂量给药时以及持续给药开始 30~60 分钟内，密切观察患者的反应，如反应过度（低血压、心动过速），应将输注速率减至 0.05μg/(kg·min) 或停止给药。如初始剂量耐受性好且需要增强血流动力学效应，则输注速率可增至 0.2μg/(kg·min)。对处于急性失代偿期的严重慢性心力衰竭患者，持续给药时间通常为 24 小时。

【注意事项】禁用于对左西孟旦或其他任何辅料过敏的患者；显著影响心室充盈和 / 或射血功能的机械性阻塞性疾病；严重的肝、肾功能损害的患者；严重低血压和心动过速患者。

【不良反应】头痛、低血压、室性心动过速、低钾血症、失眠、头晕、心力衰竭、心肌缺血等。

（四）血管收缩药

去甲肾上腺素 norepinephrine[基,保（甲）]

【适应证】用于治疗血容量不足所致的休克、低血压。

【用法和用量】用 5% 葡萄糖注射液或葡萄糖氯化钠注射液稀释后静脉滴注。初始剂量：以 8~2μg/min 滴注，逐渐调整滴速以达到血压升到理想水平；维持量为 2~4μg/min。

【注意事项】禁止与含卤素的麻醉剂和其他儿茶酚胺类药合并使用，缺氧、高血压、动脉硬化、甲状腺功能亢进症、糖尿病、闭塞性血管炎、血栓病、可卡因中毒及心动过速患者禁用。

【不良反应】药液外漏可引起局部组织坏死；尿量减少、心律失常、头痛、高血压、心率缓慢、呕吐、抽搐等。

肾上腺素 epinephrine[基,保（甲）]

【适应证】用于应用正性肌力药后仍出现心源性休克或合并明显低血压状态的治疗。

【用法和用量】常用量：皮下注射，0.25~1mg/ 次。极量：皮下注射，1mg/ 次。用于心肺复苏时，首先 1mg 静脉注射，效果不佳时可每 3~5 分钟重复静脉注射用药，1~2mg/ 次，总剂量通常不超过 10mg。

【注意事项】禁用于高血压、器质性心脏病、冠状动脉疾病、糖尿病、甲状腺功能亢进、洋地黄中毒、外伤性及出血性休克、心源性哮喘等患者。慎用于器质性脑病、心血管病、青光眼、帕金森病、噻嗪类引起的循环虚脱及低血压、精神疾病。用量过大或皮下注射时误入血管后，可引起血压突然上升而导致脑出血；每次局部麻醉使用剂量不可超过 300μg，否则可引起心悸、头痛、血压升高等；与其他拟交感药有交叉过敏反应；可透过胎盘；抗过敏性休克时，须补充血容量。

【不良反应】心悸、头痛、血压升高、震颤、眩晕、呕吐；室性心律失常；给药局部水肿、充血、炎症等。

第四节　心脏停搏与心脏性猝死

一、定义

心脏停搏（cardiac arrest，CA）是指心脏突然停止射血，造成全身循环停止、呼吸停止和意识丧失等。心脏停搏是猝死的重要原因。心脏性猝死（sudden cardiac death，SCD）是指由心脏原因引起急性症状发生后 1 小时内的以意识丧失为特征的自然死亡。导致心脏性猝死的病理生理机制有快速性心律失常（室性心动过速和心室颤动）、无脉搏电活动、缓慢性心律失常或心脏停搏。

二、诊断标准

心脏性猝死的临床经过分为四期：前驱期、终末事件期、心脏停搏和生物学死亡。

1. 前驱期　在猝死前数日及数月内，患者可能没有明显表现，部分患者会出现心悸、气促、疲乏、胸痛等症状。

2. 终末事件期　出现急性心脏症状至心脏停搏发生前一段时间，患者可表现为急性呼吸困难迅速加重；眩晕、黑矇；突发心悸；剧烈的胸痛等。

3. 心脏停搏　突发意识丧失；大动脉搏动消失；伴有局部或全身抽搐；呼吸断续，呈短促样或叹气样呼吸直至停止；皮肤苍白或发绀、瞳孔散大、大小便失禁。

4. 生物学死亡　心脏停搏发生后 4~6 分钟内患者开始出现不可逆的脑损伤，随后数分钟过渡到生物学死亡。

三、治疗原则和方法

1. 识别心脏停搏　判断意识丧失患者的反应，迅速检查有无自主呼吸及有无大动脉搏动。

2. 呼救　在不延缓实施心肺复苏的同时，迅速启动院内急救措施或拨打 120 急救电话，并寻找并使用自动体外除颤仪（AED）。

3. 初级心肺复苏　对于诊断为心脏停搏的患者应立即给予基础生命活动支持，即将患者平放在坚固的平面上仰卧，并实施复苏措施（C-A-B）：人工胸外按压（circulation）、开放气道（airway）和人工呼吸（breathing）。

4. 高级心肺复苏　在基础生命活动支持的基础上，应用药物、气管插管及呼吸机、除颤仪、临时起搏器等建立更为有效的血压循环和通气支持。

四、健康教育和用药指导

及时有效的心肺复苏对于心脏停搏患者至关重要。心脏停搏的黄金抢救时间是 4 分钟内，每延迟 1 分钟，抢救成功率会降低 10%。尽早给予患者实施有效的心肺复苏或电除颤，极有可能挽回患者的生命。在第二次电除颤无效后，应考虑在电除颤同时给予抗休克药、抗心律失常药及调节酸碱平衡等药物。在静脉注射 1~2 次肾上腺素并电除颤后仍无效时，可经静脉给予胺碘酮；若患者存在明显代谢性酸中毒或高钾血症，可静脉给予碳酸氢钠。若监测显示为心脏停搏或电机械分离等适合电除颤的心律,建议持续心肺复苏,并尽早静脉注射肾上腺素。

五、常用药物和注意事项

(一)抗休克药

肾上腺素 epinephrine[基,保(甲)]

【适应证】用于各种原因引起的心脏停搏进行心肺复苏抢救。

【用法和用量】用于心肺复苏时,首先 1mg 静脉注射,效果不佳时可每3~5 分钟重复静脉注射用药,1~2mg/ 次,总剂量通常不超过 10mg。

【注意事项】作为心脏停搏进行心肺复苏抢救用药时无禁忌证。

【不良反应】心悸、头痛、血压升高、震颤、眩晕、呕吐;室性心律失常;给药局部水肿、充血、炎症等。

(二)抗心律失常药

胺碘酮 amiodarone[基,保(甲)]

【适应证】用于体外电除颤无效的心室颤动、室性心动过速相关心脏停搏的心肺复苏。

【用法和用量】初始给药剂量为 300mg(或 5mg/kg)稀释于 20ml 5% 葡萄糖注射液中迅速静脉注射,如果心室颤动持续存在,可以给予第 2 剂 150mg(或 2.5mg/kg)静脉注射,若仍电复律无效,不再使用。

【注意事项】静脉注射仅用于体外电除颤无效的心室颤动相关心脏停搏的心肺复苏等紧急情况下,且应在持续监护(心电图、血压)下使用,推荐在重症监护室中应用。

【不良反应】甲状腺激素水平异常,睡眠障碍、头痛,感觉、运动或混合性外周神经病变,震颤、不自主运动、共济失调或其他锥体外系症状,光过敏等。

利多卡因 lidocaine[基,保(甲)]

【适应证】用于体外电除颤无效的心室颤动、室性心动过速相关心脏停搏的心肺复苏。

【用法和用量】经静脉给予利多卡因注射液第 1 剂为 1.0~1.5mg/kg(一般用 50~100mg),迅速注射,若室性心动过速仍持续可重复使用 1 次,第 2 剂0.50~0.75mg/kg 静脉注射,若仍电复律无效,不再使用。

【注意事项】对局部麻醉药过敏者禁用。阿 - 斯综合征(急性心源性脑缺血综合征)、预激综合征、严重心传导阻滞(包括窦房、房室及心室内传导阻滞)患者禁止静脉给药。

【不良反应】嗜睡、呼吸抑制、低血压及心动过缓、心房传导速度减慢、房室传导阻滞等。

（三）调节酸碱平衡药

碳酸氢钠 sodium bicarbonate[基,保(甲)]

【适应证】用于治疗心肺复苏后严重的代谢性酸中毒。

【用法和用量】静脉滴注：在心肺复苏（CPR）、电除颤、通气支持及肾上腺素应用 1 次后使用，起始剂量为 1mmol/kg，根据血气分析结果决定是否追加剂量。

【注意事项】禁用于代谢性或呼吸性碱中毒；低钙血症；因吞食强酸中毒时的洗胃。

【不良反应】心律失常；肌肉痉挛、疼痛或抽搐；异常疲倦虚弱、抽搐、水肿等。

第五节 心 律 失 常

一、定义

心律失常（cardiac arrhythmia）是指心脏内冲动的起源和 / 或传导异常，从而使部分或整个心脏的活动变为过快、过慢或不规则，或各部分的激动顺序紊乱，主要表现为心脏搏动的频率和 / 或节律异常及相关症状。心律失常多伴发于器质性心脏疾病，也可见于心脏结构和功能正常者。

二、诊断标准

（一）症状和体征

症状的严重程度取决于心律失常的类型、有无基础心脏疾病、心率快慢、持续时间等。患者可无明显症状，多数患者出现心悸、漏搏感、心前区不适或心绞痛、气短、乏力、头晕等，严重者可出现心力衰竭、低血压、休克、心脏停搏等，从而出现相应症状。

心脏听诊发现心率和节律不规则，心音分裂等，如心率>100 次 /min 时为心率加快，心率<60 次 /min 时为心率减慢。脉搏不规则提示期前收缩或房室传导阻滞。

（二）实验室及影像学检查

1. 静态心电图 12 导联心电图可提供异常节律、预激、QT 间期延长、窦性心动过速、ST 段异常或其他原发心电异常疾病的证据。

2. 动态心电图　长程心电记录对心律失常的定性及定量诊断具有极大优势,尤其适用于存在心悸等症状、怀疑心律失常而静息心电图正常的患者。

3. 超声心动图　可评估射血分数、心房和心室内径及室壁厚度,除外瓣膜病、心肌病和心包疾病等器质性心脏病。

4. 经食管电生理检查　可评估窦房结、房室结功能,主要用于病态窦房结综合征和传导阻滞的诊断;可诱发和终止阵发性室上性心动过速,并确定室上性心动过速折返的机制。

三、治疗原则和方法

1. 监测心电图、血压、心率、血流动力学指标等。

2. 药物治疗　快速性心律失常患者根据心律失常的类型选择适当药物,如阵发性室上性心动过速可考虑强心苷、维拉帕米等,胺碘酮、β受体拮抗剂等用于室性心动过速。缓慢性心律失常患者可静脉应用阿托品、异丙肾上腺素等。

3. 非药物治疗　对于有明显症状或血流动力学不稳定的心律失常患者,同步或非同步直流电复律是快速性心律失常的首选治疗方法,缓慢性心律失常患者可考虑临时起搏器植入治疗。此外,食管调搏术可用于终止阵发性室上性心动过速。

4. 病因治疗　纠正导致心律失常的病因或者诱因。

四、健康教育和用药指导

为避免心律失常的复发,在纠正心律失常后应控制诱发因素,加强基础疾病的治疗,结合患者的病情确定是否采用抗心律失常药治疗,尤其是对于恶性室性心律失常得到纠正后应对心律失常远期治疗有所考虑和建议,某些患者可能需应用口服抗心律失常药,必要时可建议患者行射频消融或起搏治疗。

五、常用药物和注意事项

(一)I类抗心律失常药

普鲁卡因胺 procainamide[保(甲)]

【适应证】用于室上性心律失常和室性心律失常、预激综合征、心房颤动合并快速心室率的治疗。

【用法和用量】缓慢静脉注射(≥5分钟),0.1g/次,必要时每隔5~10分钟重复1次,总量按体重不得超过10~15mg/kg;或者10~15mg/kg静脉滴注1小时，然后以每小时按体重 1.5~2mg/kg 维持。

【注意事项】禁用于严重心力衰竭、长 QT 间期综合征、病态窦房结综合征、二度或三度房室传导阻滞；红斑狼疮；低钾血症；重症肌无力；对本品过敏者等。

【不良反应】低血压、恶心、出汗、脉速、呼吸困难、谵妄、兴奋、惊厥、皮肤过敏等。

奎尼丁 quinidine[保(甲)]

【适应证】用于特发性心室颤动、短 QT 综合征、Brugada 综合征的治疗，及心房颤动或心房扑动经电转复后的维持治疗。

【用法和用量】缓慢静脉注射（≥5 分钟），0.25g/ 次。

【注意事项】禁用于二度或三度房室传导阻滞及病态窦房结综合征；对该药过敏者等。

【不良反应】胃肠道反应、头疼、耳鸣、室性心律失常等。

利多卡因 lidocaine[基,保(甲)]

【适应证】用于血流动力学稳定的室性心动过速和心室颤动 / 无脉性室性心动过速，急性心肌梗死后的室性期前收缩及室性心动过速。

【用法和用量】①静脉注射：成人用量以 1~1.5mg/kg（一般为 50~100mg）作为第 1 次负荷量，注射 2~3 分钟，必要时每 5 分钟后重复注射 1~2 次，但 1 小时之内的总量不得超过 300mg。②静脉滴注：一般以 5% 葡萄糖注射液配成 1~4mg/ml 药液滴注或用输液泵给药。在用负荷量后可继续以每分钟 1~4mg 速度静脉滴注维持，或以每分钟 0.015~0.03mg/kg 速度静脉滴注。老年人、心力衰竭、心源性休克、肝血流量减少、肝或肾功能障碍时应减少用量，以每分钟 0.5~1mg 静脉滴注，即可用本品 0.1% 溶液静脉滴注，每小时不超过 100mg。极量：静脉注射 1 小时内最大负荷量 4.5mg/kg（或 300mg）。最大维持量为每分钟 4mg。年龄大于 70 岁老年患者剂量减半。

【注意事项】禁用于对局部麻醉药过敏者。阿 - 斯综合征（急性心源性脑缺血综合征）、预激综合征、严重心传导阻滞（包括窦房、房室及心室内传导阻滞）患者禁止静脉给药。

【不良反应】嗜睡、呼吸抑制、低血压及心动过缓，心房传导速度减慢、房室传导阻滞等。

普罗帕酮 propafenone[基,保(甲)]

【适应证】用于阵发性室性心动过速及各种期前收缩治疗。用于阵发性室上性心动过速、阵发性室性心动过速、心房扑动或心房颤动的预防。

【用法和用量】静脉注射：成人常用量 1~1.5mg/kg 或以 70mg 加 5% 葡萄糖注射液稀释，于 10 分钟内缓慢注射，必要时 10~20 分钟重复 1 次，总量不超过 210mg。静脉注射起效后改为静脉滴注，滴速 0.5~1.0mg/min 或口服维持。

【注意事项】禁用于对该药物过敏者，无起搏器保护的窦房结功能障碍、严重房室传导阻滞及双束支传导阻滞患者，严重充血性心力衰竭及心源性休克等。

【不良反应】口干、舌唇麻木，头痛、头晕，恶心、呕吐，QT 间期延长、PR 间期轻度延长、QRS 时间延长等。

（二）Ⅱ类抗心律失常药

艾司洛尔 esmolol[基,保(乙)]

【适应证】用于心房颤动及心房扑动的心室率控制，并用于窦性心动过速。

【用法和用量】成人先静脉注射负荷量：0.5mg/(kg·min)，约 1 分钟，随后静脉滴注维持量：自 0.05mg/(kg·min) 开始，4 分钟后若疗效理想则继续维持，若疗效不佳可重复给予负荷量并将维持量以 0.05mg/(kg·min) 的幅度递增。维持量最大可加至 0.3mg/(kg·min)，但 0.2mg/(kg·min) 以上的剂量未显示带来明显的益处。

【注意事项】禁用于支气管哮喘、严重慢性阻塞性肺疾病、窦性心动过缓、二度或三度房室传导阻滞、难治性心力衰竭、心源性休克及对该药物过敏者等。

【不良反应】低血压、无力、抑郁、思维异常、焦虑、轻度头痛。

美托洛尔 metoprolol[基,保(甲)]

【适应证】快速性室上性心律失常及室性心律失常。

【用法和用量】成人剂量为 5mg，用葡萄糖注射液稀释后，以每分钟 1~2mg 的速度缓慢静脉注射，如病情需要，5 分钟后重复注射 1 次，视病情而定，总剂量不超过 10mg（静脉注射后 4~6 小时，心律失常已经控制，用口服胶囊或片剂维持，每日 2~3 次，每次剂量不超过 5mg）。

【注意事项】禁用于心源性休克；病态窦房结综合征；二度、三度房室传导阻滞；不稳定的、失代偿性心力衰竭（肺水肿、低灌注或低血压），持续地或间歇地接受 β 受体激动剂正变力性治疗的患者；有症状的心动过缓或低血压。本品不可给予心率<45 次/min、PQ 间期>0.24 秒或收缩压<100mmHg 的怀疑急性心肌梗死的患者；伴有坏疽危险的严重外周血管疾病患者；对本品中任何成分或其他 β 受体拮抗剂过敏者。

【不良反应】心动过缓、心脏传导阻滞、心力衰竭、低血压、头晕、乏力等。

普萘洛尔 propranolol[基,保(乙)]

【适应证】控制室上性快速心律失常、室性心律失常,洋地黄疗效不佳的心房扑动、心房颤动的心室率控制。

【用法和用量】静脉注射:成人一次 2.5~5mg 加入 5% 葡萄糖注射液 20ml,以每 2~3 分钟注射 1mg 的速度缓慢静脉注射。严重心律失常应急时可静脉注射 1~3mg,以每分钟不超过 1mg 的速度静脉注射,必要时 2 分钟可重复 1 次,以后每隔 4 小时 1 次。儿童按体重 0.01~0.1mg/kg,缓慢注入,一次量不宜超过 1mg。

【注意事项】禁用于支气管哮喘、心源性休克、二度或三度房室传导阻滞、重度或急性心力衰竭、窦性心动过缓及对本品过敏者。

【不良反应】心动过缓、眩晕、精神抑郁、反应迟钝等。

(三)Ⅲ类抗心律失常药

胺碘酮 amiodarone[基,保(甲)]

【适应证】用于房性心律失常伴快速性室性心律、预激综合征的心动过速、严重的室性心律失常。

【用法和用量】静脉负荷滴注:先快后慢,前 10 分钟给药 150mg(15mg/min),即将 3ml 胺碘酮注射液以 100ml 葡萄糖注射液溶解(浓度为 1.5mg/ml),滴注 10 分钟;随后 6 小时给药 360mg。维持滴注:剩余 18 小时给药 540mg(0.5mg/min),将滴注速度降至 0.5mg/min。第 1 个 24 小时后,维持滴注速度 0.5mg/min(720mg/24h),浓度为 1~6mg/ml(胺碘酮注射液浓度>2mg/ml 时需通过中央静脉导管给药),需持续滴注。当发生心室颤动或血流动力学不稳定的室性心动过速,可以追加胺碘酮注射液 150mg,溶于 100ml 的葡萄糖注射液给药,给药时间需达到 10 分钟以减少低血压的发生。维持滴注的速度可以增加,以有效抑制心律失常。第 1 个 24 小时的剂量可以根据患者情况个体化给药,然而,在临床对照研究中,每日平均剂量>2 100mg 与增加低血压的危险性相关。初始滴注速度需<30mg/min。

【注意事项】禁用于碘过敏者、甲状腺功能异常、二度或三度房室传导阻滞、双束支传导阻滞、病态窦房结综合征等。

【不良反应】甲状腺激素水平异常,睡眠障碍、头痛,感觉、运动或混合性外周神经病变,震颤、不自主运动、共济失调或其他锥体外系症状,光过敏等。

伊布利特 ibutilide[基,保(乙)]

【适应证】用于近期发作的心房扑动、心房颤动的复律治疗。

【用法和用量】成人体重≥60kg 者，1mg 稀释后静脉注射>10 分钟，无效 10 分钟后重复同样剂量，最大累积剂量为 2mg。体重<60kg 者，按 0.01mg/kg 稀释后同上述用法。心房颤动 / 心房扑动终止后立即停用。

【注意事项】注射完本品后，患者应当用连续心电图监测观察至少 4 小时，或者等到 QTc 恢复到基线。如果出现明显的心律失常现象，应当延长监测时间。在本品给药及随后对患者的监测过程中，必须配备有经验的人员和合适的仪器设备，如心复律器 / 除颤器以及治疗连续性室性心动过速包括多形性室性心动过速的药物。

【不良反应】室性心律失常，特别是 QT 间期延长的尖端扭转型室性心律失常。

（四）Ⅳ类抗心律失常药

维拉帕米 verapamil[基，保（甲）]

【适应证】用于阵发性室上性心动过速的复律治疗，心房扑动或心房颤动心室率的控制。

【用法和用量】必须在持续心电监测和血压监测下，缓慢静脉注射至少 2 分钟。一般起始剂量为 5~10mg（或按体重 0.075~0.15mg/kg），稀释后缓慢静脉注射至少 2 分钟。如果初始反应不令人满意，首剂量 15~30 分钟后再给一次 5~10mg 或按公斤体重给药 0.15mg/kg。静脉滴注给药，每小时 5~10mg，加入氯化钠注射液或 5% 葡萄糖注射液中静脉滴注，一日总量不超过 50~100mg。

【注意事项】禁用于重度充血性心力衰竭、严重低血压、心源性休克；病态窦房结综合征、二度或三度房室传导阻滞；心房扑动或心房颤动患者合并有房室旁路通道，已用 β 受体拮抗剂或洋地黄中毒的患者；室性心动过速及对该药物过敏的患者。

【不良反应】低血压、眩晕、恶心、外周水肿、充血性心力衰竭、窦性心动过缓、房室传导阻滞、皮疹、心悸、转氨酶升高等。

地尔硫䓬 diltiazem[基，保（乙）]

【适应证】用于治疗室上性心动过速。

【用法和用量】将注射用盐酸地尔硫䓬用 5ml 以上的生理盐水或葡萄糖注射液溶解，单次静脉注射，通常成人剂量为盐酸地尔硫䓬 10mg 约 3 分钟缓慢静脉注射，并可据年龄和症状适当增减。

【注意事项】禁用于严重充血性心力衰竭、低血压、心源性休克；病态窦房结综合征、二度或三度房室传导阻滞、严重心肌病、对该药物过敏的患者及妊娠或可能妊娠的妇女等。

【不良反应】头疼、外周水肿、恶心、眩晕、皮疹、无力等。

（五）其他类型抗心律失常药

去乙酰毛花苷 deslanoside[基,保(甲)]

【适应证】用于快速心室率的心房颤动、心房扑动心室率控制，终止室上性心动过速。

【用法和用量】未口服洋地黄类药物的患者：首剂 0.4~0.6mg，稀释后缓慢注射，如无效可在 20~30 分钟后再给予 0.2~0.4mg，最大剂量为 1.2mg。口服洋地黄药物者，首剂 0.2mg，以后酌情增加。

【注意事项】禁止与钙注射剂合用。禁用于任何强心苷制剂中毒、室性心动过速及心室颤动、梗阻性肥厚型心肌病、预激综合征伴心房颤动或扑动等。用药期间应监测血压、心率及心律，心电图，心功能监测，钾、钙、镁等电解质，肾功能等。

【不良反应】心动过缓，过量者可出现洋地黄中毒。

阿托品 atropine[基,保(甲)]

【适应证】用于窦性心动过缓、窦性停搏、房室结水平的传导阻滞。

【用法和用量】成人初始剂量为一次 0.5mg 静脉注射，必要时重复，最大剂量为 3.0mg。

【注意事项】禁用于青光眼、前列腺肥大、高热的患者。

【不良反应】排尿困难、口干、视物模糊等。

腺苷 adenosine[保(乙)]

【适应证】用于治疗阵发性室上性心动过速。

【用法和用量】快速静脉注射（1~2 秒内完成），成人初始剂量 3mg，第 2次给药剂量 6mg，第 3 次给药剂量 12mg，每次间隔 1~2 分钟，若出现高度房室传导阻滞不得再增加剂量。

【注意事项】禁用于病态窦房结综合征、二度或三度房室传导阻滞、支气管狭窄或支气管痉挛的肺部疾病患者及对该药物过敏者。

【不良反应】呼吸困难、支气管痉挛、胸部紧压感、恶心和头晕、颜面潮红等。

肾上腺素 epinephrine[基,保(甲)]

【适应证】用于心肺复苏抢救，也用于阿托品无效或不适用的症状性心动过缓、起搏治疗前的心动过缓。

【用法和用量】用于心肺复苏时，首先一次 1mg 静脉注射，效果不佳时可每 3~5 分钟重复静脉注射用药，1~2mg/ 次，总剂量通常不超过 10mg。

【注意事项】高血压、冠心病患者慎用。

【不良反应】心悸、头痛、血压升高、震颤、眩晕、呕吐；室性心律失常；给药局部水肿、充血、炎症等。

异丙肾上腺素 isoprenaline[基,保(甲)]

【适应证】用于阿托品无效或不适用的症状性心动过缓、起搏治疗前的心动过缓。

【用法和用量】静脉滴注：0.5~1mg 溶于 5% 葡萄糖注射液 200~300ml，以 2~10μg/min 静脉滴注，根据反应调整滴速。

【注意事项】禁用于心绞痛、心肌梗死、甲状腺功能亢进及嗜铬细胞瘤等。避免高剂量、快速静脉注射。

【不良反应】恶心、呕吐、心律失常等。

第六节　高血压急症

一、定义

高血压急症（hypertensive emergency，HE）是指在某些诱因的作用下，血压急性、显著升高（通常收缩压>180mmHg 和 / 或舒张压>120mmHg），伴有靶器官损伤或原有功能损害进行性加重为特征的临床综合征。高血压急症的靶器官损害主要包括高血压脑病、急性冠脉综合征、急性心力衰竭、急性脑卒中、急性肾功能损害、子痫、主动脉夹层等，围手术期高血压及嗜铬细胞瘤危象也属于高血压急症。高血压危象是高血压急症与高血压亚急症的总称。

二、诊断标准

（一）症状和体征

1. 一般状态和生命体征　常见头痛、头晕、烦躁、胸痛、心悸、眩晕、视物模糊与视力障碍、呼吸困难。查体时患者可表现为表情痛苦、焦虑面容、面色苍白、皮肤湿冷、发绀等。

2. 血压　收缩压>180mmHg 和 / 或舒张压>120mmHg，测量血压时注意双侧上、下肢血压是否存在脉压。

3. 心、肺、腹部检查　可伴有心动过速、肺部湿啰音、奔马律、颈静脉怒张、胸 / 腹部血管杂音、腹部包块等体征。

4. 神经系统检查　评估患者意识状态，是否存在脑膜刺激征、视野异常、局灶性神经功能受损、偏瘫等体征。

（二）实验室及影像学检查

1. 血、尿常规　可出现血小板减少、尿中微量白蛋白或大量白蛋白等。

2. 生化系列　肾功能损害的表现如血肌酐升高、低蛋白等。

3. 心电图及超声心动图　有助于诊断心肌缺血、心律失常、心室肥厚、心力衰竭等。

4. 头部 CT/ 磁共振成像（magnetic resonance imaging，MRI）检查　对于存在神经系统症状的患者应尽快行头部 CT/MRI 检查及时明确诊断并除外脑出血、颅脑恶性肿瘤等疾病。

5. 疑似继发性高血压的患者可检测血 / 尿醛固酮、血皮质醇、血肾素、肾上腺 CT、肾动脉超声等。

三、治疗原则和方法

1. 密切监测血压、心率和心电图等。

2. 降压治疗　静脉给予硝普钠、硝酸甘油、乌拉地尔等短效抗高血压药，前 30~60 分钟内血压控制目标为平均动脉压的降低幅度不超过治疗前水平的 25%；随后 2~6 小时将血压降至较安全水平（一般为 160/100mmHg 左右）；在 24~48 小时内使血压逐渐控制在正常水平。

3. 硫酸镁　用于妊娠高血压或严重先兆子痫的患者。

4. 积极治疗导致高血压急症的原因和伴随的靶器官损害。

四、健康教育和用药指导

指导患者规律性自我测量血压，控制体重，低盐、低脂饮食，适当运动，忌烟限酒，减轻精神压力，保持乐观的生活态度和愉悦的心情。

高血压急症患者逐渐由静脉给药过渡到口服抗高血压药，选择一种或两种一线抗高血压药治疗，如血管紧张素转化酶抑制剂（ACEI）、血管紧张素Ⅱ受体阻滞剂（ARB）、β 受体拮抗剂（B）、钙通道阻滞药（CCB）、利尿药（D）。

五、常用药物和注意事项

（一）血管扩张药

硝普钠 sodium nitroprusside[基，保(甲)]

【适应证】用于高血压急症及高血压急症引起的急性左心衰竭的治疗。

【用法和用量】静脉滴注：开始每分钟按体重 0.5μg/kg。根据治疗反应以每分钟 0.5μg/kg 递增,逐渐调整剂量至血压稳定。极量为每分钟按体重 10μg/kg。总量为按体重 3.5mg/kg。

【注意事项】本品对光敏感,溶液稳定性差,滴注溶液应新鲜配制并注意避光。禁用于对硝普钠过敏者、代偿性高血压(如动静脉分流或主动脉缩窄)、孕妇及哺乳期妇女。

【不良反应】眩晕、大汗、头痛、反射性心动过速或心律失常、氰化物中毒、光敏感和过敏性皮疹等。

硝酸甘油 nitroglycerin[基,保(甲)]

【适应证】用于高血压急症及高血压急症引起的急性左心衰竭、急性冠脉综合征的治疗。

【用法和用量】静脉滴注:初始剂量推荐为 25μg/min,每 5 分钟增加 25μg/min,直到血压稳定为止。

【注意事项】禁用于心肌梗死早期(有严重低血压及心动过速时)、严重贫血、青光眼、颅内压增高、对硝酸甘油过敏者。还禁用于使用枸橼酸西地那非的患者,后者增强硝酸甘油的降压作用。静脉滴注硝酸甘油应注意避光并使用避光输液器。

【不良反应】头疼、头晕、心动过速、直立性低血压、出汗、苍白、虚脱、晕厥、面红、心动过缓。

(二)α受体拮抗剂

乌拉地尔 urapidil[基,保(乙)]

【适应证】用于高血压危象、重度和极重度高血压以及难治性高血压,控制围手术期高血压。可用于高血压脑病、动脉瘤性蛛网膜下腔出血后急性血压控制。

【用法和用量】10~50mg 缓慢静脉注射,5 分钟内即显示血压降低。若效果不满意,可重复用药。持续降压,可以 250ml 生理盐水或 5% 葡萄糖注射液稀释后静脉滴注,推荐初始速度为 2~9mg/min,根据血压调整滴速至血压平稳。

【注意事项】禁用于主动脉峡部狭窄或动静脉分流患者(血流动力学无效的透析分流除外)、哺乳期妇女。治疗期限一般不超过 7 日。

【不良反应】眩晕、恶心、头痛、乏力、心悸、胃肠不适、直立性低血压及过敏反应等。

酚妥拉明 phentolamine[基,保(甲)]

【适应证】用于嗜铬细胞瘤所致高血压危象,如在外科手术前的准备和手术中的控制。

【用法和用量】①成人：嗜铬细胞瘤手术，术时如血压升高，可 2~5mg 静脉注射或 0.5~1mg/min 静脉滴注，以防手术时出现高血压危象；②儿童：嗜铬细胞瘤手术，术中血压升高，可静脉注射 1mg，也可按体重 0.1mg/kg 或按体表面积 3mg/m²，必要时可重复或持续静脉滴注。

【注意事项】禁用于严重动脉硬化及肾功能不全者、低血压、冠心病、心肌梗死、胃炎或胃溃疡，以及对本品过敏者。

【不良反应】直立性低血压、心动过速、心律失常、鼻塞、恶心、呕吐、晕厥、乏力等。

（三）β 受体拮抗剂

拉贝洛尔 labetalol[基,保(乙)]

【适应证】用于治疗各种类型高血压，尤其是高血压危象。可用于高血压脑病的血压控制。

【用法和用量】①静脉注射：一次 25~50mg，加 10% 葡萄糖注射液 20ml，于 5~10 分钟内缓慢注射，如降压效果不理想可于 15 分钟后重复 1 次，直至产生理想的降压效果。总剂量不应超过 200mg，一般注射后 5 分钟内出现最大作用，约维持 6 小时。②静脉滴注：本品 100mg，加 5% 葡萄糖注射液或 0.9% 氯化钠注射液稀释至 250ml，静脉滴注速度为 1~4mg/min，直至取得较好效果，然后停止滴注，有效剂量为 50~200mg，但对嗜铬细胞瘤患者可能需 300mg 以上。

【注意事项】禁用于支气管哮喘、心源性休克、心传导阻滞（二度至三度房室传导阻滞）、重度或急性心力衰竭、窦性心动过缓、对本品过敏者。

【不良反应】头昏、胃肠道不适、疲乏、感觉异常、哮喘加重、直立性低血压等。

（四）钙通道阻滞药

地尔硫䓬 diltiazem[保(乙)]

【适应证】用于高血压急症的治疗，手术时异常高血压的急救处置。

【用法和用量】通常成人以每分钟 5~15μg/kg 速度静脉滴注。当血压降至目标值以后，边监测血压边调节滴注速度。

【注意事项】禁用于严重低血压或心源性休克、二度或三度房室传导阻滞或病态窦房结综合征、窦性停搏和窦房传导阻滞、严重充血性心力衰竭、严重心肌病、对药物中任一成分过敏者及妊娠或可能妊娠的妇女。

【不良反应】心动过缓、房室传导阻滞、窦性停搏等心律失常；面色潮红、恶心、呕吐；低血压等。

（五）其他抗高血压药

硫酸镁 magnesium sulfate^[基,保(甲)]

【适应证】用于妊娠高血压，用以降低血压，治疗先兆子痫和子痫。

【用法和用量】第 1 次负荷剂量为 2.5~4g，用 25% 葡萄糖注射液稀释至 20ml 后，5 分钟内缓慢静脉注射，以后每小时 1~2g 静脉滴注维持。治疗应持续至发作停止。控制抽搐理想的血清镁浓度为 6mg/100ml。24 小时用药总量不应超过 25~30g。

【注意事项】应根据膝腱反射、呼吸频率和尿量监测调整用量。禁用于哺乳期妇女、有心肌损害、心脏传导阻滞者。

【不良反应】头晕、恶心、呕吐、暂时性肌腱反射消失、呼吸困难、心律失常、潮热、出汗等。

第七节　主动脉夹层

一、定义

主动脉夹层（dissection of aorta）是指由于主动脉内膜或中层破坏，循环血液渗入主动脉壁中层形成的壁内血肿。Stanford 将主动脉夹层分为 A、B 两型：凡夹层累及升主动脉者即为 Stanford A 型，夹层仅累及降主动脉及其远端为 Stanford B 型。主动脉夹层与主动脉壁内血肿、主动脉溃疡统称为急性主动脉综合征（acute aortic syndrome，AAS）。

二、诊断标准

（一）症状和体征

突发持续性前胸、胸背部或腹部撕裂样或刀割样剧烈、难以忍受的疼痛为主动脉夹层最主要和最常见的症状。

夹层累及主动脉的重要分支引起脏器或肢体缺血会表现为晕厥或意识丧失、血尿或无尿、急腹症、急性下肢缺血性疼痛或坏死等。

多数患者表现为高血压并伴有双侧上肢或上下肢血压相差较大。

（二）实验室及影像学检查

1. 超声心动图　可显示主动脉夹层真、假腔的状态及血流情况。有无合并主动脉关闭不全及心脏压塞等。

2. 对主动脉进行计算机体层成像血管造影（computed tomography angiography，CTA）或磁共振血管成像（magnetic resonance angiography，

MRA）可以明确内膜片及破口的位置，判断主动脉夹层的真、假腔及累及范围。

3. 主动脉血管造影　是诊断主动脉夹层的"金标准"。

三、治疗原则和方法

1. 止痛　可适当应用吗啡或哌替啶等阿片类药物。

2. 控制血压及心率　应用β受体拮抗剂的基础上联合应用抗高血压药，将收缩压控制在 100~120mmHg，心率 60~80 次 /min。

3. 介入治疗及外科手术治疗。

四、健康教育和用药指导

主动脉夹层患者应制订合理的作息时间；避免劳累、情绪激动、剧烈运动；低盐、低脂饮食，多食水果、蔬菜等高维生素、粗纤维的食物；戒烟、戒酒；保持良好的心境。遵医嘱坚持长期口服抗高血压药（如美托洛尔或比索洛尔），将血压、心率控制在理想的范围，并学会正确测量血压的方法和自我监测血压、心率。

五、常用药物和注意事项

（一）β受体拮抗剂

美托洛尔 metoprolol[基,保(乙)]

【适应证】用于主动脉夹层的控制心率治疗。

【用法和用量】口服：50~100mg/ 次，一日 2 次。最大剂量一日不应超过 300~400mg。

【注意事项】禁用于心源性休克；病态窦房结综合征；二度、三度房室传导阻滞；不稳定的、失代偿性心力衰竭（肺水肿、低灌注或低血压），持续地或间歇地接受β受体激动剂正变力性治疗的患者；有症状的心动过缓或低血压。本品不可给予心率<45 次 /min、PQ 间期>0.24 秒或收缩压<100mmHg 的怀疑急性心肌梗死的患者；伴有坏疽危险的严重外周血管疾病患者；对本品中任何成分或其他β受体拮抗剂过敏者。

【不良反应】心动过缓、心脏传导阻滞、心力衰竭、低血压、头晕、乏力等。

比索洛尔 bisoprolol[基,保(甲)]

【适应证】用于主动脉夹层的控制心率治疗。

【用法和用量】口服：通常 2.5~5mg/ 次，1 次 /d，按需要调整剂量，最多一日不超过 10mg。

【注意事项】禁用于急性心力衰竭或心力衰竭失代偿期需用静脉注射正性肌力药治疗的患者；心源性休克者；二度或三度房室传导阻滞者；病态窦房结综合征患者；窦房传导阻滞者；严重低血压；严重支气管哮喘；严重的外周动脉闭塞疾病和雷诺病患者；未经治疗的嗜铬细胞瘤患者；代谢性酸中毒患者；已知对比索洛尔过敏的患者。

【不良反应】心动过缓、传导阻滞、乏力、头晕、心悸、嗜睡等。

（二）血管扩张药

硝普钠 sodium nitroprusside[基,保(甲)]

【适应证】用于主动脉夹层的控制血压治疗。

【用法和用量】静脉滴注：开始每分钟按体重 0.5μg/kg。根据治疗反应以每分钟 0.5μg/kg 递增，逐渐调整剂量至血压稳定。极量为每分钟按体重 10μg/kg。总量为按体重 3.5mg/kg。

【注意事项】本品对光敏感，溶液稳定性差，滴注溶液应新鲜配制并注意避光。禁用于对硝普钠过敏者、代偿性高血压（如动静脉分流或主动脉缩窄）、孕妇及哺乳期妇女。

【不良反应】眩晕、大汗、头痛、反射性心动过速或心律失常、氰化物中毒、光敏感和过敏性皮疹等。

（三）镇痛药

哌替啶 pethidine[基,保(甲)]

【适应证】用于主动脉夹层伴持续、剧烈胸痛的患者缓解疼痛症状。

【用法和用量】肌内注射：成人 25~100mg/ 次，100~400mg/d；极量 150mg/次，600mg/d。

【注意事项】禁用于颅脑损伤、颅内占位性病变；慢性阻塞性肺疾病、支气管哮喘、严重呼吸衰竭；室上性心动过速等。

【不良反应】眩晕、出汗、口干、恶心、呕吐、心动过速及直立性低血压等。

吗啡 morphine[基,保(甲)]

【适应证】用于主动脉夹层伴持续、剧烈胸痛的患者缓解疼痛症状。

【用法和用量】皮下注射：成人 5~15mg/ 次，10~40mg/d；极量 20mg/ 次，60mg/d。

【注意事项】禁用于严重呼吸困难、意识障碍、持续性低血压、颅内压增高等。

【不良反应】呼吸抑制、恶心、呕吐、嗜睡、眩晕等。

参 考 文 献

[1] 中华医学会心血管病学分会,中华心血管病杂志编辑委员会.急性ST段抬高型心肌梗死诊断和治疗指南(2019)[J].中华心血管病杂志,2019,47(10):766-783.

[2] 中华医学会心血管病学分会,中华心血管病杂志编辑委员会.非ST段抬高型急性冠状动脉综合征诊断和治疗指南(2016)[J].中华心血管病杂志,2017,45(5):359-376.

[3] 中华医学会心血管病学分会,中华心血管病杂志编辑委员会.急性心力衰竭诊断和治疗指南[J].中华心血管病杂志,2010,38(3):195-208.

[4] 中华医学会,中华医学会杂志社,中华医学会全科医学分会,等.室性心动过速基层诊疗指南(2019年)[J].中华全科医师杂志,2019,18(11):1047-1056.

[5] 中华医学会,中华医学会杂志社,中华医学会全科医学分会,等.心脏骤停基层诊疗指南(实践版·2019)[J].中华全科医师杂志,2019,18(11):1042-1046.

[6] 中华医学会,中华医学会杂志社,中华医学会全科医学分会,等.室上性心动过速基层诊疗指南(2019年)[J].中华全科医师杂志,2020,19(8):667-671.

[7] 黄从新,张澍,黄德嘉,等.心房颤动:目前的认识和治疗的建议(2018)[J].中华心律失常学杂志,2018,22(4):279-346.

[8] 中国医师协会急诊医师分会,中国高血压联盟,北京高血压防治协会.中国急诊高血压诊疗专家共识(2017修订版)[J].中国急救医学,2018,38(1):1-13.

[9] 中国医师协会心血管外科分会大血管外科专业委员会.急性主动脉综合征诊断与治疗规范中国专家共识(2021版)[J].中华胸心血管外科杂志,2021,37(5):257-269.

[10] 中华人民共和国国家卫生健康委员会.国家基本药物目录:2018年版[M].北京:人民卫生出版社,2018.

第四章　消化系统急症

第一节　上消化道出血

一、定义

消化道出血是指从食管到肛门之间的消化道发生的出血,多以呕血、黑便或血便为临床表现。解剖上以十二指肠悬韧带(suspensory ligament of duodenum,又称为屈氏韧带,英文是 ligament of Treitz)为分界线,将消化道分为上下两个部分。上消化道出血(upper gastrointestinal hemorrhage)通常是指十二指肠悬韧带以上的消化道,包括食管、胃、十二指肠、胆道、胰腺以及胃肠吻合术后的空肠上段所发生的出血。

二、诊断标准

(一)症状和体征

消化道出血的症状与出血量、出血速度及出血位置有关。上消化道出血以呕血为主要症状,腹部可有轻压痛,听诊肠鸣音亢进。轻症者可无明显表现,出血量较多时出现呕血、黑便,严重者可出现贫血、低血容量性休克。

(二)实验室检查及影像学检查

1. 急性出血失血性贫血状态下血红蛋白明显减少,由于血液中的蛋白质在肠道内分解吸收,血尿素氮可一过性增高。

2. 急诊胃镜检查可直视上消化道溃疡及出血部位,但需要在保证患者生命体征平稳、抗失血性休克的前提下行此检查,出血量较大时可用胃管预先抽吸,以免影响检查效果。

3. X 线钡剂造影可辅助显示上消化道边缘隆起性溃疡,X 线下显示为龛影,但急性出血一般不宜应用钡剂造影检查。

三、治疗原则和方法

1. 保证患者呼吸道的通畅,防止急性出血引起的误吸及呛咳,同时检测患者生命体征及检验学指标。

2. 及时建立静脉通路及补充血容量,进行抗失血性休克治疗,可应用林格液、羟乙基淀粉、生理盐水、葡萄糖溶液扩张血容量，条件允许可输注配型全血。同时可应用碳酸氢钠溶液纠正酸中毒。

3. 药物治疗包括抑酸治疗如 H_2 受体拮抗剂（法莫替丁、西咪替丁、雷尼替丁）和质子泵抑制剂（泮托拉唑、奥美拉唑、雷贝拉唑、兰索拉唑、艾司奥美拉唑），也可口服去甲肾上腺素加冰水洗胃或注射凝血酶。

4. 止血药止血效果差或止血后发生再次出血，可行电子胃镜镜下止血。

5. 内镜止血不成功时，可通过介入的方法将胃十二指肠动脉栓塞，以达到止血的目的。

6. 当药物止血及内镜止血效果不佳时，持续出血危及患者生命安全，应适宜地选择手术治疗。

四、健康教育和用药指导

上消化道出血的患者出血期间，少量呕血或者黑便时，可应急应用口服或者静脉滴注的止血药（垂体后叶素、去甲肾上腺素、凝血酶）、抑酸药（兰索拉唑、奥美拉唑）及胃肠促动药（多潘立酮），并禁食水，根据呕血及大便性状观察止血治疗效果，止血的 24 小时后可少量进低温流食或半流食，尽量以高蛋白质、高热量食物为主，避免辛辣刺激性食物。如若止血效果差或出血量较大并伴随休克早期症状者，宜尽快急诊就诊。

五、常用药物和注意事项

（一）质子泵抑制剂（PPI）

奥美拉唑 omeprazole[基,保(甲/乙)]

【适应证】主要用于消化性溃疡出血、消化道吻合术后吻合口溃疡出血、应激状态与非甾体抗炎药引起的消化道黏膜损伤。

【用法和用量】静脉入壶：40mg/ 次，每日 1 次。口服：20mg/ 次，每日 2 次。

【注意事项】已知对奥美拉唑过敏者及婴儿禁用此药物，不应与阿扎那韦合用，严重肝功能不全者谨慎使用，长期应用该药物的患者应定期监测维生素 B_{12}、血镁浓度。

【不良反应】常见有腹痛、便秘、腹泻、胃肠胀气、恶心、呕吐、失眠、头晕、感觉异常、嗜睡、不适及外周水肿。

兰索拉唑 lansoprazole[基,保(乙)]

【适应证】伴有出血的胃、十二指肠溃疡，急性应激性溃疡及药物引起的胃和十二指肠黏膜损伤。

【用法和用量】静脉滴注：成人 30mg/ 次，每日 2 次，加入 100ml 生理盐水中。口服：30mg/ 次，每日 1 次，早餐前口服。

【注意事项】已知对兰索拉唑过敏者及肝功能严重损害者禁用，该药物禁止与阿扎那韦合用，孕妇及哺乳期妇女慎用，儿童使用安全性尚未确定，不宜使用。

【不良反应】出疹、皮肤瘙痒、便秘、腹泻、口干、腹胀、头痛、嗜睡、白细胞减少、肝功能受损。

泮托拉唑 pantoprazole[基,保(乙)]

【适应证】伴有出血的胃、十二指肠溃疡，急性应激性溃疡及药物引起的胃和十二指肠黏膜损伤，中重度反流性食管炎。

【用法和用量】静脉滴注：40~80mg/ 次，每日 1~2 次，加入 100ml 生理盐水，在 15~60 分钟内滴完。

【注意事项】已知对泮托拉唑过敏者禁用，肝功能受损者用量酌情减少，孕妇及哺乳期妇女慎用。

【不良反应】头痛、腹泻、恶心、腹痛、腹胀、呕吐、头晕、关节痛。

雷贝拉唑 rabeprazole[基,保(乙)]

【适应证】主要用于消化性溃疡出血、消化道吻合术后吻合口溃疡出血、应激状态与非甾体抗炎药引起的消化道黏膜损伤。

【用法和用量】静脉滴注：20mg/ 次，每日 1~2 次，疗程不超过 5 日。口服：20mg/ 次，每日 1 次，晨服。

【注意事项】已知对雷贝拉唑过敏者禁用，肝功能受损者、老年患者、孕妇及哺乳期妇女慎用。

【不良反应】头晕、耳鸣、皮疹、发热、白细胞降低、转氨酶增高、血清肌酐升高、凝血功能异常。

艾司奥美拉唑 esomeprazole[基,保(乙)]

【适应证】伴有出血的胃、十二指肠溃疡，急性应激性溃疡及药物引起的胃和十二指肠黏膜损伤。

【用法和用量】静脉滴注：20~40mg/ 次，每日 1 次。口服：20mg/ 次，每日 1 次，餐前 1 小时服用。

【注意事项】已知对艾司奥美拉唑过敏者禁用，哺乳期妇女不宜使用，孕妇及肝肾功能损害者慎用，儿童不宜使用。

【不良反应】头痛、腹泻、恶心、胃肠胀气、腹痛、便秘和口干。

（二）H_2 受体拮抗剂

西咪替丁 cimetidine[基,保(甲)]

【适应证】用于治疗已明确诊断的十二指肠溃疡、胃溃疡以及合并的消化道出血，十二指肠溃疡短期治疗复发的患者，胃泌素瘤。

【用法和用量】静脉滴注：可以是间断给药，200mg/次，用100ml 5%葡萄糖注射液或其他配伍静脉溶液稀释，滴注15~20分钟，4~6小时重复1次，每日不超过2g。

【注意事项】已知对西咪替丁过敏者禁用，老年人及肾功能不全者慎用，孕妇及哺乳期妇女禁用，儿童不宜使用。快速静脉注射西咪替丁偶尔引起心脏停搏和心律失常，应尽量避免快速注射。

【不良反应】头痛、头晕、疲劳、皮疹、肌痛、血浆肌酐升高。

雷尼替丁 ranitidine[基,保(甲)]

【适应证】消化性溃疡出血、弥漫性胃黏膜病变出血、吻合口溃疡出血、应急状态时并发的胃黏膜损伤及药物引起的胃黏膜损伤。

【用法和用量】静脉给药：50mg/次，每日2次，稀释后缓慢静脉滴注（1~2小时），或者缓慢静脉注射（超过10分钟）。肌内注射：50mg/次，每日2次。

【注意事项】已知对雷尼替丁过敏者、8岁以下儿童、孕妇及哺乳期妇女禁用。

【不良反应】恶心、皮疹、便秘、乏力、头痛、头晕等。

法莫替丁 famotidine[基,保(甲)]

【适应证】治疗消化性溃疡、急性应激性溃疡和出血性胃炎所致的上消化道出血，胃泌素瘤，预防应激反应引起的上消化道出血。

【用法和用量】静脉滴注：20mg/次，加入100ml生理盐水中或5%的葡萄糖注射液，每日2次。口服：20mg/次，每日2次。

【注意事项】已知对法莫替丁过敏者禁用，孕妇、哺乳期妇女及儿童慎用。

【不良反应】头痛、头晕、便秘、腹泻、皮疹、白细胞减少、转氨酶升高。

（三）其他止血药

去甲肾上腺素 norepinephrine[基,保(甲)]

【适应证】胃、十二指肠溃疡及吻合口溃疡引起的上消化道出血。

【用法和用量】口服：8mg加入100ml冰生理盐水中反复洗胃，每次250ml。

【注意事项】监测血压，出现血压升高应减量或停止用药，不宜与碱性药物配伍使用，缺氧、高血压、动脉硬化、甲状腺功能亢进、糖尿病、血栓患者、孕妇及哺乳期妇女慎用。

【不良反应】焦虑不安、眩晕、头痛、皮肤苍白、心悸、失眠，用药过量可出现严重的头痛及高血压、心率缓慢、呕吐、抽搐等。

血凝酶 hemocoagulase[基,保(乙)]

【适应证】可用于各种出血及出血性疾病，也可用于预防出血，如术前用药,可减少手术部位的出血。

【用法和用量】静脉注射或肌内注射:成人 1.0~2.0IU;儿童 0.3~0.5IU;如紧急出血可立即静脉注射 0.25~0.5IU,同时肌内注射 1.0IU。

【注意事项】已知对血凝酶过敏者、血栓及血栓病史患者禁用,妊娠 3 个月内禁用。

【不良反应】过敏性休克、过敏反应、寒战、发热、呼吸困难、头晕、头痛、恶心、呕吐等。

生长抑素 somatostatin[基,保(乙)]

【适应证】严重的急性食管静脉曲张出血、严重急性胃或十二指肠溃疡出血,或并发的糜烂性胃炎或出血性胃炎。胰、胆和肠瘘的辅助治疗,胰腺术后并发症的预防和治疗。

【用法和用量】严重急性上消化道出血时,先缓慢静脉注射 0.25mg,而后静脉滴注 0.25mg/h。

【注意事项】已知对生长抑素过敏者、孕妇及哺乳期妇女禁止使用。

【不良反应】恶心、呕吐、腹泻、腹痛、腹胀、皮疹、皮肤潮红、多汗、心悸等。

奥曲肽 octreotide[基,保(乙)]

【适应证】用于肝硬化所致食管 - 胃静脉曲张出血的紧急治疗,与内镜硬化剂治疗合用,预防胰腺术后并发症。

【用法和用量】持续静脉滴注:0.025mg/h,最多用 5 日,可用生理盐水及葡萄糖溶液稀释。

【注意事项】已知对奥曲肽过敏者禁用,糖尿病患者、孕妇及哺乳期妇女禁用。

【不良反应】腹泻、腹痛、恶心、胀气、头痛、胆石症、高血糖及便秘等。

第二节 下消化道出血

一、定义

下消化道出血(lower gastrointestinal hemorrhage)十二指肠悬韧带以下(包括空肠、回肠、结肠、直肠)病变引起的出血。通常临床表现为便血、黑便。常见于痔疮、肛裂、肠息肉、结肠癌、肠套叠及炎性病变等。

二、诊断标准

(一)症状和体征

下消化道出血以便血为主要症状,出血性质与出血位置有关,空肠、回肠出血及右半结肠病变少量渗血时可有黑便,右半结肠出血时粪便可呈暗红色,左半结肠及直肠出血,粪便多见鲜红色。出血量较大时,会出现失血性周围循环衰竭,可有心慌、乏力、头晕、心率加快、肢体冷感,甚至休克早期表现。

(二)实验室检查及影像学检查

1. 血常规示血红蛋白及红细胞计数下降,便常规隐血阳性。

2. 纤维结肠镜检查可直视肠道内病变,如息肉、肿瘤溃疡出血、炎性病变渗血、缺血坏死性肠病等。胶囊内镜可用于小肠的检查。

3. X线钡剂灌肠造影对结肠肿瘤的检查阳性率较高,影像可见结肠狭窄影。

4. 血管造影可针对血管畸形、血管瘤引起的消化道出血,出血速率>0.5ml/min,可见造影剂从出血部位外渗。

三、治疗原则和方法

1. 出血量较少时,卧床休息,禁食水,监测生命体征,定期复查血常规。补充血容量,改善循环,必要时输注全血。

2. 出血量较多时,抗休克治疗,在维持生命体征平稳的前提下,首先应用止血药如垂体后叶素、生长抑素、血凝酶,尽快确定出血位置,内镜下止血。

3. 内科治疗效果不佳,同时合并外科疾病时,宜尽早行外科手术治疗,切除病变所在肠段,以达到止血目的。痔疮出血时,可应用肠内栓剂治疗、结扎疗法及注射硬化剂的方法。

四、健康教育和用药指导

养成良好的生活习惯,作息规律,避免熬夜,忌烟酒,避免进食辛辣刺激性食物,饮食上以清淡、软食为主。既往痔疮或肛裂病史患者出现便血,可应用栓剂治疗,便血量较大难以控制,并出现心慌、乏力、头晕等症状时需急诊就诊治疗。

五、常用药物和注意事项

垂体后叶素 pituitrin[基,保(甲)]

【适应证】应用于各种原因所致的消化道出血,肺、支气管出血等。

【用法和用量】缓慢静脉滴注:5~20U加入500ml生理盐水或5%的葡萄糖注射液中稀释,滴速0.1~0.4U/min。

【注意事项】已知对垂体后叶素过敏者禁用,心肌炎、血管硬化患者禁用,中重度肾功能不全者禁用。用药后出现过敏、心悸等不良症状时应及时停药。

【不良反应】腹痛、腹泻、恶心、呕吐、头晕、头痛、烦躁、抽搐、血压升高、心悸、心律失常等。

血凝酶 hemocoagulase[基,保(乙)]

【适应证】可用于各种出血及出血性疾病，也可用于预防出血，如术前用药，可减少手术部位的出血。

【用法和用量】静脉注射或肌内注射：成人 1.0~2.0IU；儿童 0.3~0.5IU；如紧急出血可立即静脉注射 0.25~0.5IU，同时肌内注射 1.0IU。

【注意事项】已知对血凝酶过敏者、血栓及血栓病史患者禁用，妊娠 3 个月内禁用。

【不良反应】过敏性休克、过敏反应、寒战、发热、呼吸困难、头晕、头痛、恶心、呕吐等。

生长抑素 somatostatin[基,保(乙)]

【适应证】严重的急性食管静脉曲张出血、严重急性胃或十二指肠溃疡出血，或并发的糜烂性胃炎或出血性胃炎。胰、胆和肠瘘的辅助治疗，胰腺术后并发症的预防和治疗。

【用法和用量】严重急性上消化道出血时，先缓慢静脉注射 0.25mg，而后静脉滴注 0.25mg/h。

【注意事项】已知对生长抑素过敏者、孕妇及哺乳期妇女禁止使用。

【不良反应】恶心、呕吐、腹泻、腹痛、腹胀、皮疹、皮肤潮红、多汗、心悸等。

第三节　急性胃扩张

一、定义

急性胃扩张（acute gastric dilatation）是指由某些诱因导致胃壁肌肉张力下降或麻痹，使得短时间内大量的液体、气体潴留无法排空，引起胃及十二指肠上段的急性扩张，常见于暴饮暴食、术后及麻醉并发症等。

二、诊断标准

（一）症状和体征

急性胃扩张发病时主要表现为持续的腹部钝痛，阵发性加重，并有腹胀和呃逆的表现，一般有呕吐症状，呕吐物呈咖啡色。少部分患者腹部可见胃型，偶有腹膜炎及脱水征。严重者可有水、电解质紊乱，酸碱失衡甚至休克。

（二）实验室检查及影像学检查

1. 少数患者可有白细胞和中性粒细胞升高表现，大部分血常规无明显异常。
2. X线检查可见巨大的胃泡。
3. CT检查可见扩张的胃下降至盆腔。

三、治疗原则和方法

1. 禁食水，留置胃管进行胃肠减压。胃内容物抽吸尽后可应用生理盐水洗胃，以恢复胃张力。
2. 纠正水、电解质紊乱，维持酸碱平衡，大量的液体流失可引起低钾血症，监测钾离子，尿量正常的前提下补充钾离子。
3. 可应用胃肠促动药，如多潘立酮、莫沙必利，促进胃肠功能恢复，呕吐严重时可应用止吐药，如昂丹司琼、甲氧氯普胺等。
4. 严重者出现休克时，需抗休克治疗。保守治疗效果不佳者，可行手术治疗。

四、健康教育和用药指导

急性胃扩张最常见诱因为暴饮、暴食，大量食物及液体短时间内蓄积在胃内引起胃及十二指肠的急性扩张，所以良好的生活及饮食习惯是避免该急症的最好办法。该急症恢复期切忌辛辣刺激性食物，以软食、流食为主，可配合应用胃肠促动药如莫沙必利、多潘立酮等，促进胃肠蠕动及功能的恢复。

五、常用药物和注意事项

（一）止吐药

昂丹司琼 ondansetron[基,保(甲)]

【适应证】应用于放化疗引起的恶心、呕吐，预防和治疗术后呕吐。

【用法和用量】口服：成人 1mg/ 次，每日 2 次；儿童每次 20μg/kg，每日 2 次。

【注意事项】已知有明确过敏史患者禁用；因可减缓胃肠蠕动，严重胃肠功能障碍及肠梗阻患者禁用；高血压患者每日用量不可超过 10mg；孕妇及哺乳期妇女不宜使用。

【不良反应】可有头痛、腹部不适、腹胀、口干等。

甲氧氯普胺 metoclopramide[基,保(甲)]

【适应证】用于治疗各种原因引起的恶心、呕吐、消化不良、嗳气、腹部饱胀，以及胃排空障碍。

【用法和用量】口服：成人 5~10mg/ 次，每日 3 次；儿童 2.5~5mg/ 次，每日 3 次。肌内注射 / 静脉注射：成人一次 10~20mg，一日量少于 0.5mg/kg；儿童 6 岁以下一次 0.1mg/kg，儿童 6~14 岁一次 2.5~5mg。

【注意事项】已知对本药过敏者禁用；对普鲁卡因或普鲁卡因胺过敏者禁用；消化道出血、机械性肠梗阻患者禁用；孕妇禁用；2 岁以下儿童禁用。哺乳期妇女慎用。

【不良反应】头晕、嗜睡、头痛、恶心、腹痛、皮疹、皮痒、呼吸困难、呼吸急促等。

（二）胃肠促动药

莫沙必利 mosapride[基,保(甲)]

【适应证】主要用于功能性消化不良伴有嗳气、恶心、呕吐、腹饱胀等消化道症状；也可用于胃肠排空障碍及术后胃瘫。

【用法和用量】口服：5mg/ 次，一日 3 次，餐前服用。

【注意事项】已知过敏者禁用，孕妇及哺乳期妇女避免使用，治疗 2 周后无效果，需停止使用本药物。

【不良反应】腹痛、腹泻、皮疹、倦怠、头晕、口干等。

多潘立酮 domperidone[基,保(甲)]

【适应证】用于腹胀、嗳气、消化不良、恶心、腹部胀痛、呕吐等症状。

【用法和用量】口服：成人 10mg/ 次，每日 3 次，餐前 15~30 分钟口服。

【注意事项】已知过敏者禁用。肝肾功能差者慎用，肿瘤化疗患者及电解质紊乱患者慎用，孕妇及哺乳期妇女慎用。

一般用药不应超过 1 周。

【不良反应】偶见头痛、失眠、口干、嗜睡、腹泻、皮疹等。

第四节 急 性 胃 炎

一、定义

急性胃炎（acute gastritis）是指由各种病因导致胃黏膜的急性非特异性炎症，组织学上以中性粒细胞的浸润为主要特点。常见类型有食物中毒性急性胃炎、药物性急性胃炎、酒精性急性胃炎、应激性急性胃炎和腐蚀性急性胃炎等。

二、诊断标准

（一）症状和体征

急性胃炎通常表现为上腹部疼痛，腹部满胀感，伴有恶心、呕吐、食欲减退等消化不良症状，不洁饮食病史患者同时伴有腹泻、发热；严重患者可有反复呕吐引起的水、电解质紊乱与酸碱失衡甚至消化道出血、休克等。

（二）实验室检查和影像学检查

1. 一般不洁饮食病史的患者，血常规可见白细胞总数增加，中性粒细胞百分比升高，同时伴有腹泻、脓血便者，便常规可有脓细胞及红细胞。

2. 消化内镜可见胃黏膜充血水肿，伴有炎性渗出，严重者可有黏膜糜烂、溃疡、出血等。

三、治疗原则和方法

1. 轻症的急性胃炎一般不需要禁食水，伴有严重呕吐者需要禁食水，急性期需静脉补液以纠正脱水和离子紊乱。

2. 急性胃炎以药物治疗为主。药物及腐蚀性液体引起的胃炎需应用胃黏膜保护剂，如硫糖铝、复方氢氧化铝；应激性急性胃炎需要抑制胃酸的分泌，需要应用 H_2 受体拮抗剂，如西咪替丁、雷尼替丁、法莫替丁，或质子泵抑制剂，如奥美拉唑、兰索拉唑、泮托拉唑、艾司奥美拉唑等；严重的黏膜损伤伴出血者可应用血凝酶；炎症感染较重者伴有肠炎腹泻症状可应用氟喹诺酮类抗生素治疗，如诺氟沙星、环丙沙星。

四、健康教育和用药指导

日常生活中应注意饮食卫生，避免摄入不洁饮食或易引起食物中毒的饮食，减少辛辣刺激食物的摄入，尽量避免摄入酒类及其他损伤胃黏膜的液体，长期应用非甾体抗炎药需配合胃黏膜保护剂使用。胃炎急性期可禁食水，停止进食牛奶、果汁等高渗性液体，伴有肠炎腹泻者，可口服氟喹诺酮类抗生素，待症状恢复后，可逐渐恢复到普通饮食。

五、常用药物和注意事项

（一）胃黏膜保护剂

硫糖铝 sucralfate[基,保(乙)]

【适应证】适用于急、慢性胃炎黏膜保护，以及胃酸过多引起的烧心、反酸。

【用法和用量】口服：10~20ml/次，每日 2~4 次。

【注意事项】已知过敏者禁用，习惯性便秘、肝肾功能不全者慎用，孕妇及哺乳期妇女慎用。

【不良反应】可见便秘、口干，偶见腹泻、腰痛、眩晕、消化不良等。

复方氢氧化铝 compound aluminium hydroxide[基，保（甲）]

【适应证】用于缓解胃酸过多引起的胃痛、反酸、烧心，也可应用于急、慢性胃炎。

【用法和用量】口服：10~15ml/次，每日 3 次，餐前半小时或胃痛时口服。

【注意事项】已知过敏者禁用，本药物能妨碍磷的吸收，故不宜长期使用，妊娠期前 3 个月、肾功能不全者、长期便秘者慎用，阑尾炎及急腹症患者禁用。

【不良反应】长期大剂量服用，可导致严重便秘，老年人可引起骨质疏松，肾功能不全者可引起血铝升高。

（二）H₂ 受体拮抗剂

西咪替丁 cimetidine[基，保（甲）]

【适应证】用于治疗已明确诊断的十二指肠溃疡、胃溃疡以及合并的消化道出血，十二指肠溃疡短期治疗复发的患者，胃泌素瘤。

【用法和用量】静脉滴注：可以是间断给药，200mg/次，用 100ml 5% 葡萄糖注射液或其他配伍静脉溶液稀释，滴注 15~20 分钟，4~6 小时重复 1 次，每日不超过 2g。

【注意事项】已知对西咪替丁过敏者禁用，老年人及肾功能不全者慎用，孕妇及哺乳期妇女禁用，儿童不宜使用。快速静脉注射西咪替丁偶尔引起心脏停搏和心律失常，应尽量避免快速注射。

【不良反应】头痛、头晕、疲劳、皮疹、肌痛、血浆肌酐升高。

雷尼替丁 ranitidine[基，保（甲）]

【适应证】消化性溃疡出血、弥漫性胃黏膜病变出血、吻合口溃疡出血、应急状态时并发的胃黏膜损伤及药物引起的胃黏膜损伤。

【用法和用量】静脉给药：50mg/次，每日 2 次，稀释后缓慢静脉滴注（1~2 小时），或者缓慢静脉注射（超过 10 分钟）。肌内注射：50mg/次，每日 2 次。

【注意事项】已知对雷尼替丁过敏者、8 岁以下儿童、孕妇及哺乳期妇女禁用。

【不良反应】恶心、皮疹、便秘、乏力、头痛、头晕等。

法莫替丁 famotidine[基,保(甲)]

【适应证】治疗消化性溃疡、急性应激性溃疡和出血性胃炎所致的上消化道出血，胃泌素瘤，预防应激反应引起的上消化道出血。

【用法和用量】静脉滴注：20mg/次，加入100ml生理盐水中或5%的葡萄糖注射液，每日2次。口服：20mg/次。每日2次。

【注意事项】已知对法莫替丁过敏者禁用，孕妇、哺乳期妇女及儿童慎用。

【不良反应】头痛、头晕、便秘、腹泻、皮疹、白细胞减少、转氨酶升高。

（三）质子泵抑制剂

奥美拉唑 omeprazole[基,保(甲/乙)]

【适应证】主要用于消化性溃疡出血、消化道吻合术后吻合口溃疡出血、应激状态与非甾体抗炎药引起的消化道黏膜损伤。

【用法和用量】静脉入壶：40mg/次，每日1次。口服：20mg/次，每日2次。

【注意事项】已知对奥美拉唑过敏者及婴儿禁用此药物，不应与阿扎那韦合用，严重肝功能不全者谨慎使用，长期应用该药物的患者应定期监测维生素 B_{12}、血镁浓度。

【不良反应】常见有腹痛、便秘、腹泻、胃肠胀气、恶心、呕吐、失眠、头晕、感觉异常、嗜睡、不适及外周水肿。

兰索拉唑 lansoprazole[基,保(乙)]

【适应证】伴有出血的胃、十二指肠溃疡，急性应激性溃疡及药物引起的胃和十二指肠黏膜损伤。

【用法和用量】静脉滴注：成人30mg/次，加入100ml生理盐水中，每日2次。口服：30mg/次，每日1次，早餐前口服。

【注意事项】已知对兰索拉唑过敏者及肝功能严重损害者禁用，该药物禁止与阿扎那韦合用，孕妇及哺乳期妇女慎用，儿童应用的安全性尚未确定，不宜使用。

【不良反应】出疹、皮肤瘙痒、便秘、腹泻、口干、腹胀、头痛、嗜睡、白细胞减少、肝功能受损。

泮托拉唑 pantoprazole[基,保(乙)]

【适应证】伴有出血的胃、十二指肠溃疡，急性应激性溃疡及药物引起的胃和十二指肠黏膜损伤，中重度反流性食管炎。

【用法和用量】静脉滴注：40~80mg/ 次，每日 1~2 次，加入 100ml 生理盐水，在 15~60 分钟内滴完。

【注意事项】已知对泮托拉唑过敏者禁用，肝功能受损者用量酌情减少，孕妇及哺乳期妇女慎用。

【不良反应】头痛、腹泻、恶心、腹痛、腹胀、呕吐、头晕、关节痛。

雷贝拉唑 rabeprazole[基,保(乙)]

【适应证】主要用于消化性溃疡出血、消化道吻合术后吻合口溃疡出血、应激状态与非甾体抗炎药引起的消化道黏膜损伤。

【用法和用量】静脉滴注：20mg/ 次，每日 1~2 次，疗程不超过 5 日；口服：20mg/ 次，每日 1 次，晨服。

【注意事项】已知对雷贝拉唑过敏者禁用，肝功能受损者、老年患者、孕妇及哺乳期妇女慎用。

【不良反应】头晕、耳鸣、皮疹、发热、白细胞降低、转氨酶增高、血清肌酐升高、凝血功能异常。

艾司奥美拉唑 esomeprazole[基,保(乙)]

【适应证】伴有出血的胃、十二指肠溃疡，急性应激性溃疡及药物引起的胃和十二指肠黏膜损伤。

【用法和用量】静脉滴注：20~40mg/ 次，每日 1 次。口服：20mg/ 次，每日 1 次，餐前 1 小时服用。

【注意事项】已知对艾司奥美拉唑过敏者禁用，哺乳期妇女不宜使用，孕妇及肝肾功能损害者慎用，儿童不宜使用。

【不良反应】头痛、腹泻、恶心、胃肠胀气、腹痛、便秘和口干。

（四）止血药

血凝酶 hemocoagulase[基,保(乙)]

【适应证】可用于各种出血及出血性疾病，也可用于预防出血，如术前用药，可减少手术部位的出血。

【用法和用量】静脉注射或肌内注射：成人 1.0~2.0IU；儿童 0.3~0.5IU；如紧急出血可立即静脉注射 0.25~0.5IU，同时肌内注射 1.0IU。

【注意事项】已知对血凝酶过敏者、血栓及血栓病史患者禁用，妊娠 3 个月内禁用。

【不良反应】过敏性休克、过敏反应、寒战、发热、呼吸困难、头晕、头痛、恶心、呕吐等。

第五节 急性胰腺炎

一、定义

急性胰腺炎（acute pancreatitis，AP）是由多种病因引起的胰酶异常激活使得胰腺自体消化导致的炎性疾病，是急性炎性病变和胰腺组织水肿、出血、细胞坏死损伤的过程。

二、诊断标准

（一）症状和体征

急性胰腺炎常以暴饮暴食、饮酒、高脂血症及胆道系统疾病为诱因，腹痛、腹胀为主要症状，伴随恶心、呕吐，且呕吐后症状缓解不明显，偶伴腰背部放射痛，常伴排气排便障碍，可有发热，当合并胆道系统疾病时，可见黄疸，当胰腺出血坏死时，可在两侧腹部和脐周出现格雷·特纳征（Grey Turner sign）和卡伦征（Cullen sign），病情进展严重时，可发展为急性多器官功能障碍。

（二）实验室检查和影像学检查

1. 血常规示白细胞计数及中性粒细胞百分比升高；血、尿淀粉酶可有升高；血清脂肪酶升高；C反应蛋白升高；伴随黄疸时可有转氨酶、血清胆红素、碱性磷酸酶水平的升高，血糖、甘油三酯均会增高。

2. X线检查时可见胸腔积液及肠梗阻表现。

3. B超可见胰腺弥漫性改变，胰腺肿大，边缘不清晰，内部回声减弱，胰腺周围可见低或无回声区。

4. 胰腺平扫CT示胰腺肿大，胰腺周围炎性渗出，严重者可见胰腺周围及肾脏周围的积液。

三、治疗原则和方法

1. 轻症急性胰腺炎以内科治疗为主，禁食水，减少胰酶的分泌，合并胃肠道麻痹时需行胃肠减压；抑制胃酸分泌应用质子泵抑制剂，如奥美拉唑、兰索拉唑；补充液体，维持体内的水、电解质平衡，伴有高血糖时需应用胰岛素调节血糖；应用生长抑素或其类似物以抑制胰腺的分泌；应用蛋白酶抑制剂，如加贝酯、乌司他丁；疼痛时可应用哌替啶或阿托品镇痛。

2. 重症急性胰腺炎病情进展较快，需要监测生命体征，保证氧气的吸入，给予广谱抗生素控制炎症，如碳青霉烯类药物（比阿培南）、第三代头孢菌素

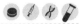

（如头孢曲松、头孢克肟）+抗厌氧菌药（如甲硝唑）、氟喹诺酮类（如左氧氟沙星）+抗厌氧菌药，维持酸碱平衡，必要时进行血浆置换治疗。

3. 当胰腺炎合并胆道系统疾病时可行内镜逆行胰胆管造影术（endoscopic retrograde cholangiopancreatography，ERCP）治疗，能够清除胆管结石，减轻胆管及胰管的压力，减少胆汁反流。

4. 当胰腺炎继发周围组织感染，胰腺周围及腹腔积脓或出现胰瘘时需手术治疗。

四、健康教育和用药指导

胰腺炎常见于暴饮暴食，避免此疾病需养成良好的饮食习惯，避免长期及大量饮酒，烟草对胰腺的损伤也是极大的。血糖及血脂高的患者可应用降血糖药、胰岛素和调血脂药，减少诱发胰腺炎的风险。急性发病时禁食水，可控制病情的发展。

五、常用药物和注意事项

（一）镇痛药

哌替啶 pethidine[基，保（甲）]

【适应证】该药物为强效镇痛药，适用于各种疼痛，对于内脏疼痛可与阿托品合用。

【用法和用量】肌内注射：25~100mg/次，一日100~400mg；极量150mg/次，一日600mg。静脉注射：每次按体重以0.3mg/kg为限。

【注意事项】已知对该药物过敏者禁用，颅脑损伤、慢性阻塞性肺疾病、支气管哮喘、室上性心动过速患者禁用，孕妇及哺乳期妇女用药时严格控制用量。

【不良反应】恶心、呕吐、出汗、眩晕、口干、心动过速等，连续使用可有成瘾性。

阿托品 atropine[基，保（甲）]

【适应证】适用于各种内脏绞痛。

【用法和用量】口服/皮下注射/肌内注射/静脉注射：0.3~0.5mg/次，一日3次；极量每次1mg，每日3mg。

【注意事项】已知对本药过敏者禁用，前列腺肥大、青光眼患者禁用，心脏病、脑损伤患者慎用，儿童、孕妇及哺乳期妇女慎用。

【不良反应】口干、少汗、瞳孔扩大、心率加速，严重者可有谵妄、幻觉、惊厥等。

（二）质子泵抑制剂

奥美拉唑 omeprazole [基,保(甲/乙)]

【适应证】主要用于消化性溃疡出血、消化道吻合术后吻合口溃疡出血、应激状态与非甾体抗炎药引起的消化道黏膜损伤。

【用法和用量】静脉入壶：40mg/ 次，每日 1 次。口服：20mg/ 次，每日 2 次。

【注意事项】已知对奥美拉唑过敏者及婴儿禁用此药物，不应与阿扎那韦合用，严重肝功能不全者谨慎使用，长期应用该药物的患者应定期监测维生素 B_{12}、血镁浓度。

【不良反应】常见有腹痛、便秘、腹泻、胃肠胀气、恶心、呕吐、失眠、头晕、感觉异常、嗜睡、不适及外周水肿。

兰索拉唑 lansoprazole [基,保(乙)]

【适应证】伴有出血的胃、十二指肠溃疡，急性应激性溃疡及药物引起的胃和十二指肠黏膜损伤。

【用法和用量】静脉滴注：成人 30mg/ 次，每日 2 次，加入 100ml 生理盐水中。口服：30mg/ 次，每日 1 次，早餐前口服。

【注意事项】已知对兰索拉唑过敏者及肝功能严重损害者禁用，该药物禁止与阿扎那韦合用，孕妇及哺乳期妇女慎用，儿童使用安全性尚未确定，不宜使用。

【不良反应】出疹、皮肤瘙痒、便秘、腹泻、口干、腹胀、头痛、嗜睡、白细胞减少、肝功能受损。

泮托拉唑 pantoprazole [基,保(乙)]

【适应证】伴有出血的胃、十二指肠溃疡，急性应激性溃疡及药物引起的胃和十二指肠黏膜损伤，中重度反流性食管炎。

【用法和用量】静脉滴注：40~80mg/ 次，每日 1~2 次，加入 100ml 生理盐水，在 15~60 分钟内滴完。

【注意事项】已知对泮托拉唑过敏者禁用，肝功能受损者用量酌情减少，孕妇及哺乳期妇女慎用。

【不良反应】头痛、腹泻、恶心、腹痛、腹胀、呕吐、头晕、关节痛。

雷贝拉唑 rabeprazole [基,保(乙)]

【适应证】主要用于消化性溃疡出血、消化道吻合术后吻合口溃疡出血、应激状态与非甾体抗炎药引起的消化道黏膜损伤。

【用法和用量】静脉滴注：20mg/ 次，每日 1~2 次，疗程不超过 5 日；口服：20mg/ 次，每日 1 次，晨服。

【注意事项】已知对雷贝拉唑过敏者禁用，肝功能受损者、老年患者慎用，孕妇及哺乳期妇女慎用。

【不良反应】头晕、耳鸣、皮疹、发热、白细胞降低、转氨酶增高、血清肌酐升高、凝血功能异常。

艾司奥美拉唑 esomeprazole[基,保(乙)]

【适应证】伴有出血的胃、十二指肠溃疡，急性应激性溃疡及药物引起的胃和十二指肠黏膜损伤。

【用法和用量】静脉滴注：20~40mg/ 次，每日 1 次。口服：20mg/ 次，每日 1 次，餐前 1 小时服用。

【注意事项】已知对艾司奥美拉唑过敏者禁用，哺乳期妇女不宜使用，孕妇及肝肾功能损害者慎用，儿童不宜使用。

【不良反应】头痛、腹泻、恶心、胃肠胀气、腹痛、便秘和口干。

（三）生长素及类似物

生长抑素 somatostatin[基,保(乙)]

【适应证】严重的急性食管静脉曲张出血，严重急性胃或十二指肠溃疡出血，或并发的糜烂性胃炎或出血性胃炎。胰、胆和肠瘘的辅助治疗，胰腺术后并发症的预防和治疗。

【用法和用量】严重急性上消化道出血时，先缓慢静脉注射 0.25mg，而后静脉滴注 0.25mg/h。

【注意事项】已知对生长抑素过敏者、孕妇及哺乳期妇女禁止使用。

【不良反应】恶心、呕吐、腹泻、腹痛、腹胀、皮疹、皮肤潮红、多汗、心悸等。

奥曲肽 octreotide[基,保(乙)]

【适应证】用于肝硬化所致食管 - 胃静脉曲张出血的紧急治疗，与内镜硬化剂治疗合用，预防胰腺术后并发症。

【用法和用量】持续静脉滴注：0.025mg/h，最多用 5 日，可用生理盐水及葡萄糖溶液稀释。

【注意事项】已知对奥曲肽过敏者禁用，糖尿病患者、孕妇及哺乳期妇女禁用。

【不良反应】腹泻、腹痛、恶心、胀气、头痛、胆石症、高血糖及便秘等。

（四）蛋白酶抑制剂

加贝酯 gabexate[基,保(乙)]

【适应证】应用于急性胰腺炎，抑制蛋白酶活性。

【用法和用量】静脉滴注：100mg/次，治疗的前 3 日每日用量 300mg，症状缓解后 100mg/d，稀释于生理盐水或 5% 的葡萄糖注射液 500ml 中。

【注意事项】已知对加贝酯过敏者禁用，儿童、孕妇及哺乳期妇女禁用，本药品应新鲜配制，随配随用。

【不良反应】少数出现注射处局部疼痛、轻度静脉炎，偶有皮疹、发痒、颜面潮红等过敏体征。

乌司他丁 ulinastatin[基,保(乙)]

【适应证】急性胰腺炎、慢性胰腺炎以及急性循环衰竭抢救辅助用药。

【用法和用量】静脉滴注：10 万 IU/ 次，溶于 500ml 5% 的葡萄糖注射液或生理盐水中，每次静脉滴注 1~2 小时，每日 1~3 次。

【注意事项】已知对乌司他丁过敏者禁用，儿童、孕妇及哺乳期妇女不宜使用。

【不良反应】可有恶心、呕吐、心率加快、呼吸困难、胸闷、皮疹、发痒，严重者可有过敏性休克表现。

（五）抗生素

比阿培南 biapenem[基,保(乙)]

【适应证】该药物为碳青霉烯类合成抗生素，应用于革兰氏阳性菌引起的炎症及感染。

【用法和用量】静脉滴注：0.3g/ 次，溶解于 100ml 生理盐水中，每次滴注 30~60 分钟，每日 2 次，一日最大剂量不应超过 1.2g。

【注意事项】已知对比阿培南及碳青霉烯类抗菌药物过敏者禁用，进食困难或全身恶化的患者可能会出现维生素 K 缺乏症状，老年患者、儿童、孕妇及哺乳期妇女慎用。

【不良反应】皮疹、腹泻、恶心、呕吐，严重者可出现过敏性休克。

头孢曲松 ceftriaxone[基,保(甲)]

【适应证】对头孢曲松敏感的革兰氏阳性菌、革兰氏阴性菌、厌氧菌引起的感染。

【用法和用量】静脉滴注：1~2g/ 次，溶于 250ml 生理盐水中，每日 1 次；重症感染者剂量可增加至 4g/ 次，每日 1 次。

【注意事项】已知对头孢曲松或其他头孢菌素类药物过敏者禁用，与乙醇可出现双硫仑样反应，谨防与酒类同时服用，孕妇及哺乳期妇女慎用。

【不良反应】嗜酸性粒细胞增多症、白细胞减少症、血小板减少症、腹泻、皮疹以及严重的过敏反应。

甲硝唑 metronidazole[基,保(甲/乙)]

【适应证】用于厌氧菌感染的治疗。

【用法和用量】静脉滴注：0.5g/次，每日2次。

【注意事项】已知对甲硝唑过敏者禁用，孕妇及哺乳期妇女禁用，用药期间禁止饮酒。

【不良反应】常见反应有恶心、呕吐、腹泻、腹部疼痛、食欲减退，偶有眩晕、头痛、感觉异常及过敏反应。

左氧氟沙星 levofloxacin[基,保(甲)]

【适应证】适用于敏感细菌引起的感染。

【用法和用量】静脉滴注：0.2~0.3g/次，每日2次。

【注意事项】已知对左氧氟沙星或氟喹诺酮类药物过敏者禁用，孕妇及哺乳期妇女禁用，18岁以下患者禁用。

【不良反应】肌腱炎和肌腱断裂、周围神经病变、重症肌无力恶化等。

第六节　急性出血坏死性肠炎

一、定义

急性出血性坏死性肠炎（acute hemorrhagic necrotizing enteritis，AHNE）是一种以肠道出血、坏死为特征的急性肠炎，病变多累及空肠与回肠，所以也可称之为急性出血性小肠炎。偶有发病于十二指肠和结肠甚至全消化道。青少年及儿童用的发病率较高，病因目前尚不明确。

二、诊断标准

（一）症状和体征

常见以腹痛为主要症状，疾病初期疼痛部位多位于中上腹及脐周，后随疾病进展可转移至右下腹及全腹，疼痛呈阵发性或持续性伴阵发性加重，上腹部及脐周压痛阳性，当有腹膜炎时可有压痛、反跳痛和肌紧张。疼痛后可出现腹泻及便血，粪便呈水样或果酱样，发病同时常伴有恶心、呕吐、发热等症状，病程较长时毒素吸收增加，可有病情加重甚至感染性休克表现。

（二）实验室检查及影像学检查

1. 血常规可见白细胞计数及中性粒细胞百分比增高，便血较多时红细胞计数及血红蛋白可降低；粪便常为鲜红或暗红色，便常规可见潜血实验阳性，镜下可见大量红细胞及白细胞。便培养一般无细菌生长，少数可有梭状芽孢杆菌、大肠埃希菌等。

2. X 线可见小肠扩张积气，当伴有麻痹性肠梗阻时可见明显的扩张及气液平面。

三、治疗原则和方法

1. 以保守治疗为主，发病或疑诊时需要禁食水，伴有腹胀或肠梗阻患者宜应用胃肠减压，补液维持水、电解质及酸碱的平衡，当伴随便血且便血量较多时，可输注全血、血浆，应用止血药（如血凝酶）止血。腹痛严重者诊断明确时可应用山莨菪碱、哌替啶等药物镇痛。应用抗生素控制感染以减轻症状和缩短病程，常应用第三代头孢菌素（如头孢曲松）、阿米卡星、庆大霉素、甲硝唑等。高热及感染性休克时，可应用肾上腺皮质激素（如氢化可的松、地塞米松）提高机体的应激能力，抑制变态反应。

2. 大部分的内科治疗可使病情痊愈，但当保守治疗效果不佳时，同时伴有肠道穿孔、反复大量的肠道出血、麻痹性肠梗阻加重、严重的肠坏死，需行外科手术治疗。

四、健康教育和用药指导

日常应注意健康饮食，注意饮食卫生，积极治疗既往肠道疾病。当急性发病时，需要禁食水，静脉补充营养，应用抗生素治疗，可口服或静脉滴注第三代头孢菌素、庆大霉素、甲硝唑等。恢复期应注意饮食，以软食、流食为主，忌辛辣刺激性食物，不适随诊。

五、常用药物和注意事项

（一）镇痛药

山莨菪碱 anisodamine[基,保(甲)]

【适应证】适用于胃肠道绞痛，解除平滑肌的痉挛。

【用法和用量】肌内注射：成人 5~10mg/ 次，儿童每次 0.1~0.2mg/kg，每日1~2 次。

【注意事项】已知对山莨菪碱过敏者禁用，在尚未明确诊断时慎用，脑出血、青光眼、幽门梗阻、肠梗阻以及前列腺肥大患者禁用，孕妇及哺乳期妇女慎用。

【不良反应】常有口干、面红、视物模糊，偶见心跳加快、排尿困难。用量过大时可出现阿托品中毒样表现。

哌替啶 pethidine[基,保(甲)]

【适应证】该药物为强效镇痛药,适用于各种疼痛,对于内脏疼痛可与阿托品合用。

【用法和用量】肌内注射:25~100mg/ 次,一日 100~400mg;极量 150mg/次,一日 600mg。静脉注射:每次按体重以 0.3mg/kg 为限。

【注意事项】已知对该药物过敏者禁用,颅脑损伤、慢性阻塞性肺疾病、支气管哮喘、室上性心动过速患者禁用,孕妇及哺乳期妇女用药时严格控制用量。

【不良反应】恶心、呕吐、出汗、眩晕、口干、心动过速等,连续使用可有成瘾性。

(二)抗生素

头孢曲松 ceftriaxone[基,保(甲)]

【适应证】对头孢曲松敏感的革兰氏阳性菌、革兰氏阴性菌、厌氧菌引起的感染。

【用法和用量】静脉滴注:1~2g/ 次,溶于 250ml 生理盐水中,每日 1 次;重症感染者剂量可增加至 4g/ 次,每日 1 次。

【注意事项】已知对头孢曲松或其他头孢菌素类药物过敏者禁用,与乙醇可出现双硫仑样反应,谨防与酒类同时服用,孕妇及哺乳期妇女慎用。

【不良反应】嗜酸性粒细胞增多症、白细胞减少症、血小板减少症、腹泻、皮疹以及严重的过敏反应。

阿米卡星 amikacin[基,保(甲)]

【适应证】适用于菌血症、败血症、腹腔感染、下呼吸道感染、皮肤及软组织感染。

【用法和用量】静脉滴注 / 肌内注射:成人 7.5mg/kg,每 12 小时 1 次,一日不超过 1.5g,用药不超过 10 日;儿童首次剂量按照体重 10mg/kg,后 7.5mg/kg,每 12 小时 1 次。

【注意事项】已知对阿米卡星或氨基糖苷类药物过敏者禁用,该药物具有耳毒性及肾毒性,故用药治疗过程中需密切观察,孕妇及哺乳期妇女慎用。

【不良反应】常见该药物的肾毒性及对听觉的影响,大剂量使用后可有神经肌肉毒性,偶见头痛、头晕、皮疹、皮痒等症状。

庆大霉素 gentamicin[基,保(甲)]

【适应证】用于治疗敏感革兰氏阴性杆菌引起的败血症、下呼吸道感染、肠道感染、腹腔感染和盆腔感染等。

【用法和用量】静脉滴注 / 肌内注射：成人 80mg/ 次或每次 1~1.7mg/kg，每 8 小时 1 次；或一次 5mg/kg，每日 1 次。儿童一次 2.5mg/kg，每 12 小时 1 次，或一次 1.7mg/kg，每 8 小时 1 次。静脉滴注时加入 50~200ml 生理盐水或 5% 葡萄糖注射液中。

【注意事项】明确对庆大霉素或氨基糖苷类药物过敏者禁用，新生儿、老年人和肾脏功能不全者应监测血药浓度，不宜皮下注射，孕妇及哺乳期妇女慎用。

【不良反应】可引起听力减退、耳鸣等耳毒性反应，步履不稳、眩晕、血尿、排尿次数减少，偶有皮疹、恶心、呕吐等症状。

甲硝唑 metronidazole^[基,保(甲/乙)]

【适应证】用于厌氧菌感染的治疗。

【用法和用量】静脉滴注：0.5g/ 次，每日 2 次。

【注意事项】已知对甲硝唑过敏者禁用，孕妇及哺乳期妇女禁用，用药期间禁止饮酒。

【不良反应】常见反应有恶心、呕吐、腹泻、腹部疼痛、食欲减退，偶有眩晕、头痛、感觉异常及过敏反应。

（三）肾上腺皮质激素

氢化可的松 hydrocortisone^[基,保(甲)]

【适应证】适用于炎性疾病和过敏性疾病，治疗感染性休克。

【用法和用量】肌内注射：一日 20~40mg。静脉滴注：100mg/ 次，一日 1 次，可加入 500ml 生理盐水或 5% 葡萄糖注射液中稀释。

【注意事项】已知对氢化可的松或肾上腺皮质激素过敏者禁用；本药物可诱发感染，升高血糖、血压，使用时需要对相关因素进行监测；心力衰竭、高血压、糖尿病患者等慎用此药；孕妇及哺乳期妇女不宜使用，儿童用药需监测生长发育情况。

【不良反应】长期使用可导致皮质醇增多症、体重增加、体态水肿、创口不易愈合、骨质疏松等。可有神经症状，如欣快、激动、不安等。

地塞米松 dexamethasone^[基,保(甲)]

【适应证】用于过敏与自身免疫性炎症以及严重感染。

【用法和用量】静脉滴注：2~20mg/ 次，加入 5% 葡萄糖注射液中稀释，2~6 小时重复给药，大剂量给药不宜超过 72 小时。

【注意事项】已知对地塞米松或肾上腺皮质激素过敏者禁用，高血压、血栓患者、消化性溃疡、糖尿病、骨质疏松等慎用，孕妇及哺乳期妇女不宜使用，儿童用药需监测生长发育情况。

【不良反应】长期使用可导致皮质醇增多症、体重增加、体态水肿、创口不易愈合、骨质疏松等。可有神经症状，如欣快、激动、不安等。

（四）止血药

血凝酶 hemocoagulase[基,保(乙)]

【适应证】可用于各种出血及出血性疾病，也可用于预防出血，如术前用药，可减少手术部位的出血。

【用法和用量】静脉注射或肌内注射：成人 1.0~2.0IU；儿童 0.3~0.5IU；如紧急出血可立即静脉注射 0.25~0.5IU，同时肌内注射 1.0IU。

【注意事项】已知对血凝酶过敏者、血栓及血栓病史患者禁用，妊娠 3 个月内禁用。

【不良反应】过敏性休克、过敏反应、寒战、发热、呼吸困难、头晕、头痛、恶心、呕吐等。

第七节 急性腹泻

一、定义

腹泻是指排便习惯的改变，超出日常正常排便频率，一般将每日排便次数多于 3 次、每日粪便量超过200g 或粪便含水量超过 85% 称为腹泻。通常根据病程的长短将腹泻分为急性与慢性，病程超过 4 周或反复发作为慢性腹泻，短于 4 周称为急性腹泻（acute diarrhea），急性腹泻多因细菌、病毒、寄生虫等感染引起，少数为非感染因素导致。

二、诊断标准

（一）症状和体征

主要症状为排便次数增加，粪质稀薄或呈水样便，大部分患者伴随腹痛症状，腹部轻压痛，伴随腹膜炎时可有反跳痛，严重者可有发热、脱水、脓血便以及休克等症状。

（二）实验室检查及影像学检查

1. 细菌及其毒素引起的腹泻，血常规常见白细胞计数及中性粒细胞百分比增加，肝肾功能可见水、电解质的失衡。

2. 便常规可见白细胞、红细胞增多，粪便隐血试验阳性，寄生虫引起的腹泻便常规中可见虫卵等，粪便涂片中可见细菌、真菌。

3. 克罗恩病或溃疡性结肠炎等疾病引起的腹泻,消化内镜下可观察到肠道溃疡面或炎性肠段。

三、治疗原则和方法

1. 急性腹泻多引起脱水及电解质的失衡,且易导致病情加重,故治疗原则上应以补液及电解质为主,可补充复方氯化钠注射液、生理盐水或口服补液盐,根据检验学结果酌情补充钾与碳酸氢钠。

2. 保证患者内环境稳定后,以控制腹泻症状为主要目的,常应用止泻药治疗,如减少肠道蠕动应用洛哌丁胺,抑制胃肠过度分泌可应用消旋卡多曲,肠道黏膜保护应用蒙脱石散,同时可配合益生菌缓解症状,如双歧杆菌活菌、双歧四联活菌等。

3. 当可疑细菌感染时,可应用氟喹诺酮类抗生素及利福昔明。

四、健康教育和用药指导

急性腹泻大部分诱因为不洁饮食病史,故日常生活中可通过合理健康的饮食及良好的卫生习惯预防此病的发生,儿童可注射轮状病毒疫苗预防轮状病毒肠炎。急性腹泻发病,可自行应用口服止泻药及抗生素缓解病情,腹泻症状较重,脱水严重或伴脓血便等需及时就医。

五、常用药物和注意事项

(一)止泻药

洛哌丁胺 loperamide[基,保(甲)]

【适应证】适用于成人及6~16岁儿童的急、慢性腹泻。

【用法和用量】口服:起始剂量成人4mg,儿童2mg,后每次不成形便后口服2mg,每日最大剂量成人不多于16mg,儿童不多于6mg/20kg。

【注意事项】已知对洛哌丁胺过敏者禁用,2岁以下儿童禁用,2~6岁儿童需在医生的处方及指导下用药,孕妇及哺乳期妇女不宜使用。

【不良反应】便秘、胃肠胀气、恶心、头痛等。

消旋卡多曲 racecadotril[基,保(乙)]

【适应证】应用于成人的急性腹泻,减少肠道水、电解质的过度分泌。

【用法和用量】口服:一次100mg,一日3次,连续服用不得超过7日。

【注意事项】已知对消旋卡多曲过敏者禁用,伴随脱水症状者应与口服补液盐合用,孕妇及哺乳期妇女慎用。

【不良反应】偶尔有皮疹、便秘、嗜睡、恶心和腹痛等。

蒙脱石散 montmorillonite powder^[基,保(甲/乙)]

【适应证】适用于成人及儿童的急、慢性腹泻。

【用法和用量】口服：成人 3g/ 次，一日 3 次；儿童 1 岁以下每日 3g，分 3 次服用；1~2 岁每日 3~6g，分 3 次服用；2 岁以上每日 6~9g，分 3 次服用。

【注意事项】已知对蒙脱石散过敏者禁用。

【不良反应】少部分人可有轻度的便秘。

（二）益生菌

双歧杆菌活菌 live *Bifidobacterium*^[基,保(乙)]

【适应证】应用于因肠道内菌群失调引起的腹泻、便秘等。

【用法和用量】口服：3 片 / 次，一日 3 次。

【注意事项】本药尚无明确禁忌，药品开袋后不宜长期保存，药品性状改变时禁用，孕妇及哺乳期妇女尚无明确禁忌。

【不良反应】未见明确不良反应。

双歧杆菌四联活菌 combined Bifidobacterium，Lactobacillus，Enterococcus and Bacillus cereus，live^[基,保(乙)]

【适应证】应用于因肠道内菌群失调引起的腹泻、便秘等。

【用法和用量】口服：3 片 / 次，一日 3 次。

【注意事项】本药尚无明确禁忌，药品开袋后不宜长期保存，药品性状改变时禁用，孕妇及哺乳期妇女尚无明确禁忌。

【不良反应】未见明确不良反应。

（三）抗生素

诺氟沙星 norfloxacin^[基,保(甲)]

【适应证】适用于敏感菌引起的肠道感染。

【用法和用量】口服：300~400mg/ 次，一日 2 次，疗程 5~7 日。

【注意事项】已知对诺氟沙星过敏者禁用，用药后患者应避免过度暴露于阳光下，发生光敏反应需要停药，肝肾功能减退者宜调整用量，孕妇不宜使用本药物，哺乳期妇女应用本药物须停止母乳喂养。

【不良反应】胃肠道反应常见，如腹部不适、疼痛、腹泻、恶心、呕吐。

利福昔明 rifaximin^[基,保(乙)]

【适应证】适用于敏感菌引起的肠道感染。

【用法和用量】口服：成人 0.2g/ 次，每日 4 次；6~12 岁儿童 0.1~0.2g/ 次，每日 4 次；12 岁以上剂量与成人相同。

【注意事项】已知对利福昔明过敏者禁用，肠梗阻、严重肠道溃疡者禁用，6 岁以下儿童不宜应用此药，儿童连续使用不宜超过 7 日，孕妇及哺乳期妇女慎用。

【不良反应】头痛、腹胀、腹痛、荨麻疹，不良反应较轻微。

（四）水、电解质补充

口服补液盐 oral rehydration salt[基,保(甲)]

【适应证】适用于补充腹泻、呕吐引起的水、电解质丢失。

【用法和用量】口服：临时应用，1 袋（14.75g 或 13.95g）溶于 500ml 温水中，每日一般服用稀释后总量 3 000ml。

【注意事项】少尿、无尿、严重的腹泻和呕吐、葡萄糖吸收障碍、肠梗阻、肠穿孔者禁用，心、脑、肾功能不全及高钾血症者慎用，腹泻停止后需立即停药。

【不良反应】不良反应较少，偶有恶心、呕吐。

第八节　急性细菌性痢疾

一、定义

急性细菌性痢疾（acute bacillary dysentery）简称为急性菌痢，是一种常见的肠道传染病，主要致病菌为志贺菌属，多发病于夏秋季，儿童多易感染此病，主要病理改变为细菌感染引起的乙状结肠及直肠的炎症及溃疡。

二、诊断标准

（一）症状和体征

急性菌痢以腹痛、腹泻、黏液脓血便、里急后重为主要症状，急性起病，左下腹压痛，肠鸣音亢进，可伴有发热、畏寒、头痛等。轻型：每日腹泻次数≤10次，多为黏液便，可有少量脓血便。中型：每日腹泻次数 10 次至数十次，稀水样便 1~2 日后转变为脓血便。重型：每日腹泻次数 30 次以上，甚至大便失禁、黏液脓血便，可有感染性休克表现。

（二）实验室检查及影像学检查

1. 血常规中可见白细胞计数及中性粒细胞百分比升高。

2. 粪便常规便中可见白细胞、红细胞、巨噬细胞等，粪便细菌培养可培养出志贺菌属。

3. 纤维结肠镜可见直肠及乙状结肠黏膜水肿、充血，可伴化脓甚至溃疡出血。

三、治疗原则和方法

1. 胃肠道隔离，清除胃肠道内毒素物质，减少毒素与胃肠道黏膜的接触，减少毒素的吸收。

2. 脱水患者需补充体液及营养，可口服补液盐，也可静脉输注复方氯化钠注射液、葡萄糖注射液、脂肪乳、氨基酸、维生素及离子等。

3. 退热镇静，可物理降温或应用阿司匹林或异丙嗪＋氯丙嗪。镇痛可用阿托品或山莨菪碱。

4. 应用抗生素治疗病原菌，如氟喹诺酮类、第三代头孢菌素、氨基糖苷类。

5. 可应用甘露醇或呋塞米治疗儿童患者出现的脑水肿。

四、健康教育和用药指导

急性细菌性痢疾为常见的消化道传染病，所以预防的关键在于日常饮食的注意，注意饮食卫生，不喝生水，不吃过期变质的食物，注意休息，适当运动，保持身体健康。痢疾患者需隔离消毒，严格控制饮食，可自行应用口服抗生素以及退热镇痛等药物，口服补液盐等，症状较重者建议及时就医尽早干预。

五、常用药物和注意事项

（一）镇痛药

阿托品 atropine[基，保（甲）]

【适应证】适用于各种内脏绞痛。

【用法和用量】口服／皮下注射／肌内注射／静脉注射：0.3~0.5mg/次，一日3次；极量每次1mg，每日3mg。

【注意事项】已知对本药过敏者禁用，前列腺肥大、青光眼患者禁用，心脏病、脑损伤患者慎用，儿童、孕妇及哺乳期妇女慎用。

【不良反应】口干、少汗、瞳孔扩大、心率加速，严重者可有谵妄、幻觉、惊厥等。

山莨菪碱 anisodamine[基，保（甲）]

【适应证】适用于胃肠道绞痛，解除平滑肌的痉挛。

【用法和用量】肌内注射：成人5~10mg/次；儿童每次0.1~0.2mg/kg，每日1~2次。

【注意事项】已知对山莨菪碱过敏者禁用，在尚未明确诊断时慎用，脑出血、青光眼、幽门梗阻、肠梗阻以及前列腺肥大患者禁用，孕妇及哺乳期妇女慎用。

【不良反应】常有口干、面红、视物模糊，偶见心跳加快、排尿困难。用量过大时可出现阿托品中毒样表现。

（二）退热镇静药

阿司匹林 aspirin[基,保(甲/乙)]

【适应证】用于解热镇痛。

【用法和用量】口服：0.3~0.5g/次，每日3次，必要时4小时1次。

【注意事项】已知对阿司匹林过敏者禁用，血小板减少性疾病或血友病患者禁用，患有消化性溃疡、克罗恩病、溃疡性结肠炎者禁用，儿童、孕妇及哺乳期妇女慎用。

【不良反应】水杨酸反应，表现为头痛、头晕、耳聋、恶心、呕吐、腹泻、嗜睡等，重症者可有血尿、幻觉、呼吸困难等。

异丙嗪 promethazine[基,保(甲)]

【适应证】用于成人或儿童镇静，减轻患者的恐惧感，呈浅睡眠状态，可以与镇痛药合用，作为辅助用药，常与氯丙嗪合用。

【用法和用量】口服或肌内注射：成人25~50mg/次，必要时加倍；儿童0.5~1mg/kg。

【注意事项】已知对异丙嗪过敏者禁用，急性哮喘、心血管疾病、昏迷、幽门或十二指肠梗阻等患者慎用，孕妇应在产前1~2周时停药，儿童及哺乳期妇女慎用。

【不良反应】小剂量时无明显不良反应，剂量较大时会出现嗜睡、头晕目眩、口干、胃肠不适、恶心、呕吐等。

（三）抗生素

诺氟沙星 norfloxacin[基,保(甲)]

【适应证】适用于敏感菌引起的肠道感染。

【用法和用量】口服：300~400mg/次，一日2次，疗程5~7日。

【注意事项】已知对诺氟沙星过敏者禁用，用药时应避免过度暴露于阳光下，发生光敏反应需要停药，肝肾功能减退者宜调整用量，孕妇不宜使用本药物，哺乳期妇女应用时需停止母乳喂养。

【不良反应】胃肠道反应常见，腹部不适、疼痛、腹泻、恶心、呕吐。

环丙沙星 ciprofloxacin[基,保(甲/乙)]

【适应证】应用于由志贺菌属、沙门菌属、产肠毒素大肠埃希菌、嗜水气

单胞菌、副溶血弧菌等感染所致的胃肠道炎症。

【用法和用量】口服：0.5g/次，每日 2 次，疗程 5~7 日。

【注意事项】已知对环丙沙星或喹诺酮类药物过敏者禁用，应用本药物应保证 24 小时尿量在 1 200ml 以上，肝肾功能不全者需严格调整剂量，中枢神经系统疾病患者慎用，孕妇禁用，哺乳期妇女用药需停止母乳喂养。

【不良反应】腹部不适、疼痛，腹泻，恶心、呕吐等较为常见，也可有头晕、头痛、嗜睡、皮疹、皮肤瘙痒等表现。

左氧氟沙星 levofloxacin[基,保(甲)]

【适应证】适用于敏感细菌引起的感染。

【用法和用量】静脉滴注：0.2~0.3g/次，每日 2 次。

【注意事项】已知对左氧氟沙星或氟喹诺酮类药物过敏者禁用，孕妇及哺乳期妇女禁用，18 岁以下患者禁用。

【不良反应】肌腱炎和肌腱断裂、周围神经病变、重症肌无力恶化等。

庆大霉素 gentamicin[基,保(甲/乙)]

【适应证】用于治疗敏感革兰氏阴性杆菌引起的败血症、下呼吸道感染、肠道感染、盆腔感染及腹腔感染等。

【用法和用量】静脉滴注 / 肌内注射：成人 80mg/次或每次 1~1.7mg/kg，每 8 小时 1 次；或一次 5mg/kg，每日 1 次。儿童一次 2.5mg/kg，每 12 小时 1次，或一次 1.7mg/kg，每 8 小时 1 次。静脉滴注时加入 50~200ml 生理盐水或5% 葡萄糖注射液中。

【注意事项】明确对庆大霉素或氨基糖苷类药物过敏者禁用，新生儿、老年人和肾脏功能不全者应监测血药浓度，本品不宜皮下注射，孕妇及哺乳期妇女慎用。

【不良反应】可引起听力减退、耳鸣等耳毒性反应，步履不稳、眩晕、血尿、排尿次数减少，偶有皮疹、恶心、呕吐等症状。

头孢哌酮 cefoperazone[基,保(乙)]

【适应证】用于治疗变形杆菌、伤寒沙门菌和志贺菌属等革兰氏阴性杆菌所致的严重肠道感染。

【用法和用量】肌内注射、静脉注射或静脉滴注：成人轻度感染 1~2g/次，每 12 小时 1 次；严重感染 2~3g/次，每 8 小时 1 次；成人一日剂量不宜超过9g。婴儿及儿童每日剂量按照体重 50~200mg/kg，分 2 次注射。

【注意事项】已知对头孢哌酮过敏者禁用，长时间应用此药需定期监测肝、肾功能及血液系统功能，与氨基糖苷类药物合用时应监测肾功能变化，应用时避免饮用含酒精类饮品，孕妇及哺乳期妇女慎用。

【不良反应】过敏反应，如斑丘疹、荨麻疹、发热；胃肠道反应偶有腹泻稀便。

头孢曲松 ceftriaxone[基,保(甲)]

【适应证】对头孢曲松敏感的革兰氏阳性菌、革兰氏阴性菌、厌氧菌引起的感染。

【用法和用量】静脉滴注：1~2g/次，溶于250ml生理盐水中，每日1次；重症感染者剂量可增加至4g/次，每日1次。

【注意事项】已知对头孢曲松或其他头孢菌素类药物过敏者禁用，与乙醇可出现双硫仑样反应，谨防与酒类同时服用，孕妇及哺乳期妇女慎用。

【不良反应】嗜酸性粒细胞增多症、白细胞减少症、血小板减少症、腹泻、皮疹以及严重的过敏反应。

头孢他啶 ceftazidime[基,保(乙)]

【适应证】用于敏感革兰氏阴性杆菌所致的败血症、下呼吸道感染、腹腔和胆道感染、复杂性尿路感染和严重皮肤软组织感染等。

【用法和用量】静脉滴注：4~6g/d，分2~3次滴注，疗程10~14日。

【注意事项】已知对头孢他啶或头孢菌素类药物过敏者禁用，孕妇及哺乳期妇女慎用。

【不良反应】不良反应较少，注射局部可有静脉炎、血栓性静脉炎，皮疹、荨麻疹、皮肤瘙痒，恶心、呕吐、腹泻、腹痛等。

（四）治疗脑水肿药物

甘露醇 mannitol[基,保(甲)]

【适应证】适用于各种原因引起的脑水肿，降低颅内压，防止脑疝。

【用法和用量】静脉滴注：成人按体重 0.25~2g/kg，浓度配制为 15%~25%；儿童按照体重 1~2g/kg 或者按体表面积 30~60g/m²，浓度配制为 15%~25%。

【注意事项】已知对甘露醇过敏者禁用，已确诊为急性肾小管坏死的无尿、严重体液丢失、颅脑活动性出血、急性肺水肿等患者禁用此药物，孕妇及哺乳期妇女不宜使用。

【不良反应】水和电解质紊乱、寒战、发热、过敏、口渴、排尿困难、头晕、视力模糊。

呋塞米 furosemide[基,保(甲)]

【适应证】应用于急性水肿性疾病，与其他药物合用治疗急性脑水肿。

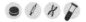

【用法和用量】静脉注射：成人 20~40mg/ 次，必要时每 2 小时追加剂量；儿童起始 1mg/kg 静脉注射，必要时每隔 2 小时追加 1mg/kg，最大剂量可达每日 6mg/kg。

【注意事项】已知对呋塞米过敏者禁用，对磺胺类药物及噻嗪类利尿药过敏者禁用，妊娠 3 个月以内的孕妇禁用，严重肝肾功能损害、糖尿病、高尿酸血症等慎用。

【不良反应】水、电解质紊乱，低血压、休克、低钾血症、视觉模糊、头晕、恶心、呕吐、肌强直等。

第九节　急性胆囊炎

一、定义

急性胆囊炎（acute cholecystitis）是指胆囊发生的急性炎症，外科常见急腹症之一，由各种原因引起的胆囊内胆汁淤积，胆汁内毒素吸收入血引起的炎症，或由血行或胆道逆行感染引起的炎症。常见诱因为胆囊结石、胆道梗阻等。

二、诊断标准

（一）症状和体征

一般发生在进食含脂类食物后，右上腹持续的绞痛或胀痛，偶有右侧腰背部的放射痛，可伴恶心、呕吐，呕吐后疼痛一般无好转，胆囊出现化脓、坏疽、穿孔等可有高热，伴有胆道梗阻时可有黄疸表现。查体可触及右上腹肿胀胆囊，右上腹压痛阳性，墨菲征（Murphy sign）阳性，伴有坏疽穿孔时腹肌紧张，反跳痛阳性，感染严重者可有感染性休克及神经症状。

（二）实验室检查及影像学检查

1. 血常规中可见白细胞及中性粒细胞百分比增高，肝功能中可见转氨酶及胆红素增高。

2. 彩超为急性胆囊炎的首选检查，可见胆囊肿大，胆囊壁增厚，胆囊周围炎性渗出，以及胆囊内结石。

3. CT 可作为进一步检查，确定胆囊内结石，也可见胆囊炎性渗出及肿大，严重者胆囊可见双边征及牛眼征。

4. 磁共振成像也可作为胆囊及胆道的检查项目，可查及胆囊或胆道内结石。

三、治疗原则和方法

1. 单纯性胆囊炎，可采取抗炎（头孢菌素类、甲硝唑等）、解痉（阿托品、山莨菪碱）、镇痛（哌替啶）、禁食水、补液的保守治疗方案，待过了急性炎症期可行择期手术治疗。

2. 胆囊炎症较重时或伴化脓、坏疽、穿孔等，需要急诊行手术治疗。

3. 胆囊炎症较重且存在明显手术禁忌证时，可行彩超引导下的胆囊穿刺造瘘术。

四、健康教育和用药指导

急性胆囊炎常因进食含脂肪类食物而发病，故胆囊炎应以预防为主，注意饮食卫生及健康，低脂饮食，规律饮食，积极运动，养成良好的生活习惯。当急性发病时，可自行口服山莨菪碱解痉，口服抗生素（头孢菌素类、甲硝唑）控制炎症，恢复期可口服熊去氧胆酸等药物巩固治疗，自行用药效果不佳时建议及时就诊。

五、常用药物和注意事项

（一）解痉药

阿托品 atropine[基,保(甲)]

【适应证】适用于各种内脏绞痛。

【用法和用量】口服 / 皮下注射 / 肌内注射 / 静脉注射：0.3~0.5mg/ 次，一日 3 次；极量每次 1mg，每日 3mg。

【注意事项】已知对本药过敏者禁用，前列腺肥大、青光眼患者禁用，心脏病、脑损伤患者慎用，儿童、孕妇及哺乳期妇女慎用。

【不良反应】口干、少汗、瞳孔扩大、心率加速，严重者可有谵妄、幻觉、惊厥等。

山莨菪碱 anisodamine[基,保(甲)]

【适应证】适用于胃肠道绞痛，解除平滑肌的痉挛。

【用法和用量】肌内注射：成人 5~10mg/ 次，儿童每次 0.1~0.2mg/kg，每日 1~2 次。

【注意事项】已知对山莨菪碱过敏者禁用，在尚未明确诊断时慎用，脑出血、青光眼、幽门梗阻、肠梗阻以及前列腺肥大患者禁用，孕妇及哺乳期妇女慎用。

【不良反应】常有口干、面红、视物模糊，偶见心跳加快、排尿困难。用量过大时可出现阿托品中毒样表现。

（二）镇痛药

哌替啶 pethidine[基,保(甲)]

【适应证】该药物为强效镇痛药，适用于各种疼痛，对于内脏疼痛可与阿托品合用。

【用法和用量】肌内注射：25~100mg/次，一日 100~400mg；极量 150mg/次，一日 600mg。静脉注射：每次按体重以 0.3mg/kg 为限。

【注意事项】已知对该药物过敏者禁用，颅脑损伤、慢性阻塞性肺疾病、支气管哮喘、室上性心动过速患者禁用，孕妇及哺乳期妇女用药时严格控制用量。

【不良反应】恶心、呕吐、出汗、眩晕、口干、心动过速等，连续使用可有成瘾性。

（三）抗生素

头孢曲松 ceftriaxone[基,保(甲)]

【适应证】对头孢曲松敏感的革兰氏阳性菌、革兰氏阴性菌、厌氧菌引起的感染。

【用法和用量】静脉滴注：1~2g/次，溶于 250ml 生理盐水中，每日 1 次；重症感染者剂量可增加至 4g/次，每日 1 次。

【注意事项】已知对头孢曲松或其他头孢菌素类药物过敏者禁用，与乙醇可出现双硫仑样反应，谨防与酒类同时服用，孕妇及哺乳期妇女慎用。

【不良反应】嗜酸性粒细胞增多症、白细胞减少症、血小板减少症、腹泻、皮疹以及严重的过敏反应。

头孢唑林 cefazolin[基,保(甲)]

【适应证】适用于治疗各种链球菌菌株、大肠埃希菌、变形杆菌和金黄色葡萄球菌引起的胆道感染。

【用法和用量】静脉滴注：成人轻症感染 0.25~0.5g/次，每 8 小时 1 次；中、重度感染 0.5~1g/次，每6~8 小时 1 次。

【注意事项】已知对头孢唑林或头孢菌素类药物过敏者禁用，肝肾功能不全者严格控制用量，应用时禁止饮用含酒精类饮品，本药物配制后需避光保存，孕妇及哺乳期妇女慎用。

【不良反应】不良反应较低，偶可发生注射部位静脉血栓性炎症和肌内注射区疼痛，皮疹、皮肤瘙痒概率较低，肾功能减退患者应用高剂量本药物可有肾性脑病风险。

头孢他啶 ceftazidime[基,保(乙)]

【适应证】用于敏感革兰氏阴性杆菌所致的败血症、下呼吸道感染、腹腔和胆道感染、复杂性尿路感染和严重皮肤软组织感染等。

【用法和用量】静脉滴注：4~6g/d，分2~3次静脉滴注，疗程10~14日。

【注意事项】已知对头孢他啶或头孢菌素类药物过敏者禁用，孕妇及哺乳期妇女慎用。

【不良反应】不良反应较少，注射局部可有静脉炎、血栓性静脉炎，皮疹、荨麻疹、皮肤瘙痒，恶心、呕吐、腹泻、腹痛等。

甲硝唑 metronidazole[基,保(甲/乙)]

【适应证】用于厌氧菌感染的治疗。

【用法和用量】静脉滴注：0.5g/次，每日2次。

【注意事项】已知对甲硝唑过敏者禁用，孕妇及哺乳期妇女禁用，用药期间禁止饮酒。

【不良反应】常见反应有恶心、呕吐、腹泻、腹部疼痛、食欲减退，偶有眩晕、头痛、感觉异常及过敏反应。

第十节　急性化脓性胆管炎

一、定义

急性化脓性胆管炎（acute suppurative cholangitis）是因胆管急性梗阻引起的继发性化脓性炎症，故又称为急性梗阻性化脓性胆管炎（acute obstructive suppurative cholangitis，AOSC）。急性化脓性胆管炎是急性胆管炎的重症类型，所以也称为急性重症胆管炎。以胆道结石、胆道蛔虫、胆道狭窄、胆道肿瘤为常见梗阻原因，严重者可有感染性休克及神经系统症状。

二、诊断标准

（一）症状和体征

作为重症的胆管感染性疾病，急性化脓性胆管炎具有胆管炎普遍症状：右上腹痛、黄疸、寒战，称为查科三联征（Charcot triad）。作为重症胆管炎具有独特的症状：感染性休克及神经系统症状，与查科三联征合称为雷诺五联征（Reynolds pentad）。发病时体温可高达40℃，脉率增快，血压下降，剑突下疼痛及腹肌紧张，肝区叩击痛阳性，偶可触及肿大的胆囊。

（二）实验室检查及影像学检查

1. 血常规可见白细胞计数及中性粒细胞百分比升高，肝功能可见转氨酶及胆红素升高。

2. 彩超可见肝内外胆管增宽。

3. CT、MRI 可见胆管壁增厚,胆管增宽,可见胆管狭窄、占位及胆管结石。

三、治疗原则和方法

1. 积极抗休克治疗,补充血容量,维持水、电解质平衡,调节酸碱度,应用足量有效的抗生素(头孢菌素类、甲硝唑、氟喹诺酮类),可同时应用激素类药物抑制炎症反应,血压低时可用升压药(多巴胺、多巴酚丁胺),维持生命体征平稳,应用解痉镇痛药(阿托品、山莨菪碱、哌替啶)缓解症状。

2. 抗休克治疗有效后,及时行手术治疗,行胆总管切开,T 管引流,胆道结石的患者需用胆道探子尽量取出胆管结石以解除梗阻,胆道良性狭窄或胆管占位患者可行胆肠吻合手术。

3. 条件允许的情况下,可通过消化内镜行内镜鼻胆管引流术(ENBD)治疗,取出胆管结石或解除胆道梗阻,留置鼻胆管引流胆汁。

四、健康教育和用药指导

养成良好的饮食生活习惯,多饮水,适当运动,预防和降低胆管炎的风险。急性发病时应禁食水,自行应用解热药以及解痉镇痛药,口服头孢菌素类及甲硝唑等抗生素抑制炎症,及时医院就诊。

五、常用药物和注意事项

(一)解痉药

阿托品 atropine[基,保(甲)]

【适应证】适用于各种内脏绞痛。

【用法和用量】口服 / 皮下注射 / 肌内注射 / 静脉注射:0.3~0.5mg/ 次,一日 3 次;极量每次 1mg,每日 3mg。

【注意事项】已知对本药过敏者禁用,前列腺肥大、青光眼患者禁用,心脏病、脑损伤患者慎用,儿童、孕妇及哺乳期妇女慎用。

【不良反应】口干、少汗、瞳孔扩大、心率加速,严重者可有谵妄、幻觉、惊厥等。

山莨菪碱 anisodamine[基,保(甲)]

【适应证】适用于胃肠道绞痛,解除平滑肌的痉挛。

【用法和用量】肌内注射:成人 5~10mg/ 次,儿童每次 0.1~0.2mg/kg,每日 1~2 次。

【注意事项】已知对山莨菪碱过敏者禁用,在尚未明确诊断时慎用,脑出血、青光眼、幽门梗阻、肠梗阻以及前列腺肥大患者禁用,孕妇及哺乳期妇女慎用。

【不良反应】常有口干、面红、视物模糊，偶见心跳加快、排尿困难。用量过大时可出现阿托品中毒样表现。

（二）镇痛药

哌替啶 pethidine[基,保(甲)]

【适应证】该药物为强效镇痛药，适用于各种疼痛，对于内脏疼痛可与阿托品合用。

【用法和用量】肌内注射：25~100mg/次，一日 100~400mg；极量 150mg/次，一日 600mg。静脉注射：每次按体重以 0.3mg/kg 为限。

【注意事项】已知对该药物过敏者禁用，颅脑损伤、慢性阻塞性肺疾病、支气管哮喘、室上性心动过速患者禁用，孕妇及哺乳期妇女用药时严格控制用量。

【不良反应】恶心、呕吐、出汗、眩晕、口干、心动过速等，连续使用可有成瘾性。

（三）升压药

多巴胺 dopamine[基,保(甲)]

【适应证】适用于多种原因导致的休克综合征，以及补充血容量休克不能纠正者。

【用法和用量】静脉滴注：40~60mg 加入生理盐水、复方氯化钠注射液或葡萄糖注射液中，20~30 滴/min。

【注意事项】已知对多巴胺过敏者禁用，嗜铬细胞瘤患者、闭塞性血管病、频繁的室性心律失常患者慎用，儿童、孕妇及哺乳期妇女不宜使用。

【不良反应】胸痛、呼吸困难、心悸、心律失常、全身软弱无力感。

多巴酚丁胺 dobutamine[基,保(甲)]

【适应证】多用于心输出量不能满足体循环的要求而出现的低灌注状态。

【用法和用量】静脉滴注：10mg 多巴酚丁胺加入 100ml 生理盐水或葡萄糖注射液中，滴速 2.5~10μg/(kg·min)。

【注意事项】已知对多巴酚丁胺过敏者禁用，在使用期间需严格监测心率、节律、血压及输注速度，使用前必须纠正血容量不足，儿童、孕妇及哺乳期妇女慎用。

【不良反应】使用过量可出现不良反应：恶心、呕吐、震颤、焦虑、心悸、头痛、呼吸急促、心绞痛、高血压、快速性心律失常等。

（四）激素类药物

地塞米松 dexamethasone[基,保(甲)]

【适应证】用于过敏与自身免疫性炎症以及严重感染。

【用法和用量】静脉滴注：2~20mg/次，加入5%葡萄糖注射液中稀释，2~6小时重复给药，大剂量给药不宜超过72小时。

【注意事项】已知对地塞米松或肾上腺皮质激素过敏者禁用，高血压、血栓患者、消化性溃疡、糖尿病、骨质疏松等慎用，孕妇及哺乳期妇女不宜使用，儿童需监测生长发育情况。

【不良反应】长期使用可有导致皮质醇增多症、体重增加、体态水肿、创口不易愈合、骨质疏松等。可有神经症状，如欣快、激动、不安等。

（五）抗生素

头孢哌酮 cefoperazone[基,保（乙）]

【适应证】用于治疗变形杆菌、伤寒沙门菌和志贺菌属等革兰氏阴性杆菌所致的严重肠道感染。

【用法和用量】肌内注射/静脉注射/静脉滴注：成人轻度感染1~2g/次，每12小时1次；严重感染2~3g/次，每8小时1次；成人一日剂量不宜超过9g。婴儿/儿童每日剂量按照体重50~200mg/kg，分2次注射。

【注意事项】已知对头孢哌酮过敏者禁用，长时间应用此药需定期监测肝、肾功能及血液系统功能，与氨基糖苷类药物合用时应监测肾功能变化，应用时避免饮用含酒精类饮品，孕妇及哺乳期妇女慎用。

【不良反应】过敏反应，如斑丘疹、荨麻疹、发热；胃肠道反应偶有腹泻稀便。

头孢曲松 ceftriaxone[基,保（甲）]

【适应证】对头孢曲松敏感的革兰氏阳性菌、革兰氏阴性菌、厌氧菌引起的感染。

【用法和用量】静脉滴注：1~2g/次，溶于250ml生理盐水中，每日1次；重症感染者剂量可增加至4g/次，每日1次。

【注意事项】已知对头孢曲松或其他头孢菌素类药物过敏者禁用；与乙醇同服可出现双硫仑样反应，因而谨防与酒类同时服用；孕妇及哺乳期妇女慎用。

【不良反应】嗜酸性粒细胞增多症、白细胞减少症、血小板减少症、腹泻、皮疹以及严重的过敏反应。

头孢他啶 ceftazidime[基,保（乙）]

【适应证】用于敏感革兰氏阴性杆菌所致的败血症、下呼吸道感染、腹腔和胆道感染、复杂性尿路感染和严重皮肤软组织感染等。

【用法和用量】静脉滴注：4~6g/d，分2~3次静脉滴注，疗程10~14日。

【注意事项】已知对头孢他啶或头孢菌素类药物过敏者禁用，孕妇及哺乳期妇女慎用。

【不良反应】不良反应较少，注射局部可有静脉炎、血栓性静脉炎，皮疹、荨麻疹、皮肤瘙痒，恶心、呕吐、腹泻、腹痛等。

甲硝唑 metronidazole[基,保(甲/乙)]

【适应证】用于厌氧菌感染的治疗。

【用法和用量】静脉滴注：0.5g/次，每日2次。

【注意事项】已知对甲硝唑过敏者禁用，孕妇及哺乳期妇女禁用，用药期间禁止饮酒。

【不良反应】常见反应有恶心、呕吐、腹泻、腹部疼痛、食欲减退，偶有眩晕、头痛、感觉异常及过敏反应。

第十一节　胆道蛔虫症

一、定义

蛔虫是常见的肠道寄生虫，由于胃酸减少、饥饿等原因，寄生于十二指肠的蛔虫从奥狄括约肌（Oddi sphincter）钻入胆道内，引起的一系列临床症状称为胆道蛔虫症（biliary ascariasis），以剧烈阵发性绞痛为主要症状，多见于儿童和青少年。

二、诊断标准

（一）症状和体征

本病症以腹痛为主要症状，呈突发的钻顶样绞痛，可伴肩背部的放射痛，疼痛剧烈，难以忍受，疼痛突发突止，无特定规律，引起胆道感染时，可伴随寒战、高热等症状。查体腹部压痛不明显，部分患者可有黄疸表现。

（二）实验室及影像学检查

1. 血常规可见白细胞计数及中性粒细胞百分比轻度升高。

2. 彩超可见胆管平行双边征。

3. ERCP下可见括约肌处或胆管内蛔虫。

三、治疗原则和方法

1. 对症治疗可应用解痉药或镇痛药（阿托品、哌替啶）缓解疼痛，维持水、电解质平衡，控制胆管感染可用抗生素治疗（头孢哌酮、甲硝唑）。

2. 应用驱虫药（阿苯达唑、哌嗪）促使蛔虫排出胆道。

3. 可行手术胆管切开取出蛔虫，取出后可留置 T 管引流或行胆管缝合。

4. 可行 ERCP 经胆道取出蛔虫。

四、健康教育和用药指导

本病症多发生于生活及卫生条件较差的地区，主要与饮食习惯有关，故本病症多以预防为主，保持良好的饮食习惯，适当运动，健康作息。急性发病时可自行口服解痉药及镇痛药，口服驱虫药排虫以及抗生素控制胆道感染，症状不缓解或反复发作需及时就诊。

五、常用药物和注意事项

（一）解痉药

阿托品 atropine[基,保(甲)]

【适应证】适用于各种内脏绞痛。

【用法和用量】口服 / 皮下注射 / 肌内注射 / 静脉注射：0.3~0.5mg/ 次，一日 3 次；极量每次 1mg，每日 3mg。

【注意事项】已知对本药过敏者禁用，前列腺肥大、青光眼患者禁用，心脏病、脑损伤患者慎用，儿童、孕妇及哺乳期妇女慎用。

【不良反应】口干、少汗、瞳孔扩大、心率加速，严重者可有谵妄、幻觉、惊厥等。

山莨菪碱 anisodamine[基,保(甲)]

【适应证】适用于胃肠道绞痛，解除平滑肌的痉挛。

【用法和用量】肌内注射：成人 5~10mg/ 次，儿童每次 0.1~0.2mg/kg，每日 1~2 次。

【注意事项】已知对山莨菪碱过敏者禁用，在尚未明确诊断时慎用，脑出血、青光眼、幽门梗阻、肠梗阻以及前列腺肥大患者禁用，孕妇及哺乳期妇女慎用。

【不良反应】常有口干、面红、视物模糊，偶见心跳加快、排尿困难。用量过大时可出现阿托品中毒样表现。

（二）镇痛药

哌替啶 pethidine[基,保(甲)]

【适应证】该药物为强效镇痛药，适用于各种疼痛，对于内脏疼痛可与阿托品合用。

【用法和用量】肌内注射：25~100mg/ 次，一日 100~400mg；极量 150mg/ 次，一日 600mg。静脉注射：每次按体重以 0.3mg/kg 为限。

【注意事项】已知对该药物过敏者禁用，颅脑损伤、慢性阻塞性肺疾病、支气管哮喘、室上性心动过速患者禁用，孕妇及哺乳期妇女用药时严格控制用量。

【不良反应】恶心、呕吐、出汗、眩晕、口干、心动过速等，连续使用可有成瘾性。

（三）抗生素

头孢哌酮 cefoperazone[基,保(乙)]

【适应证】用于治疗变形杆菌、伤寒沙门菌和志贺菌属等革兰氏阴性杆菌所致的严重肠道感染。

【用法和用量】肌内注射/静脉注射/静脉滴注：成人轻度感染 1~2g/次，每 12 小时 1 次；严重感染 2~3g/次，每 8 小时 1 次；成人一日剂量不宜超过 9g。婴儿/儿童每日剂量按照体重 50~200mg/kg，分 2 次注射。

【注意事项】已知对头孢哌酮过敏者禁用，长时间应用此药需定期监测肝、肾功能及血液系统功能，与氨基糖苷类药物合用时应监测肾功能变化，应用时避免饮用含酒精类饮品，孕妇及哺乳期妇女慎用。

【不良反应】过敏反应，如斑丘疹、荨麻疹、发热；胃肠道反应偶有腹泻稀便。

甲硝唑 metronidazole[基,保(甲/乙)]

【适应证】用于厌氧菌感染的治疗。

【用法和用量】静脉滴注：0.5g/次，每日 2 次。

【注意事项】已知对甲硝唑过敏者禁用，孕妇及哺乳期妇女禁用，用药期间禁止饮酒。

【不良反应】常见反应有恶心、呕吐、腹泻、腹部疼痛、食欲减退，偶有眩晕、头痛、感觉异常及过敏反应。

（四）驱虫药

阿苯达唑 albendazole[基,保(甲)]

【适应证】阿苯达唑为广谱驱虫药，可以用于治疗蛔虫病、钩虫病等。

【用法和用量】口服：成人及 2 岁以上儿童 400mg/次，口服 1 次。

【注意事项】已知对阿苯达唑过敏者禁用，孕妇、哺乳期妇女、备孕妇女及 2 岁以下儿童禁用。

【不良反应】可有恶心、呕吐、腹泻、胃痛、口干、乏力、头晕等，治疗蛔虫病时，偶见呕吐蛔虫现象。

哌嗪 piperazine[基,保(乙)]

【适应证】应用于蛔虫及蛲虫感染。

【用法和用量】口服：枸橼酸哌嗪片一次 3~3.5g，睡前服用，连续服用 2

日；磷酸哌嗪片驱蛔虫成人常用量一次 2.5~3g，睡前服用，连续服用 2 日。

【注意事项】已知对哌嗪过敏者禁用，肝肾功能不全、神经系统疾病患者禁用，本药物具有神经毒性，避免长期使用。

【不良反应】不良反应较少，可有恶心、呕吐、腹痛、腹泻、头痛、感觉异常等。

第十二节 肝 脓 肿

一、定义

肝脓肿（liver abscess，LA）分为细菌性肝脓肿（bacterial liver abscess）与阿米巴肝脓肿（amebic liver abscess），阿米巴肝脓肿是肠道阿米巴感染的并发症，较为少见，临床常讲的肝脓肿指的是细菌性肝脓肿。细菌性肝脓肿多因化脓性细菌随血行或肠道胆道逆行入侵肝脏，引起肝脏组织的局部炎症反应、坏死感染、脓肿形成，由于肝脏血供丰富，多易导致严重的毒血症。

二、诊断标准

（一）症状和体征

高热、寒战为本病最常见的症状，发热热型呈弛张热，体温可高达39~40℃，肝区可有持续性的钝痛或胀痛，偶伴右肩背部的疼痛，病程中常有食欲减退、恶心、腹胀等症状，面容呈消耗状态。查体右侧肋弓下及肝区叩击痛阳性，脓肿较大且靠近腹壁，可触及波动感包块，局部皮肤可有红肿，皮温升高，腹肌亦可有紧张及压痛、反跳痛。肝脓肿导致的毒血症发展较快，严重者可进展为感染性休克。

（二）实验室检查及影像学检查

1. 血常规示白细胞计数及中性粒细胞百分比升高明显，肝功能可见转氨酶升高，大部分患者血糖可升高。

2. X 线检查可见右侧膈肌位置升高，肝脏阴影变大。

3. 彩超可见肝脏内液性的无回声暗区。

4. CT 检查示肝脏内低密度，边界不清。

三、治疗原则和方法

1. 调整全身状态，控制血糖，提供高热量、高蛋白饮食，补充液体及营养，维持水、电解质及酸碱度的平衡。

2. 对症治疗，可应用解热药降低体温，疼痛较重且诊断明确者可应用镇痛药。

3. 主要应用抗生素抗感染及抑制炎症反应，宜选择广谱抗生素，如碳青霉烯类（比阿培南）、第三代头孢菌素（头孢曲松、头孢他啶）、喹诺酮类（诺氟沙星、环丙沙星）、氨基糖苷类（庆大霉素），同时可联合使用抗厌氧菌药，达到更优的抗感染效果。待得到病原体的药敏结果后，可更换为对病原体敏感的抗生素针对性治疗。

4. 抗生素治疗效果不佳时可行超声引导下穿刺引流，脓肿较大、穿刺引流治疗效果不佳时，可行脓肿切开引流或肝部分切除手术。

四、健康教育和用药指导

本病患者大多数都合并糖尿病，故糖尿病患者应严格监测血糖，调节血糖，尽量控制血糖在正常范围内，保持健康饮食，适量运动，提高自身免疫力。患有肝脓肿时临时自行对症治疗，解热镇痛，高蛋白高热量饮食，口服抗生素，并且及时到医院就诊，接受系统治疗。

五、常用药物和注意事项

（一）碳青霉烯类

比阿培南 biapenem[基,保（乙）]

【适应证】该药物为碳青霉烯类合成抗生素，应用于革兰氏阳性菌引起的炎症及感染。

【用法和用量】静脉滴注：0.3g/次，溶解于100ml生理盐水中，每次静脉滴注30~60分钟，每日2次，一日的最大剂量不应超过1.2g。

【注意事项】已知对比阿培南及碳青霉烯类抗菌药物过敏者禁用，进食困难或全身恶化的患者可能会出现维生素K缺乏症状，老年患者、儿童、孕妇及哺乳期妇女慎用。

【不良反应】皮疹、腹泻、恶心、呕吐，严重者可出现过敏性休克。

（二）第三代头孢菌素

头孢曲松 ceftriaxone[基,保（甲）]

【适应证】对头孢曲松敏感的革兰氏阳性菌、革兰氏阴性菌、厌氧菌引起的感染。

【用法和用量】静脉滴注：1~2g/次，溶于250ml生理盐水中，每日1次；重症感染者剂量可增加至4g/次，每日1次。

【注意事项】已知对头孢曲松或其他头孢菌素类药物过敏者禁用，与乙醇可出现双硫仑样反应，谨防与酒类同时服用，孕妇及哺乳期妇女慎用。

【不良反应】嗜酸性粒细胞增多症、白细胞减少症、血小板减少症、腹泻、皮疹以及严重的过敏反应。

<h3 style="text-align:center">头孢他啶 ceftazidime^[基,保(乙)]</h3>

【适应证】用于敏感革兰氏阴性杆菌所致的败血症、下呼吸道感染、腹腔和胆道感染、复杂性尿路感染和严重皮肤软组织感染等。

【用法和用量】静脉滴注：4~6g/d，分2~3次静脉滴注，疗程10~14日。

【注意事项】已知对头孢他啶或头孢菌素类药物过敏者禁用，孕妇及哺乳期妇女慎用。

【不良反应】不良反应较少，注射局部可有静脉炎、血栓性静脉炎，皮疹、荨麻疹、皮肤瘙痒，恶心、呕吐、腹泻、腹痛等。

（三）喹诺酮类

<h3 style="text-align:center">诺氟沙星 norfloxacin^[基,保(甲)]</h3>

【适应证】适用于敏感菌引起的肠道感染。

【用法和用量】口服：300~400mg/次，一日2次，疗程5~7日。

【注意事项】已知对诺氟沙星过敏者禁用，用药时应避免过度暴露于阳光下，发生光敏反应需要停药，肝肾功能减退者宜调整用量，孕妇不宜使用本药物，哺乳期妇女应用本药物需停止母乳喂养。

【不良反应】胃肠道反应常见，腹部不适、疼痛、腹泻、恶心、呕吐。

<h3 style="text-align:center">环丙沙星 ciprofloxacin^[基,保(甲/乙)]</h3>

【适应证】应用于由志贺菌属、沙门菌属、产肠毒素大肠埃希菌、嗜水气单胞菌、副溶血弧菌等感染所致的胃肠道炎症。

【用法和用量】口服：0.5g/次，每日2次，疗程5~7日。

【注意事项】已知对环丙沙星或喹诺酮类药物过敏者禁用，用药时应保证24小时尿量在1 200ml以上，肝肾功能不全者需严格调整剂量，中枢神经系统疾病患者慎用，孕妇禁用，哺乳期妇女需停止母乳喂养。

【不良反应】腹部不适、疼痛、腹泻、恶心、呕吐等较为常见，也可有头晕、头痛、嗜睡、皮疹、皮肤瘙痒等表现。

（四）氨基糖苷类

<h3 style="text-align:center">庆大霉素 gentamicin^[基,保(甲)]</h3>

【适应证】用于治疗敏感革兰氏阴性杆菌引起的败血症、下呼吸道感染、肠道感染、盆腔感染及腹腔感染等。

【用法和用量】静脉滴注/肌内注射：成人80mg/次或每次1~1.7mg/kg，每8小时1次；或一次5mg/kg，每日1次。儿童一次2.5mg/kg，每12小时1

次；或一次 1.7mg/kg，每 8 小时 1 次。静脉滴注时加入 50~200ml 生理盐水或 5% 葡萄糖注射液中。

【注意事项】明确对庆大霉素或氨基糖苷类药物过敏者禁用，新生儿、老年人和肾脏功能不全者应监测血药浓度，不宜皮下注射，孕妇及哺乳期妇女慎用。

【不良反应】可引起听力减退、耳鸣等耳毒性反应，步履不稳、眩晕、血尿、排尿次数减少，偶有皮疹、恶心、呕吐等症状。

（五）抗厌氧菌药

甲硝唑 metronidazole[基,保(甲/乙)]

【适应证】用于厌氧菌感染的治疗。

【用法和用量】静脉滴注：0.5g/ 次，每日 2 次。

【注意事项】已知对甲硝唑过敏者禁用，孕妇及哺乳期妇女禁用，用药期间禁止饮酒。

【不良反应】常见反应有恶心、呕吐、腹泻、腹部疼痛、食欲减退，偶有眩晕、头痛、感觉异常及过敏反应。

第十三节 肝 性 脑 病

一、定义

肝性脑病（hepatic encephalopathy，HE）是肝病患者的主要死亡原因之一，是指以代谢紊乱为基础的神经系统功能紊乱，进而引起程度不一的神经精神异常综合征，肝性脑病多是由严重的肝功能障碍或门 - 体分流异常所致。

二、诊断标准

（一）症状和体征

肝性脑病是因肝脏疾病引起的神经精神综合征，所以除了原发病本身的症状及体征，肝性脑病主要以神经症状为主，根据 West-Haven 的分级标准，将 HE 分为 0~4 级。0 级：不易察觉的人格或行为的变化；1 级：轻度认知障碍、欣快或抑郁，可引出扑翼样震颤；2 级：行为错乱，言语不清，轻度的定向障碍，容易引出扑翼样震颤；3 级：嗜睡到半昏迷，明显的定向障碍，无法引出扑翼样震颤；4 级：昏迷。

（二）实验室检查及影像学检查

1. 肝、肾功能及血常规可有异常改变，如胆红素、转氨酶、血清蛋白等异常。

2. 血氨的升高有助于诊断肝性脑病。

3. 肝脏增强 CT 血管重建可见是否有明显的门 - 体分流，头部 CT 可见是否有脑水肿。

4. 头部 MRI 可检查脑血管灌注的改变。

三、治疗原则和方法

1. 纠正水、电解质紊乱，调节酸碱平衡，积极治疗诱因疾病。

2. 肝性脑病的治疗以药物治疗为主，高氨血症是诱发肝性脑病的主要原因之一，故应用降氨药（乳果糖、拉克替醇、门冬氨酸鸟氨酸、利福昔明）降低血氨，一些特殊药物（精氨酸、谷氨酸钠）也可治疗肝性脑病，对于肝性脑病的躁狂症状可应用镇静药（纳洛酮、丙泊酚），支链氨基酸（缬氨酸、亮氨酸）可促进氨的解毒代谢以及改善营养状态。

3. 药物治疗效果不佳，可行肝移植手术治疗。

四、健康教育和用药指导

肝性脑病主要病因为严重肝病，故应以预防及治疗肝病为主，日常需积极治疗肝脏原发疾病，调节水、电解质及酸碱的平衡，保证营养状态，积极预防消化道出血、感染、便秘等诱发因素。肝性脑病发作时应防止摄入大量的蛋白质，可应用乳果糖、拉克替醇预防肝性脑病的发作，对于严重肝病患者应关注其精神状态，对肝性脑病早发现、早治疗。

五、常用药物和注意事项

（一）降氨药

乳果糖 lactulose[基，保（乙）]

【适应证】预防和治疗肝性脑病、治疗便秘。

【用法和用量】口服：15~30ml/ 次，2~3 次 /d。

【注意事项】已知对乳果糖过敏者禁用，尿毒症、溃疡性结肠炎、克罗恩病、消化道穿孔、乳糖或半乳糖不耐受者禁用，儿童及孕妇需在医生指导下用药。

【不良反应】剂量过大可引起腹部不适、胃肠胀气、厌食、恶心、呕吐、腹泻等。

拉克替醇 lactitol[基，保（乙）]

【适应证】适用于肝性脑病的治疗。

【用法和用量】口服：0.6g/kg，分 3 次于就餐时服用。

【注意事项】已知对拉克替醇过敏者禁用,肠梗阻、半乳糖不耐受患者禁用,儿童及孕妇需在医生指导下用药。

【不良反应】应用过量时可有腹泻、腹部胀痛、肠鸣、瘙痒及恶心等症状。

门冬氨酸鸟氨酸 ornithine aspartate[基,保(乙)]

【适应证】各种肝病引发的血氨升高及肝性脑病的治疗。

【用法和用量】静脉滴注:10~40g/d。

【注意事项】已知对本药物过敏者禁用,严重肾功能不全者禁用,与维生素 K_1 配伍禁忌,儿童、孕妇及哺乳期妇女慎用。

【不良反应】可有恶心、呕吐、腹胀、腹痛、头晕、头痛、呼吸困难、心悸等。

利福昔明 rifaximin[基,保(乙)]

【适应证】适用于肝性脑病患者,抑制肠道菌群的过度繁殖,减少产氨细菌的数量。

【用法和用量】口服:800~1 200mg/d,分 3~4 次口服。

【注意事项】已知对利福昔明过敏者禁用,儿童用药不宜超过 7 日,6 岁以下儿童不宜使用本品片剂,孕妇及哺乳期妇女慎用。

【不良反应】不良反应较轻,可有腹胀、腹痛、恶心、呕吐、头痛,长期使用可有荨麻疹。

(二)其他药物

精氨酸 arginine[基,保(甲)]

【适应证】适用于肝性脑病及各种疾病的辅助治疗。

【用法和用量】静脉滴注:15~20g,加入 500ml 葡萄糖注射液中缓慢滴注,每日 1 次。

【注意事项】已知对精氨酸过敏者禁用,肾功能不全者禁用,高氯性酸中毒者禁用,儿童、孕妇及哺乳期妇女是否适用尚不明确。

【不良反应】可以引起高氯性酸中毒,血液中尿素、肌酸、肌酐浓度会升高。

谷氨酸钠 sodium glutamate[基,保(甲)]

【适应证】适用于肝性脑病血氨过多、肝昏迷及其他精神症状。

【用法和用量】静脉滴注:11.5g/ 次,5% 的葡萄糖注射液稀释,一日不超过 23g。

【注意事项】已知对谷氨酸钠过敏者禁用,少尿、无尿者禁用,肾功能障碍患者慎用,使用期间需监测离子水平,儿童、孕妇及哺乳期妇女适用情况暂不明确。

【不良反应】可引起严重的碱中毒及低钾血症,输液过快可有面部潮红、头痛、胸闷。

参 考 文 献

[1] 中华医学会消化内镜学分会结直肠学组,中国医师协会消化医师分会结直肠学组,国家消化系统疾病临床医学研究中心.下消化道出血诊治指南(2020)[J].中国医刊,2020,55(10):1068-1076.

[2] 宋佳,罗雨欣,郭金波,等.2018年消化系统疾病主要临床进展[J].临床荟萃,2019,34(1):41-48.

[3] 曹锋,李非,赵玉沛.《中国急性胰腺炎诊治指南(2021)》解读[J].中国实用外科杂志,2021,41(7):758-761.

[4] 中华医学会外科学分会胆道外科学组.急性胆道系统感染的诊断和治疗指南(2021版)[J].中华外科杂志,2021,59(6):422-429.

[5] 中华医学会肝病学分会.肝硬化肝性脑病诊疗指南[J].实用肝脏病杂志,2018,21(6):999-1014.

[6] 中华医学会.临床诊疗指南:消化系统疾病分册[M].北京:人民卫生出版社,2005.

第五章 血液系统急症

第一节 再生障碍性贫血

一、定义

再生障碍性贫血(aplastic anemia,AA)是由化学、物理、生物或不明因素造成的骨髓造血功能障碍,会引起血红蛋白、白细胞、血小板等发生不同程度的缺乏,造成贫血、出血、感染。

二、诊断标准

(一)症状和体征

主要临床表现为贫血、发热、出血和感染。

(二)实验室及影像学检查

1. 血常规检查　血红蛋白、红细胞、血小板及白细胞减少,急性再生障碍性贫血满足以下三项中的两项:中性粒细胞绝对值 <500/mm³;血小板计数 <20 000/mm³;网织红细胞(血细胞比容纠正值)<1%,骨髓细胞增生程度低于正常的25%。

2. 超声检查　淋巴结肿大或脾大。

3. 骨髓检查　多部位增生程度降低或重度程度降低。

三、治疗原则和方法

1. 预防　注意饮食及环境卫生,预防感染,防止外伤以避免出血,减少剧烈运动。

2. 对症治疗

(1)输血纠正贫血。

(2)用促凝剂等控制出血。

(3)广谱抗生素控制感染。

(4)护肝治疗　再生障碍性贫血常合并肝功能损害。

3. 针对发病机制治疗

(1)免疫抑制治疗。

(2)促造血治疗。

（3）骨髓移植。

四、健康教育和用药指导

患者在饮食上要注意减少饮酒，多补充造血物质，饮食中可注重补充动物肝脏、动物血、瘦肉等含血红蛋白铁丰富的食物及多吃新鲜绿色蔬菜，鱼、蛋类等含叶酸和维生素 B_{12} 的食物。

五、常用药物和注意事项

抗人胸腺细胞免疫球蛋白
anti-human thymocyte immunoglobulin/ATG[基,保(乙)]

【适应证】治疗重型再生障碍性贫血的主要药物。

【用法和用量】静脉输注：猪 ATG 20~30mg/（kg·d），兔 ATG 2.5~3.5mg/（kg·d）。每日静脉输注 12~18 个小时，连用 5 日。

【注意事项】先做皮试，观察是否有全身严重反应或是过敏反应，发生者则不能输注。

【不良反应】发热、过敏反应、血清病等。

环孢素 ciclosporin[基,保(乙)]

【适应证】纠正免疫系统紊乱，恢复重型再生障碍性贫血患者的骨髓造血功能。

【用法和用量】口服 3~5mg/（kg·d），可与 ATG 联合治疗。

【注意事项】治疗窗较大，需个体化调整用药浓度。

【不良反应】肝损伤、胃肠道功能紊乱、白细胞减少及牙龈增生等。

重组人粒细胞刺激因子 recombinant human granulocyte
colony-stimulating factor/rhG-CSF[基,保(乙)]

【适应证】与免疫抑制剂同时或在免疫抑制剂用后应用，促进血象的恢复。

【用法和用量】静脉注射或皮下注射：5μg/（kg·d）。

【注意事项】监测白细胞计数、严重肝肾功能障碍者禁用。

【不良反应】皮疹、肝功能异常、血小板减少等。

第二节　急性原发免疫性血小板减少症

一、定义

原发免疫性血小板减少症（primary immune thrombocytopenia）是一种免

疫介导的出血性疾病。由于自身血小板抗原免疫失耐受，导致血小板减少，伴有或不伴皮肤黏膜出血。患者多为儿童，成人较少，无性别差异。

二、诊断标准

（一）症状和体征

急性免疫性血小板减少症发病迅速，通常表现为突然出现瘀伤、瘀点或其他黏膜反复的出血症状，并且瘀斑分布不均，大小不一。严重者出现消化道和泌尿道出血等症状，极少数患者会因视网膜出血而失明，甚至由于颅内出血而危及生命。

（二）实验室及影像学检查

1. 血小板数量减少，一般可低至 $10 \times 10^9/L$ 左右。

2. 与血小板相关的抗体大多呈一过性增高。

3. 骨髓巨核细胞数量显著增加。

三、治疗原则和方法

1. 一般治疗　出血严重者应卧床，避免外伤，应用止血药。

2. 观察　症状比较轻的患者，观察是最好的治疗选择。减少可能导致头部创伤的活动，进而降低颅内出血的风险。

3. 治疗　大剂量糖皮质激素是有效治疗急性免疫性血小板减少症的首选方法。不能耐受糖皮质激素的患者静脉输注人免疫球蛋白，此外，对于出血严重以及血红蛋白浓度降低的患者，应及时进行红细胞输血。

四、健康教育和用药指导

急性免疫性血小板减少症患者需加强必要的防护，尽可能地减少活动，尤其是容易造成身体出血的接触性运动，避免创伤而引起出血，同时也需要卧床休息，衣物以柔软宽松为主，防止加重皮肤紫癜。

五、常用药物和注意事项

泼尼松龙 prednisolone[基,保(乙)]

【适应证】本品适用于过敏性与自身免疫性炎症性疾病。

【用法和用量】

1. 口服　儿童每日起始用量为按体重 1mg/kg。成人每日起始用量为按病情给药 15~40mg，需要时可用到 60mg，分次服用。病情稳定后维持量为 5~10mg。

2. 肌内注射　每日 10~40mg，必要时可加量。

3. 静脉滴注　每次 10~20mg，药品需加入 5% 葡萄糖注射液 500ml 中再进行滴注。

【注意事项】肾上腺皮质激素可抑制儿童的生长和发育，应慎重使用，若需长期使用肾上腺皮质激素，避免使用长效制剂。口服中效制剂隔日疗法可减轻对身体生长的抑制作用。儿童长期使用糖皮质激素时应密切关注，同时也需要按疾病的严重程度和患儿对治疗的反应及时调整激素的剂量。

【不良反应】水肿、升高血压及血糖骨质疏松症、股骨头缺血性坏死、青光眼、白内障、伤口愈合延缓和诱发或加重感染以及溃疡等。

甲泼尼龙 methylprednisolone[基,保(乙)]

【适应证】适用于过敏性与自身免疫性炎症性疾病。

【用法和用量】

1. 口服　治疗剂量为每日 16~40mg，分次服用。维持剂量为每日 4~8mg。

2. 静脉滴注或注射　每次 10~40mg，最大可用剂量按体重 30mg/kg 给药，大剂量静脉滴注时速度不应过快，一般控制在 10~20 分钟。

【注意事项】注射液在紫外线和荧光下易分解破坏，注射使用时需要进行避光。肾上腺皮质激素可抑制儿童的生长和发育，应慎重使用。

【不良反应】低钾血症、兴奋、胃肠溃疡、骨质疏松、水肿、荨麻疹、气短、胸闷、激动不安、谵妄、青光眼、白内障和伤口愈合延缓等。

第三节　弥散性血管内凝血

一、定义

弥散性血管内凝血（disseminated intravascular coagulation，DIC）是在多种疾病的基础上，致病因子使得凝血因子被激活且大量消耗，进而导致继发性纤维蛋白溶解过程加强，从而出现了以严重的出血及微循环衰竭为特征的获得性临床综合征。

二、诊断标准

（一）症状和体征

弥散性血管内凝血在临床上主要表现为：①全身自发性及多发性出血，如鼻出血、肺出血等，严重者可发生颅内出血；②休克或微循环障碍，早期会出现肾、肺、大脑等多脏器功能受损，表现为肢体湿冷、少尿、呼吸困难、发绀及神志改变等；③贫血，表现为进行性贫血，可并发寒战、高热、黄疸等。

（二）实验室及影像学检查

1．血常规检查　血红蛋白和血小板减少，白细胞正常，外周血涂片中的破碎红细胞可增多。

2．尿液检查　尿红细胞增多，尿隐血试验呈现阳性，尿含铁血黄素呈现阳性。

3．血小板活化产物的检查　β血小板球蛋白、血小板第4因子、血栓素B2等增加。

4．抗凝血功能检查　凝血酶时间延长，抗凝血酶Ⅲ含量和活性降低。

三、治疗原则和方法

1．尽早进行抗凝治疗　常用的药物有肝素、双嘧达莫、阿司匹林。

2．排查并控制病因　如感染性疾病患者应积极地控制感染，早期足量联合应用抗生素类药物青霉素、头孢拉定等。

3．使用凝血因子和血制品如新鲜血浆、血小板等来补充凝血物质。

4．使用抗纤维蛋白溶解药物　当血栓形成后，会出现继发性纤维蛋白溶解亢进，从而加重出血，氨甲环酸可抗纤维蛋白溶解。

四、健康教育和用药指导

弥散性血管内凝血的患者应当有良好的心态，注意多休息，饮食方面以清淡为主。避免进食辛辣或者是刺激性严重的食物，以免产生不良的刺激，影响到身体健康恢复。

五、常用药物和注意事项

肝素 heparin[基,保(甲)]

【适应证】防治血栓形成或栓塞性疾病、各种原因引起的弥散性血管内凝血。

【用法和用量】静脉滴注：每日 20 000~40 000 单位，加至氯化钠注射液 1 000ml 中持续滴注。滴注前可先静脉注射 5 000 单位作为初始剂量。

【注意事项】用药期间应定时测量凝血。

【不良反应】过敏反应——轻者出现荨麻疹、鼻炎和流泪，重者可引起支气管痉挛、过敏性休克。

双嘧达莫 dipyridamole[基,保(甲)]

【适应证】血栓栓塞性疾病及缺血性心脏病。

【用法和用量】每分钟按体重 0.142mg/kg，静脉滴注共 4 分钟。

【注意事项】低血压患者及有出血倾向者慎用。

【不良反应】头晕、头痛、心悸、心绞痛、肝功能不全等。

阿司匹林 aspirin[基,保(甲)]

【适应证】降低急性心肌梗死疑似患者的发病风险；预防大手术后深静脉血栓和肺栓塞。

【用法和用量】小剂量，如 50~150mg，每 24 小时 1 次。

【注意事项】与食物同服减少对胃肠道的刺激。

【不良反应】胃肠道反应、过敏反应、肝肾损伤。

青霉素 penicillin[基,保(甲/乙)]

【适应证】用于敏感菌或敏感病原体所致的感染。

【用法和用量】静脉滴注，每日 200 万 ~1 000 万 U，分 2~4 次给药。

【注意事项】孕妇、哺乳期妇女及肝肾功能减退者禁用。

【不良反应】过敏反应。

头孢拉定 cefradine[基,保(乙)]

【适应证】各种敏感菌所致的呼吸道、胃肠道、泌尿生殖系统感染。

【用法和用量】采用静脉滴注、静脉注射或肌内注射的方法。成人，一次 0.5~1.0g，每 6 小时 1 次，一日最高剂量为 8g；儿童（1 周岁以上）按体重一次 12.5~25mg/kg，每 6 小时 1 次。

【注意事项】用药前需详细过问过敏史，对头孢菌素类及青霉素类药物过敏者禁用。

【不良反应】过敏反应及引发二重感染。

氨甲环酸 tranexamic acid[基,保(甲)]

【适应证】治疗慢性或急性的原发性纤维蛋白溶解亢进所导致的出血症状，或者是弥散性血管内凝血所致的溶血出血。

【用法和用量】静脉注射或滴注，一次 0.25~0.5g，一日 0.75~2g。

【注意事项】血栓形成倾向者（如急性心肌梗死）慎用。

【不良反应】恶心、呕吐、出血及中枢神经系统症状。

第四节　输血反应

一、定义

输血反应（transfusion reaction）是指患者在输注血制品过程中或者输注后

产生的一系列不良反应,包括溶血性和非溶血性两类。

二、诊断标准

(一)症状和体征

发热,常发生在输血过程中或者输血后不久,且伴有畏寒症状。在输血过程中或之后可能出现过敏反应,患者出现皮疹、血管神经性水肿,严重者还会出现为喉头水肿、呼吸困难等。溶血发生时,常有高热、心悸、气短等症状。

(二)实验室及影像学检查

1. 血常规检查,检查中性粒细胞、血小板计数。

2. 检查患者血型。

3. 交叉配血实验。

三、治疗原则和方法

1. 根据不同的症状,使用相关的药物。若有严重反应,应立即停止输血。

2. 发热症状,可使用非甾体抗炎药解热或糖皮质激素处理。

3. 局部皮肤反应,使用抗组胺药。口服对乙酰氨基酚或肛塞解热药吲哚美辛栓。

4. 过敏反应症状,如支气管痉挛等应静脉注射皮质类固醇药物。

四、健康教育和用药指导

患者有血小板减少情况,应避免使用阿司匹林。

五、常用药物和注意事项

氯苯那敏 chlorphenamine[基,保(甲)]

【适应证】用于过敏性皮肤病如皮疹、荨麻疹等。

【用法和用量】0.1mg/kg,肌内注射或静脉注射。

【注意事项】静脉注射时不宜过快,有刺激性。与其他抗组胺药或拟交感神经药有交叉过敏反应。

【不良反应】胸闷、疲惫等。

异丙嗪 promethazine[基,保(甲)]

【适应证】过敏性鼻炎、荨麻疹等。

【用法和用量】12.5~25mg,口服每日 1~2 次。1~2ml(25~50mg),肌内注射。

【注意事项】对吩噻嗪类药高度过敏的患者对本品也过敏。

【不良反应】口干、困倦。

对乙酰氨基酚 paracetamol[基,保(甲)]

【适应证】用于发热、关节痛等。

【用法和用量】每次 0.3~0.6g，口服，每日用量不宜超过 2g。每次 0.15~0.25g，肌内注射。

【注意事项】用于退热连续使用不宜超过 3 日。

【不良反应】少数会引起血小板减少、肾功能损害等。

第五节　急性肿瘤溶解综合征

一、定义

急性肿瘤溶解综合征（acute tumor lysis syndrome）是在肿瘤治疗过程中出现的紧急并发症，发生时会出现高钾、高尿酸、高钙血症等症状，并容易导致急性肾衰竭。

二、诊断标准

（一）症状和体征。

1. 起病多数在化疗后 6 小时 ~5 日内，表现为突然的高热。

2. 四肢酸痛，肌肉无力，心律失常，心动过缓。

3. 恶心，嗜睡，尿酸增高，少尿、无尿甚至血尿等。

（二）实验室及影像学检查

化疗 4 日内，血钾、血钠、尿酸、血尿素氮浓度上升 25%，血钙浓度下降 25%，存在上述代谢变化的两项的同时，血钾浓度大于 6mmol/L 或血肌酐浓度大于 225μmol/L。

三、治疗原则和方法

静脉注射 0.9% 氯化钠 10~20ml/kg，也可以根据患者的实际情况，给予甘露醇或呋塞米。对于出现高尿酸血症的患者，需静脉注射 5% 的碳酸氢钠碱化尿液，使尿液 pH 大于 7。对于出现高血钾症状的患者，应给予静脉滴注葡萄糖酸钙配合胰岛素进行治疗。当低钙血症不能纠正时，可静脉滴注硫酸镁 25~100mg/kg。

当以上治疗方法无效时，应及时采取透析治疗。

四、健康教育和用药指导

加强饮食管理,减少钾、磷和嘌呤的摄入。增加每日的饮水量(2 000~3 000ml/d),增加排尿量,避免肾损伤。

五、常用药物和注意事项

甘露醇 mannitol[基,保(甲)]

【适应证】少尿或无尿,脑水肿。

【用法和用量】短时间内快速滴注 100~250ml 的 20% 甘露醇,如果尿量到达 30ml/h,则每 4~8 小时重复给药一次。

【注意事项】若注射过快或过量,会导致视力模糊、眩晕和头痛等症状。活动性颅内出血和心功能不全患者不宜使用。

【不良反应】水和电解质紊乱,尿潴留。

葡萄糖酸钙 calcium gluconate[基,保(甲)]

【适应证】纠正水和电解质紊乱。

【用法和用量】静脉注射,每次 10~20ml。

【注意事项】水肿患者慎用,高血压和低钾血症患者慎用。老年人和儿童使用时注意严格控制剂量和给药速度。

【不良反应】注射过快,会发生恶心、呕吐、心律失常甚至心脏停搏。

别嘌醇 allopurinol[基,保(甲)]

【适应证】原发性或继发性高尿酸血症、痛风。

【用法和用量】痛风:每日 2 或 3 次,每次 0.1g。肾结石:每日 1~4 次,每次 0.1~0.2g。

【注意事项】孕妇和哺乳期妇女慎用。特发性血色病和肾功能不全时应减少用量。

【不良反应】头晕、头痛,嗜睡,关节痛,中毒性肝炎等。

参 考 文 献

[1] 虞荣喜 . 再生障碍性贫血的治疗策略[J]. 浙江临床医学,2008,10(12):1525-1527.

[2] 中华医学会血液学分会血栓与止血学组 . 弥散性血管内凝血诊断中国专家共识(2017年版)[J]. 中华血液学杂志,2017,38(5):361-363.

[3] 胡豫 .2012 版弥散性血管内凝血诊断与治疗中国专家共识解读[J]. 临床血液学杂志,2013,26(2):149-150.

［4］王琦，谢悦良，唐又群，等．预防小细胞肺癌患者急性肿瘤溶解综合征的药学监护策略研究［J］．肿瘤药学，2020，10（1）：121-124.

［5］李慧霞．急性特发性血小板减少性紫癜患儿外周血血小板相关抗体和白细胞介素18的检测结果分析［J］．河南医学研究，2017，26（13）：2364-2365.

［6］GOMELLA P T.急诊用药指南［M］.姜东辉，左祥荣，秦永新，译.2版.北京：人民军医出版社，2016.

第六章　泌尿系统急症

第一节　急性肾衰竭

一、定义

急性肾衰竭（acute renal failure）是指肾小球过滤突然或持续下降，导致含氮（尿素和肌酐）和非含氮废物蓄积并引起一系列并发症的临床综合征。

二、诊断标准

（一）症状和体征

急性肾衰竭临床上主要表现为肌酐和尿素升高以及尿量变化，比如少尿期、多尿期以及恢复期。少尿期主要症状有少尿或者无尿，一般持续 2~4 周，多尿期主要表现为多尿，最高尿量可达 6 000~10 000ml 以上，恢复期患者的尿量逐渐恢复正常。

（二）实验室及影像学检查

1. 尿常规检查　尿液多混浊，颜色深。尿与血渗透浓度比低于 1∶1，尿钠增高。

2. 血液检查　血肌酐和尿素氮升高，并且有轻、中度贫血。

3. 肾脏超声检查　双肾多弥漫性肿大，肾皮质回声增强，盆腔可见肿块。

4. CT 检查　观察盆腔和腹后壁肿块，肾结石、肾脏体积大小及肾积水情况。

三、治疗原则和方法

1. 急症治疗　出现高血钾或者药物不能纠正的代谢性酸中毒等情况应尽早进行透析治疗。

2. 原发病治疗　判断诱因并去除，比如休克，应尽快恢复血流动力学；如药物引起的肾衰竭，应立即停药并更换药物；若感染，应尽早使用抗生素，控制感染。

3. 药物治疗　若出现肺水肿、脑水肿可用呋塞米等利尿药。纠正代谢性酸中毒时可使用碳酸氢钠，但要防止低钙性抽搐。

4. 手术治疗。

5. 营养治疗。

四、健康教育和用药指导

患者应注意低盐、低钾饮食。适当增加运动，提高免疫力。遵从医嘱，定期复诊。

五、常用药物和注意事项

呋塞米 furosemide[基,保(甲)]

【适应证】预防急性肾衰竭。

【用法和用量】口服每次 20mg，每日 2~3 次。静脉注射起始 20~40mg，如需要追加剂量可每 2 小时追加一次。

【注意事项】可能出现恶心、视力模糊等副作用；注意开始使用时的药物剂量，防止过度利尿，引起患者脱水和电解质不平衡；有严重肾功能不全的患者慎用；使用此药时，当有血清尿素氮值增加和少尿现象发生时，应立即停止用药。

【不良反应】水、电解质紊乱和酸碱平衡失调。

碳酸氢钠 sodium bicarbonate[基,保(甲)]

【适应证】肾衰竭，纠正代谢性酸中毒。

【用法和用量】静脉滴注 5% 碳酸氢钠，每次 100~200ml。根据病情决定次数。

【注意事项】对胃酸分泌试验或验血有影响。连续使用不得超过 7 日。

【不良反应】大量注射时可能出现疼痛，心律失常、肌肉痉挛等。使用量大时可能出现水肿、呼吸减慢等。长期使用会引起尿频、尿急等。

葡萄糖 glucose[基,保(甲)]

【适应证】高血钾。

【用法和用量】10%~25% 注射液，每用 2~4g 葡萄糖加 1 单位胰岛素输注，以降低血清钾浓度。

【注意事项】检查药液是否混浊、变色。肾功能不全的患者，应控制输液量。

【不良反应】电解质紊乱、静脉炎。使用高浓度葡萄糖注射液外渗可导致局部肿痛。

葡萄糖酸钙 calcium gluconate[基,保(甲)]

【适应证】纠正电解质紊乱。

【用法和用量】静脉滴注 10% 葡萄糖酸钙 50~100ml，一次用量不要过大。

【注意事项】心肾功能不全者慎用。静脉注射时渗漏可致皮肤发红，疼痛，应立即停止给药。

【不良反应】静脉注射过快可能产生心律失常、呕吐、恶心。

第二节　急进性肾小球肾炎

一、定义

急进性肾小球肾炎（rapidly progressive glomerulonephritis，RPGN）是一种病情发展急骤，一般在几周或几个月内迅速发展到肾衰竭，并伴有炎性尿液的急性肾炎综合征。

二、诊断标准

（一）症状和体征

起病急骤，以水肿、少尿、血尿、无尿、蛋白尿、高血压以及肾小球滤过率下降等为特点。患者发病常有流感样症状，疲乏、头痛、恶心、可伴发热、腹痛、皮疹等。

（二）实验室及影像学检查

1. 常见血尿、蛋白尿、白细胞尿及管型尿，血清肌酐及尿素氮增高，肌酐清除率下降。并多伴有严重贫血，白细胞及血小板可正常或增高。

2. 肾小球囊内细胞增生、纤维蛋白沉着，表现为广泛的新月体形成，故又称新月体性肾小球肾炎（crescentic glomerulonephritis，CGN）。

3. 超声等影像学检查可显示双肾增大。

三、治疗原则和方法

1. 药物治疗　糖皮质激素、免疫抑制药物、人免疫球蛋白、生物学靶向干预药物等。

2. 补液　对不能进食的患者可适当补液，纠正水、电解质紊乱。

3. 抗感染　有感染灶者应给予青霉素或其他抗生素治疗。

4. 透析治疗。

四、健康教育和用药指导

患者在饮食上要注意清淡饮食，少吃油腻食物，三餐规律，多运动，适当补充维生素。注意休息，避免感染，有高血压疾病的患者要控制盐的摄入。

五、常用药物和注意事项

甲泼尼龙 methylprednisolone[基,保(乙)]

【适应证】用于危重疾病的急救。

【用法和用量】冲击治疗，甲泼尼龙 1g 或（15~30mg/kg）溶于 5% 葡萄糖注射液 150~250ml 中，每日或隔日静脉滴注一次，3 次为一疗程，间隔 3~4 日再重复 1~2 个疗程，一般不超过 3 个疗程。

【注意事项】长期大剂量应用可引起肾上腺皮质功能亢进症、诱发或加重感染、溃疡，引起骨质疏松、高血压等。停药时，注意逐渐停药，避免发生"反跳现象"。

【不良反应】内分泌紊乱、脂代谢紊乱、骨质疏松等。

泼尼松 prednisone[基,保(甲)]

【适应证】甲泼尼龙冲击治疗期间或治疗后的维持治疗。

【用法和用量】以泼尼松 1~2mg/kg 隔日顿服维持治疗。

【注意事项】长期大剂量应用引起肾上腺皮质功能亢进症、诱发或加重感染、溃疡，引起骨质疏松、高血压等。注意要逐渐停药，避免发生"反跳现象"。

【不良反应】内分泌紊乱、脂代谢紊乱、骨质疏松等。

环磷酰胺 cyclophosphamide[基,保(甲)]

【适应证】免疫抑制。

【用法和用量】口服：按公斤体重给药，每日 2~3mg/kg，累积量一般不超过 8g；静脉滴注：按体表面积给药，每次 0.5~1g/m²，每月 1 次，共 6~12 次。

【注意事项】监测白细胞计数。

【不良反应】胃肠道反应、骨髓抑制、性腺抑制及肝脏损伤等。

第三节　急性肾小球肾炎

一、定义

急性肾小球肾炎（acute glomerulonephritis）是一种发病迅速，以血尿、蛋白尿、水肿、肾功能受损并伴有高血压为临床特征的肾小球疾病。其病理表现为肾小球内炎症和细胞增生，继发性肾功能损害，并且会持续数日至数周。

该病多发生于 A 族乙型溶血性链球菌所致的感染之后,虽然极少数有转为慢性的可能,但是绝大多数预后良好。

二、诊断标准

(一)症状和体征

发病迅速,一般链球菌感染后 1~3 周后患者便会出现尿量减少、血尿、蛋白尿和水肿等症状,同时,中度血压升高,血压一般为 150~180/90~100mmHg(20~24/12~13.3kPa)。

(二)实验室及影像学检查

1. 镜下血尿伴红细胞管型及轻中度蛋白尿。

2. 在咽部或皮肤病变部位检出可致肾炎的 M 蛋白型 A 族乙型溶血性链球菌。

3. 对链球菌胞外酶的免疫反应:抗链球菌溶血素 O(antistreptolysin O,ASO),抗链球菌激酶(antistreptokinase,ASK),抗脱氧核糖核酸酶 B(ADNAaseB),抗辅酶 I 酶(ANADase),抗透明质酸酶(AH),有一项或多项呈阳性。

4. 补体成分 3(complement 3,C3)血清浓度短暂下降,尿纤维蛋白降解产物(fibrin degradation product,FDP)升高。

三、治疗原则和方法

1. 注意调整饮食和作息　正确的饮食习惯和卧床休息对促进疾病好转很重要,急性期应短期卧床休息,并且应避免环境温湿度大幅度波动,以防止加重肾脏缺血。饮食要保证低盐、低蛋白,尤其是要减少植物蛋白的摄入;此外,明显少尿者应限制液体入量。

2. 控制感染　积极治疗前驱感染。前驱感染病灶隐蔽时,根据患者具体情况选择合理的抗生素,给药 10~14 日,抑制抗原的侵入,进而防止肾小球肾炎反复或发展为肾衰竭等恶性疾病。

3. 症状治疗　水肿及少尿者使用利尿药,严重者可以使用呋塞米进行治疗;血压较高者可以根据情况,单用或者联合使用利尿药、扩血管药或血管紧张素转化酶抑制剂等。常用的扩血管药包括酚妥拉明和硝普钠等;常用的血管紧张素转化酶抑制剂包括卡托普利、依那普利和贝那普利等。

四、健康教育和用药指导

根据病情控制蛋白质和钾、钠离子的摄入量;保证充足碳水化合物、脂肪和维生素的摄入。作息规律,劳逸结合,谨遵医嘱,配合医生复查。

五、常用药物和注意事项

氨苄西林 ampicillin[基,保(甲)]

【适应证】用于敏感菌所致的泌尿系统、呼吸系统、胆道、肠道感染以及脑膜炎、心内膜炎等。

【用法和用量】

1. 口服　每日 1~4g,分 4 次服用。

2. 肌内注射　每次 0.5~1g,每日 3~4 次。

3. 静脉滴注　每次 1~2g,必要时可用到 3g,溶于 100ml 溶液中,滴注 0.5~1 小时,每日 2~4 次,必要时每 4 小时用 1 次。儿童用量为 50~100mg/kg 体重,分次给予。

【注意事项】每次用药品前,需要进行青霉素皮试。对青霉素过敏者禁用,对头孢菌素类药物过敏者及有哮喘、湿疹、荨麻疹等过敏性疾病史者慎用。药品与其他青霉素类药物之间有交叉过敏性。若有过敏反应产生,则应立即停用该药,并采取相应措施。肾功能减退者应根据肌酐清除率对药物的剂量或给药间期进行调整。长期或大剂量用药者,应定期检查肝、肾和造血等身体系统的功能。

【不良反应】可引起恶心、呕吐、腹泻、皮疹、寒战、面部潮红或苍白、呼吸困难、心悸、发绀或过敏性休克等反应。

青霉素 penicillin[基,保(甲/乙)]

【适应证】用于敏感菌所致的急性感染。

【用法和用量】

1. 肌内注射　每日 40 万 ~80 万单位,每日 2 次,连续 10~14 日。

2. 静脉滴注　每日 200 万 ~1 000 万单位,分 2~4 次给药。

【注意事项】口服或注射给药时忌与碱性药物配伍。婴儿、肝、肾功能减退者慎用,妊娠末期孕妇、产妇慎用,哺乳期妇女禁用。每次使用前需要进行皮试。

【不良反应】过敏性休克,赫氏反应(Herxheimer reaction);肌内注射时可产生局部疼痛、红肿、硬结。

红霉素 erythromycin[基,保(甲)]

【适应证】用于敏感菌所致的急性感染。

【用法和用量】

1. 口服　1~2g/d,分 3~4 次。

2. 静脉注射或静脉滴注　1~2g/d,分 2~3 次。

【注意事项】口服时需同时服用抑酸剂碳酸氢钠或直接服用肠溶片。本品应避免与氨茶碱、林可霉素和β-内酰胺类药物联用。孕妇及哺乳期妇女慎用。

【不良反应】腹泻、恶心、呕吐、胃绞痛、口舌疼痛、药物热、皮疹、嗜酸性粒细胞增多等。

呋塞米 furosemide[基,保(甲)]

【适应证】强效利尿，治疗水肿。

【用法和用量】

1. 口服　一次 20~40mg，一日 1 次，根据情况可以在 6~8 小时后追加20~40mg。一日最大剂量可达 600mg，但一般应控制在 100mg 以内，分 2~3 次服用。儿童给药量按体重为 2mg/kg，必要时每 4~6 小时追加 1~2mg/kg。

2. 静脉注射　开始剂量为 20~40mg，必要时每 2 小时追加剂量，直至出现满意疗效。儿童给药剂量按体重为 2mg/kg，必要时每 4~6 小时追加1~2mg/kg。

【注意事项】磺胺类药物和噻嗪类利尿药过敏者、孕妇、哺乳期妇女应尽量避免使用本品；无尿或严重肾功能损害者，糖尿病、高尿酸血症或有痛风病史者，严重肝功能损害者，低钾血症倾向者，红斑狼疮患者以及前列腺肥大者应慎用。

【不良反应】皮疹、高尿酸血症以及电解质紊乱所致的直立性低血压、休克、低钾血症、低钠血症等。

卡托普利 captopril[基,保(甲)]

【适应证】高血压、充血性心力衰竭、心肌梗死和糖尿病性肾病。

【用法和用量】口服：每次 12.5~25mg，每日 2~3 次。

【注意事项】对本品过敏、白细胞减少的患者禁用。孕妇、哺乳期妇女、老年人以及自身免疫性疾病、骨髓抑制、脑动脉或冠状动脉供血不足、血钾过高、肾功能不全患者慎用。

【不良反应】首剂低血压、咳嗽、血管神经性水肿、味觉障碍、恶心、呕吐、腹泻、腹痛、头痛、头晕、心悸、轻度心率增高、肾功能损害等。

第四节　急性间质性肾炎

一、定义

急性间质性肾炎（acute interstitial nephritis）是一种肾脏疾病，其基本特征是急性肾小管间质炎症。急性间质性肾炎的病因有很多种，它较为普遍的临床表现是急性肾衰竭。

二、诊断标准

（一）症状和体征

1. 起病急，药物相关性的急性间质性肾炎可在用药后 2~3 周发病。伴有发热、皮疹、关节酸痛和一侧或两侧腰痛。50% 患者出现少尿或无尿，小便时有大量泡沫尿或洗肉水样的肉眼血尿。以及不同程度的氮质血症。

2. 上腹部不适有呕吐感，可能会伴有皮肤苍白，出汗，血压及心率降低。30%~50% 患者会出现红色斑片样药疹。

（二）实验室及影像学检查

在光学显微镜下会有肾间质水肿、弥漫性淋巴细胞和单核细胞浸润，同时可能伴有不等量的嗜酸性粒细胞的浸润；有时可能会看到分散的上皮细胞肉芽肿的形成。

三、治疗原则和方法

1. 维持水、电解质平衡和基本的营养需求。

2. 对于药物诱发的急性间质性肾炎，应当立即停止使用可能导致急性间质性肾炎的药物；如果无法确定具体药物，则应当停止使用全部可能导致急性间质性肾炎的药物。

3. 在急性间质性肾炎发病的早期（4~6 周），口服糖皮质激素可使肾功能恢复速度显著加快；对于肾功能严重恶化和严重肾间质病变的情况，应采取静脉注射糖皮质激素的疗法。

四、健康教育和用药指导

注意加强体育锻炼，增强免疫力，培养良好的卫生习惯。合理饮食，保证摄入足够的营养，并注意维持身体水和电解质平衡。

五、常用药物和注意事项

泼尼松 prednisone[基,保(甲)]

【适应证】急性间质性肾炎，过敏性休克，红斑狼疮，过敏性皮炎等。

【用法和用量】日服 20~30mg，连续使用 2~3 个月，病情好转后缓慢减量。

【注意事项】长期用药者，停药时应缓慢减量。骨质疏松、糖尿病、肾功能不全、肝硬化患者慎用。病毒性和细菌性感染者使用时应当同时进行相应的抗感染治疗。

【不良反应】医源性肾上腺功能亢进；高血压和动脉粥样硬化；糖尿病；诱发或加重胃、十二指肠溃疡。

环孢素 ciclosporin[基,保(甲)]

【适应证】免疫抑制治疗急性间质性肾炎。

【用法和用量】初始用药量：成人每日 4~5mg/kg，分 2 次空腹服用，2~3 个月后，每日以小剂量 3mg/kg 维持 3~4 个月。

【注意事项】用药时间过长、用药剂量过大会引起不可逆的肝肾损伤，会有血清胆红素和尿酸增高、肝功能障碍的可能。对环孢素过敏者以及一岁以下婴儿禁用，孕妇及哺乳期妇女慎用。

【不良反应】肝毒性：高胆红素血症、低蛋白血症等。神经系统：精神紊乱、感觉异常，意识模糊等。厌食、恶心、呕吐。

第五节 急性肾小管坏死

一、定义

急性肾小管坏死（acute tubular necrosis，ATN）是由各种病因引起的肾缺血或肾毒性损害，从而导致肾功能急骤减退，引起机体水、电解质、酸碱平衡等内环境紊乱，可出现全身症状与体征，进而可发展为急性肾衰竭，有时可威胁生命，是临床上急性肾损伤最常见的一种类型。

二、诊断标准

（一）症状和体征

患者会突然发生急性肾衰竭，出现少尿或无尿的症状，还会出现尿毒症的临床表现，主要症状是水肿、血压增高、心力衰竭，心力衰竭主要以左心衰竭为主。此外还有恶心、食欲下降、无力的症状，甚至患者会出现精神系统昏迷，以及出现高钾的状况，高钾会危及患者生命。

（二）实验室及影像学检查

1. 有轻、中度贫血，血浆肌酐和尿素氮上升，血清钾浓度升高，血 pH 和碳酸氢根离子浓度降低，血清钠浓度正常或偏低，血钙降低，血磷升高。

2. 尿常规检查尿蛋白多为 ± 或 +，尿比重降低且较固定，尿钠含量增高。

3. CT、MRI 或放射性核素辅助检查。

三、治疗原则和方法

1. 纠正水、电解质平衡 严格控制补液量,给予髓袢利尿药如呋塞米以增加尿量,平衡水、电解质。

2. 纠正酸碱平衡 采用5%的碳酸氢钠100~250ml静脉滴注及时处理代谢性酸中毒,严重代谢性酸中毒者应给予透析治疗。

3. 抗肾血管痉挛 采用多巴胺、酚妥拉明等加入5%葡萄糖注射液中静脉滴注,扩张血管。

4. 抗感染 不提倡抗生素预防治疗,根据细菌培养和药敏试验合理选用对肾脏无毒性作用的抗生素治疗。感染发生时宜选用无肾毒性抗生素如青霉素、红霉素等。

5. 肾脏替代治疗 血液透析或腹膜透析。

四、健康教育和用药指导

急性肾小管坏死患者需要注意清淡饮食,食用流食或半流食,三餐规律;多卧床休息。

五、常用药物和注意事项

呋塞米 furosemide[基,保(甲)]

【适应证】高血压及各种类型的水肿。

【用法和用量】可用200~400mg加氯化钠注射液100ml静脉滴注,静脉滴注的速度不超过4mg/min,如果有效,可按原剂量重复应用,或者酌情调整剂量,每日总剂量不超过1g。

【注意事项】孕妇、哺乳期妇女及严重肝肾损伤者慎用。

【不良反应】水、电解质紊乱。

多巴胺 dopamine[基,保(甲)]

【适应证】各种类型休克及急性肾衰竭。

【用法和用量】成人一般采用静脉注射,开始用量以每分钟1~5μg/kg,10分钟内以每分钟1~4μg/kg速度递增,逐渐到最大疗效。儿童静脉滴注,0.5~1mg/kg,以3~5μg/(kg·min)的滴速给药。

【注意事项】使用过程中需严格控制剂量。

【不良反应】长期使用导致局部组织缺血坏死。

酚妥拉明 phentolamine[基,保(甲)]

【适应证】嗜铬细胞瘤引起的高血压。

【用法和用量】5~10mg 的酚妥拉明加 0.9% 的生理盐水。

【注意事项】给药后需监测血压。

【不良反应】直立性低血压。

青霉素 penicillin[基,保(甲)]

【适应证】用于敏感菌或敏感病原体所致的感染。

【用法和用量】静脉滴注，每日 200 万 ~1 000 万 U，分 2~4 次给药。

【注意事项】孕妇、哺乳期妇女及肝肾功能减退者禁用。

【不良反应】过敏反应。

红霉素 erythromycin[基,保(甲)]

【适应证】各种敏感菌所致的呼吸道、胃肠道、泌尿生殖系统感染。

【用法和用量】采用静脉滴注给药，每日 3~4g，分 4 次给药。高剂量不能超过 4g。

【注意事项】滴注速度需缓慢，按时间间隔给药。

【不良反应】过敏反应及肝毒性。

第六节　尿路感染

一、定义

尿路感染（urinary tract infection，UT）是各种病原微生物（细菌、真菌、支原体、衣原体、病毒等）在尿路中生长繁殖引起的炎症。分为上尿路感染和下尿路感染。上尿路感染主要为肾盂肾炎，下尿路感染主要为膀胱炎和尿道炎。女性尿路感染发病率明显高于男性。

二、诊断标准

（一）症状和体征

1. 急性肾盂肾炎　①常有畏寒、寒战、发热，伴有全身酸痛、乏力、恶心、呕吐等；②腰痛及尿频、尿急、尿痛、排尿困难等泌尿系统症状；③查体为上输尿管压痛点或肋脊角有压痛及肾区叩击痛。

2. 急性膀胱炎　①发病急，有尿急、尿频和尿痛等尿路刺激征，排空后仍有尿不尽感；②有下腹坠胀感，常见终末血尿；③查体有耻骨上膀胱区压痛。

3. 尿道炎　有尿道脓性分泌物。

（二）实验室及影像学检查

1. 尿液检查　尿液有白细胞尿、血尿、蛋白尿。尿沉渣检查中白细胞≥

5/HP，也可见红细胞。肾盂肾炎患者尿中可见白细胞管型。

2. 尿道菌学检查　采用中段尿、导尿及膀胱穿刺尿做细菌培养，尿含菌量≥10^5/ml。尿标本采集后应在 2 小时内处理，避免污染。

3. 血液检查　肾盂肾炎患者血常规中白细胞和中性粒细胞计数升高。

4. 影像学检查　超声、尿路 X 线检查、膀胱或尿道造影、CT 检测有梗阻性病变表现。

三、治疗原则和方法

1. 一般治疗　卧床休息，输液补充糖盐水，退热，多饮水、勤排尿。

2. 解痉、止痛　疼痛明显且剧烈的患者可以选用阿托品或山莨菪碱解痉，可适当时选用哌替啶止疼。口服碳酸氢钠碱化尿液，减少对尿道的刺激。

3. 抗感染治疗　选用致病菌敏感的抗生素。无病原学结果前，首选对革兰氏阴性杆菌有效的和 / 或在尿和肾内浓度高的抗生素，抗生素的使用原则为静脉用药持续使用到症状改善及体温正常，尿细菌培养转阴后改口服维持 2 周。

四、健康教育和用药指导

1. 尿路感染的患者需要多饮水，勤排尿，并注意清洁。

2. 注意饮食应易消化、富含热量和维生素。

3. 在细菌培养和敏感性实验，结果出来之前，以广谱抗生素治疗为主。可选用药物：①磺胺甲噁唑 / 甲氧苄啶（SMZ/TMP）；②喹诺酮类；③青霉素类；④头孢菌素；⑤去甲万古霉素和亚胺培南 / 西司他丁。

五、常用药物和注意事项

阿托品 atropine[基，保（甲）]

【适应证】缓解内脏的痉挛和绞痛。

【用法和用量】肌内注射：0.5mg，必要时可重复。口服：每次 0.3mg，每日 3 次。

【注意事项】青光眼及有眼内压升高倾向者禁用，前列腺肥大患者忌全身用药。

【不良反应】口干、少汗、瞳孔轻度扩大、视物模糊，大剂量出现中枢兴奋、呼吸加快。

黄酮哌酯 flavoxate[基，保（甲）]

【适应证】尿频、尿急、尿痛、排尿困难及尿失禁。

【用法和用量】口服：每次200mg，每日3次。

【注意事项】

1. 幽门及十二指肠梗阻或胃肠出血患者禁用，青光眼患者禁用。

2. 禁止与大量维生素C或钾盐合用。

【不良反应】口干、恶心、视物模糊、急性肾衰竭。

复方磺胺甲噁唑 compound sulfamethoxazole[基,保(甲)]

【适应证】适用于治疗大肠埃希菌、克雷伯菌属、肠杆菌属、奇异变形杆菌、普通变形杆菌和摩氏摩根菌等敏感菌株所致细菌性尿路感染。

【用法和用量】每片含磺胺甲噁唑0.4g和甲氧苄啶80mg，口服：每次2片加碳酸氢钠1.0g，每日2次，连服3日。

【注意事项】服用时合用碳酸氢钠并多饮水，防止发生结晶尿和管型尿，损害肾脏。

【不良反应】偶见恶心、呕吐、皮疹等。

氨苄西林 ampicillin[基,保(甲)]

【适应证】用于敏感菌所致的泌尿系统感染。

【用法和用量】静脉滴注：每日4~8g。重症者加用庆大霉素肌内注射40~80mg，每8小时1次。

【注意事项】青霉素过敏者禁用，用前需要做皮试。

【不良反应】口服有恶心、呕吐及腹泻等反应。

头孢拉定 cefradine[基,保(甲)]

【适应证】适用于敏感菌所致的急性咽炎、扁桃体炎、中耳炎、支气管炎和肺炎等呼吸道感染、泌尿生殖道感染及皮肤软组织感染等。

【用法和用量】肌内注射或静脉注射：成人每日1~2g，儿童每日50~100mg/kg，分4次给药。

【注意事项】

1. 注射时应现用现配。

2. 与青霉素有部分交叉过敏反应。

【不良反应】

1. 口服有恶心、呕吐及腹泻等反应。

2. 注射时可出现局部刺激及药疹。

诺氟沙星 norfloxacin[基,保(甲)]

【适应证】单纯性和复杂性的尿路感染。

【用法和用量】口服：单纯性尿路感染每次200mg，每日2~3次；复杂性尿路感染每次 400mg，每日 2 次。

【注意事项】不宜用于孕妇及儿童。

【不良反应】胃肠道反应，偶有头痛、皮疹等。

第七节 肾 结 石

一、定义

肾结石（renal calculus）是由钙、草酸、尿酸等晶体物质在肾脏的异常聚积所致，患者可伴有疼痛、血尿、尿路梗阻和尿路感染，甚至堵塞输尿管造成急性肾衰竭。

二、诊断标准

（一）症状和体征

1. 疼痛　肾区伴肋脊角叩击痛。

2. 血尿　通常为镜下血尿。

3. 膀胱刺激征　尿频、尿急、尿痛。

（二）实验室及影像学检查

1. 尿检　有肉眼血尿或镜下血尿。

2. 血液检查　血中钙浓度增加。

3. 腹部 X 线检查、B 超可协助诊断。

三、治疗原则和方法

1. 内科治疗　对于直径较小的光滑圆形结石，无尿路梗阻或感染，肾功能良好者，充分饮水，饮食调节。

2. 体外震波碎石术　直径 1.5cm 左右的单个结石。

3. 手术取石　不适宜上述治疗者。

4. 对症治疗　解痉止痛、止血、防止感染。

四、健康教育和用药指导

肾结石治疗后在 5 年内约三分之一患者会复发，因此应该采取预防措施。

1. 患者应大量饮水，增加尿量，稀释尿中形成结石的物质的浓度，利于结石排出。

2. 调节饮食　根据结石成分等调节饮食习惯，如草酸盐结石患者应限制浓茶、番茄、花生等摄入。并且应限制钠盐、蛋白质的过量摄入，增加水果、蔬菜、粗粮及纤维素摄入。

五、常用药物和注意事项

阿托品 atropine[基,保(甲)]

【适应证】缓解内脏的痉挛和绞痛。

【用法和用量】肌内注射：0.5mg，必要时可重复，一般 4 小时使用 1 次。

【注意事项】青光眼及有眼内压升高倾向者禁用，前列腺肥大患者忌全身用药。

【不良反应】口干、少汗、瞳孔轻度扩大、视物模糊，大剂量出现中枢兴奋、呼吸加快。

哌替啶 pethidine[基,保(甲)]

【适应证】各种剧痛，如创伤、烧伤、烫伤、术后疼痛等。内脏剧烈绞痛（胆绞痛、肾绞痛需与阿托品合用）。

【用法和用量】肌内注射或皮下注射：25~100mg/ 次，必要时使用。口服：每次 25~100mg，每日 3 次。

【注意事项】常与阿托品合用。

【不良反应】眩晕、出汗、口干、恶心、呕吐、心悸等。

酚磺乙胺 etamsylate[基,保(乙)]

【适应证】用于防治手术前后以及血液、血管因素引起的出血。

【用法和用量】静脉滴注：0.25~0.75g/ 次，一日 2~3 次。

【注意事项】不可与氨基己酸注射液混合使用。

【不良反应】恶心、头痛、皮疹、暂时性低血压，偶有过敏性休克。

氨苄西林 ampicillin[基,保(甲)]

【适应证】用于敏感菌所致的泌尿系统感染。

【用法和用量】静脉滴注：每日 4~8g。重症者加用庆大霉素肌内注射 40~80mg，每 8 小时 1 次。

【注意事项】青霉素过敏者禁用，用前需要做皮试。

【不良反应】口服有恶心、呕吐及腹泻等反应。

头孢拉定 cefradine[基,保(乙)]

【适应证】适用于敏感菌所致的急性咽炎、扁桃体炎、中耳炎、支气管炎和肺炎等呼吸道感染、泌尿生殖道感染及皮肤软组织感染等。

【用法和用量】肌内注射或静脉注射：成人每日 1~2 g，儿童每日

50~100mg/kg，分4次给药。

【注意事项】

1. 注射时应现用现配。

2. 与青霉素有部分交叉过敏反应。

【不良反应】

1. 口服有恶心、呕吐及腹泻等反应。

2. 注射时可出现局部刺激及药疹。

参 考 文 献

［1］肖国士，孙绍裘．泌尿系统疾病验方集锦［M］．北京：人民军医出版社，2014.

［2］朱美凤，陈岱，王身菊，等．麻黄在肾脏病中的运用进展［J］．中药材，2018，41（09）：2244-2247.

［3］武祎文，袁斌，王璐．中医辨治小儿急性肾小球肾炎急性期的多中心临床分析［J］．西部中医药，2020，33（10）：94-97.

［4］佘瑶，杨陈，吴洪銮，等．肾小管上皮细胞坏死新机制研究进展—Necroptosis 与急性肾损伤［J］．中国免疫学杂志，2018，34（9）：1418-1422.

［5］郑博文，刘华亭，陈晨．肾小管上皮细胞损伤后的适应性修复异常及其机制的研究进展［J］．中国医学创新，2023，20（10）：169-173.

［6］王艳侠．微生物检验在尿路感染预防和诊疗中的应用［J］．实用检验医师杂志，2022，14（10）：373-376.

［7］郑小青，楚溪，韦胜威．微创经皮肾镜取石术治疗复杂性肾结石的效果及对机体应激反应和肾功能的影响［J］．中外医学研究，2023，21（24）：128-131.

［8］曾晖，陈洪波，赵纯雄．鹿角形肾结石外科常用治疗技术新进展［J］．世界最新医学信息文摘，2019，19（52）：77-81.

第七章　内分泌系统急症

第一节　低血糖症

一、定义

低血糖症（hypoglycemia）是指血液中葡萄糖浓度低于 2.8mmol/L，同时出现一系列临床症状即为低血糖症。糖尿病患者血糖低于 3.9mmol/L，就应该按低血糖治疗。

二、诊断标准

（一）症状和体征

1. 轻度低血糖症　血糖值为 2.2~2.7mmol/L，表现出自主神经兴奋症状，如饥饿感、乏力、心动过速、面色苍白、出汗、焦虑、颜面及手足感觉异常、皮肤湿冷、身体颤抖等。

2. 中、重度低血糖症　中度血糖值为 1.1~2.2mmol/L，重度血糖值低于 1.1mmol/L，表现出中枢神经系统功能障碍的临床症状，如头痛、头晕、大汗、瞳孔散大、视力模糊、嗜睡、神志障碍、行为异常、癫痫发作、意识障碍、昏迷等。

（二）实验室检查

1. 监测血糖　血糖值低于 2.8mmol/L，可以诊断为轻度低血糖症；血糖值低于 2.2mmol/L，可以诊断为中度低血糖症；血糖值低于 1.1mmol/L，可以诊断为重度低血糖症；糖尿病患者血糖值低于 3.9mmol/L，即可诊断为低血糖症。

2. C 肽和胰岛素的检测　用于低血糖症病因的鉴别，如果 C 肽值超过正常数值范围，可以认为低血糖症是由胰岛素分泌过多所引起的；如果 C 肽值低于正常数值范围，可以认为低血糖症是由其他原因引起的。

三、治疗原则和方法

1. 能进食的轻度低血糖症患者，应立即口服糖类，如含糖分高的食物或者饮料。

2. 患中、重度低血糖症者或不能进食的人应立即静脉注射 50% 葡萄糖注射液，然后用 5%~10% 葡萄糖注射液持续静脉滴注，大多数情况能逆转低血糖症引起的昏迷症状，患者可恢复神志。为避免再发低血糖症，患者血糖恢复正常后应持续静脉滴注 5%~10% 葡萄糖注射液数小时，监测血糖值及神志变化。

3. 药物治疗 如果不能立即建立静脉通道，可以应用胰高血糖素，因 1 型糖尿病所致低血糖昏迷的患者，也可应用胰高血糖素；如果患者因应用磺酰脲类降血糖药导致低血糖昏迷或者因胰岛细胞瘤导致昏迷，可应用奥曲肽；因低血糖症昏迷的患者，如果存在脑水肿的风险，应在维持血糖正常水平的同时行脱水治疗，可应用甘露醇静脉滴注或者地塞米松静脉注射。

4. 抢救治疗 患者因严重低血糖症所致昏迷、呼吸衰竭、心率降低或者低体温等危急情况，应立即抢救治疗，如保持呼吸道通畅、心肺复苏、建立静脉通路和保温等措施。

5. 查找病因 患者恢复后立即查明引起低血糖症的病因和诱因，从根本上着手治疗。

四、健康教育和用药指导

正常健康人群应规律饮食和作息，避免低血糖症的发生；糖尿病患者应定期监测血糖和内分泌门诊治疗，调整降血糖药的用法和用量，身边常备含糖量高的食物，避免低血糖症的发生。

五、常用药物和注意事项

葡萄糖注射液 glucose injection[基,保(甲)]

【适应证】各种原因引起的药物性或自发性低血糖症。

【用法和用量】静脉注射 / 滴注：对于低血糖症昏迷的患者，首选 50% 葡萄糖注射液 20ml 静脉注射，15 分钟后复测血糖值仍低于 3.0mmol/L，继续静脉给予 50% 葡萄糖注射液 60ml；对于血糖仍未恢复至正常的患者，给予 5%~10% 葡萄糖注射液静脉滴注，直至患者血糖正常，维持稳定，意识清醒。

【注意事项】高渗液外渗易引发静脉炎；迅速纠正低血糖，同时防止高血糖。

【不良反应】高血糖非酮症昏迷。电解质紊乱：低钾、低钠、低磷。

胰高血糖素 glucagon

【适应证】不能建立静脉通道或者应用葡萄糖注射液后血糖不能恢复的低血糖症。

【用法和用量】皮下/肌内/静脉注射：成人用量为每次 0.5~1mg，儿童用量为每次 15μg/kg，可在 20 分钟内升高血糖。

【注意事项】胰高血糖素对肝源性和酒精性低血糖症效果差。

【不良反应】最常见为胃肠道不良反应：恶心、呕吐。

奥曲肽 octreotide[保(乙)]

【适应证】应用磺酰脲类降血糖药所致低血糖昏迷或者因胰岛细胞瘤所致昏迷。

【用法和用量】皮下注射，75μg。

【注意事项】奥曲肽可抑制血糖调节激素的分泌，引起血糖调节紊乱，造成高血糖或者低血糖。

【不良反应】最常见为胃肠道不良反应：腹痛、腹泻、恶心、胀气和便秘。

甘露醇 mannitol[基,保(甲)]

【适应证】治疗脑水肿。

【用法和用量】静脉滴注：250ml 甘露醇注射液在 20 分钟内滴完。

【注意事项】可能出现水和电解质紊乱。颅内活动性出血患者禁止使用。

【不良反应】最常见为水和电解质紊乱。

地塞米松 dexamethasone[基,保(甲)]

【适应证】防治脑水肿。

【用法和用量】首剂静脉注射 10mg，随后每 6 小时肌内注射 4mg。

【注意事项】糖尿病、肝肾功能不良者慎用。

【不良反应】超敏反应。

第二节 糖尿病酮症酸中毒

一、定义

糖尿病酮症酸中毒（diabetic ketoacidosis，DKA）是指糖尿病患者在多种因素的作用下，体内胰岛素严重缺乏，拮抗胰岛素的激素过多，机体组织有效利用葡萄糖的能力降低，脂肪分解增强，导致机体糖代谢及脂肪代谢水平紊乱，临床上产生以高血糖、高酮血症、水及电解质紊乱、脱水、酮尿和代谢性酸中毒为主要特征的临床综合征。DKA 是糖尿病患者最常见的一种急性并发症。

二、诊断标准

（一）症状和体征

1. 症状 糖尿病患者原有症状加重，表现出烦渴、疲倦乏力、尿量增多。早期患者自感头痛、头晕，精神萎靡，食欲减退，恶心、呕吐。部分患者可出现类似于急腹症的不典型表现。

2. 体征 轻症患者因脱水可出现皮肤干燥、皮肤弹性降低、眼窝下陷和脉搏加快等体征；加重时可出现循环衰竭征象，表现出心率增快、血压降低、四肢湿冷，甚至出现休克表现。患者因代谢性酸中毒可表现出呼吸快而深长，呈库斯莫尔呼吸（Kussmaul respiration），呼出的酮体有烂苹果味。严重的患者因中枢神经细胞脱水逐渐出现烦躁、嗜睡、反射减弱或消失、意识障碍甚至昏迷。

（二）实验室检查

1. 血糖 大于 16.7mmol/L。

2. 尿常规 尿糖通常为（++~++++），尿酮体通常为（+~++++），可表现出管型和蛋白。

3. 血气分析 血 pH 下降，二氧化碳结合力（CO_2CP）降低，动脉血二氧化碳分压（$PaCO_2$）下降，阴离子间隙升高，剩余碱下降。

4. 血酮体 通常大于 3.0mmol/L。

5. 肾功能 血肌酐和尿素氮均升高。

6. 电解质 血钾通常正常或升高，治疗后降低；血钠、血氯常降低。

7. 其他检查 血常规、肝功能、淀粉酶等检查也可出现相应的改变。心电图、彩超和胸部 X 线摄影有助于发现诱发及继发疾病。

三、治疗原则和方法

1. 补液 快速补液，快速恢复血管内外的液体量，改善肾脏血流灌注。可使用氯化钠、葡萄糖或者葡萄糖氯化钠注射液。可适当进行胃肠道内补液，减少静脉补液量。

2. 胰岛素治疗 应用小剂量胰岛素持续静脉滴注，同时监测血糖，根据血糖结果调节胰岛素用量。

3. 纠正电解质紊乱 见尿补钾。DKA 患者一般都伴随着严重缺钾，随着脱水、酸中毒的纠正和胰岛素的使用，血钾水平会进一步下降。应持续监测血钾水平和肾功能，在患者有尿后应立即静脉补钾。

4. 纠正酸中毒 DKA 的代谢性酸中毒一般为继发性酸中毒，要慎用碱性药物。当血 pH 大于 7.1，给予补液和胰岛素就可纠正酸中毒。当存在严重酸中毒时，血 pH 低于 7.0、HCO_3^- 低于 10mmol/L 或 CO_2CP 低于 10mmol/L 时，才补充适量的 5% 碳酸氢钠溶液。

5. 去除诱因和防治并发症 去除引起 DKA 的诱因和防治并发症，如感染、休克、心力衰竭、心律失常、肾功能不全、脑水肿、肺水肿、DIC、静脉血栓等。

四、健康教育和用药指导

糖尿病患者要合理饮食控制，继续糖尿病饮食，规范应用降血糖药或者胰岛素，定期内分泌科复查，调节降血糖药用法和用量，防治糖尿病酮症酸中毒。

五、常用药物和注意事项

胰岛素 insulin[基,保(甲/乙)]

【适应证】胰岛素及其类似物适用于糖尿病和 DKA。

【用法和用量】首次静脉负荷剂量 10U，持续静脉滴注，如 1 小时后血糖下降未达正常血糖范围，则剂量加倍；血糖下降至 13.9mmol/L 时，改用 5% 葡萄糖注射液，按 3~4g 葡萄糖:1U 胰岛素的比例加入胰岛素；重症患者或血糖过高者，可首剂 20U 静脉注射。

【注意事项】单独建立静脉通路控制胰岛素用量；持续监测血糖及尿糖，及时调整胰岛素用量；如存在严重低钾血症，可在血钾恢复到 2.5mmol/L 以上后给予胰岛素，防止心律失常和呼吸骤停的发生。

【不良反应】血糖下降过快可致低血糖或者脑水肿。

0.9% 氯化钠注射液 sodium chloride injection[基,保(甲)]

【适应证】补液，快速补充体液量，适用于血糖大于 13.9mmol/L 的 DKA 患者。

【用法和用量】静脉滴注：按照患者体重的 10% 计算，先快后慢，最初 4 小时持续 1 000ml/h，然后 250~500ml/h 持续 2~4 小时，然后 100~250ml/h。补液要持续 36~48 小时。

【注意事项】合并心脏病的患者应适当减少补液量及速度；治疗过程防止血糖下降太快、太低，以免发生脑水肿；低血压者应同时进行抗休克治疗。

【不良反应】输液过多、过快，可引起水肿、血压升高、心力衰竭等。

5% 葡萄糖注射液 glucose injection[基,保(甲)]

【适应证】补液,快速补充体液量,适用于血糖低于 13.9mmol/L 的 DKA 患者。

【用法和用量】静脉滴注:开始治疗时不能给予葡萄糖,当血糖低于 13.9mmol/L 时改用 5% 葡萄糖液,并按每 2~4g 葡萄糖加入 1U 短效胰岛素的比例使用。

【注意事项】治疗过程防止血糖升高太快,监测心率、血压、尿量;低血压者应同时进行抗休克治疗。

【不良反应】高血糖、高血糖非酮症昏迷。

葡萄糖氯化钠注射液 glucose and sodium chloride injection[基,保(甲)]

【适应证】补液,快速补充体液量,适用于 DKA 患者。

【用法和用量】静脉滴注:按照患者体重的 10% 计算,先快后慢,最初 4 小时平均 1 500ml,前 12 小时平均 2 800ml,24 小时平均 3 500~6 000ml。

【注意事项】合并心脏病的患者应适当减少补液量及速度;治疗过程防止血糖下降太快、太低,以免发生脑水肿;低血压者应同时进行抗休克治疗。

【不良反应】输液过多、过快,可引起水肿、血压升高、高血糖、心力衰竭等。

氯化钾 potassium chloride[基,保(甲)]

【适应证】低钾血症,适用于 DKA 患者。

【用法和用量】静脉滴注 / 口服:补钾量可参照治疗前血钾水平,血钾小于 3.0mmol/L,每小时补充氯化钾 3g;血钾小于 4.0mmol/L,每小时补充氯化钾 2g;血钾小于 5.0mmol/L,每小时补充氯化钾 1g。24 小时总量为 6~10g。

【注意事项】治疗前有明确低钾血症且有尿者,在应用胰岛素治疗和补液治疗时给予补钾治疗。病情缓解后,需要继续口服补钾 3~4 日。静脉补钾应监测血钾、尿量及心电图。补钾原则:尿少不补钾,补钾不过量,速度不过快。

【不良反应】静脉炎、高钾血症。

碳酸氢钠 sodium bicarbonate[基,保(甲)]

【适应证】严重的代谢性酸中毒,适用于 DKA 患者。

【用法和用量】静脉滴注:给予 5% 碳酸氢钠 100~200ml,根据血气分析结果确定用量。血 pH 大于 7.0,一般无须补碱,通常随代谢紊乱纠正而恢复;血 pH 6.9~7.0,适度补碱,可给予 50mmol 碳酸氢钠稀释于 200ml 注射用水中静脉滴注;血 pH 低于 6.9,可给予 100mmol 碳酸氢钠稀释于 400ml 注射用水中静脉滴注,监测血气分析,根据结果确定用量。

【注意事项】补碱后监测动脉血气分析，根据测量结果确定补碱量和速度，宁酸勿碱。

【不良反应】心律失常、水肿、精神症状、肌肉疼痛和呼吸减慢等。

第三节　高渗性高血糖状态

一、定义

高渗性高血糖状态（hyperosmolar hyperglycemic status，HHS）是糖尿病急性失代偿的一种严重并发症，在体内胰岛素分泌相对不足和引起血糖升高的因素共同作用下，临床表现为血糖急剧升高、严重脱水、血浆渗透压升高和神经系统功能损害，与 DKA 的区别在于没有酮症酸中毒。本病常见于 50 岁以上的糖尿病患者，半数以上发病前无糖尿病病史。

二、诊断标准

（一）症状和体征

临床表现上缺乏特异性，主要表现出严重脱水、血浆渗透压升高和神经系统功能损害的症状。

1. 糖尿病症状加重　烦渴、多饮多尿、食欲减退、腹痛、恶心、呕吐、头晕、倦怠无力等。

2. 周围循环衰竭和脱水表现　逐渐出现，表现为舌唇干裂、皮肤干燥、皮肤弹性差、感觉迟钝、眼窝凹陷、血压降低，甚至出现休克。

3. 神经系统表现　根据脱水和血浆渗透压升高的程度和速度不同，表现出各种神经系统症状和体征。症状可表现出淡漠、嗜睡、幻觉、意识模糊甚至昏迷。体征可表现出癫痫样发作、偏瘫、偏盲、眼球震颤、失语、局限性肌阵挛、吞咽困难、病理征阳性、中枢性高热等。

（二）实验室检查

1. 血糖和尿糖　血糖高于 33.3mmol/L，尿糖呈强阳性。

2. 血酮体和尿酮体　阴性或弱阳性。

3. 血浆渗透压　血浆渗透压高于 350mmol/L。

4. 血电解质　血电解质紊乱，血电解质水平取决于电解质丢失情况和脱水的程度，可正常、降低或者升高，病情重的患者常存在高钠血症。

5. 血常规和尿常规　血常规常显示白细胞计数和血细胞比容显著升高，提示血液浓缩；尿常规常显示尿比重升高，肾功能有损害时出现尿蛋白和管型。

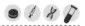

6. 血肌酐和尿素氮 血肌酐和尿素氮常显著升高，升高程度反映脱水和肾功能不全的程度。

7. 血气分析 约半数患者有轻度代谢性酸中毒，通常血 pH 大于 7.3。

三、治疗原则和方法

1. 补液 治疗迅速纠正低血容量和脱水状态，是抢救成功的关键。可应用氯化钠注射液、葡萄糖注射液和葡萄糖氯化钠注射液等。

2. 胰岛素治疗 可应用小剂量胰岛素静脉滴注。

3. 纠正电解质紊乱 可应用氯化钾、氯化钠、葡萄糖酸钙等纠正离子紊乱，当患者无高血钾且有尿时，从开始治疗时就应补钾治疗。

4. 纠正酸中毒 如酸中毒不重，经补液和胰岛素治疗可自行纠正；如酸中毒严重，可应用碳酸氢钠注射液治疗。

5. 去除诱因和防治并发症 可应用抗生素控制感染；有心肌梗死、脑血管病者应积极治疗原发病；手术患者要完善术前准备；要预防血栓形成、脑水肿等并发症的发生。

四、健康教育和用药指导

糖尿病患者要合理饮食控制，规范应用降血糖药或者胰岛素，定期于内分泌科复查，调节降血糖药的用法和用量。积极治疗基础疾病和原发病，避免高渗性高血糖状态的发生。

五、常用药物和注意事项

0.9% 氯化钠注射液 sodium chloride injection[基,保(甲)]

【适应证】补液，快速补充体液量，适用于 HHS 患者。

【用法和用量】静脉滴注：按照患者体重的 10% 计算，先快后慢，最初 1~2 小时静脉滴注 1~2L，最初 12 小时内平均输液 6~8L。

【注意事项】合并心脏病的患者应适当减少补液量及速度；治疗过程防止血糖下降太快、太低，以免发生脑水肿；低血压者应同时进行抗休克治疗；如血压正常，血钠高于 155mmol/L，可先输注少量低渗盐水，根据血钠及血浆渗透压情况再确定输液方案。

【不良反应】输液过多、过快，可引起水肿、血压升高、心力衰竭等。

5% 葡萄糖注射液 glucose injection[基,保(甲)]

【适应证】补液，快速补充体液量，适用于 HHS 患者。

【用法和用量】静脉滴注：按照患者体重的 10% 计算，先快后慢，最初

1~2 小时静脉滴注 1~2L，最初 12 小时内平均输液 6~8L。

【注意事项】合并心脏病的患者应适当减少补液量及速度；治疗过程防止血糖下降太快、太低，以免发生脑水肿；低血压者应同时进行抗休克治疗。

【不良反应】高血糖。

葡萄糖氯化钠注射液 glucose and sodium chloride injection[基,保(甲)]

【适应证】补液，快速补充体液量，适用于 HHS 患者。

【用法和用量】静脉滴注：按照患者体重的 10% 计算，先快后慢，最初 1~2 小时静脉滴注 1~2L，最初 12 小时内平均输液 6~8L。

【注意事项】合并心脏病的患者应适当减少补液量及速度；治疗过程防止血糖下降太快、太低，以免发生脑水肿；低血压者应同时进行抗休克治疗。

【不良反应】输液过多、过快，可引起水肿、血压升高、高血糖、心力衰竭等。

胰岛素 insulin[基,保(甲/乙)]

【适应证】胰岛素及其类似物适用于糖尿病和 HHS 患者。

【用法和用量】初始剂量为 1~5U/h，持续静脉滴注；血糖下降至 13.89~16.67mmol/L 时，改用 5% 葡萄糖注射液，按 3~4g 葡萄糖：1U 胰岛素比例加入胰岛素；重症患者或血压偏低，或血糖过高，可首剂 20U 静脉注射。

【注意事项】血糖不宜下降得太快，有脑水肿发生的风险，最初 24 小时血糖维持在 13.89~16.67mmol/L；患者可进食后，应停用静脉滴注胰岛素，改为多次皮下注射；如存在严重低钾血症，可在血钾恢复到 2.5mmol/L 以上后给予胰岛素，防止心律失常和呼吸骤停的发生。

【不良反应】血糖下降过快可致低血糖或者脑水肿。

氯化钾 potassium chloride[基,保(甲)]

【适应证】低钾血症，适用于 HHS 患者。

【用法和用量】静脉滴注 / 口服：补钾量可参照治疗前血钾水平，血钾小于 3.0mmol/L，每小时补充氯化钾 3g；血钾小于 4.0mmol/L，每小时补充氯化钾 2g；血钾小于 5.0mmol/L，每小时补充氯化钾 1g。24 小时总量为 6~10g。

【注意事项】治疗前有明确低钾血症且有尿者，在应用胰岛素治疗和补液治疗时给予补钾治疗。病情缓解后，需要继续口服补钾 3~4 日。静脉补钾应监测血钾、尿量及心电图。补钾原则：尿少不补钾，补钾不过量，速度不过快。

【不良反应】静脉炎、高钾血症。

碳酸氢钠 sodium bicarbonate[基,保(甲)]

【适应证】严重的代谢性酸中毒，适用于 HHS 患者。

【用法和用量】静脉滴注：首剂给予 5% 碳酸氢钠 100~200ml，用注射用水稀释成等渗（1.25%）液体静脉注射，根据血气分析结果确定治疗方案。

【注意事项】血 pH 低于 7.0 或 HCO_3^- 低于 10mmol/L，适当补碱；血钾高于 6.5mmol/L，可适当补碱；严重的高氯性酸中毒或输液无效的低血压，可适当补碱；补碱后监测动脉血气分析，根据测量结果确定补碱量和速度，宁酸勿碱。

【不良反应】心律失常、水肿、精神症状、肌肉疼痛和呼吸减慢等。

葡萄糖酸钙 calcium gluconate[基,保(甲)]

【适应证】低钙血症或抽搐的患者。

【用法和用量】10% 葡萄糖酸钙注射液 10ml 缓慢静脉注射。

【注意事项】静脉注射过快可造成心律失常、恶心、呕吐甚至心脏停搏；全身发热；高钙血症；静脉外渗可出现皮肤发红、疼痛甚至皮肤坏死。

【不良反应】全身发热、心律失常、高钙血症。

第四节　糖尿病乳酸酸中毒

一、定义

糖尿病乳酸酸中毒（diabetic lactic acidosis，DLA）是指由各种原因引起的体内无氧糖酵解增强，造成乳酸堆积，导致高乳酸血症，进一步出现血 pH 下降，产生的代谢性酸中毒即为乳酸酸中毒，在糖尿病基础上发生的乳酸酸中毒被定义为糖尿病乳酸酸中毒。其发生率较低，但死亡率高。

二、诊断标准

（一）症状和体征

临床表现缺乏特异性，大多有口服双胍类药物治疗史。

1. 症状　轻症症状表现不明显，中至重症患者表现为厌食、恶心、呕吐、腹痛、腹泻，病情进展逐渐出现神经系统症状，如嗜睡、意识模糊甚至昏迷。

2. 体征　酸中毒的特征性表现为皮肤潮红、呼吸深大。严重者表现出血压下降、休克、谵妄、昏迷。

（二）实验室检查

1. 血乳酸　明显升高，大于 5mmol/L 即可确诊。2~5mmol/L 可诊断为高乳酸血症。

2. 血气分析　动脉血 pH 显著降低，明显的代谢性酸中毒表现。

3. 血糖和尿糖 无明显升高。

4. 血酮体和尿酮体 无明显升高。

三、治疗原则和方法

1. 去除诱因,治疗原发病及并发症。

2. 补液治疗 可应用氯化钠注射液、葡萄糖注射液和葡萄糖氯化钠注射液,快速补液,扩充血容量,维持心输出量,改善组织缺氧状态,纠正酸中毒和休克。

3. 纠正酸中毒 动脉血 pH 低于 7.0 的患者需酌情补充碳酸氢钠注射液治疗。

4. 胰岛素治疗 应用小剂量胰岛素可减少糖类无氧糖酵解,减轻乳酸酸中毒。

5. 补钾 应用胰岛素和补碱可使血钾下降,可酌情补钾。

6. 透析治疗 疗效不明显的患者可行腹膜透析,危重患者可行血液透析或血浆置换。

四、健康教育和用药指导

糖尿病患者要合理饮食,规范应用降血糖药或者胰岛素,定期内分泌科复查,调节降血糖药的用法和用量。积极治疗基础疾病和原发病,避免糖尿病乳酸酸中毒的发生。

五、常用药物和注意事项

胰岛素 insulin[基,保(甲/乙)]

【适应证】胰岛素及其类似物适用于糖尿病和 DLA 患者。

【用法和用量】持续静脉滴注:如没有合并 DKA 或 HHS,用 5% 葡萄糖注射液或葡萄糖氯化钠注射液,按 3~4g 葡萄糖:1U 胰岛素比例加入胰岛素;如合并 DKA 或 HHS,血糖大于 13.9mmol/L,0.9% 氯化钠注射液加胰岛素静脉滴注,开始每小时 0.1U/kg;当血糖下降至 13.9mmol/L,用 5% 葡萄糖注射液或葡萄糖氯化钠注射液,按 3~4g 葡萄糖:1U 胰岛素比例加入胰岛素。

【注意事项】血糖不宜下降得太快,有脑水肿发生的风险,最初 24 小时血糖维持在 13.89~16.67mmol/L;患者可进食后,应停用静脉滴注胰岛素,改为多次皮下注射;如存在严重低钾血症,可在血钾恢复到 2.5mmol/L 以上后给予胰岛素,防止心律失常和呼吸骤停的发生。

【不良反应】血糖下降过快可致低血糖或者脑水肿。

0.9% 氯化钠注射液 sodium chloride injection[基,保(甲)]

【适应证】补液,快速补充体液量,适用于 DLA 患者。

【用法和用量】静脉滴注:按照患者体重的 10% 计算,先快后慢,最初 4 小时平均输液 1 500ml,最初 12 小时平均输液 2 800ml,24 小时平均输液 3 500~6 000ml。

【注意事项】合并心脏病的患者应适当减少补液量及速度;治疗过程防止血糖下降太快、太低,以免发生脑水肿;低血压者应同时进行抗休克治疗。

【不良反应】输液过多、过快,可引起水肿、血压升高、心力衰竭等。

5% 葡萄糖注射液 glucose injection[基,保(甲)]

【适应证】补液,快速补充体液量,适用于 DLA 患者。

【用法和用量】静脉滴注:按照患者体重的 10% 计算,先快后慢,最初 4 小时平均输液 1 500ml,最初 12 小时平均输液 2 800ml,24 小时平均输液 3 500~6 000ml。

【注意事项】合并心脏病的患者应适当减少补液量及速度;治疗过程防止血糖下降太快、太低,以免发生脑水肿;低血压者应同时进行抗休克治疗。

【不良反应】高血糖。

葡萄糖氯化钠注射液 glucose and sodium chloride injection[基,保(甲)]

【适应证】补液,快速补充体液量,适用于 DLA 患者。

【用法和用量】静脉滴注:按照患者体重的 10% 计算,先快后慢,最初 4 小时平均输液 1 500ml,最初 12 小时平均输液 2 800ml,24 小时平均输液 3 500~6 000ml。

【注意事项】合并心脏病的患者应适当减少补液量及速度;治疗过程防止血糖下降太快、太低,以免发生脑水肿;低血压者应同时进行抗休克治疗。

【不良反应】输液过多、过快,可引起水肿、血压升高、高血糖、心力衰竭等。

氯化钾 potassium chloride[基,保(甲)]

【适应证】低钾血症,适用于 DLA 患者。

【用法和用量】静脉滴注 / 口服:补钾量可参照治疗前血钾水平,血钾小于 3.0mmol/L,每小时补充氯化钾 3g;血钾小于 4.0mmol/L,每小时补充氯化钾 2g;血钾小于 5.0mmol/L,每小时补充氯化钾 1g。24 小时总量为 6~10g。

【注意事项】治疗前有明确低钾血症且有尿者,在应用胰岛素治疗和补液治疗时给予补钾治疗。病情缓解后,需要继续口服补钾 3~4 日。静脉补钾应监测血钾、尿量及心电图。补钾原则:尿少不补钾,补钾不过量,速度不过快。

【不良反应】静脉炎、高钾血症。

碳酸氢钠 sodium bicarbonate[基,保(甲)]

【适应证】严重的代谢性酸中毒,适用于 DLA 患者。

【用法和用量】静脉滴注:首剂给予 5% 碳酸氢钠 100~200ml,用注射用水稀释成等渗(1.25%)液体静脉注射,根据血气分析结果确定治疗方案。

【注意事项】血 pH 低于 7.0 或 HCO_3^- 低于 10mmol/L,适当补碱;血钾高于 6.5mmol/L,可适当补碱;严重的高氯性酸中毒或输液无效的低血压,可适当补碱;补碱后监测动脉血气分析,根据测量结果确定补碱量和速度,宁酸勿碱。

【不良反应】心律失常、水肿、精神症状、肌肉疼痛和呼吸减慢等。

第五节　垂体卒中

一、定义

垂体卒中(pituitary apoplexy)是指垂体肿瘤在生长过程中发生缺血、坏死或者出血,使瘤体体积突然增大,导致鞍内和鞍旁神经、血管组织产生压迫刺激症状的综合征。大多急性起病,可发生于任何类型的垂体肿瘤。

二、诊断标准

(一)症状和体征

垂体卒中的临床表现取决于垂体肿瘤坏死或出血的程度及范围。可有不同的临床表现:①突发头痛、呕吐和脑膜刺激征;②有鞍内肿瘤证据;③突发视力和视野障碍;④眼肌麻痹等。

(二)实验室及影像学检查

1. 实验室检查　血促肾上腺皮质激素(ACTH)浓度下降,靶腺激素水平下降,皮质醇浓度可正常或降低。腰椎穿刺可见血性脑脊液。

2. X 线检查　可表现出蝶鞍扩大,前床消失,鞍底变薄或破坏。

3. 鞍区 CT　肿瘤在平扫时可表现为低密度(水肿或者坏死)、高密度区(出血);肿瘤在注射造影剂增强后可呈现周缘性强化。

4. MRI、脑血管造影等可呈现出肿瘤扩展情况。

三、治疗原则和方法

1. 激素替代治疗　补充靶腺激素,改善腺垂体功能减退症状。补充糖皮质激素,治疗垂体肿瘤引起的 ACTH 分泌不足,提高应激能力,防止肾上腺皮质衰竭；补充甲状腺激素，治疗垂体性甲状腺功能减退症；补充多巴胺受体激动剂，抑制泌乳；补充生长抑素或其类似物，抑制生长激素分泌。

2. 补液，补充血容量。

3. 维持水、电解质平衡。

4. 降低颅内压　可使用甘露醇降低颅内压，减轻脑水肿。

5. 手术治疗　尽早手术清除坏死和出血组织，切除肿瘤，减轻对下丘脑和神经的压迫。

四、健康教育和用药指导

如果突发头痛、呕吐，或出现视力、视野障碍等相关症状应尽快就诊，如果确诊此病，应规律服用或注射药物，尽早手术治疗。

五、常用药物和注意事项

氢化可的松 hydrocortisone[基,保(甲)]

【适应证】肾上腺皮质功能减退症和垂体功能减退症。

【用法和用量】静脉滴注：每日 100~200mg。口服：患者病情基本稳定后，每日 40~80mg，根据激素水平调整用量。

【注意事项】严重的精神疾病、癫痫、活动性溃疡病、新近胃肠吻合手术、创伤修复期、肾上腺功能亢进症、妊娠、糖尿病、高血压、严重骨质疏松、抗菌药物不能控制的感染如真菌感染、麻疹、水痘等患者禁用。

【不良反应】心悸、潮红、心律失常、静脉炎、血压降低、皮疹、荨麻疹等。

泼尼松 prednisone[基,保(甲)]

【适应证】肾上腺皮质功能减退症和垂体功能减退症。

【用法和用量】口服：患者病情基本稳定后，每日 20~30mg，根据激素水平调整用量。

【注意事项】长期用药可引起皮质醇增多症。禁忌证与氢化可的松相同。

【不良反应】水、电解质紊乱，消化性溃疡，骨质疏松等。

甘露醇 mannitol[基,保(甲)]

【适应证】降低颅内压，适用于垂体卒中引起的颅内压增高。

【用法和用量】快速静脉滴注：20% 甘露醇注射液 250~500ml/ 次，每日2~4 次。

【注意事项】可能出现水、电解质紊乱和急性肾衰竭。颅内活动性出血患者禁止使用。

【不良反应】最常见为水和电解质紊乱。

甲状腺素 thyroxine[基,保(甲)]

【适应证】适用于垂体性甲状腺功能减退症患者。

【用法和用量】口服：每日甲状腺片 40~80mg 或左甲状腺素 50~100μg。定期复查甲状腺功能，调整用量。

【注意事项】心绞痛、冠心病、快速性心律失常患者禁用。

【不良反应】使用过量可引起心动过速、心悸、心绞痛、心律失常、头痛、神经质、兴奋等类似于甲状腺功能亢进症状。

溴隐亭 bromocriptine[基,保(乙)]

【适应证】适用于垂体性泌乳患者。

【用法和用量】口服：开始每日 7.5mg，可用至 15~30mg 以上。

【注意事项】高血压、冠心病患者禁用。服药期间监测肝功和血常规。

【不良反应】胃肠道症状：恶心、呕吐、腹部绞痛、便秘、腹泻。

奥曲肽 octreotide[保(乙)]

【适应证】适用于垂体性生长激素分泌的患者，抑制生长激素分泌。

【用法和用量】皮下注射：0.1mg/次，每 8 小时给药 1 次。

【注意事项】奥曲肽可抑制血糖调节激素的分泌，引起血糖调节紊乱，造成高血糖或者低血糖。

【不良反应】最常见为胃肠道不良反应：腹痛、腹泻、恶心、胀气和便秘。

第六节 尿 崩 症

一、定义

尿崩症（diabetes insipidus）是指由血管升压素分泌不足或肾脏对血管升压素反应降低或缺陷而引起的综合征。尿崩症可分为中枢性或垂体性尿崩症和肾性尿崩症。临床上常以烦渴、多饮、多尿和尿比重降低为主要表现。

二、诊断标准

（一）症状和体征

1. 起病缓慢，多饮、多尿。夜尿增多较明显，24 小时总尿量多达 4~10L。患者常感到倦怠、烦躁、食欲减退、头晕、嗜睡、体重降低和注意力不集中等，严重影响日常生活。

2. 中枢性尿崩症发生在青春期前，可表现出生长发育障碍，或垂体性侏

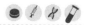

儒症（即生长激素缺乏性侏儒症），或有垂体功能减退的表现，青春期将不会出现第二性征发育。

3. 完全性尿崩症禁水后尿渗透压不会超过血浆渗透压；部分性尿崩症禁水后尿渗透压可超过血浆渗透压。

4. 急症表现　因垂体、下丘脑区病变引起的尿崩症患者，可因病变引起口渴中枢损害导致渴感缺乏，主动饮水不足可造成脱水表现，病情进展迅速，后期可有代谢紊乱、血压降低、精神异常甚至死亡。大多数患者有腺垂体功能减退、血浆渗透压升高、血钠升高。

（二）实验室及影像学检查

1. 尿量增多　24 小时尿量可达 5~10L。

2. 尿比重下降　尿比重常小于 1.005，部分性尿崩症患者尿比重可超过1.010。

3. 尿渗透压降低　尿渗透压降低明显，常为 50~200mmol/L，一般不超过血浆渗透压。

4. 血钠升高　血钠浓度常大于 155mmol/L。

5. MRI 和 CT 可表现出垂体、下丘脑区病变。

三、治疗原则和方法

1. 补液、补充血容量　积极补液以纠正脱水和低血压状态，补充血容量。高渗性脱水应补充低渗性溶液。

2. 激素替代治疗　应用血管升压素治疗，如长效血管升压素、去氨加压素等。

3. 非激素类抗利尿药物　治疗如氢氯噻嗪、氯磺丙脲、氯贝丁酯、卡马西平。

4. 病因治疗　习惯性多饮经逐步主动限水治疗，4 个月内可恢复；精神病患者应抗精神病治疗；中枢性尿崩症患者应寻找肿瘤等病变部位，对症治疗。

四、健康教育和用药指导

如果发生多饮、尿量明显增多等相关症状应尽快就诊，寻找病因，如果确诊此病，应规律服用或注射药物，进行病因治疗。

五、常用药物和注意事项

鞣酸加压素 vasopressin tannic[基,保(乙)]

【适应证】适用于中枢性尿崩症。

【用法和用量】肌内注射：初次剂量为 0.1ml，逐渐递增至 0.2~0.5ml/ 次，以一次注射能控制多尿症状 3~6 日为宜。

【注意事项】注射前充分混匀；避免过量注射引起水中毒；高血压、冠心病、动脉硬化、心力衰竭患者禁用；孕妇禁用。

【不良反应】剂量过大可发生水中毒。

去氨加压素 desmopressin[基,保(甲)]

【适应证】适用于中枢性尿崩症。

【用法和用量】口服：初次剂量为每次 0.1mg，每日 3 次，根据疗效调整剂量，通常每日的总量在 0.2~1.2mg。静脉注射：通常剂量为每次 1~4µg，每日 1~2 次，根据疗效调整剂量。

【注意事项】对去氨加压素过敏患者、中重度肾功能不全患者、低钠血症患者禁用；冠状动脉供血不足、高血压等心血管疾病患者慎用；有血栓形成倾向的患者慎用；血友病患者慎用。

【不良反应】头痛、恶心、腹痛、急性心脑血管血栓等。

氢氯噻嗪 hydrochlorothiazide[基,保(甲)]

【适应证】中枢性或肾性尿崩症。

【用法和用量】口服：每次 25~50mg，每日 1~2 次，根据治疗效果调整用量。

【注意事项】可能出现水、电解质紊乱；严重肝、肾功能减退或损害患者禁用。

【不良反应】最常见为水和电解质紊乱。

螺内酯 spironolactone[基,保(甲)]

【适应证】适用于肾性尿崩症。

【用法和用量】口服：每次 20~30mg，每日 2~4 次，根据治疗效果调整用量。

【注意事项】高血钾患者禁用，用药期间监测心电图及血钾水平。

【不良反应】高钾血症和胃肠道反应。

氯磺丙脲 chlorpropamide

【适应证】用于中枢性尿崩症。

【用法和用量】口服：每次 0.1~0.2g，每日一次，每 2~3 日按需递增 50mg，根据治疗效果调整用量，最大剂量 0.5g。

【注意事项】肝、肾功能减退或损害患者禁用；心力衰竭患者禁用；磺胺类药物过敏者禁用；白细胞减少者禁用；糖尿病患者伴有严重应激情况禁用。

【不良反应】消化道症状如腹泻、恶心和呕吐等，头痛。

卡马西平 carbamazepine[基,保(甲/乙)]

【适应证】适用于部分中枢性尿崩症。

【用法和用量】口服：成人每次 0.1~0.2g，每日 3 次。不宜长期使用。

【注意事项】有房室传导阻滞、骨髓抑制或严重肝肾功能不全等病史者禁用。

【不良反应】视物模糊、嗜睡、乏力、头晕和共济失调等。

第七节　甲状腺危象

一、定义

甲状腺危象（thyroid crisis）也称甲亢危象，是甲状腺毒症急性加重而导致全身代谢严重紊乱的一种严重内科急性综合征，表现为甲状腺功能亢进症状急骤加重和恶化。多发生于较重甲状腺功能亢进未予治疗或者治疗不充分的患者。常见诱因为感染、手术、创伤、精神刺激等。甲状腺危象如不及时救治可导致死亡。

二、诊断标准

（一）症状和体征

1. 早期表现　发热、乏力、烦躁、心动过速和心房颤动；淡漠型甲状腺功能亢进症症状可能不明显。

2. 晚期表现　高热，超过 40℃；甲状腺毒症加重，表现为焦虑、易激动、精神紧张、大汗、躯体近端肌无力、谵妄及精神改变；循环系统方面，表现为心动过速、心前区搏动明显、脉压增大，可表现出心房颤动和心力衰竭；消化系统方面，表现为恶心、呕吐、腹痛、腹泻，肝脏肿大，有触痛，可发生黄疸。部分患者因高热、呕吐和腹泻而脱水。患者死亡多因休克、昏迷、心力衰竭或心律失常。

（二）实验室及影像学检查

1. 甲状腺功能检测　三碘甲状腺原氨酸（T_3）、甲状腺素（T_4）明显升高，但不能鉴别重度甲状腺功能亢进和甲状腺危象。

2. 血生化系列　半数患者血钠水平降低，血钾水平可降低或升高，血镁、血磷降低；转氨酶、乳酸脱氢酶升高，出现黄疸时血清胆红素升高。

3. 血常规　白细胞明显升高。

4. 心电图检查　可表现出窦性心动过速、心房颤动、心房扑动、房室传导阻滞、高电压或非特异性 ST 段改变等。

三、治疗原则和方法

1. 去除诱因　去除感染、手术、创伤、精神刺激等引发甲状腺危象的诱因，系统及规律地治疗甲状腺功能亢进。

2. 营养支持　甲状腺危象时分解代谢异常亢进，应保持充足的能量和维生素供给，及时补充和纠正水、电解质紊乱。

3. 降温　物理降温，如冰袋、冰水擦浴等；冰生理盐水灌肠；应用肾上腺皮质激素。

4. 抑制甲状腺激素的合成与分泌　硫脲类药物抑制甲状腺素的合成；大剂量的碘化物抑制甲状腺素的释放，并能迅速降低血中甲状腺素水平。优先使用丙硫氧嘧啶，1 小时后使用碘剂。

5. 降低血中甲状腺素　可选用腹膜透析、血液透析或血浆置换等治疗措施。

6. 阻断甲状腺素对周围组织的作用　常用药为 β 受体拮抗剂，无心力衰竭或心力衰竭被控制后可用普萘洛尔。

7. 积极防治并发症，如心力衰竭、呼吸衰竭、肝肾功能障碍、休克等。

8. 尽早应用糖皮质激素，改善机体反应性，提高应激能力。

四、健康教育和用药指导

如患者患有甲状腺功能亢进，应系统及规范地治疗，规律用药，定期复查，尽量避免应激情况的发生。

五、常用药物和注意事项

丙硫氧嘧啶 propylthiouracil[基,保(甲)]

【适应证】适用于各种类型的甲状腺功能亢进症。

【用法和用量】口服：初始剂量为 600mg，随后每 6 小时应用 300mg，直到急性发作得到控制，然后减量，维持剂量为 200mg，每 8 小时一次。

【注意事项】可能出现变态反应、白细胞（或粒细胞）减少症、肝功能损害和血管炎。定期检测甲状腺素水平、血尿常规和肝功能。

【不良反应】常见的为头痛、眩晕、关节痛、唾液腺及淋巴结肿大和胃肠道反应。

甲巯咪唑 thiamazole[基,保(甲)]

【适应证】适用于各种类型的甲状腺功能亢进症。

【用法和用量】口服：初始剂量为 60mg，以后改为 20mg，每日 3 次至症状缓解，改为一般剂量维持服用。

【注意事项】可能出现变态反应、白细胞（或粒细胞）减少症、肝功能损害和血管炎。定期检测甲状腺素水平、血尿常规和肝功能。

【不良反应】不同程度的过敏性皮肤反应和关节痛。

碘化钠 sodium iodide

【适应证】适用于甲状腺危象。

【用法和用量】静脉滴注：急性发作期在应用丙硫氧嘧啶 2~4 小时后给予碘化钠，0.5~1.0g 溶于 5% 葡萄糖注射液 500ml，每 8 小时给药 1 次，症状缓解即可停药，一般用药 2~5 日。口服：每 8 小时口服碘化钠饱和溶液 5~10 滴。

【注意事项】碘过敏的患者禁用；症状缓解后逐渐减量至停用，不可长期应用。

【不良反应】最常见为胃肠道反应。

复方碘溶液 compound iodine solution

【适应证】适用于甲状腺危象。

【用法和用量】口服：急性发作期在应用丙硫氧嘧啶 2~4 小时后，每 8 小时应用 10 滴。急性发作控制以后，继续应用 2 周。

【注意事项】碘过敏的患者禁用；症状缓解后逐渐减量至停用，不可长期应用。

【不良反应】最常见为胃肠道反应。

普萘洛尔 propranolol[基,保(甲)]

【适应证】适用于控制甲状腺功能亢进引起的心率过快，也可用于治疗甲状腺危象。

【用法和用量】静脉注射：病情严重患者每 3~6 小时给予 1~10mg；心率在 100 次 /min 以内时改为口服。病情较轻患者给予口服。

【注意事项】注意心血管副作用、支气管痉挛、胃肠道症状；此药物不宜骤停；对于哮喘、心力衰竭及房室传导阻滞患者不宜应用。

【不良反应】常见为眩晕、神志模糊、精神抑郁、头昏、心率过慢等。

地塞米松 dexamethasone[基,保(甲)]

【适应证】适用于甲状腺危象。

【用法和用量】静脉滴注：在葡萄糖氯化钠注射液 1 000ml 中加入 20~30mg，24 小时内可重复应用。

【注意事项】不能骤停，病情好转后逐渐减量至停药。

【不良反应】超敏反应和并发感染。

<h3 align="center">氢化可的松 hydrocortisone^[基,保(甲)]</h3>

【适应证】适用于甲状腺危象。

【用法和用量】静脉滴注：在葡萄糖氯化钠注射液 1 000ml 中加入 200~300mg，24 小时内可重复应用。

【注意事项】不能骤停，病情好转后逐渐减量至停药。

【不良反应】心悸、潮红、心律失常、静脉炎、血压降低、皮疹、荨麻疹等。

<h3 align="center">维生素 B₁ vitamin B₁^[基,保(甲)]</h3>

【适应证】适用于甲状腺危象。

【用法和用量】口服：每日 50~100mg。

【注意事项】在碱性溶液中易分解。

【不良反应】过量使用可出现头痛、疲倦、烦躁、食欲缺乏、腹泻和水肿。

<h3 align="center">维生素 B₂ vitamin B₂^[基,保(甲)]</h3>

【适应证】适用于甲状腺危象。

【用法和用量】口服：每日 40~50mg。

【注意事项】不宜与甲氧氯普胺合服。

【不良反应】视力模糊、角膜上皮缺损、角膜混浊等。

第八节　肾上腺危象

一、定义

肾上腺危象（adrenal crisis）也称急性肾上腺皮质功能减退，是由各种原因引起的肾上腺皮质突然分泌不足或缺乏而引起的一系列临床症状。常发生于原发性或继发性慢性肾上腺皮质功能减退患者应激时，如突发感染、创伤或糖皮质激素治疗突然中断。病情危重，甚至危及生命。

二、诊断标准

（一）症状和体征

1. 早期表现　原发性肾上腺皮质功能不全在早期出现皮肤皱褶、瘢痕和颊黏膜色素沉积增多，身体虚弱，易疲劳；厌食、恶心、呕吐、腹泻，体重减轻；直立性低血压。急性双侧肾上腺出血所致的肾上腺皮质功能不全不伴有上述慢性表现，可表现为患者患脓毒症，病情迅速恶化；患有内科疾病的成年人出现发热、腹痛、胸痛、脱水、低血压、休克。继发性肾上腺皮质功能不全，急性发作时表现为有长期应用糖皮质激素的症状或体征；下丘脑或垂体功能紊乱的患者，出现垂体功能低下的症状和下丘脑或垂体肿瘤的表现。

2. 急性肾上腺危象的症状和体征 早期症状迅速恶化，身体极度虚弱，出现发热、恶心、呕吐症状加重伴非特异性腹痛；出现脱水、低血压或休克。意识由嗜睡转入昏迷。

（二）实验室及影像学检查

1. 血常规和血生化系列 原发性肾上腺皮质功能不全常表现为低血钠、高血钾、氮质血症，贫血、白细胞和嗜酸性粒细胞增多；继发性常表现为低血钠、低血糖，贫血、白细胞和嗜酸性粒细胞增多。

2. 腹部 CT 或 MRI 肾上腺增大或出现团块状影，常见于肾上腺出血、感染、侵袭性疾病或转移瘤；肾上腺萎缩或缺如，常见于有自身免疫性疾病的患者。

3. 心电图检查 常表现为各导联低电压。

三、治疗原则和方法

1. 激素治疗 快速补充足量的糖皮质激素，如氢化可的松。
2. 纠正水、电解质紊乱 快速补液，纠正水、电解质紊乱。
3. 去除诱因 营养支持，应用抗生素控制感染。
4. 抗休克 经积极补液和激素治疗仍不能纠正休克时，尽早应用间羟胺、去甲肾上腺素等血管活性药物。
5. 防治 DIC 监测 DIC 指标，积极治疗。

四、健康教育和用药指导

如患者患有肾上腺皮质功能不全，应系统及规范地治疗，规律用药，定期复查，尽量避免应激情况的发生。

五、常用药物和注意事项

氢化可的松 hydrocortisone[基,保(甲)]

【适应证】适用于肾上腺皮质功能减退症。

【用法和用量】静脉注射 / 静脉滴注：初始剂量为 100~200mg 静脉注射，之后每 6~8 小时给 50~100mg 静脉滴注，用 24 小时，第 2 日剂量减为 50mg。口服：第 4~5 日改为口服，剂量为每日 20~30mg，早上 2/3，晚上 1/3。

【注意事项】严重的精神疾病、癫痫、活动性溃疡病、新近胃肠吻合手术、创伤修复期、肾上腺功能亢进症、孕妇、糖尿病、高血压、严重骨质疏松、抗菌药物不能控制的感染如真菌感染、麻疹、水痘等患者禁用。

【不良反应】心悸、潮红、心律失常、静脉炎、血压降低、皮疹、荨麻疹等。

甲泼尼龙 methylprednisolone^[基,保(甲)]

【适应证】适用于肾上腺皮质功能减退症。

【用法和用量】静脉滴注：轻度应激时 5mg，中度时 10~15mg，重度时 20~30mg。应激过后逐渐减量至替代剂量。

【注意事项】严重的精神疾病、癫痫、活动性溃疡病、新近胃肠吻合手术、创伤修复期、肾上腺功能亢进症、孕妇、糖尿病、高血压、严重骨质疏松、抗菌药物不能控制的感染如真菌感染、麻疹、水痘等患者禁用。

【不良反应】长期随访可观察到全身不良反应。

泼尼松 prednisone^[基,保(甲)]

【适应证】适用于肾上腺皮质功能减退症。

【用法和用量】口服：每次 25~50mg，每 6 小时服用 1 次，并逐渐减到维持量，疗程一般为 1 周。

【注意事项】长期用药可引起皮质醇增多症。禁忌证与氢化可的松相同。

【不良反应】水、电解质紊乱，消化性溃疡，骨质疏松等。

葡萄糖注射液 glucose injection^[基,保(甲)]

【适应证】补液，快速补充体液量，适用于肾上腺危象引起的脱水症状。

【用法和用量】静脉滴注：5% 葡萄糖注射液 1 000ml，在第 1 个小时内输注；第 2~4 小时再输注 1 000ml，以后根据尿量、血细胞比容和电解质情况调整滴速。

【注意事项】水肿和严重心、肾、肝功能不全的患者，易导致水潴留，应控制输液速度和量。

【不良反应】高血糖；电解质紊乱：低钾、低钠、低磷。

氯化钠注射液 sodium chloride injection^[基,保(甲)]

【适应证】补液，快速补充体液量，适用于肾上腺危象引起的脱水症状。

【用法和用量】静脉滴注：一般第 1 日输注液体量 3 000~5 000ml，第 2 日为 2 000~3 000ml。

【注意事项】输液过多、过快，可引起水肿、血压升高、胸闷、呼吸困难甚至急性左心衰竭。

【不良反应】输液过多、过快，可引起水肿、血压升高、心力衰竭等。

间羟胺 metaraminol^[基,保(甲)]

【适应证】适用于肾上腺危象引起的低血压伴休克症状。

【用法和用量】静脉滴注：20~80mg/次。

【注意事项】可发生心律失常、急性肺水肿、心脏停搏；用药过量可表现为抽搐、严重高血压和心律失常；药液外渗可引起局部组织坏死、溃烂。

【不良反应】心血管系统：窦性或室性心动过速、心律失常。

去甲肾上腺素 norepinephrine^[基,保(甲)]

【适应证】适用于肾上腺危象引起的低血压或休克症状。

【用法和用量】静脉滴注：开始 8~12μg/min，维持量 2~4μg/min。

【注意事项】强烈血管收缩作用可使肾血流锐减后尿量减少，组织血供不足导致缺氧和酸中毒；药液外漏可引起局部组织坏死、溃烂。

【不良反应】药液外漏引起局部组织坏死。

第九节 高 钙 危 象

一、定义

高钙危象（hypercalcemia crisis）是指由各种原因引起的血钙明显升高而导致一系列临床表现的综合征。血钙高于 2.75mmol/L 为高钙血症；血钙高于 3.75mmol/L 为高钙危象。一般由甲状旁腺功能亢进症、恶性肿瘤或内分泌腺瘤所引起的。多数患者病情迅速恶化，如不及时救治，常因肾功能衰竭或循环衰竭而死亡。

二、诊断标准

（一）症状和体征

临床症状与血钙升高的速度和程度有关。一般血钙在 2.9mmol/L 以上才有症状。长期慢性高钙血症症状：纳差、烦渴多饮、恶心、呕吐、腹胀、顽固性便秘、多发性消化性溃疡并出血、肌张力降低、软弱无力、情绪不稳、记忆力减退和性格改变；运动系统症状：腰背部筋膜和四肢关节持续性疼痛，走路困难，因骨质疏松常发生多发性骨折；泌尿系统症状：多饮、多尿和尿比重下降，可有多发性和反复性尿路结石；高钙危象症状：脱水、尿闭、氮质血症、精神失常、昏迷、抽搐等症状。

（二）实验室及影像学检查

1. 血液化验 血钙高于 3.75mmol/L，尿钙增多，血磷降低，可有 ALP 升高,血清甲状旁腺激素(parathyroid hormone,PTH)升高。

2. X线　骨质疏松,骨吸收,脱钙、软骨钙化、钙化性关节炎等,尿路多发结石。

3. 心电图检查　QT间期缩短,T波增宽。

三、治疗原则和方法

1. 补液　限制钙的摄入,增加钙的排出,快速足量补液,纠正电解质及酸碱平衡失调;减少饮食中维生素D和钙的摄入,停用维生素D和钙剂;治疗肾功能不全,增加尿钙的排出;减少骨吸收,增强骨形成;病情危急时,可做透析治疗。

2. 药物治疗　利尿应用呋塞米;双膦酸盐类:能抑制破骨细胞的活性,适用于恶性肿瘤伴发的高钙血症;糖皮质激素:适用于结节病、维生素D中毒、多发性骨髓瘤、白血病、淋巴瘤和乳腺癌所致的高钙血症;降钙素:适用于甲状旁腺功能亢进症引起的高钙血症;依地酸二钠:可与钙结合成可溶性络合物,降低血钙。

3. 治疗原发病。

四、健康教育和用药指导

如患者患有甲状旁腺功能亢进、恶性肿瘤或内分泌腺瘤,应积极进行系统及规范化治疗,规律用药,定期复查,尽量避免高钙血症及高钙危象的发生。

五、常用药物和注意事项

氯化钠注射液 sodium chloride injection[基,保(甲)]

【适应证】补液,快速补充体液量,适用于高钙危象。

【用法和用量】静脉滴注:每3~4小时输液1 000ml,24小时内可补充3 000~5 000ml。

【注意事项】输液过多、过快,可引起水肿、血压升高、胸闷、呼吸困难甚至急性左心衰竭。

【不良反应】输液过多、过快,可引起水肿、血压升高、心力衰竭等。

呋塞米 furosemide[基,保(甲)]

【适应证】适用于治疗高钙血症。

【用法和用量】静脉注射:初始剂量为20~40mg,每1~2小时给药1次,根据尿量及血钙水平进行调整。

【注意事项】大剂量或者长期应用时会造成水、电解质紊乱。

【不良反应】常见为水、电解质紊乱。

鲑降钙素 salmon calcitonin^[保(乙)]

【适应证】适用于高钙危象的紧急治疗。

【用法和用量】静脉滴注：每日 5~10IU/kg 溶于 500ml 生理盐水中，用药时间最少 6 小时，或每日剂量分 2~4 次缓慢静脉注射。

【注意事项】用药前应作试敏，治疗时应给予足量的液体量。

【不良反应】常见为恶心、呕吐、腹痛、腹泻、面部潮红、头晕和头痛等。

氯膦酸二钠 disodium clodronate^[保(乙)]

【适应证】适用于恶性肿瘤并发的高钙血症。

【用法和用量】口服：每日 2.4g，分 2~3 次口服，可增至 3.2g。对血钙正常者，可减为每日 1.6g。必须空腹服用，最好餐前 1 小时口服。

【注意事项】可出现腹痛、腹泻。严重肾功能不全或骨软化症患者禁用。

【不良反应】最常见不良反应是腹泻。

帕米膦酸二钠 pamidronate disodium^[保(乙)]

【适应证】适用于恶性肿瘤并发的高钙血症。

【用法和用量】静脉滴注：血钙浓度小于 3.0mmol/L 时，每次给药 15~30mg；血钙浓度介于 3.0~3.5mmol/L 时，每次给药 30~60mg；血钙浓度介于 3.5~4.0mmol/L 时，每次给药 60~90mg；血钙浓度大于 4.0mmol/L，每次给药 90mg。应给予缓慢静脉滴注，浓度不得超过 15mg/125ml，滴速不得大于 15~30mg/h。

【注意事项】可出现轻度恶心、胸闷、胸痛、头晕、乏力及轻微肝肾功能改变等；用药期间应监测血常规、离子及肝肾功能。

【不良反应】最常见不良反应是无症状性低钙血症和发热。

依地酸二钠 EDTA-Na$_2$

【适应证】适用于治疗高钙血症。

【用法和用量】静脉滴注：每日 1~3g，加入 5% 葡萄糖注射液中。

【注意事项】少尿、无尿和肾功能不全患者禁用。

【不良反应】常见为头昏、前额痛、食欲减退、恶心、畏寒、发热和组胺样反应。

氢化可的松 hydrocortisone^[基,保(甲)]

【适应证】适用于高钙危象。

【用法和用量】静脉滴注：200~300mg。

【注意事项】严重的精神疾病、癫痫、活动性溃疡病、新近胃肠吻合手术、创伤修复期、肾上腺功能亢进症、妊娠、糖尿病、高血压、严重骨质疏松、抗菌药物不能控制的感染如真菌感染、麻疹、水痘等患者禁用。

【不良反应】心悸、潮红、心律失常、静脉炎、血压降低、皮疹、荨麻疹等。

泼尼松 prednisone [基,保(甲)]

【适应证】适用于高钙危象。

【用法和用量】口服：每日40~60mg，一般用药 7 日后血钙降低。

【注意事项】严重的精神疾病、癫痫、活动性溃疡病、新近胃肠吻合手术、创伤修复期、肾上腺功能亢进症、妊娠、糖尿病、高血压、严重骨质疏松、抗菌药物不能控制的感染如真菌感染、麻疹、水痘等患者禁用。

【不良反应】水、电解质紊乱，消化性溃疡，骨质疏松等。

第十节　急性低钙血症

一、定义

急性低钙血症（acute hypocalcemia）是指由各种原因引起的血钙降低，而表现出的一系列临床症状。当血清蛋白浓度正常时，血钙浓度低于 2.0mmol/L 或血清钙离子低于 1.0mmol/L，就可诊断为低钙血症。一般由甲状旁腺功能不全、甲状旁腺损伤、特发性甲状旁腺萎缩、长期肠瘘等原因引起的。

二、诊断标准

（一）症状和体征

早期表现为易激动，口周及指尖针刺感或麻木，手足抽搐，肌肉痉挛或腹部痉挛性疼痛；患者皮肤可表现为干燥、粗糙、脱屑，广泛的干皮病，毛发稀疏或大面积脱落；癫痫、感觉异常、雷诺病；急性低钙血症慢性患者可有精神症状，如焦虑、抑郁、恐惧等；查体可有腱反射亢进，耳前叩击试验阳性，束臂试验阳性；严重患者可出现呼吸困难、心律失常、喉头痉挛甚至窒息、惊厥、昏迷与猝死。

（二）实验室及影像学检查

1. 血液化验　血钙低于1.75mmol/L，血磷升高，尿钙和尿磷降低。

2. 甲状旁腺素测定　如考虑是甲状旁腺损伤或功能障碍引起的血钙降低，进行甲状旁腺素检测。

3. 心电图检查　QT 间期延长，ST 段改变。

4. 脑电图检查　出现阵发慢波、棘波，血钙水平纠正后而消失。

三、治疗原则和方法

1. 补钙　根据低钙血症的严重程度选择药物,病情危急时需立即静脉给予钙剂。

2. 纠正合并的离子紊乱和酸碱平衡紊乱。

3. 间歇期治疗　进食高钙及低磷饮食,口服钙剂。

四、健康教育和用药指导

如患者患有甲状旁腺功能不全、甲状旁腺损伤、特发性甲状旁腺萎缩、长期肠瘘等疾病,可能造成低钙血症,应积极进行系统及规范的治疗,规律用药,定期复查,防治低钙血症。

五、常用药物和注意事项

10% 葡萄糖酸钙注射液 calcium gluconate injection[基,保(甲)]

【适应证】适用于治疗低钙血症。

【用法和用量】静脉滴注:急性低钙血症时给予 10% 葡萄糖酸钙注射液 10~20ml,然后将 60~70ml 加入葡萄糖注射液 500~1 000ml 中 6 小时内静脉滴注完。根据血钙水平及临床症状调整剂量。间歇期每日口服葡萄糖酸钙 6~12g。

【注意事项】使用强心苷的患者禁用,肾功能不全的患者慎用。

【不良反应】静脉注射可有全身发热,静脉注射过快可产生恶心、呕吐、心律失常甚至心脏停搏。

10% 氯化钙注射液 calcium chloride injection[基,保(乙)]

【适应证】适用于治疗低钙血症。

【用法和用量】静脉注射:初始剂量为 0.5~1g,稀释后缓慢静脉注射,根据血钙水平及临床症状调整剂量。

【注意事项】使用强心苷的患者禁用,肾功能不全及呼吸性酸中毒的患者不宜应用;静脉注射如漏出血管外,可引起皮肤或组织坏死。

【不良反应】静脉注射可有全身发热,静脉注射过快可产生恶心、呕吐、心律失常甚至心脏停搏。

乳酸钙 calcium lactate[保(乙)]

【适应证】适用于预防和治疗钙缺乏症。

【用法和用量】口服:每日 6~8g,分 2~3 次口服。

【注意事项】不宜与洋地黄类药物合用，监测血钙。

【不良反应】便秘。

硫酸镁 magnesium sulfate[基,保(甲)]

【适应证】适用于血镁降低，也可作为抗惊厥药。

【用法和用量】静脉滴注：25% 硫酸镁 10ml，用药一次。

【注意事项】哺乳期妇女禁用；有心肌损害、心脏传导阻滞患者禁用。

【不良反应】潮红、出汗、口干、恶心、呕吐、心慌、头晕、眼球震颤等。

骨化三醇 calcitriol[保(乙)]

【适应证】适用于治疗慢性肾透析患者的低钙血症。

【用法和用量】静脉注射：初始剂量为每次 0.01μg/kg 或 0.5μg，每周 3 次。维持量为每次 0.01~0.05μg/kg 或 0.5~3.0μg，每周 3 次。

【注意事项】高钙血症、有维生素 D 中毒迹象的患者禁用，监测血钙。

【不良反应】最常见不良反应是高钙血症。

阿法骨化醇 alfacalcidol[基,保(乙)]

【适应证】适用于治疗低钙血症。

【用法和用量】口服：每日 1~4μg。

【注意事项】高钙血症、有维生素 D 中毒迹象的患者禁用，监测血钙。

【不良反应】常见为瘙痒感、食欲减退、呕吐、腹泻等。

参 考 文 献

[1] 张志清,樊德厚.急诊用药速览[M].3 版.北京:化学工业出版社,2018.

[2] 沈洪,刘中民.急诊与灾难医学[M].3 版.北京:人民卫生出版社,2018.

[3] 葛均波,徐永健,王辰.内科学[M].9 版.北京:人民卫生出版社,2018.

第八章　神经系统急症

第一节　脑血栓形成

一、定义

脑血栓形成（cerebral thrombosis）是指在颅内、外脑动脉管壁上发生病理改变的基础上，在血流缓慢、血液成分异常或血液黏度增加等情况的作用下所形成的血栓，导致血管发生闭塞的一种脑血管病。50~60岁以上中老年患者多见，发病原因多由脑动脉粥样硬化、高血压、糖尿病等病史或动脉炎等原因导致。

二、诊断标准

（一）症状和体征

患者一般意识清醒，症状和体征可包括偏瘫、偏身感觉障碍、失语、共济失调等，部分患者可有头晕、头痛、呕吐、昏迷等全脑症状。临床表现与梗死灶大小和部位有关，神经系统局灶症状与体征视脑血管闭塞的部位及梗死的范围而定，严重者可出现意识障碍甚至脑疝形成，大面积梗死可伴明显脑水肿和颅内高压。

（二）实验室及影像学检查

脑出血急性期数小时内常有继续出血和进行性加重的神经功能缺损，应及时明确诊断。

1. 颅脑 CT 检查是初步影像检查的首选，早期多正常，24~48 小时内出现低密度病灶。

2. 标准 MRI 有助于早期诊断，可识别急性小梗死灶，多模式 MRI 中弥散加权成像（diffusion weighted imaging，DWI）可在症状出现数分钟内发现缺血灶并早期确定大小、部位和发病时间，对早期发现小梗死灶较标准 MRI 更敏感。灌注加权成像（perfusion weighted imaging，PWI）可显示脑血流动力学状态和脑组织缺血范围。

3. 颈动脉双侧超声、经颅多普勒超声、磁共振血管成像、CT 血管成像和数字减影血管造影等血管病变检查有助于查寻发病原因。

4. 血液检查　血常规、凝血、血糖、血脂、肝肾功能及电解质检查。

三、治疗原则和方法

1. 一般治疗　气道功能严重障碍者给予气道支持及辅助呼吸，合并低氧血症患者给予吸氧治疗。调控血压、血糖，准备溶栓者血压控制在收缩压 <185mmHg、舒张压 <110mmHg，血糖控制在 7.7~10.0mmol/L。颅内压增高应用甘露醇、呋塞米和甘油果糖进行对症治疗。

2. 静脉溶栓治疗　对于脑梗死早期，应及时恢复血流和改善组织代谢以避免形成坏死。溶栓治疗是最重要的恢复血流的治疗方法，主要的溶栓药物包括重组组织型纤溶酶原激活药阿替普酶和尿激酶。有效抢救梗死组织周边半暗带的时间为 4.5 小时内使用阿替普酶溶栓或 6 小时内使用尿激酶溶栓。

3. 血管内介入治疗　包括动脉溶栓、桥接、机械取栓、血管成形和支架等。

4. 降纤治疗　脑梗死急性期血浆纤维蛋白原水平和血液黏度增高，对于不适合溶栓且高纤维蛋白血症的脑梗死患者可选择降纤治疗。常用药物包括巴曲酶，降纤酶等，蛇毒酶制剂可显著降低血浆纤维蛋白原水平，有轻度溶栓且抑制血栓形成的作用。

5. 抗感染治疗　急性期患者容易出现呼吸道及泌尿道感染，导致病情加重，疑似有肺炎、泌尿系统感染的发热患者可给予抗生素治疗，不建议预防性治疗。对下丘脑体温调节中枢受损导致的中枢性高热的患者以物理降温为主。

四、健康教育和用药指导

缓解患者紧张焦虑、恶心、呕吐及颅内压增高等情况，控制高血压危险因素，个体化调整抗高血压药种类及剂量。对糖尿病患者进行血糖监测，避免低血糖风险。对血脂异常患者进行降脂治疗。

五、常用药物和注意事项

阿替普酶 alteplase[基,保(乙)]

【适应证】急性缺血性脑卒中导致的神经功能缺损。治疗应在症状发作后的 3 小时内或 3~4.5 小时开始，年龄在 18 岁以上者。

【用法和用量】推荐剂量为 0.9mg/kg（最大剂量 90mg）静脉滴注，其中总剂量的 10% 在最初 1 分钟内静脉注射，其余持续静脉滴注 1 小时。

【注意事项】

1. 定期进行血压和神经功能评估,静脉溶栓治疗中及结束后 2 小时内,15 分钟 1 次,随后 6 小时内 30 分钟 1 次,以后每小时 1 次,直至 24 小时。

2. 应用本药前、治疗同时或治疗后 24 小时内避免与影响凝血的药物合用以降低出血风险。

3. 每日最大剂量为 150mg,否则会增加颅内出血的风险。

【不良反应】

1. 最常见的不良反应为出血,尤其症状性颅内出血可达 10%,但不会引起整体死亡率和致残率的增加。

2. 心脏功能异常　和其他溶栓药物一样,心脏不良事件可由心肌梗死和溶栓治疗引起,用药期间要进行心电图监测。

尿激酶 urokinase[基,保(甲)]

【适应证】主要用于血栓栓塞性疾病的溶栓治疗,急性缺血性脑卒中导致的神经功能缺损。适用于无条件使用阿替普酶静脉溶栓且症状出现 <6 小时,年龄 18~80 岁,脑 CT 无明显早期脑梗死低密度改变者。

【用法和用量】100 万 ~150 万 IU,溶于生理盐水 100~200ml,持续静脉滴注 30 分钟。

【注意事项】

1. 用药期间应密切观察脉率、体温、呼吸频率和血压、出血倾向等,至少每 4 小时记录 1 次。

2. 不宜与肝素和口服抗凝血药合用,以免增加出血风险。

【不良反应】

1. 主要不良反应为出血,可为浅表部位出血也可为内脏出血。

2. 消化道反应　恶心、呕吐、食欲减退等。

3. 个别患者可能出现轻度过敏反应,如皮疹、支气管痉挛、发热等。

巴曲酶 batroxobin[基,保(乙)]

【适应证】急性脑梗死及改善各种闭塞性血管病(如血栓闭塞性脉管炎、深部静脉炎、肺栓塞等)引起的缺血性症状。用于不适合溶栓并经过严格筛选的脑梗死患者,特别是高纤维蛋白血症者。

【用法和用量】成人首剂 10BU,维持剂量一般为隔日 5BU,静脉注射,共 3~4 次。药液使用前用 250ml 生理盐水稀释,静脉滴注 1 小时以上。

【注意事项】治疗前及治疗期间应对患者进行血纤维蛋白原和血小板凝集情况的检查,并密切注意临床症状,防止出血发生。

【不良反应】不良反应多为轻度,主要为注射部位出血,肝脏,肾脏,消化系统,精神神经等系统不良反应,注意耳鸣、眼痛、视觉朦胧感、眼球震颤等感觉异常。

第二节　脑　栓　塞

一、定义

脑栓塞(cerebral embolism,CE)是指血液中各种栓子(如心脏内的附壁血栓、动脉粥样硬化的斑块、脂肪、肿瘤细胞、纤维软骨或空气等)随血流进入脑动脉而阻塞血管,使血管急性闭塞或严重狭窄,引起局部脑组织缺血、缺氧性坏死,迅速出现相应神经功能损伤的一组临床综合征。任何年龄均可发病,患者多有风湿性心脏病、心房颤动及大动脉粥样硬化等病史。

二、诊断标准

(一)症状和体征

患者急骤发病,无前驱症状,数秒或数分钟内症状即达到高峰。一般发病无明显诱因,病前数小时可有先兆症状,如头痛、头晕、起病时症状多见短暂性意识障碍、偏瘫、失语等局灶性神经功能缺损。大面积栓塞时可伴有患侧头痛、恶心和呕吐,偶有局部癫痫样表现,并伴有颈动脉系统症状或椎基底动脉系统症状。部分有癫痫发作。

颈动脉系统症状以偏瘫、失语、单眼黑矇、大脑中动脉阻塞综合征为多,约占80%。椎基底动脉系统症状以眩晕、复视、眼球震颤、共济失调、吞咽困难、构音障碍为多,约占20%。多发性或大面积脑梗死患者常因脑水肿引发急性脑疝而快速死亡。

(二)实验室及影像学检查

1. 头部 CT 或 MRI 检查有助于明确诊断并显示缺血性梗死或出血性梗死改变。

2. 腰椎穿刺脑脊液检查正常或呈血性。若有红细胞,可考虑出血性脑梗死。

3. 心电图、心脏超声检查可用于心脏基本情况检查。

三、治疗原则和方法

1. 脑栓塞治疗　　与脑血栓形成治疗原则基本相同,主要是改善循环,减轻脑水肿,减少梗死范围。要重视超早期和急性期的处理,注意对患者进行整体化治疗和个体化治疗相结合。急性期治疗以溶解血栓和脑保护治疗为主。

2. 原发病治疗 为控制病情且预防复发，应积极治疗各种心脏病、感染性栓塞、脂肪栓塞等原发疾病。

3. 恢复期治疗 如若患者意识清醒，生命体征平稳，病情不再进展，48小时后即可进行康复治疗，积极进行脑血管病的二级预防。

4. 抗栓治疗 对栓子的处理如抗凝、抗血小板、溶栓治疗等。心源性脑栓塞急性期一般不推荐抗凝治疗。心房颤动或有再栓塞高度风险的心源性疾病、动脉夹层或高度狭窄的患者推荐抗凝治疗预防再栓塞或栓塞继发血栓形成。对于心源性脑栓塞低度风险的患者，如来自下肢深静脉血栓形成的栓子，经未闭卵圆孔直接进入颅内动脉引起的脑栓塞，一般推荐抗血小板治疗。

四、健康教育和用药指导

患者如若长期应用抗血小板药应定期检测血细胞比容、凝血指标及肝功能，如出现胃肠道出血或溃疡、皮疹或过敏反应及其他症状应停药。

五、常用药物和注意事项

阿替普酶 alteplase[基,保(乙)]

【适应证】急性缺血性脑卒中导致的神经功能缺损。治疗应在症状发作后的3小时内或3~4.5小时开始，年龄18岁以上者。

【用法和用量】推荐剂量为0.9mg/kg（最大剂量90mg）静脉滴注，其中总剂量的10%在最初1分钟内静脉注射，其余持续静脉滴注1小时。

【注意事项】

1. 定期进行血压和神经功能评估，静脉溶栓治疗中及结束后2小时内，15分钟1次，随后6小时内30分钟1次，以后每小时1次，直至24小时。

2. 应用本药前、治疗同时或治疗后24小时内避免与影响凝血的药物合用以降低出血风险。

3. 每日最大剂量为150mg，否则会增加颅内出血的风险。

【不良反应】

1. 最常见的不良反应为出血，尤其症状性颅内出血可达10%，但不会引起整体死亡率和致残率的增加。

2. 心脏系统异常 和其他溶栓药物一样，心脏不良事件可由心肌梗死和溶栓治疗引起，用药期间要进行心电图监测。

巴曲酶 batroxobin[基,保(乙)]

【适应证】急性脑梗死及改善各种闭塞性血管病（如血栓闭塞性脉管炎、深部静脉炎、肺栓塞等）引起的缺血性症状。用于不适合溶栓并经过严格筛选的脑梗死患者，特别是高纤维蛋白血症者。

【用法和用量】成人首剂 10BU，维持剂量一般为隔日 5BU，静脉注射，共3~4 次。药液使用前用 250ml 生理盐水稀释，静脉滴注 1 小时以上。

【注意事项】治疗前及治疗期间应对患者进行血纤维蛋白原和血小板凝集情况的检查，并密切注意临床症状，防止出血发生。

【不良反应】不良反应多为轻度，主要为注射部位出血，肝脏、肾脏、消化系统、神经系统等不良反应，注意耳鸣、眼痛、视觉朦胧感、眼球震颤等感觉异常。

阿司匹林 aspirin[基,保(甲)]

【适应证】通过对血小板聚集的抑制作用，降低短暂性脑缺血发作及其继发脑卒中的风险。

【用法和用量】口服。肠溶片应餐前用适量水送服。用于降低短暂性脑缺血发作及其继发脑卒中的风险，每日 100~300mg，每日 1 次。用于脑卒中的二级预防，100~300mg，每日 1 次。

【注意事项】

1. 对血小板聚集的抑制作用可持续数日，可能导致手术中或手术后增加出血。拟行外科手术患者术前 7 日停用，以免引起出血。

2. 长期大量用药应定期检测血细胞比容、凝血指标、肝功。

3. 避免与抗凝血药合用，以免增加出血风险。

4. 胃十二指肠溃疡史，包括慢性溃疡、复发性溃疡、胃肠道出血史者慎用。

【不良反应】常见恶心、呕吐、上腹部不适或疼痛，停药后可消失。肝肾功能损害与剂量大小有关，停药后可恢复。此外可增加发生严重心血管血栓、心肌梗死等心血管系统风险。

氯吡格雷 clopidogrel[基,保(乙)]

【适应证】近期心肌梗死患者（发病后数日到小于 35 日）、近期缺血性卒中患者（发病后 7 日到小于 6 个月）或确诊外周动脉性疾病患者的动脉粥样硬化血栓形成事件的二级预防。

【用法和用量】推荐剂量为 75mg，每日 1 次。口服，与或不与食物同服。在常规服药时间的 12 小时内漏服应立即补服一次标准剂量，并按照常规服药时间服用下一次剂量；超过常规服药时间的 12 小时后漏服应在下次常规服药时间服用标准剂量，无须剂量加倍。

【注意事项】

1. 外科手术前需停药 1 周。

2. 如有出血症状、胃肠道不适、止血时间延长、止血困难、皮肤瘀斑、大便变黑、血小板减少症等需及时治疗。

【不良反应】常见腹泻、腹痛和消化不良，鼻出血、皮肤瘀斑、注射部位出血等。

丁苯酞 butylphthalide[基,保(乙)]

【适应证】用于急性缺血性脑卒中患者神经功能缺损的改善。

【用法和用量】发病后 48 小时内开始给药。静脉滴注，每日 2 次，每次 25mg，滴注时间不少于 50 分钟，两次用药时间间隔不少于 6 小时，疗程14 日。

【注意事项】

1. 聚氯乙烯（polyvinyl chloride，PVC）输液器对丁苯酞有明显的吸附作用，故输注本品时仅允许使用聚乙烯（polyethylene，PE）或聚丙烯（polypropylene，PP）弹性体输液器。

2. 心动过缓、病态窦房结综合征患者，肝功能损害者，有严重出血倾向者慎用。

3. 羟丙基 -β- 环糊精通过肾小球滤过清除，肌酐清除率 <30ml/min 的患者慎用本品。

【不良反应】不良反应主要为转氨酶轻度升高，停药后可恢复正常，偶见头晕、肌酐升高等。

第三节　脑　出　血

一、定义

脑出血（intracerebral hemorrhage，ICH）是指原发性非损伤性脑实质内出血，也称自发性脑出血，其发病率占急性脑血管病的 20%~30%。急性期病死率是急性脑血管病中最高的。脑水肿、颅内压增高和脑疝形成是致死的主要原因。预后与出血量、出血部位及有无并发症有关。病因多样，其中半数以上为高血压动脉硬化性脑出血，又称为高血压脑出血。

二、诊断标准

（一）症状和体征

大多数患者起病急骤，数分钟或数小时内病情发展到高峰，也可在数分钟内陷入昏迷，少数患者发展缓慢，数日达到高峰。最常见的症状为头痛、恶心、呕吐，数分钟后或数小时后出现意识障碍及局灶神经障碍，面色潮红或苍白、血压升高、鼾声大作、尿失禁或尿潴留，也可出现抽搐、呼吸和血压异常、瞳孔与眼底异常甚至昏迷。

（二）实验室及影像学检查

1. 颅脑 CT 是 ICH 的首选诊断方法。

2. MRI 检查可用于脑干和小脑的出血灶和监测 ICH 过程。MRA 可用于检查脑血管畸形、血管瘤等病变。

3. 脑血管造影可显示异常血管和造影剂外漏的破裂血管和部位。

三、治疗原则和方法

（一）内科治疗

急性期治疗原则是制止出血和防止再出血，减轻和控制脑水肿，预防和治疗各种并发症，维持生命体征。

1. 一般治疗　卧床休息 2~4 周，保持安静，避免情绪激动和血压升高。保持呼吸道通畅，清理呼吸道分泌物或吸入物。保持水、电解质平衡和营养支持。

2. 调控血压　急性期患者血压升高是机体针对颅内压升高为保证脑组织供血的一种血管自动调节反应，随着颅内压下降血压也会下降，降压首选脱水降颅内压治疗。血压仍过高，给药降血压治疗。药物可选择乌拉地尔、尼卡地平、拉贝洛尔等。

3. 止血治疗　少量出血给予止血药氨基己酸、氨甲苯酸、巴曲酶等。若有凝血功能障碍，可针对性给予止血药物治疗，如肝素治疗并发的脑出血可用鱼精蛋白中和，华法林治疗并发的脑出血可用维生素 K 拮抗。

4. 降低颅内压　脑出血后脑水肿约在 48 小时达到高峰，维持 3~5 日逐渐消退。积极控制脑水肿、降低颅内压是脑出血急性期治疗的重要环节。常用脱水剂如甘露醇、甘油果糖等。不建议用激素治疗脑水肿。

（二）外科治疗

一般手术治疗宜在早期（发病后 6~24 小时内）进行，外科治疗的目标在于及时清除血肿、缓解严重颅内高压及脑疝，尽可能降低由血肿压迫导致的继发性脑损伤和残疾，挽救患者生命。通常下列情况需要考虑手术治疗：

1. 基底核区中等量以上出血（壳核出血≥30ml，丘脑出血≥15ml）。

2. 小脑出血≥10ml 或直径>3cm，或合并明显脑积水。

3. 重症脑室出血（脑室铸型）。

4. 合并脑血管畸形、动脉瘤等血管病变。

四、健康教育和用药指导

1. 定期复查头部 CT，尤其是发病 3 小时内首次行 CT 检查者，应于发病后 8 小时、最迟 24 小时再次复查头部 CT。

2. 重复使用甘露醇需要监测患者 24 小时出入量，丢失液体应用生理盐水补充，输注时避免外漏。

3. 用药期间随访检查血压、肾功能、电解质及尿量等。

五、常用药物和注意事项

氨基己酸 aminocaproic acid[基,保(乙)]

【适应证】预防及治疗血纤维蛋白溶亢进引起的各种出血。

【用法和用量】因本药排泄快，需持续给药才能维持有效浓度，故一般皆用静脉滴注法。初量可取 4~6g（20% 溶液）溶于 100ml 生理盐水或 5%~10% 葡萄糖注射液中，于 15~30 分钟滴完。持续剂量每小时 1g，可口服也可注射。维持 12~24 小时或更久，依病情而定。口服：成人一次 2g，一日 3~4 次，依病情服用 7~10 日或更久；儿童一次 0.1g/kg，一日 3~4 次。

【注意事项】

1. 本药从尿排泄快，尿浓度高，能抑制尿激酶的纤溶作用，可形成血凝块，阻塞尿道。因此，泌尿科术后有血尿的患者应慎用。

2. 易发生血栓和心、肝、肾功能损害，有血栓形成倾向或有栓塞性血管病史者禁用或慎用。

【不良反应】不良反应随剂量增大而增多，症状加重。

1. 常见的不良反应为恶心、呕吐和腹泻，其次为眩晕、瘙痒、头晕、耳鸣、全身不适、鼻塞、皮疹、红斑等。当每日剂量超过 16g 时，尤易发生。

2. 快速静脉注射可出现低血压、心动过速、心律失常，少数人可发生惊厥及心脏或肝损害。大剂量或疗程超过 4 周可引起肌痛、软弱、疲劳、肌红蛋白尿甚至肾衰竭等，停药后可缓解恢复。

甘露醇 mannitol[基,保(甲)]

【适应证】治疗各种原因引起的脑水肿，降低颅内压，防止脑疝。

【用法和用量】成人按体重 0.25~2g/kg，于 30~60 分钟内静脉滴注。当患者衰弱时,剂量应减小至 0.5g/kg。严密随访肾功能。儿童按体重 1~2g/kg 或按体表面积 30~60g/m²,于 30~60 分钟内静脉滴注。患者衰弱时剂量减至 0.5g/kg。

【注意事项】

1. 用药期间监测血压、肾功能、电解质浓度尤其是 Na⁺ 和 K⁺、尿量。重复使用甘露醇需要监测 24 小时出入量。

2. 甘露醇遇冷易结晶,故应用前应仔细检查,如有结晶,可置热水中或用力振荡,待结晶完全溶解后再使用。当甘露醇浓度高于 15% 时,应使用有过滤器的输液器。

3. 根据病情选择合适的浓度,避免不必要地使用高浓度和大剂量。

【不良反应】最为常见的不良反应为水和电解质紊乱。静脉滴速过快可引发一过性恶心、眩晕、脱水、视力模糊、心动过速等。可能引起排尿困难,渗透性肾病。注意心血管系统如充血性心力衰竭。

甘油果糖 glycerol and fructose[基,保(甲)]

【适应证】用于脑血管病、脑外伤、脑肿瘤、颅内炎症及其他原因引起的急慢性颅内压增高,脑水肿等。甘油果糖的脱水、降颅内压作用较甘露醇缓和,用于轻症患者、重症患者好转期和肾功能不全者。

【用法和用量】静脉滴注,成人一般一次 250~500ml,一日 1~2 次,每 500ml 需滴注 2~3 小时,250ml 需滴注 1~1.5 小时。根据年龄、症状可适当增减。

【注意事项】

1. 怀疑有急性硬膜下、硬膜外血肿时,应先处理出血源并确认不再有出血后方可应用本品。

2. 长期使用要注意防止水、电解质紊乱。

3. 一般老年患者身体机能减退,需慎重用药,一旦发现水、电解质水平出现异常,应在监护下应用本品。

【不良反应】不良反应少且轻微,偶有瘙痒、皮疹、头痛、恶心、口渴和出现溶血现象。

第四节　蛛网膜下腔出血

一、定义

蛛网膜下腔出血(subarachnoid hemorrhage,SAH)是指脑底部或脑表面血管破裂后,血液流入蛛网膜下腔引起相应临床症状的一种脑卒中,占所有脑卒中的 5%~10%。颅内动脉瘤是最常见病因，其他病因包括非动脉瘤性中脑周围出血、脑动脉畸形及烟雾病等。临床上通常分为自发性与外伤性两类。

二、诊断标准

（一）症状和体征

临床典型症状是头痛，可有局限性头痛及突发异常剧烈头痛。此外，常见恶心、呕吐、眼球运动障碍、三叉神经分布区域疼痛及颈背部疼痛。在重体力活动时或情绪激动状态下及正常活动期间均可发病，严重者出现意识障碍、局灶性神经功能缺损、癫痫发作和脑膜刺激征。

（二）实验室及影像学检查

1. 头颅 CT 是首选检查，可检出 90% 以上 SAH。

2. 脑脊液检查　对于疑似 SAH 但 CT 结果阴性的患者，可进一步进行腰椎穿刺，脑脊液呈均匀血性是 SAH 的特征。

3. 血液检查　血常规、血糖、凝血功能、血气分析、心肌酶谱、肌钙蛋白等检查。

三、治疗原则和方法

急性期治疗目的是防止再出血，降低颅内压，防治继发性脑血管痉挛，减少并发症，寻找出血病因，治疗原发病和预防复发。

1. 一般治疗　卧床休息 4~6 周，避免大便秘结和尿潴留，昏迷者应留置导尿管。给予足量的镇痛和镇静剂，保证安静休息。适当限制入水量，维持水、电解质平衡，常规给予脱水剂以降低颅内压。有抽搐发作者及时给予解痉药。密切监测血压，维持血压稳定在正常或发病前水平。颅内高压征象明显并有脑疝形成趋势者，可行脑室引流。

2. 动脉瘤的介入和手术治疗　动脉瘤夹闭或血管内治疗是预防 SAH 再出血最有效的治疗方法。应尽可能完全闭塞动脉瘤。

3. 药物治疗　早期短程（发病后 <72 小时）应用抗纤溶药物可抑制纤溶酶形成，推迟血块溶解和防止再出血。维持正常循环血容量，避免低血容量。应用抗血管痉挛药物，如尼莫地平。早期使用尼莫地平能有效减少 SAH 引发的不良结局，改善患者预后。若患者的血管痉挛风险低和 / 或推迟手术能产生有利影响，也可用抗纤溶药物预防再出血。SAH 的早期可预防性使用抗惊厥药用于癫痫的防治。若患者有癫痫发作史、脑质血肿、脑梗死或大脑中动脉瘤，可长期应用抗惊厥药。

4. 脑积水的治疗　SAH 急性期合并症状性脑积水应进行脑脊液分流术

治疗。SAH 合并慢性症状性脑积水患者,应行永久的脑脊液分流术。SAH 后脑室积血扩张或形成铸型出现急性积水、经内科保守治疗症状加剧、伴有意识障碍,或老年患者伴有严重肺、肾等器官功能障碍而不能耐受开颅术者可行放脑脊液疗法。

四、健康教育和用药指导

1. 注意监测血压、血糖等,避免出现血压、血糖过高或剧烈波动。同时防止血压过高导致再出血,同时注意维持脑灌注压。

2. 宜清淡饮食,多吃富含蛋白质和维生素的食物,如水果、蔬菜、谷物、豆类和奶制品,保持充足的营养。

五、常用药物和注意事项

氨甲苯酸 aminomethylbenzoic acid[基,保(甲)]

【适应证】用于因原发性纤维蛋白溶解过度所引起的出血,包括急性和慢性、局限性或全身性的高纤溶出血,后者常见于癌肿、白血病、妇产科意外、严重肝病出血等。

【用法和用量】0.1~0.2g 加入 5% 葡萄糖注射液或生理盐水中静脉滴注,每日 2~3 次。

【注意事项】

1. 监护血栓形成并发症的可能性。对于有血栓形成倾向者(如急性心肌梗死)宜慎用。如与其他凝血因子(如因子IX)等合用,应警惕血栓形成。

2. 慢性肾功能不全时用量酌减,给药后尿液浓度常较高。

3. 与青霉素或尿激酶等溶栓剂有配伍禁忌。

4. 与口服避孕药、雌激素或凝血酶原复合物浓缩剂合用,增加血栓形成的危险。

5. 有心肌梗死倾向者应慎用。

【不良反应】不良反应极少见,偶有头昏、头痛、腹部不适。

尼莫地平 nimodipine[基,保(甲)]

【适应证】预防和治疗由于动脉瘤性蛛网膜下腔出血后脑血管痉挛引起的缺血性神经损伤。

【用法和用量】尼莫地平注射液按 0.5~1.0mg/h 的速度持续静脉滴注(通常用微泵控制滴速),7~14 日为一疗程,继以尼莫地平片,每次 60mg,每日 6 次,服用 7 日。少量水送服完整片剂,与餐时无关。连续服药间隔不少于 4 小时。

【注意事项】

1. 口服尼莫地平与利福平及抗癫痫药苯巴比妥、苯妥英或卡马西平联合应用显著降低尼莫地平的疗效，因此禁止联合应用。

2. 对于严重肝功能不全，尤其是肝硬化患者，疗效和副作用增加尤其是导致血压下降的作用更明显。因此需根据血压情况适当减量，如有必要，也应考虑中断治疗。

【不良反应】不良反应可见血小板减少，过敏反应，头痛，心动过速及低血压等。

第五节　癫痫持续状态

一、定义

癫痫持续状态（status epilepticus，SE）是指癫痫连续发作期间意识未完全恢复又频繁再发，或癫痫发作持续 30 分钟以上未自行停止。为神经科急症，一旦发作持续应紧急处理。各种癫痫发作均可发生持续状态，但临床以全面强直阵挛发作持续状态最常见，持续 5 分钟以上考虑 SE，按 SE 进行紧急处理。全身性发作的癫痫持续状态常伴有不同程度的意识、运动功能障碍，严重者甚至有脑水肿和颅内压增高的表现，若不及时治疗可导致永久性脑损害，致残率和死亡率很高。

二、诊断标准

（一）症状和体征

1. 全面强直阵挛发作持续状态　是临床常见的、危险的癫痫状态，强直阵挛发作反复发生，意识障碍（昏迷）伴高热、代谢性酸中毒、低血糖休克、电解质紊乱（低钾血症及低钙血症等）和肌红蛋白尿等，可发生脑、心、肝、肺等多器官功能衰竭，自主神经和生命体征改变。

2. 强直性发作持续状态　多见于伦诺克斯 - 加斯托综合征（Lennox-Gastaut syndrome，LGS）患儿，表现为不同程度的意识障碍，有强直性发作或非典型失神、失张力发作等，脑电图（EEG）可见较慢的持续棘慢波或尖慢波放电。

3. 阵挛发作持续状态　阵挛发作持续时间较长伴意识模糊甚至昏迷。

4. 肌阵挛发作持续状态　肌阵挛多为局灶或多灶性，表现为节律性反复肌阵挛发作，肌肉呈跳动样抽动，连续数小时或数日，多无意识障碍。

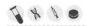

5. 失神发作持续状态　表现为意识水平降低，甚至只表现为反应性降低、学习成绩下降。

6. 单纯部分性发作癫痫持续状态　表现为身体局部如颜面或口角抽动、个别手指或单侧肢体反复持续不停抽动，达数小时或数日，发作时无意识障碍。

7. 精神运动性癫痫持续状态　常表现出意识障碍（模糊）和精神症状，如活动减少、呆滞、注意力丧失、定向力差、缄默或只能发单音调，以及焦虑不安、恐惧、急躁、幻觉妄想等持续数日至数月，常见于颞叶癫痫。

8. 偏侧抽搐状态伴偏侧轻瘫　多发生于幼儿，表现为一侧抽搐，患者通常意识清醒，伴发作后一过性或永久性同侧肢体瘫痪。

9. 新生儿期癫痫持续状态　表现多样，不典型，多为轻微抽动，肢体奇异的强直动作，常由一个肢体转至另一肢体或半身抽动，发作时呼吸暂停，意识不清。

（二）实验室及影像学检查

1. 诊断癫痫发作最重要的依据是患者病史，明确是否有先兆症状，如发作时状态及发作后意识模糊等，发作后意识模糊高度提示癫痫发作。

2. 继发性癫痫需查明病因，如产伤、头部外伤、脑膜炎、脑炎及脑卒中等。

3. 实验室检查　全血细胞计数、尿常规、肝功能、血糖、血钙、凝血象、血气分析、脑电检查等。

三、治疗原则和方法

治疗原则为稳定生命体征和进行心肺功能支持，终止呈持续状态的癫痫发作，减少癫痫发作对脑部神经元的损害，尽可能根除病因及诱因，预防并发症的发生。

1. 一般治疗　保持呼吸道通畅，吸痰吸氧，进行生命体征监护。迅速进行神经系统及心肺功能检查，和相关实验室检查，及时纠正合并的全身性改变。进行静脉补液，维持生命体征和内环境的稳定。积极处理脑水肿、感染、代谢紊乱，并给予营养支持。保护脑神经元。查寻病因，去除诱发因素，积极防治并发症。

2. 药物治疗　应用药物迅速控制抽搐，立即终止发作，一般应在 SE 发生的 5 分钟内终止发作。首次药物要足量，选择速效、作用持续时间长、安全的药物，然后与起效慢、作用维持时间长的药物配伍，发作控制后应给予足量的维持药物。5 分钟内能终止发作的药物：地西泮、苯妥英钠、氯硝西泮、10%水合氯醛。应用以上药物无效、连续发作 1 小时以上为难治性 SE，此时药物可选用异戊巴比妥、咪达唑仑、丙泊酚、利多卡因等。在应用上述方法控制发作后,应立即应用长效抗癫痫药苯巴比妥维持治疗。

四、健康教育和用药指导

1. 充分宣教,确保癫痫患者按规定服用抗癫痫药,避免 SE 发生。

2. 特别关注 SE 发生后前 5 分钟药物治疗的疗效,根据病情变化及时调整治疗方案。当 SE 发作终止后,应合理确定后续治疗方案。

3. 用药期间定期监测肝功能、血常规。

4. 治疗开始后达稳态血药浓度时,监测血药浓度。

五、常用药物和注意事项

地西泮 diazepam[基,保(甲)]

【适应证】用于抗癫痫和抗惊厥;静脉注射为治疗癫痫持续状态的首选药。

【用法和用量】成人常用量:癫痫持续状态和严重频发性癫痫,开始静脉注射 10mg,每隔 10~15 分钟可按需增加甚至达最大限用量。

儿童常用量:抗癫痫、癫痫持续状态和严重频发性癫痫。出生 30 日~5 岁,静脉注射为宜,每 2~5 分钟 0.2~0.5mg,最大限用量为 5mg。5 岁以上每 2~5 分钟 1mg,最大限用量 10mg。如需要 2~4 小时后可重复治疗。

【注意事项】

1. 癫痫患者突然停药可引起癫痫持续状态。

2. 避免长期大量使用而成瘾,如长期使用应逐渐减量,不宜骤停。

3. 对本类药耐受量小的患者初用量宜小,逐渐增加剂量。

4. 老年人对本药较敏感,用量应酌减。

5. 与多种药物存在药物相互作用,用药前应仔细询问患者用药情况。

【不良反应】

1. 常见的不良反应为嗜睡、头昏、乏力等,大剂量可有共济失调、震颤。罕见的有皮疹,白细胞减少。个别患者发生兴奋、多语、睡眠障碍甚至幻觉。停药后,上述症状很快消失。

2. 长期连续用药可产生依赖性和成瘾性,停药可能发生撤药症状,表现为激动或忧郁。

苯妥英钠 phenytoin sodium[基,保(甲)]

【适应证】适用于治疗全面性强直-阵挛性癫痫、复杂部分性发作(也称精神运动性发作、颞叶发作)、单纯部分性发作(局限性发作)和癫痫持续状态。

【用法和用量】

1. 成人常用量 每日 250~300mg，开始时 100mg/ 次，每日 2 次，1~3 周内增加至每日 250~300mg，分 3 次口服；极量一次 300mg，一日 500mg。由于个体差异特点，用药需个体化。达到控制发作和血药浓度达稳态后，可改用长效（控释）制剂，一次顿服。如发作频繁，第一日可按体重 12~15mg/kg，分 2~3 次服用，第二日开始给予 100mg（或按体重 1.5~2mg/kg），每日 3 次，直到调整至恰当剂量为止。

2. 儿童常用量 开始每日 5mg/kg，分 2~3 次服用，按需调整，以每日不超过 250mg 为度。维持量为 4~8mg/kg 或按体表面积 250mg/m²，分 2~3 次服用，如有条件可进行血药浓度监测。

【注意事项】

1. 用药期间需检查血象、肝功能、血钙、口腔、脑电图、甲状腺功能并经常随访血药浓度，防止毒性反应；孕妇在妊娠期每月测定一次、产后每周测定一次血药浓度以确定是否需要调整剂量。

2. 长期饮酒可降低本品的浓度和疗效，但服药同时大量饮酒可增加血药浓度，因此用药期间避免饮酒。

3. 与多种药物存在药物相互作用，用药前应仔细询问患者用药情况。

【不良反应】

1. 常见齿龈增生，儿童发生率高，应加强口腔卫生和按摩齿龈。

2. 长期服用后或血药浓度达 30μg/ml 可能引起恶心、呕吐甚至胃炎，餐后服用可减轻。

3. 神经系统不良反应与剂量相关，常见眩晕、头痛，严重时可引起眼球震颤、共济失调、语言不清和意识模糊，调整剂量或停药可消失。

4. 可影响造血系统，致粒细胞和血小板减少，罕见再生障碍性贫血；常见巨幼细胞贫血，可用叶酸联合维生素 B₁₂ 防治。

5. 可引起过敏反应，常见皮疹伴高热。

6. 儿童长期服用可加速维生素 D 代谢造成软骨病或骨质异常；孕妇服用偶致畸胎。

丙戊酸钠 sodium valproate[基,保（甲）]

【适应证】主要用于单纯或复杂失神发作、肌阵挛发作，大发作的单药或合并用药治疗，有时对复杂部分性发作也有一定疗效。

【用法和用量】成人常用量：每日按体重 15mg/kg 或每日 600~1 200mg，分 2~3 次服用。开始时按 5~10mg/kg，一周后递增至能控制发作为止。当每日用量超过 250mg 时应分次服用，以减少胃肠道刺激。每日最大量为按体重不超过 30mg/kg 或每日 1.8~2.4g。

儿童常用量：按体重计与成人相同，也可每日 20~30mg/kg，分 2~3 次服用或每日 15mg/kg，按需每隔一周增加 5~10mg/kg，至有效或不能耐受为止。

【注意事项】

1. 用药期间避免饮酒，饮酒可加重镇静作用。

2. 停药应逐渐减量以防再次发作。

3. 用药前和用药期间应定期做全血细胞计数、肝肾功能检查。

4. 本品可蓄积在发育的骨骼内，儿童用药应注意。

【不良反应】

1. 常见不良反应表现为腹泻、消化不良、恶心、呕吐、胃肠道痉挛、月经周期改变。

2. 较少见短暂的脱发、便秘、嗜睡、眩晕、疲乏、头痛、共济失调、轻微震颤、异常兴奋、不安和烦躁。

3. 长期服用偶见胰腺炎及急性肝衰竭。

4. 可使血小板减少引起紫癜、出血和出血时间延长，应定期检查血象。

5. 对肝功能有损害，引起血清碱性磷酸酶和转氨酶升高，服用 2 个月要检查肝功能。

苯巴比妥 phenobarbital[基,保(甲)]

【适应证】治疗癫痫，对全身性及部分性发作均有效，一般在苯妥英钠、卡马西平、丙戊酸钠无效时选用。

【用法和用量】肌内注射抗惊厥与癫痫持续状态，成人一次 100~200mg，必要时可每 4~6 小时后重复 1 次。

【注意事项】

1. 用药期间避免驾驶车辆、操作机械和高空作业，以免发生意外。

2. 药物过量可引起中毒症状。

3. 久用可产生耐受性与依赖性，突然停药可引起戒断症状，应逐渐减量停药。

【不良反应】常见不良反应有嗜睡、眩晕、头痛、乏力、精神不佳等延续效应。偶见皮疹、剥脱性皮炎、中毒性肝炎、黄疸等。也可见巨幼细胞贫血，关节疼痛，骨软化。

卡马西平 carbamazepine[基,保(甲/乙)]

【适应证】复杂部分性发作（又称精神运动性发作或颞叶发作）、全面性强直 - 阵挛性癫痫、上述两种混合性发作或其他部分性或全身性发作；对典型或不典型失神发作，肌阵挛，或失神、失张力发作无效。

【用法和用量】成人：开始一次 0.1g，一日 2~3 次；第二日后每日增加 0.1g，直到出现疗效为止（通常为一次 400mg，一日 2~3 次）；病情稳定后改用维持量，维持量为最低有效量，分次服用；注意个体化，最高量为每日 1.2g。

儿童抗惊厥，6 岁以前开始每日按体重 5mg/kg，每 5~7 日增加一次用量，直至每日 10mg/kg，必要时增至一日 20mg/kg；维持量调整到维持血药浓度 8~12μg/kg，常用量为按体重 10~20mg/kg（250~300mg），分 2 次服用，一日不超过 0.4g；6~12 岁儿童第一日 0.05~0.1g，分两次 2 次口服，隔周增加 0.1g 至出现疗效；维持量调整到最小有效量，一般为每日 0.4~0.8g，不超过 1g，分 3~4 次服用。

【注意事项】

1. 用药期间进行全血细胞检查（包括血小板、网织红细胞及血清铁，应经常复查达 2~3 年），尿常规、肝功能、眼科检查。

2. 餐后服用可减少胃肠反应，漏服时应尽快补服，不可一次服双倍量，可一日内分次补足。

3. 患者出现下列情况时应停药：发生肝脏中毒症状或活动性肝病；出现心血管方面不良反应或皮疹；典型或非典型失神发作的混合型发作加重。

4. 有发生骨髓抑制的明显证据但癫痫症状只有应用本药才能控制时可考虑减量，密切随访白细胞计数，如白细胞计数逐渐回升，可再加量至控制癫痫发作的剂量。

5. 老年患者对本品敏感者多，常可引起认知功能障碍、不安、焦虑、精神错乱、房室传导阻滞或心动过缓，也可引起再生障碍性贫血。

6. 药物过量可出现肌肉抽动、震颤、角弓反张、反射异常、心跳加快、休克等，注意监测血药浓度。

【不良反应】

1. 中枢神经系统　常见头痛、头晕、视力模糊、复视、眼球震颤。

2. 代谢、内分泌系统　因刺激血管升压素分泌引起水的潴留和低钠血症（或水中毒），发生率为 10%~15%。

3. 心血管系统　常见高血压、低血压。

4. 胃肠道系统　常见恶心、呕吐、口干。

氯硝西泮 clonazepam[基,保(甲)]

【适应证】主要用于控制各型癫痫，尤适用于失神发作，婴儿痉挛症，肌阵挛性、运动不能性发作及 Lennox-Gastaut 综合征。

【用法和用量】用量应根据患者具体情况而个体化，尽量避免肌内注射。

控制癫痫持续状态可用静脉注射，成人常用量 1~4mg，30 秒左右缓慢注射完毕，如持续状态仍未控制，每隔 20 分钟后可重复原剂量 1~2 次。成人最大量每日不超过 20mg。

【注意事项】

1. 幼儿中枢神经系统对本药异常敏感，长期应用有可能对躯体和神经发育有影响，应慎用。

2. 老年人中枢神经系统对本品较敏感，用药易产生呼吸困难、低血压、心动过缓甚至心脏停搏，应慎用。

3. 癫痫患者突然停药可引起癫痫持续状态。

4. 避免长期大量使用而致成瘾，如长期使用应逐渐减量，不宜骤停。

5. 与多种药物存在药物相互作用，用药前应仔细询问患者用药情况。

【不良反应】

1. 常见的不良反应　嗜睡、头昏、共济失调、行为紊乱、异常兴奋、神经过敏易激惹（反常反应）、肌力减退。

2. 少见不良反应　行为障碍、思维不能集中、易暴怒（儿童多见）、精神错乱、幻觉、精神抑郁；皮疹或过敏、咽痛、发热或出血异常、瘀斑、极度疲乏、乏力（血细胞减少）。

第六节　短暂性脑缺血发作

一、定义

短暂性脑缺血发作（transient ischemic attack，TIA）是局部脑或视网膜缺血引起的短暂性神经功能缺损，典型的临床症状持续不超过 1 小时，最长不超过 24 小时，且在影像学上无神经功能缺损对应的明确病灶。该病好发于中老年人，男性多于女性，多伴有高血压、动脉粥样硬化、糖尿病或高脂血症等脑血管病危险因素。频繁性 TIA 是指 24 小时内发作 2 次或 2 次以上者，给予急诊处理。

二、诊断标准

（一）症状和体征

该病发病突然，局部脑或视网膜功能障碍历时短暂，不留后遗症。TIA 常反复发作，每次发作表现相似。颈动脉系统 TIA 临床表现与受累血管分布有关。一侧肢体或单肢的发作性轻瘫最常见，通常以上肢和面部较重。主侧半球的颈动脉系统缺血可表现为失语、偏瘫、偏身感觉障碍和偏盲。椎基底动脉系统 TIA 常见症状有眩晕、平衡障碍、复视和眼球运动异常、构音障碍、吞咽困难、交叉性或双侧肢体瘫痪和视野缺损。椎基底动脉系统 TIA 很少孤立出现眩晕、耳鸣、晕厥、头痛等症状，往往合并其他脑干或大脑后动脉供血区缺血的症状。

（二）实验室及影像学检查

1. 多数 TIA 患者就医时多已发作过，仔细询问患者病史及典型症状。

2. 尽量在 48 小时内行头部 CT 扫描或 MRI 检查，可排除少量出血及其他脑部病变，避免其他导致短暂性神经功能缺损的非血液循环障碍性疾病的发生。

3. 实验室检查　全血细胞计数、肝肾功能、血糖、血脂、血钙、凝血功能、超声心动图、脑电检查等，必要时行蛋白 C、蛋白 S、抗凝血酶Ⅲ等易栓状态的筛查。

4. TIA 发病后 2~7 日内为卒中的高风险期，临床上常用 TIA 危险分层工具 $ABCD^2$ 评分系统进行紧急评价，以预测 TIA 患者短期卒中的风险及进行相应的干预。

三、治疗原则和方法

（一）药物治疗

1. 抗血小板治疗　非心源性栓塞性 TIA 推荐抗血小板治疗，减少 TIA 复发。发病 24 小时内，具有卒中高复发风险的急性非心源性 TIA 或轻型卒中，应尽早给予阿司匹林联合氯吡格雷治疗 21 日。其他 TIA 或小卒中一般使用阿司匹林（50~325mg/d）单药治疗，氯吡格雷（75mg/d）单药治疗或小剂量阿司匹林 25mg/d 和双嘧达莫（200m/ 次，每日 2 次）。不宜使用阿司匹林或使用阿司匹林效果不佳者，亦可用盐酸噻氯匹定。

2. 抗凝治疗　心源性栓塞性 TIA 一般推荐抗凝治疗；频繁发作的 TIA 或椎基底动脉系统 TIA 患者，对抗血小板治疗无效患者可考虑抗凝治疗。药物主要包括肝素、低分子肝素、华法林和新型口服抗凝血药。一般短期使用肝素后改为口服华法林治疗，目标 INR 达到 2~3，用药依据 INR 结果调整。

3. 他汀类药物治疗　对于有明确的粥样硬化病因以及伴或不伴其他动脉粥样硬化性心血管病的患者，推荐尽早启动他汀类强化治疗以降低卒中和心血管事件风险。

4. 降纤酶治疗　对于高纤维蛋白原血症的 TIA 患者，可选用降纤酶治疗改善血液高凝状态，如巴曲酶等。

5. 钙通道阻滞药治疗　可阻止细胞内钙超载，防止动脉痉挛，扩张血管。

常用药物有尼莫地平、氟桂利嗪等。尼莫地平 20~40mg，每日 3 次；氟桂利嗪更有利于椎基底动脉系统的症状改善，每次 5mg，每晚 1 次。

（二）手术治疗

手术治疗可恢复并改善脑血流量，建立侧支循环和消除微栓子来源。对颈动脉有明显动脉粥样硬化斑块，狭窄或血栓形成，影响脑内供血并有 TIA 反复发作者，可行手术治疗。

四、健康教育和用药指导

1. 控制高血压危险因素，对于既往未接受降压治疗的 TIA 患者，及时监测血压变化，必要时启动降压治疗。抗高血压药种类和剂量的选择以及降压目标值应个体化。

2. TIA 患者发病后均应监测空腹血糖、糖化血红蛋白。对于糖尿病或糖尿病前期进行生活方式和药物干预，降糖方案应充分考虑患者的临床特点进行个体化治疗。

3. 患者长期应用抗血小板药应定期检测血细胞比容、凝血指标、肝功能。服用抗血小板药时如出现胃肠道出血或溃疡、皮疹或过敏反应其他症状时应停药。

五、常用药物和注意事项

阿司匹林 aspirin[基,保(甲)]

【适应证】对血小板聚集的抑制作用可降低短暂性脑缺血发作及其继发脑卒中的风险。

【用法和用量】口服。肠溶片应餐前用适量水送服。降低短暂性脑缺血发作及其继发脑卒中的风险：每日 100~300mg，每日 1 次。脑卒中的二级预防：100~300mg，每日 1 次。

【注意事项】

1. 对血小板聚集的抑制作用可持续数日，可能导致手术中或手术后增加出血。拟行外科手术患者术前 7 日停用，以免引起出血。

2. 长期大量用药应定期检测血细胞比容、凝血指标、肝功能。

3. 避免与抗凝血药合用，以免增加出血风险。

4. 胃十二指肠溃疡史，包括慢性溃疡、复发性溃疡、胃肠道出血史者慎用。

【不良反应】常见恶心、呕吐、上腹部不适或疼痛，停药后可消失。肝肾功能损害与剂量大小有关，停药后可恢复。此外可增加发生严重心血管血栓、心肌梗死等心血管事件的风险。

氯吡格雷 clopidogrel[基,保(乙)]

【适应证】近期心肌梗死患者（从几日到小于 35 日）、近期缺血性卒中患者（从 7 日到小于 6 个月）或确诊外周动脉性疾病患者的动脉粥样硬化血栓形成事件的二级预防。

【用法和用量】推荐剂量为 75mg，每日 1 次。口服，与或不与食物同服。在常规服药时间的 12 小时内漏服应立即补服一次标准剂量，并按照常规服药时间服用下一次剂量；超过常规服药时间的 12 小时后漏服应在下次常规服药时间服用标准剂量，无须剂量加倍。

【注意事项】

1. 外科手术前需停药 1 周。

2. 如有出血症状、胃肠道不适、止血时间延长、止血困难、皮肤瘀斑、大便变黑、血小板减少症等需及时治疗。

【不良反应】常见腹泻、腹痛、消化不良、鼻出血、皮肤瘀斑、注射部位出血等。

肝素 heparin[基,保(甲)]

【适应证】用于防治血栓形成或栓塞性疾病（如心肌梗死、血栓性静脉炎、肺栓塞等）；各种原因引起的弥散性血管内凝血（DIC）；也用于血液透析、体外循环、导管术、微血管手术等操作中及某些血液标本或器械的抗凝处理。

【用法和用量】

1. 深部皮下注射　首次 5 000~10 000U，以后每 8 小时 8 000~10 000U 或每 12 小时 15 000~20 000U；每 24 小时总量约 30 000~40 000U，一般均能达到满意的效果。

2. 静脉注射　首次 5 000~10 000U，之后或按体重每 4 小时 100U/kg，用氯化钠注射液稀释后应用。

3. 静脉滴注　每日 20 000~40 000U，加至氯化钠注射液 1 000ml 中持续滴注。滴注前可先静脉注射 5 000U 作为初始剂量。

4. 预防性治疗血栓形成高危患者，大多是用于腹部手术之后，以防止深部静脉血栓。在外科手术前 2 小时先给 5 000U 肝素皮下注射，但麻醉方式应避免硬膜外麻醉，然后每隔 8~12 小时 5 000U，共约 7 日。

【注意事项】

1. 用药期间应定时测定凝血时间。

2. 与下列药物合用，可加重出血危险：

(1)香豆素及其衍生物，可导致严重的凝血因子IX缺乏而致出血。

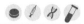

（2）非甾体抗炎药，包括甲芬那酸、水杨酸等均能抑制血小板功能，并能诱发胃肠道溃疡出血。

（3）双嘧达莫、右旋糖酐等可能抑制血小板功能。

（4）肾上腺皮质激素、促肾上腺皮质激素等易诱发胃肠道溃疡出血。

（5）其他尚有利尿药、组织型纤溶酶原激活药、尿激酶、链激酶等。

【不良反应】

1. 毒性较低，主要不良反应是用药过多可致自发性出血，故每次注射前应测定凝血时间。如注射后引起严重出血，可静脉注射硫酸鱼精蛋白进行急救（1mg 硫酸鱼精蛋白可中和 150U 肝素）。

2. 偶可引起过敏反应及血小板减少，常发生在用药初 5~9 日，故开始治疗 1 个月内应定期监测血小板计数。偶见一次性脱发和腹泻。尚可引起骨质疏松和自发性骨折。肝功能不全者长期使用可引起抗凝血酶Ⅲ耗竭而引起血栓形成倾向。

华法林 warfarin[基，保（甲）]

【适应证】适用于需长期持续抗凝的患者。

1. 能防止血栓的形成及发展，用于治疗血栓栓塞性疾病。

2. 治疗手术后或创伤后的静脉血栓形成，并可作心肌梗死的辅助用药。

3. 对曾有血栓栓塞病患者及有术后血栓并发症危险者，可予预防性用药。

【用法和用量】口服，成人常用量：避免冲击治疗，口服第 1~3 日 3~4mg（年老体弱及糖尿病患者剂量减半即可），3 日后可给维持量一日 2.5~5mg（可参考凝血时间调整剂量使 INR 值达 2~3）。因本品起效缓慢，治疗初 3 日由于血浆抗凝蛋白细胞被抑制，可以存在短暂高凝状态，如需要立即产生抗凝作用，可在开始同时应用肝素，待本品充分发挥抗凝效果后再停用肝素。

【注意事项】

1. 严格掌握适应证，在无凝血酶原测定的条件时，切不可滥用本品。

2. 个体差异较大，治疗期间应严密观察病情，并依据凝血酶原时间（PT）-INR 值调整用量。治疗期间还应严密观察口腔黏膜、鼻腔、皮下出血及粪便隐血、血尿等，用药期间应避免不必要的手术操作，择期手术者应停药 7 日，急诊手术者须纠正 PT-INR 值≤1.6，避免过度劳累和易致损伤的活动。

3. 若发生轻度出血，或凝血酶原时间已显著延长至正常的 2.5 倍以上，应立即减量或停药。严重出血者可静脉注射维生素 K 控制出血，必要时可输全血、血浆或凝血酶原复合物。

4. 本品为间接作用的抗凝血药，半衰期长，给药 5~7 日后疗效才可稳定，因此,维持量足够与否须观察 5~7 日后方能定论。

【不良反应】

1. 过量易致各种出血。早期表现有瘀斑、紫癜、牙龈出血、鼻出血、伤口出血经久不愈、月经量过多等。出血可发生在任何部位,特别是泌尿道和消化道。肠壁血肿可致亚急性肠梗阻,也可见硬膜下颅内血肿和穿刺部位血肿。

2. 偶见不良反应有恶心、呕吐、腹泻、瘙痒性皮疹,过敏反应及皮肤坏死。大量口服甚至出现双侧乳房坏死,微血管病或溶血性贫血以及大范围皮肤坏疽;一次用药量过大者尤其危险。

第七节 急性细菌性脑膜炎

一、定义

急性细菌性脑膜炎(acute bacterial meningitis,ABM)是由细菌感染软脑膜而引发的炎症,是一种严重的感染性疾病,可见于成人或儿童。细菌主要通过血液传播、感染扩散、脑脊液与外界相通及医源性操作等途径侵袭脑膜。

二、诊断标准

(一)症状和体征

可表现为发热、头痛、呕吐、颈项强直等脑膜刺激征,重者可出现嗜睡、谵妄、昏迷、呼吸或循环衰竭。婴幼儿以烦躁、拒奶、发热、抽搐及精神症状多见。细菌性脑膜炎要求按急症处理,诊治上的任何拖延都将造成严重后果。

(二)实验室及影像学检查

1. 血象偏高,以中性粒细胞升高为主。

2. 脑脊液检查通常可见脑脊液压力偏高,可达 200~500mmH$_2$O,在新生儿、婴儿及儿童中可能稍低。

3. 脑脊液糖含量一般 <40mg/dl(2.22mmol/L),脑脊液糖/血清糖≤0.4,尤其诊断 2 月龄儿童敏感性和特异性极高。

4. 脑脊液蛋白含量增高 >1 000mg/dl(55.55mmol/L),氯化物降低。

5. 脑脊液细菌培养阳性。

6. 头 CT 扫描或 MRI 检查可及时发现颅内病变及其他并发症。

三、治疗原则和方法

1. 抗感染治疗 尽早开始抗菌药物治疗,根据病史、患者年龄、并发疾病及检查结果进行经验性治疗,同时进行病原菌检查,待细菌培养的药敏结果调整用药。选择抗感染治疗方案除考虑抗菌药物的抗菌谱及抗菌活性外,还需注意药物对血脑屏障的通透性及脑脊液中的药物浓度。

2. 激素治疗　激素可以抑制炎性细胞因子的释放,稳定血脑屏障。对于病情较重除外新生儿的细菌性脑膜炎患者,可以短期应用激素进行治疗,如使用地塞米松进行经验性治疗。

四、健康教育和用药指导

1. 根据微生物实验室的培养结果及药敏数据,及时调整抗感染药物方案。

2. 地塞米松治疗可降低抗菌药物的血脑屏障穿透率,必要时增加抗菌药物剂量,以达到足够的脑脊液药物浓度。

3. 监测万古霉素的血药浓度,以保证足够的药物穿透血脑屏障进入中枢神经系统,同时应监测肾脏功能。

五、常用药物和注意事项

头孢曲松 ceftriaxone[基,保(甲)]

【适应证】用于敏感致病菌所致的下呼吸道感染、尿路感染、胆道感染,以及腹腔感染、盆腔感染、皮肤软组织感染、骨和关节感染、败血症、脑膜炎等及手术期感染预防。本品单剂可治疗单纯性淋病。

【用法和用量】肌内注射或静脉滴注给药。成人常用量:肌内注射或静脉滴注,每 24 小时 1~2g 或每 12 小时 0.5~1g。最高剂量一日 4g。疗程 7~14 日。12 岁以下儿童常用量:静脉滴注,按体重一日 20~80mg/kg。12 岁以上儿童用成人剂量。

【注意事项】

1. 对青霉素过敏患者应用本品时应根据患者情况充分权衡利弊。有青霉素过敏性休克或即刻反应者,不宜再选用头孢菌素类。

2. 有胃肠道疾病史者,特别是溃疡性结肠炎、局限性肠炎或抗生素相关性结肠炎者应慎用。

3. 应用本品期间饮酒或服含酒精药物时可能出现双硫仑样反应,故在应用本品期间和以后的数日内,应避免饮酒和服含酒精的药物。

4. 本品配伍禁忌药物较多,应单独给药。

【不良反应】不良反应与治疗的剂量、疗程有关。局部反应有静脉炎,此外可有皮疹、瘙痒、发热、支气管痉挛和血清病等过敏反应,也可有头痛、头晕,腹泻、恶心、呕吐、腹痛、结肠炎、黄疸、胀气、味觉障碍和消化不良等消化道反应。

<h2 style="text-align:center">头孢噻肟 cefotaxime^[基,保(甲)]</h2>

【适应证】适用于敏感细菌所致的肺炎及其他下呼吸道感染、尿路感染、脑膜炎、败血症、腹腔感染、盆腔感染、皮肤软组织感染、生殖道感染、骨和关节感染等。头孢噻肟可以作为婴幼儿脑膜炎的备选药物。

【用法和用量】

1. 成人及 12 岁以上儿童

一般感染:一次 1g,一日 2 次,肌内注射或静脉注射。

中度感染:一次 2g,一日 2 次,肌内注射或静脉注射。

严重感染:一次 2~4g,每 8~12 小时一次,静脉注射或静脉滴注,每日剂量不超过 12g。

2. 婴儿及幼儿

一般感染:50~100mg/(kg·d)分次静脉注射或静脉滴注。

严重感染:200mg/(kg·d)分次静脉注射。

7 日内新生儿每 12 小时 1 次。7~28 日新生儿每 8 小时 1 次,每次剂量均为 25mg/kg。

【注意事项】

1. 对青霉素或青霉胺过敏者也可能对本品过敏。

2. 有胃肠道疾病或肾功能减退者慎用。

3. 与氨基糖苷类抗生素联合应用时,以及大剂量头孢噻肟与强利尿药联合应用时,用药期间应随访肾功能。

【不良反应】不良反应发生率低,为 3%~5%。

1. 有皮疹和药物热、静脉炎、腹泻、恶心、呕吐、食欲减退等。

2. 碱性磷酸酶或血清转氨酶轻度升高、暂时性血尿素氮和肌酐升高等。

3. 白细胞减少、嗜酸性粒细胞增多或血小板减少少见。

4. 偶见头痛、麻木、呼吸困难和面部潮红。

5. 极少数患者可发生黏膜念珠菌病。

<h2 style="text-align:center">万古霉素 vancomycin^[基,保(乙)]</h2>

【适应证】适用于耐甲氧西林金黄色葡萄球菌及其他细菌所致的感染:败血症、感染性心内膜炎、骨髓炎、关节炎,灼伤、手术创伤等浅表性继发感染,以及肺炎、肺脓肿、脓胸、腹膜炎、脑膜炎。

【用法和用量】每日 2g(效价),可分为每 6 小时 500mg 或每 12 小时 1g,每次静脉滴注在 60 分钟以上,可根据年龄、体重、症状适量增减。老年人每

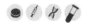

12 小时 500mg 或每 24 小时 1g，每次静脉滴注在 60 分钟以上。儿童、婴儿每日 40mg/kg，分 2~4 次静脉滴注，每次静脉滴注在 60 分钟以上。新生儿每次给药量 10~15mg/kg，出生一周内的新生儿每 12 小时给药一次，出生一周至一月新生儿每 8 小时给药一次，每次静脉滴注在 60 分钟以上。

【注意事项】

1. 快速注射或短时间内静脉滴注本药可使组胺释放出现"红人综合征"（面部、颈、躯干红斑性充血、瘙痒等）、低血压等不良反应，所以每次静脉滴注应在 60 分钟以上。

2. 肾功能损害者应调节用药量和用药间隔，监测血中药物浓度慎重给药。

3. 与氨茶碱、氟尿嘧啶（5-FU）混合后可引起外观改变，时间延长药物效价可显著降低，不能混注。

4. 注意药液的浓度和静脉滴注的速度，再次静脉滴注时应更换静脉滴注部位，避免引起血栓性静脉炎。药液渗漏于血管外可引起坏死，在给药时应慎重、小心，不要渗漏于血管外。

5. 少儿肾脏处于发育阶段，特别是低出生体重儿、新生儿，其血中药物半衰期延长，血药高浓度持续时间长，所以应监测血药浓度，慎重给药。

6. 老年人由于肾功能减弱，给药前和给药中应检查肾功能，根据肾功能减弱的程度调节用药量和用药间隔，检测血药浓度，慎重给药。

【不良反应】可引起口麻、刺痛感、皮肤瘙痒、嗜酸性粒细胞增多、一过性白细胞减少、药物热、感冒样反应以及血压大幅度降低、过敏性休克反应等。大剂量和长时间应用时可致严重的耳毒性和肾毒性。输入速度过快、剂量过大可产生红斑样或荨麻疹样反应。

氨苄西林 ampicillin[基,保(甲)]

【适应证】适用于敏感菌所致的呼吸道感染、胃肠道感染、尿路感染、软组织感染、心内膜炎、脑膜炎、败血症等。

【用法和用量】

1. 成人　肌内注射一日 2~4g，分 4 次给药；静脉滴注或注射剂量为一日 4~8g，分 2~4 次给药。重症感染患者一日剂量可以增加至 12g，一日最高剂量为 14g。

2. 儿童　肌内注射每日按体重 50~100mg/kg，分 4 次给药；静脉滴注或注射每日按体重 100~200mg/kg，分 2~4 次给药。一日最高剂量为按体重 300mg/kg。

3. 足月新生儿　按体重一次 12.5~25mg/kg，出生第 1、2 日每 12 小时 1

次，第三日~2 周每 8 小时 1 次，以后每 6 小时 1 次。

4. 早产儿　出生第一周、1~4 周和 4 周以上按体重每次 12.5~50mg/kg，分别为每 12 小时、8 小时和 6 小时 1 次，静脉滴注给药。

5. 肾功能不全者　肌酐清除率为 10~50ml/min 或小于 10ml/min 时，给药间期应分别延长至 6~12 小时和 12~24 小时。

【注意事项】

1. 应用本品前需详细询问药物过敏史并进行青霉素皮试。

2. 与丙磺舒合用会延长本品的半衰期。

3. 本品宜单独滴注，不可与下列药物同瓶滴注：氨基糖苷类药物、磷酸克林霉素、盐酸林可霉素、多黏菌素 B、氯霉素、红霉素、肾上腺素、间羟胺、多巴胺、阿托品、葡萄糖酸钙、维生素 B 族、维生素 C、含有氨基酸的营养注射剂和琥珀酸氢化可的松等。

4. 别嘌醇可使氨苄西林皮疹反应发生率增加，尤其多见于高尿酸血症。

5. 氨苄西林能刺激雌激素代谢或减少其肝肠循环，因而可降低口服避孕药的效果。

【不良反应】

1. 最常见的反应是皮疹，多发生于用药后 5 日，呈荨麻疹或斑丘疹；亦可发生间质性肾炎；过敏性休克偶见，一旦发生必须就地抢救，予以保持气道畅通、吸氧及使用肾上腺素、糖皮质激素等治疗措施。

2. 偶见粒细胞和血小板减少。少数患者出现血清转氨酶升高，抗生素相关性肠炎。

3. 大剂量氨苄西林静脉给药可发生抽搐等神经系统毒性症状，婴儿应用氨苄西林后可出现颅内压增高，表现为前颅隆起。

地塞米松 dexamethasone[基,保(甲)]

【适应证】主要用于过敏性与自身免疫性炎症性疾病。多用于结缔组织病、活动性风湿病、类风湿关节炎、红斑狼疮、严重支气管哮喘、严重皮炎、溃疡性结肠炎、急性白血病等，也用于某些严重感染及中毒、恶性淋巴瘤的综合治疗。

【用法和用量】一般剂量静脉注射每次 2~20mg，以 5% 葡萄糖注射液稀释，可 2~6 小时重复给药至病情稳定，但大剂量连续给药一般不超过 72 小时。用于鞘内注射每次 5mg，间隔 1~3 周注射 1 次；关节腔内注射一般每次 0.8~4mg，按关节腔大小而定。

【注意事项】

1. 长期应用本品，停药前应逐渐减量。

2. 可诱发或加重感染, 细菌性、真菌性、病毒性或寄生虫等感染(如阿米巴病、线虫感染)患者应慎用, 如需使用必须给予适当的抗感染治疗。

3. 因可抑制患儿的生长和发育, 儿童使用须十分慎重, 当确有必要长期使用时, 应使用短效或中效制剂, 避免使用长效地塞米松制剂, 并观察颅内压的变化。

4. 易发生高血压及糖尿病。

5. 老年患者尤其是更年期后的女性使用易加重骨质疏松。

【不良反应】糖皮质激素在应用生理剂量替代治疗时无明显不良反应, 不良反应多发生在应用药理剂量时, 与疗程、剂量、用药种类、用法及给药途径等有密切关系。不良反应有以下几类:

1. 感染　长期或大量应用的情况下易并发感染(如真菌、细菌和病毒等感染)。

2. 胃肠道系统　恶心、呕吐、胰腺炎、消化性溃疡或穿孔。

3. 神经精神系统　欣快感、激动、失眠、谵妄、不安、定向力障碍。

4. 内分泌系统和水、电解质紊乱　医源性皮质醇增多症面容和体态、体重增加、下肢水肿、月经紊乱、低钾血症、儿童生长受到抑制、糖耐量减退和糖尿病加重。

5. 肌肉骨骼　缺血性骨坏死、骨质疏松及骨折、肌无力、肌萎缩。

6. 局部用药部位　关节内注射后急性炎症。肌内及皮下注射后组织萎缩造成凹陷, 以及皮肤色素沉着或色素减退, 肌腱断裂。

7. 皮肤及其附件　紫纹、易出血倾向、创口愈合不良、痤疮、会阴区或肛周瘙痒、发热、刺痛感。

8. 眼部　青光眼、白内障。

9. 过敏反应　表现为皮疹、瘙痒、面部潮红、心悸、发热、寒战、胸闷、呼吸困难等症状, 严重者可发生过敏性休克。

10. 糖皮质激素停药综合征　在停药后出现头晕、昏厥倾向、腹痛或背痛、低热、食欲减退、恶心、呕吐、肌内或关节疼痛、头疼、乏力、软弱。

第八节　急性病毒性脑膜炎

一、定义

急性病毒性脑膜炎(acute virus meningitis, AVM)是由各种病毒感染所致的急性软脑膜炎性疾病, 病毒进入神经系统及相关组织引起的炎性或非炎性改变, 可伴有脉络膜炎, 脑实质受损较轻。能引起神经系统感染的病毒很多,主要有肠道病毒、单纯疱疹病毒及流行性腮腺炎病毒等。大部分病毒在消化道发生最初感染,病毒经过肠道入血,再经脉络丛进入脑脊液侵犯脑膜,引发脑膜炎症改变。夏秋季为高发季节,儿童多见。

二、诊断标准

(一)症状和体征

急性疾病,常有类似感冒或病毒感染的全身中毒症状,如畏寒、发热(38~40℃)、头痛和眼球运动疼痛、肌痛、食欲减退、腹泻和全身无力等,可伴有剧烈头痛、呕吐和轻度颈强直等脑膜刺激征。可有一定程度的嗜睡和易激惹,但易被唤醒,唤醒后言语仍保持连贯。幼儿可出现发热、呕吐、皮疹等表现,颈项强直轻微或缺如,也可见手足口病。

(二)实验室及影像学检查

1. 血常规显示白细胞计数正常或中度增高,红细胞沉降率增快。

2. 脑脊液检查　脑脊液压力正常或轻度增高。外观无色清亮,轻度或中度淋巴细胞升高。蛋白正常或轻度增高,糖和氯化物正常。

3. 病毒学检查　脑脊液的病毒分离或培养可确诊,但临床意义非常有限。在脑脊液中检测各种病毒核酸有极高的敏感性和特异性,可用于早期诊断,有临床意义。

三、治疗原则和方法

1. 对症支持治疗　本病是自限性疾病,一般无后遗症。卧床休息,富含维生素饮食,营养支持。根据症状可给予退热、镇痛治疗。临床症状严重可短期内应用小剂量地塞米松缓解症状。

2. 抗病毒治疗　抗病毒治疗可以缩短病程和减轻症状,对疱疹性病毒,可选用的药物有阿昔洛韦、更昔洛韦等。大剂量免疫球蛋白静脉滴注可暂时缓解慢性肠道病毒脑膜炎的病情,对肠道病毒感染应关注粪便处理。

3. 颅内压增高者可用甘露醇、呋塞米等脱水剂;癫痫发作可以用抗癫痫药等。

四、健康教育和用药指导

1. 密切监护患者疗效,防治并发症,如癫痫发作和听力缺失。

2. 治疗结束后持续监测神经系统后遗症,出现严重的神经系统并发症如偏瘫,肌张力增高、共济失调、神经发育迟缓、学习障碍等及时就医。

五、常用药物和注意事项

阿昔洛韦 aciclovir[基,保(甲)]

【适应证】可用于单纯疱疹性脑炎治疗。

【用法和用量】按体重一次 10mg/kg，一日 3 次，隔 8 小时滴注 1 次，共 10 日。静脉滴注，每次滴注时间在 1 小时以上。

【注意事项】

1. 急性或慢性肾功能不全者不宜用本品静脉滴注，因为滴速过快时可引起肾衰竭。

2. 静脉滴注后 2 小时尿药浓度最高，鼓励患者多饮水并给予充足的水防止药物在肾小管内沉积。

3. 静脉滴注时宜缓慢，否则可发生肾小管内药物结晶沉淀。

4. 勿使之漏至血管外，以免引起疼痛及静脉炎。

【不良反应】常见不良反应为注射部位的炎症或静脉炎、皮肤瘙痒或荨麻疹、皮疹、发热、轻度头痛、恶心、呕吐、腹泻、蛋白尿、血尿素氮和血清肌酐值升高、肝功能异常等。

人免疫球蛋白 human immunoglobulin[基,保(乙)]

【适应证】

1. 预防治疗某些病毒性疾病如麻疹、水痘、带状疱疹等。

2. 某些自身免疫性疾病如皮肌炎、天疱疮、大疱性类天疱疮、妊娠疱疹、坏疽性脓皮病等。

【用法和用量】

1. 预防麻疹　0.05~0.15mg/kg，肌内注射。

2. 自身免疫性疾病　用大剂量免疫球蛋白静脉滴注，有效剂量为每月 1~2g/kg，分 2 日或 5 日给药。每日 0.4g/kg，每月连用 5 日；或每日 1g/kg，每月连用 2 日，可连用 6~9 个月，两种用法并无疗效和副作用的差别。

【注意事项】

1. 对人免疫球蛋白过敏或有其他严重过敏史者慎用。

2. 治疗 30~60 分钟后常见发热、面红，减慢输液速度可减轻，也可在输注前静脉给予氢化可的松或抗组胺药来预防。

【不良反应】一般很轻且可自行缓解。常见的有发热、面红、寒战、头痛、胸闷、心动过速、血压改变等。偶有无菌性脑膜炎、肾衰竭、脑梗死报道，与血液黏稠度增高有关。

第九节　急性炎症性脱髓鞘性多发性神经病

一、定义

急性炎症性脱髓鞘性多发性神经病（acute inflammatory demyelinating polyneuropathy，AIDP）是目前导致全身性瘫痪较常见的病因，以青壮年和儿童多见。本病是一种自身免疫性疾病，具有自限性，预后较好。瘫痪多在 3 周后开始恢复，多数在 2 个月至 1 年内恢复正常，约 10% 患者有较严重的后遗症。年龄大于 60 岁，病情进展迅速并需要辅助呼吸与运动神经波幅降低是预后不良的危险因素。

二、诊断标准

（一）症状和体征

发病形式：急性或亚急性起病，多数患者发病 2~4 周内病情达到高峰。病前 1~4 周常有感染史，如上呼吸道、胃肠道感染史、疫苗接种史、手术史等，起病时无发热。四肢大致对称性弛缓性无力，多数患者自双下肢开始，逐渐上升，或四肢同时无力，四肢远端常较重，可波及躯干肌。可伴有脑神经损害、呼吸肌麻痹、自主神经功能障碍，但括约肌功能多正常。患者可有交感神经及副交感神经功能不全的症状，如心动过速、直立性低血压或血压增高、面部潮红、全身发热、腹部压迫感、出汗异常。少数患者可出现中枢神经系统症状，如幻觉或精神障碍等。

（二）实验室及影像学检查

1. 脑脊液检查　典型的脑脊液改变是蛋白 - 细胞分离现象。

2. 电生理检查　早期肢体远端的运动神经传导速度可正常，但此时 F 波的潜伏期已延长，随着病情的发展多数患者的运动神经传导速度明显减慢，常超过 60%~70%，波幅可正常。

3. 心电图检查　部分患者可有窦性心动过速，T 波低平甚至倒置。

4. 其他检查　有条件者可做抗神经节苷脂抗体、粪便培养空肠弯曲杆菌以及抗空肠弯曲杆菌、巨细胞病毒、EB 病毒等的抗体检查。

三、治疗原则和方法

（一）一般治疗

保持呼吸道通畅和维持呼吸功能。舌咽、迷走神经麻痹患者因有延髓麻痹，宜及早应用细的鼻饲管，以免食物误入气管而导致窒息或肺部感染，如病情允许,进食时和进食后 30 分钟宜取坐位或半坐位,喂食后用温开水把鼻饲管冲洗干净。

（二）药物治疗

1. 血浆交换疗法　直接去除血浆中致病因子如抗体,每次交换血浆量按 40ml/kg 或 1~1.5 倍血浆容量计算,血容量恢复主要依靠 5% 人血白蛋白。轻度、中度和重度患者每周应分别行 2、4 和 6 次血浆交换疗法。严重感染、心律失常、心功能不全和凝血功能异常不适合应用。

2. 大剂量人免疫球蛋白（IVIG）　静脉滴注人免疫球蛋白 0.4g/（kg·d）,连用 5 日。

3. 其他免疫抑制剂　对以上药物治疗无效者,应该用环磷酰胺、硫唑嘌呤等药物连续治疗 2 周。

4. 神经营养药物　维生素 B 族（B_1、B_6、B_{12}）、加兰他敏等药物。

四、健康教育和用药指导

1. 康复治疗　应保持瘫痪肢体于功能位,经常被动活动,尤其防止足下垂。肌力开始恢复时应及时主动和被动结合,活动宜早,在力所能及的情况下尽量活动。可配合针灸按摩及理疗,加强康复锻炼。

2. 既往患有高血压及高脂血症的人须按医嘱坚持服用抗高血压药、调血脂药,并注意自我监测,避免血管和神经的慢性损害。

3. 注意休息,避免劳累、感冒,适度锻炼。

4. 用药时应定期监测血常规、血生化等指标,评估肝肾功能变化。

五、常用药物和注意事项

人血白蛋白 human albumin[基,保(乙)]

【适应证】①失血、创伤、烧伤引起的休克;②脑水肿及损伤引起的颅内压升高;③肝硬化及肾病引起的水肿或腹水;④低蛋白血症的防治;⑤新生儿高胆红素血症;⑥用于心肺转流术、烧伤的辅助治疗、血液透析的辅助治疗和成人呼吸窘迫综合征。

【用法和用量】

1. 一般采用静脉滴注或静脉注射。为防止大量注射时机体组织脱水,可采用 5% 葡萄糖注射液或氯化钠注射液适当稀释后静脉滴注(宜用备有滤网装置的输血器)。滴注速度应以每分钟不超过 2ml 为宜,但在开始 15 分钟内,应特别注意速度缓慢,逐渐加速至上述速度。

2. 用量　使用剂量由医师酌情考虑,一般因严重烧伤或失血等所致休克,可直接注射本品 5~10g,隔 4~6 小时重复注射 1 次。在治疗肾病及肝硬化等慢性白蛋白缺乏症时，可每日注射本品 5~10g，直至水肿消失，血清白蛋白含量恢复正常为止。

【注意事项】

1. 输注 5% 人血白蛋白溶液后会出现血压升高，有心脏或循环系统疾病病史，5% 人血白蛋白溶液应缓慢输注（每分钟 5~10ml）以避免血压升高太快。

2. 输注过程中对患者进行仔细监测以避免循环负荷过重。

【不良反应】不良反应较轻，偶可出现寒战、发热、颜面潮红、皮疹、恶心、呕吐等症状，快速输注可引起血管超负荷导致肺水肿，偶有过敏反应。

人免疫球蛋白 human immunoglobulin[基,保(乙)]

【适应证】

1. 预防治疗某些病毒性疾病如麻疹、水痘、带状疱疹等。

2. 某些自身免疫性疾病如皮肌炎、天疱疮、大疱性类天疱疮、妊娠疱疹、坏疽性脓皮病等。

【用法和用量】

1. 预防麻疹　0.05~0.15mg/kg 肌内注射。

2. 自身免疫性疾病　用大剂量免疫球蛋白静脉滴注，有效剂量为每月 1~2g/kg，分 2 日或 5 日给药。每日 0.4g/kg，每月连用 5 日或每日 1g/kg，每月连用 2 日，可连用 6~9 个月，两种用法并无疗效和副作用的差别。

【注意事项】

1. 对人免疫球蛋白过敏或有其他严重过敏史者慎用。

2. 治疗 30~60 分钟后常见发热、面红，减慢输液速度症状可减轻，也可在输注前静脉给予氢化可的松或抗组胺药来预防。

【不良反应】不良反应较轻且可自行缓解。常见发热、面红、寒战、头痛、胸闷、心动过速、血压改变等。偶有无菌性脑膜炎、肾衰竭、脑梗死报道，与血液黏稠度增高有关。

环磷酰胺 cyclophosphamide[基,保(甲)]

【适应证】白血病、恶性淋巴瘤、转移性和非转移性的恶性实体瘤及进行性自身免疫性疾病。

【用法和用量】对于急性炎症性脱髓鞘性多发性神经病患者，成人每次 200mg，溶于 10% 葡萄糖注射液 40ml 同时加入维生素 10mg，静脉注射，每日 1 次或隔日 1 次，20 次为 1 个疗程，总量 4 000mg。

【注意事项】

1. 在治疗开始前，应排除或纠正影响尿流动力的梗阻，治疗膀胱炎、感染，纠正水、电解质紊乱。

2. 对于伴有免疫功能低下的患者特别是糖尿病患者及有慢性肝、肾功能损害的患者,应给予严格监测。

3. 若有膀胱炎并伴有镜下血尿和肉眼血尿．环磷酰胺治疗需中断直到患者血尿被纠正。

【不良反应】不良反应随剂量的大小及个体差异而有所不同,可能出现胃肠道反应、骨髓抑制、肝损害、出血性膀胱炎及男性不育等。

第十节　急性脊髓炎

一、定义

急性脊髓炎(acute myelitis, AM)系指各种感染后引起自身免疫反应所致的急性横贯性脊髓炎性病变,又称急性横贯性脊髓炎,是临床上最常见的一种脊髓炎。本病起病于任何年龄,多以青壮年多见,发病前1~2周常有上呼吸道感染、消化道感染症状或疫苗接种史,也可见外伤、疲劳及受凉等病因。

二、诊断标准

(一)症状和体征

急性起病,可先有背部疼痛、根痛、胸腹束带感等神经根刺激症状,随之急骤发生肢体麻木、无力,在数小时至数日内发展到脊髓完全性横贯损害,表现为病损平面以下的肢体瘫痪、传导束性感觉障碍和尿便障碍。有可能无任何其他症状,突然发生瘫痪。脊髓炎的临床表现取决于受累脊髓的节段和病变的范围,脊髓各段均可受累,胸段最为常见,其次为颈段和腰段,主要表现为运动障碍、感觉障碍及自主神经功能障碍等。

(二)实验室及影像学检查

1. 脑脊液检查　压颈试验通畅,少数病例脊髓水肿严重可有椎管不完全阻塞。脑脊液外观、压力均正常;白细胞可增高至$(10\sim200)\times10^6/L$,主要为淋巴细胞;蛋白质轻度增高,多为 0.5~2g/L,糖和氯化物含量正常。部分病例的脑脊液完全正常。

2. MRI 检查　MRI 能早期区别脊髓病变性质范围、数量,是确诊急性脊髓炎最可靠的措施,亦是早期诊断多发性硬化的可靠手段。

3. 电生理检查

(1)视觉诱发电位(visual evoked potential, VEP),正常。可作为与视神经脊髓炎及多发性硬化的鉴别依据。

(2)躯体感觉诱发电位(somatosensory evoked potential, SEP),波幅可明

显降低。

（3）运动诱发电位（motor evoked potential，MEP）异常，可作为判断疗效和预后的指标。

（4）肌电图，可正常或呈失神经改变。

三、治疗原则和方法

本病无特效治疗，主要针对减轻脊髓损害、防治并发症和促进功能恢复。

（一）对症支持疗法

加强护理，防治压疮、呼吸道感染及尿路感染，防治各种并发症是保证功能恢复的前提。

（二）药物治疗

1. 肾上腺皮质激素　可选用大剂量甲泼尼龙短程疗法或用氢化可的松、地塞米松静脉滴注。2~3 周后改口服地塞米松或泼尼松，约 4~6 周后逐步停用。应同时服钾盐，注意预防并发症，可同时使用抗生素。

2. 静脉注射免疫球蛋白（IVIG）　急性期立即使用效果好。成人用量为 0.4g/（kg·d）静脉滴注，连用 3~5 日为一疗程。也可试用利妥昔单抗治疗。

3. 抗病毒治疗　可用阿昔洛韦、更昔洛韦等。

4. 神经营养药物　维生素 B 族（维生素 B_1 100mg/次、维生素 B_{12} 0.5~1.0mg/ 次肌内注射，每日 1~2 次）、辅酶 A、细胞色素 C、三磷酸腺苷二钠等神经营养代谢药。

5. 其他药物　恢复期可口服地巴唑、烟酸、尼莫地平等血管扩张药。

（三）血浆置换治疗

对重症患者急性期可考虑试用。

四、健康教育和用药指导

1. 饮食　以清淡饮食、易消化、富含维生素食物为主，增加水的摄入。

2. 排便　保持排便通畅，每 1~2 日排便一次，以不费力为宜。

3. 睡眠　保持充足睡眠，避免过于劳累、熬夜。

五、常用药物和注意事项

甲泼尼龙 methylprednisolone[基,保(甲)]

【适应证】用于急性脊髓损伤，治疗应在创伤后 8 小时内开始。

【用法和用量】

1. 对于在损伤 3 小时内接受治疗的患者　初始剂量为每公斤体重 30mg

甲泼尼龙，在持续的医疗监护下，以 15 分钟静脉注射。大剂量注射后应暂停 45 分钟，随后以 5.4mg/（kg·h）的速度持续静脉滴注 23 小时。应选择与大剂量注射不同的注射部位安置输液泵。

2. 对于在损伤 3~8 小时内接受治疗的患者　初始剂量为每公斤体重 30mg 甲泼尼龙，在持续的医疗监护下，以 15 分钟静脉注射。大剂量注射后应暂停 45 分钟，随后以 5.4mg/（kg·h）的速度持续静脉滴注 47 小时。

【注意事项】短时间内静脉注射大剂量甲泼尼龙（以不到 10 分钟的时间给予大于 500mg 的甲泼尼龙）可能引起心律失常、循环性虚脱及心脏停搏，应在心电监护并能提供除颤器的环境下进行。

【不良反应】糖皮质激素类药物可能引发多种不良反应，如掩盖或诱发感染、过敏反应、内分泌异常、代谢和营养异常、神经异常等多种全身症状。

人免疫球蛋白 human immunoglobulin[基,保(乙)]

【适应证】

1. 预防治疗某些病毒性疾病如麻疹、水痘、带状疱疹等。

2. 某些自身免疫性疾病如皮肌炎、天疱疮、大疱性类天疱疮、妊娠疱疹、坏疽性脓皮病等。

【用法和用量】

1. 预防麻疹　0.05~0.15mg/kg，肌内注射。

2. 自身免疫性疾病　用大剂量免疫球蛋白静脉滴注，有效剂量为每月 1~2g/kg，分 2 日或 5 日给药。每日 0.4g/kg，每月连用 5 日或每日 1g/kg，每月连用 2 日，可连用 6~9 个月，两种用法并无疗效和副作用的差别。

【注意事项】

1. 对人免疫球蛋白过敏或有其他严重过敏史者慎用。

2. 治疗 30~60 分钟后常见发热、面红，减慢输液速度症状可减轻，也可在输注前静脉给予氢化可的松或抗组胺药来预防。

【不良反应】不良反应较轻且可自行缓解。常见发热、面红、寒战、头痛、胸闷、心动过速、血压改变等。偶有无菌性脑膜炎、肾衰竭、脑梗死报道，与血液黏稠度增高有关。

第十一节　重症肌无力

一、定义

重症肌无力（myasthenia gravis，MG）是一种神经 - 肌肉接头传递功能障碍的获得性自身免疫性疾病，主要由神经 - 肌肉接头突触后膜上乙酰胆碱受体（acetylcholine receptor，Ach 受体）受损引起。本病可见于任何年龄，不同性别的发病年龄高峰：女性 20~40 岁多见，男性 40~60 岁多见。

二、诊断标准

（一）症状和体征

临床主要表现为部分或全身骨骼肌无力和极易疲劳，一日中临床症状有波动，晨起症状较轻，下午和晚上症状逐渐加重。受累的骨骼肌主要表现为病态疲劳，持续活动后肌无力症状明显加重，经短暂休息后症状暂时缓解。全身骨骼肌均可受累，多以脑神经支配的肌肉最先受累。

（二）实验室及影像学检查

1. 疲劳试验　使受累肌肉在短时间内重复收缩活动，如肌无力明显加重，经休息后恢复者，为疲劳试验阳性。

2. 抗胆碱酯酶药试验　依酚氯铵试验及新斯的明试验。

3. 辅助检查　重复神经刺激（RNS）为常用的具有诊断价值的检查方法。90% 的 MG 患者低频时为阳性，且与病情轻重相关。Ach 受体抗体检测：对 MG 的诊断具有特征性意义，85% 以上全身型 MG 患者血中 Ach 受体抗体明显升高。

三、治疗原则和方法

（一）抗胆碱酯酶药

临床上一旦明确 MG 诊断应给予抗胆碱酯酶药治疗，单一抗胆碱酯酶药疗效不显著可联合应用肾上腺皮质激素或免疫抑制剂、胸腺切除、血浆置换法进行综合治疗。抗胆碱酯酶药应从小剂量开始，逐步加量，以能维持日常起居为宜。最常用的药物是溴吡斯的明，辅助性应用氯化钾（1g，3 次 /d，口服）、麻黄碱（25mg，3 次 /d，口服）等能增强抗胆碱酯酶的作用。

（二）肾上腺皮质激素

适用于各种类型的 MG。可进行冲击疗法和小剂量递增疗法。

1. 冲击疗法用于重症病例，已用气管插管或呼吸机者。甲泼尼龙 1 000mg/d 静脉滴注，3~5 日后改用地塞米松 10~20mg/d 静脉滴注，连续 7~10 日。临床症状稳定后改为口服泼尼松 60~100mg 隔日晨起顿服。当症状基本消失后逐渐减量至 5~15mg 长期维持，至少一年。治疗初期可病情加重甚至出现危象，应予以注意。

2. 小剂量递增方法：从小剂量开始，隔日晨起顿服泼尼松 20mg，每周递增 10mg，直至隔日 60~80mg，待症状稳定改善 4~5 日后，逐渐减量至日剂量 5~15mg，维持数年。此法可避免用药初期病情加重。

（三）免疫抑制剂

适用于对肾上腺皮质激素疗效不佳或不能耐受，或因有高血压、糖尿病、溃疡病而不能用肾上腺皮质激素者可应用免疫抑制治疗，如环磷酰胺、硫唑嘌呤及环孢素等。

（四）血浆置换疗法

主要清除血浆的 Ach 受体抗体及其他免疫复合物等致病因素，使症状迅速缓解。每次交换量为 2 000ml 左右，每周 1~3 次，连用 3~8 次。起效快，但疗效持续时间短，维持 1 周至 2 个月，随抗体水平增高而症状复发且不良反应大，仅适用于危象和难治性 MG。

（五）大剂量静脉注射免疫球蛋白（IVIG）

外源性 IgG 可以干扰 Ach 受体抗体与 Ach 受体的结合从而保护 Ach 受体不被抗体阻断。IVIG 400mg/（kg·d）静脉滴注，5 日为一个疗程，作为辅助治疗缓解病情。

四、健康教育和用药指导

除病因及对症处理外，同时应尽量避免各种原发因素，防治各种感染，对可导致本病加重的药物应禁用或慎用。

五、常用药物和注意事项

溴吡斯的明 pyridostigmine bromide[基,保(甲)]

【适应证】用于重症肌无力，手术后功能性肠胀气及尿潴留等。

【用法和用量】成人每次口服 60~120mg，3~4 次 /d。

【注意事项】

1. 心律失常、房室传导阻滞、术后肺不张或肺炎及孕妇慎用。

2. 本品吸收、代谢、排泄存在明显的个体差异，其药量和用药时间应根据服药后效应进行调整。

【不良反应】

1. 常见的有腹泻、恶心、呕吐、胃痉挛、汗及唾液增多等。较少见的有尿频、缩瞳等。

2. 接受大剂量治疗的重症肌无力患者，常出现精神异常。

环磷酰胺 cyclophosphamide[基,保(甲)]

【适应证】白血病、恶性淋巴瘤、转移性和非转移性的恶性实体瘤及进行性自身免疫性疾病。

【用法和用量】成人口服一日 2~4mg/（kg·d），每日一次；静脉滴注：持续性治疗一日 3~6mg/(kg·d)，每日一次。儿童口服 3~5mg/(kg·d)，每日一次，连用 10~14 日。

【注意事项】

1. 在治疗开始前，应排除或纠正影响尿流动力的梗阻，治疗膀胱炎、感染，纠正水、电解质紊乱。

2. 对于伴有免疫功能低下的患者特别是糖尿病患者及有慢性肝、肾功能损害的患者，应给予严格监测。

3. 若有膀胱炎并伴有镜下血尿和肉眼血尿，需中断直到患者血尿被纠正。

【不良反应】不良反应随剂量的大小及个体差异可能出现胃肠道反应、骨髓抑制、肝损害、出血性膀胱炎及男性不育等。

硫唑嘌呤 azathioprine[基,保(甲)]

【适应证】适用于其他疗法无效的全身型 MG。

【用法和用量】成人 50~100mg/d，分 2 次服用，儿童 1~3mg/(kg·d)，分 1~3 次给药，长期服用，多在服药 6~12 周有效，6~15 个月时达最佳。

【注意事项】可致肝功能损害，故肝功能差者禁用，用药期间严格检查血象。

【不良反应】可致骨髓抑制、肝功能损害、畸胎，亦可发生皮疹，偶见肌萎缩。

人免疫球蛋白 human immunoglobulin[基,保(乙)]

【适应证】①预防治疗某些病毒性疾病如麻疹、水痘、带状疱疹等。②某些自身免疫性疾病如皮肌炎、天疱疮、大疱性类天疱疮、妊娠疱疹、坏疽性脓皮病等。

【用法和用量】①预防麻疹：0.05~0.15mg/kg，肌内注射。②自身免疫性疾病：用大剂量免疫球蛋白静脉滴注，有效剂量为每月 1~2g/kg，分 2 日或 5 日给药。每日 0.4g/kg，每月连用 5 日或每日 1g/kg，每月连用 2 日，可连用 6~9 个月，两种用法并无疗效和副作用的差别。

【注意事项】

1. 对人免疫球蛋白过敏或有其他严重过敏史者慎用。

2. 治疗 30~60 分钟后常见发热、面红，减慢输液速度症状可减轻，也可在输注前静脉给予氢化可的松或抗组胺药来预防。

【不良反应】不良反应较轻且可自行缓解。常见发热、面红、寒战、头痛、胸闷、心动过速、血压改变等。偶有无菌性脑膜炎、肾衰竭、脑梗死报道，与血液黏稠度增高有关。

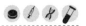

参 考 文 献

[1] 贾建平，苏川．神经病学[M].9 版．北京：人民卫生出版社，2018.

[2] 王伟，卜碧涛，朱逐强．神经内科疾病诊疗指南[M].3 版．北京：科学出版社，2013.

[3] 中华医学会．临床诊疗指南—神经病学分册[M].北京：人民卫生出版社，2007.

[4] 张文武．急诊内科手册[M].3 版．北京：人民卫生出版社，2021.

[5] 中华医学会神经病学分会，中华医学会神经病学分会脑血管病学组．中国脑出血诊治指南（2019）[J].中华神经科杂志，2019，52（12）：994-1005.

[6] 中华医学会神经病学分会，中华医学会神经病学分会脑血管病学组，中华医学会神经病学分会神经血管介入协作组．中国蛛网膜下腔出血诊治指南 2019[J].中华神经科杂志，2019，52（12）：1006-1021.

[7] 中国医师协会神经内科分会癫痫专委会．成人全面性惊厥性癫痫持续状态治疗中国专家共识[J].国际神经病学神经外科学杂志，2018，45（1）：1-4.

[8] 中国医师协会神经外科医师分会神经重症专家委员会，北京医学会神经外科学分会神经外科危重症学组．神经外科中枢神经系统感染诊治中国专家共识（2021 版）[J].中华神经外科杂志，2021，37（1）：2-15.

[9] 中华医学会神经病学分会神经免疫学组，中国免疫学会神经免疫学分会．中国重症肌无力诊断和治疗指南 2015[J].中华神经科杂志，2015，48（11）：934-940.

第九章　外科创伤与感染急症

第一节　中　暑

一、定义

中暑（summerheat stroke）是指人体在高温环境下，由水和电解质丢失过多、散热功能衰竭引起的以中枢神经系统和心血管功能障碍为主要表现的热损伤性疾病。除了高温、烈日暴晒外，工作强度过大、时间过长、睡眠不足、过度疲劳等均为常见诱因。

二、诊断标准

在高温环境中，重体力劳作或剧烈运动之后甚至过程中出现相应的临床表现即可诊断。常见主要临床表现为肌痉挛伴虚脱、昏迷伴有高热。

中暑根据临床表现轻重可分为三级：先兆中暑、轻症中暑和重症中暑。

（一）先兆中暑

在高温工作后，出现口渴、乏力、多汗、头晕、胸闷、注意力不集中等症状。体温正常或略高。

（二）轻症中暑

先兆中暑加重，出现早期循环功能紊乱，包括面色潮红或苍白、烦躁不安或表情淡漠、恶心、呕吐、大汗淋漓、皮肤湿冷、脉搏细数、血压偏低、心率加快等。体温轻度升高。

（三）重症中暑

按临床表现不同可分为三型，也可出现混合型。

1. 热痉挛　表现为活动较多的四肢肌肉、腹部、背部肌肉的肌痉挛和收缩疼痛，以腓肠肌痛为特征，常呈对称性和阵发性。也可出现肠痉挛性剧痛。

2. 热衰竭　可表现为头晕、头痛、恶心、呕吐、脸色苍白、皮肤湿冷、大汗淋漓、呼吸增快、肌痉挛、血压下降甚至休克，但中枢神经系统损害不明显，其中病情轻而短暂者也称热晕厥，可发展为热射病。

3. 热射病　又称中暑高热，是中暑最严重的类型，患者在热衰竭症状基础上出现高热、无汗、神志障碍，体温高达 40~42℃甚至更高。损伤脑组织者可出现剧烈头痛、头晕、耳鸣、呕吐、烦躁不安,严重者出现昏迷、惊厥。

三、治疗原则和方法

1. 脱离热环境 将患者转移到阴凉、通风环境。

2. 补液支持治疗 可口服淡盐水或含盐清凉饮料。静脉滴注葡萄糖氯化钠注射液或生理盐水1 000~2 000ml。

3. 降温治疗 可用冰帽或冰水擦拭皮肤等体外降温方法。可用冰盐水200ml胃或直肠灌洗;也可用冰葡萄糖氯化钠注射液1 000~2 000ml静脉滴注。

4. 对呼吸衰竭者应保持呼吸道通畅,吸氧,必要时应给予人工呼吸器、行气管切开。可用中枢兴奋剂等。

5. 其他 维持水、电解质平衡,纠正酸中毒。防治脑水肿和抽搐。

四、健康教育和用药指导

抵御中暑最好的措施就是预防——保持凉爽。在饮水、行为活动以及服装方面做简单的改变,就可以很好地预防中暑,保持健康。

五、常用药物和注意事项

主要以葡萄糖氯化钠注射液或生理盐水为主。常用药物以对症治疗为主,治疗过程中如出现肺水肿、肝肾功能不全、心律失常等详见本书其他章节。

(一)抽搐处理

地西泮 diazepam[基,保(甲)]

【适应证】镇静、抗惊厥。

【用法和用量】静脉注射地西泮10mg,如效果不佳可在5~10分钟后再次给予10mg,直至抽搐得到控制。

【注意事项】静脉注射在2~3分钟内完成,如静脉注射困难也可肌内注射。24小时总量不超过50mg。

【不良反应】常见不良反应为嗜睡、头昏、乏力等。大剂量可有共济失调、震颤;皮疹,白细胞减少属罕见;个别患者发生兴奋、多语、睡眠障碍甚至幻觉。

(二)脑水肿防治

甘露醇 mannitol[基,保(甲)]

【适应证】可作为组织脱水药、渗透性利尿药。

【用法和用量】可使用甘露醇125~250ml,2~4次/d。

【注意事项】需要在脑灌注保证的前提下使用甘露醇。

【不良反应】水和电解质紊乱最常见,外渗可致组织水肿、皮肤坏死,渗透性肾病。

（三）兴奋呼吸

洛贝林 lobeline[基,保(甲)]

【适应证】兴奋呼吸。

【用法和用量】静脉滴注：3mg/ 次；极量 6mg/ 次，20mg/d。儿童肌内注射、皮下注射：1~3mg/ 次。静脉注射：0.3~3mg/ 次，必要时 30 分钟可重复 1 次。

【注意事项】剂量较大时，能引起心动过速、传导阻滞、呼吸抑制甚至惊厥。

【不良反应】可有恶心、呕吐、呛咳、头痛、心悸等。

尼可刹米 nikethamide[基,保(甲)]

【适应证】兴奋呼吸。

【用法和用量】皮下注射、肌内注射、静脉注射：成人 0.25~0.5g/ 次，必要时 1~2 小时重复用药；极量 1.25g/ 次。儿童常用量：6 个月以下，75mg/ 次；1岁，0.125g/ 次；4~7 岁，0.175g/ 次。

【注意事项】抽搐、惊厥者禁用。大剂量时可出现血压升高、心悸、出汗、面部潮红、呕吐、震颤、心律失常、惊厥甚至昏迷。

【不良反应】常有面部刺激症状、烦躁不安、抽搐、恶心、呕吐等。

第二节　溺　　水

一、定义

溺水（drowning）常称为淹溺，是一种淹没或沉浸在液性介质中并导致呼吸损伤的过程，由于罹难者气道入口在液体与空气界面之下，因而无法呼吸空气，引起机体缺氧和二氧化碳潴留。

二、诊断标准

根据溺水的病史和临床表现，即可诊断。临床表现包括面部青紫，水肿，双眼充血，口、鼻及气管内充满血性泡沫、污泥或藻类。常表现为意识不清，呼吸、心跳微弱或停止。可出现皮肤发绀，四肢冰冷、寒战等低体温表现。严重者出现心室颤动或心脏停搏；吞水过多者，可见上腹隆起。

三、治疗原则和方法

1. 尽快对溺水者进行通气和供氧。无反应和无呼吸者立即心肺复苏。

2. 倒水方法　将患者腹部置于施救者屈膝的大腿上，头部下垂，施救者平压患者背部,将呼吸道和胃内的水倒出。

3. 防治低体温及复温治疗。

4. 其他 维持水、电解质平衡,纠正酸中毒。防治脑水肿和抽搐,防治肾功能不全以及多器官功能障碍。

四、健康教育和用药指导

有心脑血管疾病的患者不宜游泳。游泳时间过长,疲劳过度,盲目游入深水区等都是造成溺水最常见的原因。危急关头要保持镇静,在水中尽量采用仰卧位,呼吸要做到深吸、浅呼,争取更长时间等待救援。

五、常用药物和注意事项

主要以葡萄糖氯化钠注射液或生理盐水为主。常用药物以对症治疗为主,治疗过程中如出现肺水肿、肝肾功能不全、心律失常等详见本书其他章节。

(一)抽搐处理

地西泮 diazepam[基,保(甲)]

【适应证】镇静。

【用法和用量】静脉注射地西泮 10mg,如效果不佳可在 5~10 分钟后再次给予 10mg,直至抽搐控制。

【注意事项】青光眼及重症肌无力患者慎用。

【不良反应】常见不良反应,嗜睡、头昏、乏力等。长期连续用药可产生依赖性和成瘾性。

(二)利尿脱水

甘露醇 mannitol[基,保(甲)]

【适应证】可作为组织脱水药、渗透性利尿药。

【用法和用量】可使用甘露醇 125~250ml,2~4 次/d。

【注意事项】需要在脑灌注保证的前提下使用甘露醇。

【不良反应】水和电解质紊乱最常见,外渗可致组织水肿、皮肤坏死和渗透性肾病。

呋塞米 furosemide[基,保(甲)]

【适应证】利尿。

【用法和用量】静脉滴注:40~100mg/次。

【注意事项】孕妇禁用。不主张肌内注射。

【不良反应】可发生水、电解质紊乱,偶见变态反应、头痛、头晕、腹痛等。

不良反应尚有低钾血症、高尿酸血症、听力受损。

（三）兴奋呼吸

洛贝林 lobeline[基,保(甲)]

【适应证】兴奋呼吸。

【用法和用量】静脉滴注：3mg/ 次；极量 6mg/ 次，20mg/d。儿童肌内注射、皮下注射：1~3mg/ 次。静脉注射：0.3~3mg/ 次，必要时 30 分钟可重复 1 次。

【注意事项】剂量较大时，能引起心动过速、传导阻滞、呼吸抑制甚至惊厥。

【不良反应】可有恶心、呕吐、呛咳、头痛、心悸等。

尼可刹米 nikethamide[基,保(甲)]

【适应证】兴奋呼吸。

【用法和用量】皮下注射、肌内注射、静脉注射：成人 0.25~0.5g/ 次，必要时 1~2 小时重复用药；极量 1.25g/ 次。儿童常用量：6 个月以下，75mg/ 次；1 岁，0.125g/ 次；4~7 岁，0.175g/ 次。

【注意事项】抽搐、惊厥者禁用。大剂量时可出现血压升高、心悸、出汗、面部潮红、呕吐、震颤、心律失常、惊厥甚至昏迷。

【不良反应】常有面部刺激症状、烦躁不安、抽搐、恶心、呕吐等。

第三节　电　损　伤

一、定义

电损伤（electrical injury）也称触电，是一定量的电流通过人体引起的机体损伤和功能障碍。电流能量转化为热量还可造成电烧伤。

二、诊断标准

根据电击外伤史和临床表现即可诊断。

临床表现：早期可出现昏迷、呼吸暂停和脉搏消失。电击处有电热灼伤的体征，电流通过的入口较出口处严重，出口可有数个，局部组织可见不同程度的缺血和坏死。闪电烧伤可产生电流入口和出口处的损伤，多见心脏停搏、神志丧失、错乱和记忆缺失。

三、治疗原则和方法

1. 第一时间切断触电现场的电源，将患者搬离危险区。

2. 关键在于生命体征评估。对心脏停搏患者，积极复苏。局部烧伤程度评估。意识、心律失常及其他器官功能障碍的评估。

3. 补液，对症治疗，烧伤等的处理。包括对皮肤组织坏死进行清创术。

4. 防治感染。

四、健康教育和用药指导

电损伤大多数是由操作不慎所致，应严格规范操作流程，加强用电教育。电损伤创面恢复需要补充营养，建议患者进食高热量、高蛋白、富含维生素、易消化的饮食。

五、常用药物和注意事项

立即静脉补液治疗。需要在脑灌注得到保证的前提下给予利尿及脱水处置。出现肌红蛋白尿时，要充分输液维持尿量并给予碳酸氢钠碱化尿液。继发感染时给予抗生素治疗。

（一）利尿脱水

甘露醇 mannitol[基,保(甲)]

【适应证】组织脱水药，渗透性利尿药。

【用法和用量】可使用甘露醇 125~250ml，2~4 次 /d。

【注意事项】需要在脑灌注保证的前提下使用甘露醇。

【不良反应】水和电解质紊乱最常见，外渗可致组织水肿、皮肤坏死，渗透性肾病。

呋塞米 furosemide[基,保(甲)]

【适应证】利尿。

【用法和用量】静脉滴注：40~100mg/ 次。

【注意事项】孕妇禁用。不主张肌内注射。

【不良反应】可发生水、电解质紊乱，偶见变态反应、头痛、头晕、腹痛等。不良反应尚有低钾血症、高尿酸血症、听力受损。

（二）碱化尿液，纠正酸碱平衡

碳酸氢钠 sodium bicarbonate[基,保(甲)]

【适应证】调节水、电解质平衡。

【用法和用量】口服：0.5~2g/ 次，每日 3 次。静脉滴注：5% 碳酸氢钠溶液 100~200ml/ 次，儿童 5ml/kg。

【注意事项】低钾血症、低钙血症、水肿和肾衰竭的酸中毒患者慎用。

【不良反应】可见心律失常、肌肉痉挛、疼痛、异常疲倦虚弱等。长期使用可引起尿频、尿急、持续性头痛、食欲减退、恶心、呕吐等。

（三）抗心律失常

利多卡因 lidocaine[基,保(甲)]

【适应证】抗室性心律失常。

【用法和用量】静脉注射：1~1.5mg/kg 作首次负荷量，注射 2~3 分钟，必要时 5 分钟后重复 1~2 次。静脉滴注：以 5% 葡萄糖注射液配成 1~4mg/ml 药液滴注。

【注意事项】对本品过敏者禁用；阿 - 斯综合征、预激综合征、严重传导阻滞患者静脉禁用。

【不良反应】本品可作用于中枢神经系统，引起嗜睡、感觉异常、肌肉震颤、惊厥、昏迷及呼吸抑制等不良反应。

（四）抗感染

氨苄西林 ampicillin[基,保(甲)]

【适应证】抗感染。

【用法和用量】静脉滴注：4~12g/d，分 2~4 次。每日最高剂量 16g。肌内注射：2~4g/d，分 4 次。

【注意事项】有青霉素类药物过敏史或青霉素皮试阳性患者禁用。

【不良反应】可引起皮疹、药物热、寒战、面部潮红或苍白、气喘、呼吸困难、发绀、腹痛、过敏性休克等，少数患者可有白细胞减少。

头孢唑林 cefazolin[基,保(甲)]

【适应证】抗感染。

【用法和用量】静脉滴注或肌内注射：0.5~1g/ 次，每日 2~4 次，严重感染可增加至每日 6g。

【注意事项】对青霉素过敏或过敏体质者慎用，肝肾功能不全者慎用。

【不良反应】可发生血栓性静脉炎，有药疹、嗜酸性粒细胞增高、药物热、暂时性血清转氨酶、ALP 升高。肾功能减退者应用高剂量时可出现脑病反应。

破伤风抗毒素 tetanus antitoxin[基,保(甲)]

【适应证】预防破伤风。

【用法和用量】皮下注射或肌内注射：1 500~3 000U。

【注意事项】注射者须皮试。阳性反应者可脱敏注射或改用破伤风免疫球蛋白。

【不良反应】过敏。

破伤风人免疫球蛋白 human tetanus immunoglobulin[基,保(乙)]

【适应证】预防破伤风，尤其适用于对破伤风抗毒素过敏者。

【用法和用量】肌内注射：250IU/次，创面严重或创面污染严重者可加倍。

【注意事项】不得用作静脉注射。供臀部肌内注射。对人免疫球蛋白类制品有过敏者禁用。

【不良反应】注射部位红肿、疼痛。

第四节 烧 伤

一、定义

烧伤（burn）泛指各种热源、光电、化学腐蚀剂等因素所致人体组织损伤。热烧伤主要指热源包括热水、热液、热固体或火焰等高温所致的损伤。

二、诊断标准

根据热烧伤病史、临床表现即可诊断，需排除电烧伤及化学烧伤。

（一）临床表现：按症状和体征区分，烧伤的深度分为Ⅰ、Ⅱ、Ⅲ度。

1. Ⅰ度烧伤表现为红肿、烧灼感、触痛非常敏感，表面干燥或潮湿，轻压后表面明显而广泛地变白，没有水疱形成。

2. Ⅱ度烧伤可有或无水疱，创面呈红斑状或发白伴有纤维蛋白渗出、潮湿、疼痛明显，创面底部触痛敏感，轻压变白。

3. Ⅲ度烧伤又称焦痂性烧伤，无水疱产生，是全皮层烧伤甚至可达到皮下、肌内或骨骼。烧伤区的皮肤皱缩、变形，影响功能。

（二）呼吸道烧伤

燃烧现场相对比较封闭；有呼吸道刺激症状，痰中有炭末，呼吸困难，肺部可有哮鸣音；面部、口鼻周多有深度烧伤，声音嘶哑。

三、治疗原则和方法

1. 一般处理 脱离热源，脱去燃烧衣物；创面用清洁衣物覆盖避免污染和再损伤；大面积烧伤开放静脉通道；维持生命体征。

2. 全身处理 轻中度烧伤以补液、消炎、镇痛、预防破伤风感染为主；重度烧伤以补液、抗休克、抗感染、维持水及电解质平衡和脏器功能保护为主。

3. 创面处理　清洁皮肤、去除毛发；依据创面部位、深度、感染等情况包扎、暴露或半暴露处理,酌情换药处理。

4. 手术治疗　深Ⅱ度、Ⅲ度及混合度创面可手术治疗。

四、健康教育和用药指导

加强营养,建议患者进食高热量、高蛋白、富含维生素、易消化的饮食;烧伤恢复期新生皮肤缺乏韧性、弹性,应避免摩擦、抓挠,防治感染;加强功能锻炼,保持各关节功能位,并减少瘢痕形成。应坚持外涂抑制瘢痕形成的药物。

五、常用药物和注意事项

(一)清洁创面

苯扎溴铵 benzalkonium bromide

【适应证】清洁创面。

【用法和用量】以 1∶1 000 的溶液清洗。

【注意事项】反复使用部分患者可有变态反应。

【不良反应】偶见过敏反应。

氯己定 chlorhexidine[保(乙)]

【适应证】清洁创面。

【用法和用量】以 1∶2 000 的溶液清洗。

【注意事项】避免接触眼睛。

【不良反应】可引起接触性皮炎,高浓度溶液对眼结膜刺激性强,个别人可有局部刺激和变态反应。

聚维酮碘 povidone iodine[基,保(甲/乙)]

【适应证】防治创面感染。

【用法和用量】用 5% 溶液外涂或喷雾。

【注意事项】用药部位如有烧灼感、瘙痒、红肿等情况应停药,并将局部药物洗净。

【不良反应】对碘过敏者禁用。

(二)防治感染

尽早从经验用药过渡到目标用药,参照血液、痰液和创面分泌物的细菌或真菌培养结果,选用敏感抗生素。

破伤风抗毒素 tetanus antitoxin[基,保(甲)]

【适应证】预防破伤风。

【用法和用量】皮下注射或肌内注射：1 500~3 000U。

【注意事项】注射者须皮试。阳性反应者可脱敏注射或改用破伤风免疫球蛋白。

【不良反应】过敏。

破伤风人免疫球蛋白 human tetanus immunoglobulin[基,保(乙)]

【适应证】预防破伤风，尤其适用于对破伤风抗毒素过敏者。

【用法和用量】肌内注射：250IU/次，创面严重或创面污染严重者可加倍。

【注意事项】不得用作静脉注射。供臀部肌内注射。对人免疫球蛋白类制品有过敏者禁用。

【不良反应】注射部位红肿、疼痛。

头孢曲松 ceftriaxone[基,保(甲)]

【适应证】抗感染。

【用法和用量】静脉滴注或肌内注射：1~2g/d，每日 1 次；加入 5% 葡萄糖注射液中于 0.5~1 小时滴入，最大量不超过 4g/d，疗程 7~14 日；14 日及以下新生儿 20~50mg/(kg·d)；15 日至 12 岁儿童 20~80mg/(kg·d)。12 岁以上儿童用成人剂量。

【注意事项】有青霉素类药物过敏史者慎用，对头孢菌素类过敏者禁用，长期应用可引起二重感染。

【不良反应】可引起皮疹、药物热、静脉炎、支气管痉挛和血清病、头痛、腹泻、结肠炎、黄疸、胀气、味觉障碍和消化不良。

头孢他啶 ceftazidime[基,保(乙)]

【适应证】抗感染。

【用法和用量】静脉滴注：1~3g/次，每日 2 次。

【注意事项】对青霉素过敏或过敏体质者慎用，对头孢菌素类药物过敏者禁用。

【不良反应】有嗜酸性细胞增多、皮疹、药物热、肝酶及肌酐增多、血小板减少、粒细胞减少。长期用可引起二重感染。

异帕米星 isepamicin[基,保(乙)]

【适应证】抗感染。

【用法和用量】静脉滴注：400mg/d，分 1~2 次，按年龄、体质和症状适当调整静脉滴注速度。

【注意事项】对氨基糖苷类过敏者禁用。应监测血药浓度，尤其新生儿、老年人和肾功能不全的患者应慎用。

【不良反应】有耳毒性、肾毒性，神经肌肉阻滞引起呼吸困难等。

（三）镇痛及镇静治疗

曲马多 tramadol[基,保(乙)]

【适应证】镇痛。

【用法和用量】成人口服：50~100mg/ 次。肌内注射、静脉注射：50~100mg/ 次，每日 1 次。

【注意事项】一日量不超过 400mg，连续用药不超过 48 小时。

【不良反应】偶有神经精神症状。不良反应主要表现为出汗、头晕、恶心、呕吐、口干、疲劳、精神迟钝等。

哌替啶 pethidine[基,保(甲)]

【适应证】镇痛。

【用法和用量】肌内注射 25~100mg/ 次，极量 150mg/ 次。

【注意事项】脑外伤致颅内高压、哮喘、严重肝功能不全者禁用。

【不良反应】该药的耐受性和成瘾性程度介于吗啡与可待因之间，一般不应连续使用。

地西泮 diazepam[基,保(甲)]

【适应证】镇静。

【用法和用量】口服：2.5~5mg/ 次，每日 3 次。肌内注射：2.5mg/ 次。

【注意事项】青光眼及重症肌无力患者慎用。

【不良反应】常见不良反应，嗜睡、头昏、乏力等。长期连续用药可产生依赖性和成瘾性。

（四）调节水、电解质平衡

碳酸氢钠 sodium bicarbonate[基,保(甲)]

【适应证】调节水、电解质平衡。

【用法和用量】口服：0.5~2g/ 次，每日 3 次。静脉滴注：5% 溶液 100~200ml/ 次，儿童 5ml/kg。

【注意事项】低钾血症、低钙血症、水肿和肾衰竭的酸中毒患者慎用。

【不良反应】可见心律失常、肌肉痉挛、疼痛、异常疲倦虚弱等。长期使用可引起尿频、尿急、持续性头痛、食欲减退、恶心、呕吐等。

磷酸氢钙 calcium hydrogen phosphate

【适应证】调节水、电解质平衡。

【用法和用量】口服：0.6~2g/ 次，每日 3 次。

【注意事项】高钙血症、高钙尿症、含钙肾结石或有肾结石病史、类肉瘤病患者禁用。

【不良反应】可引起便秘。

门冬氨酸钾镁 potassium aspartate and magnesium aspartate[保(乙)]

【适应证】调节水、电解质平衡。

【用法和用量】静脉滴注：10~20ml/d。

【注意事项】急性和慢性肾衰竭、艾迪生病、三度房室传导阻滞、心源性休克禁用。

【不良反应】滴注过快可能引起高钾血症和高镁血症。

第五节 冻 伤

一、定义

冻伤（cold injury）是低温作用于机体的局部或全身引起的损伤。低温强度和作用时间、空气湿度和风速与冻伤的轻重程度密切相关。

二、诊断标准

1. 冻伤史、受湿冷史。

2. 多发生在身体末端或暴露部位，受累区皮肤寒冷、发硬及发白、感觉缺失，温暖时转为斑状发红、刺痛、肿胀或感觉异常。多数损伤发生于复温时。

3. 深部组织冷冻时可引起干性坏疽、灰色水肿。

4. 严重者可有血压降低、关节肌肉发硬、意识模糊、神经反应迟钝、昏迷、呼吸不规律、肌张力下降、对光反射消失等甚至死亡。

三、治疗原则和方法

1. 复温措施 复温速度要求稳定、安全，重度者复温速度应加快，体外循环是最好的复温措施。最好的长期治疗是漩涡浴及浴后轻轻擦干并休息。

2. 对心脏停搏者实施心肺复苏。

3. 局部冻伤 冻疮膏外用湿敷创面。

4. 并发症处理 应激性溃疡、肺不张、心脑血管意外预防等。

5. 防治感染。

6. 应尽可能推迟手术治疗。

四、健康教育和用药指导

加强对寒冷气候条件下工作者的防寒、防湿教育。加强营养,建议患者进食高热量、高蛋白、富含维生素、易消化的饮食。

五、常用药物和注意事项

（一）外用药

冻疮膏 dongchuang ointment

【适应证】用于冻疮。

【用法和用量】局部外用,用温水洗净创面后取适量药物涂于患处,每日数次。

【注意事项】不得用于皮肤破溃处。避免长期大面积使用。

【不良反应】偶见过敏反应。可有刺激和烧灼感。

（二）改善微循环

右旋糖酐 dextran

【适应证】改善微循环,防止血栓形成。

【用法和用量】静脉滴注:250~500ml/次,每日 1 次。

【注意事项】避免用量过大引起出血,注意变态反应。禁用于心力衰竭和出血性疾病患者。

【不良反应】偶见过敏反应。可有刺激和烧灼感。

丁咯地尔 buflomedil[基,保(乙)]

【适应证】改善微循环。

【用法和用量】口服:150mg/次,每日 3 次。静脉滴注:200~400mg 稀释于 250~500ml 的 5% 葡萄糖注射液或生理盐水。

【注意事项】急性心肌梗死、心绞痛、甲状腺功能亢进、阵发性心动过速、脑出血及有出血倾向或近期有大量失血患者禁用,分娩后的产妇、严重动脉出血、严重肾功能不全者禁用。

【不良反应】有胃肠道不适、头晕、头痛、嗜睡、失眠、四肢灼热刺痛感、皮肤潮红或瘙痒。

（三）抗感染

青霉素 penicillin[基,保(甲/乙)]

【适应证】抗感染。

【用法和用量】肌内注射：80 万 ~160 万 U/ 次，每日 2 次。静脉滴注：200 万 U/ 次，每日 2 次。

【注意事项】有青霉素类药物过敏史或青霉素皮试阳性患者禁用。

【不良反应】过敏反应较常见，包括荨麻疹等各类皮疹、白细胞减少等。

头孢唑林 cefazolin[基,保(甲)]

【适应证】抗感染。

【用法和用量】静脉滴注或肌内注射：0.5~1g/ 次，每日 2~4 次，严重感染可增加至每日 6g。

【注意事项】对青霉素过敏或过敏体质者慎用，肝肾功能不全者慎用。

【不良反应】可发生血栓性静脉炎，有药疹、嗜酸性粒细胞增高、药物热、暂时性血清转氨酶、ALP 升高。肾功能减退者应用高剂量时可出现脑病反应。

破伤风抗毒素 tetanus antitoxin[基,保(甲)]

【适应证】预防破伤风。

【用法和用量】皮下注射或肌内注射：1 500~3 000U。

【注意事项】注射者须皮试。阳性反应者可脱敏注射或改用破伤风免疫球蛋白。

【不良反应】过敏。

破伤风人免疫球蛋白 human tetanus immunoglobulin[基,保(乙)]

【适应证】预防破伤风，尤其适用于对破伤风抗毒素过敏者。

【用法和用量】肌内注射：250IU/ 次，创面严重或创面污染严重者可加倍。

【注意事项】不得用作静脉注射。供臀部肌内注射。对人免疫球蛋白类制品有过敏者禁用。

【不良反应】注射部位红肿、疼痛。

（四）镇痛

布洛芬 ibuprofen[基,保(乙)]

【适应证】镇痛。

【用法和用量】口服：0.2~0.4g/ 次，每日 3~4 次。成人用药最大限量2.4g/d。

【注意事项】长期大剂量使用时可发生血液病或肾损伤。

【不良反应】常见胃肠道反应，消化道出血或消化性溃疡复发；中枢神经系统有头痛或头晕。

第六节　急性放射性皮肤损伤

一、定义

急性放射性皮肤损伤（acute radiation injury of skin）是指一次或短时间多次电离辐射所致的急性皮肤放射性损害。

二、诊断标准

1. 局部有放射性物质污染或受到电离辐射的病史。

2. 临床症状和体征　皮肤在数日内出现红斑、肿胀、灼痛、水疱等，可能缓解及再次出现，表现进行性加重，形成局部糜烂、坏死等。

三、治疗原则和方法

1. 脱离放射源污染，避免持续遭受辐射。

2. 抗感染治疗，维持水、电解质、酸碱平衡，促进皮肤组织愈合。

3. 局部消炎、止痛、止痒、抗过敏治疗。

4. 顽固性溃疡或严重损伤必要时手术治疗。

四、健康教育和用药指导

皮肤的放射性损伤是肿瘤放疗的常见副反应。应以预防为主，包括保持照射野内皮肤清洁干燥、不宜使用化妆品、不宜随意涂抹药物、避免衣物压迫、避免日光照射。应穿低领棉质透气衣物，皮肤瘙痒时不可指甲搔抓等。

五、常用药物和注意事项

氯己定 chlorhexidine[保(乙)]

【适应证】局部消炎。

【用法和用量】5% 的气雾剂喷洒于患处。

【注意事项】对该品过敏者禁用，本品仅供含漱用，含漱后应吐出，不得咽下。

【不良反应】偶可引起接触性皮炎。

硼酸 boric acid[基,保(乙)]

【适应证】保护创面。

【用法和用量】3% 溶液冷湿敷用。

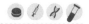

【注意事项】避免长期大面积使用,对本品过敏者禁用,过敏体质者慎用。如用药后出现有烧灼感、瘙痒、红肿等情况应停药,并将局部药物洗净。

【不良反应】偶有轻微刺激。

炉甘石洗剂 calamine lotion[基,保(甲)]

【适应证】消炎、止痛、止痒。

【用法和用量】外用,振摇均匀后涂擦患处,每日数次。

【注意事项】避免接触眼睛和其他黏膜,用药部位如有烧灼感、红肿等情况应停药,孕妇、对磺胺过敏者慎用。

【不良反应】少见。

普鲁卡因 procaine[基,保(乙)]

【适应证】镇痛。

【用法和用量】以 0.25% 溶液外用湿敷。

【注意事项】外用时无。

【不良反应】少见。

苯海拉明 diphenhydramine[基,保(甲)]

【适应证】抗过敏。

【用法和用量】局部外用,5% 乳膏。

【注意事项】本品只宜外用,避免与口唇黏膜等接触,严禁口服;本品适用于无破损皮肤表面,禁用于开放性创口。

【不良反应】偶有皮肤刺激或过敏。

曲安奈德 triamcinolone acetonide[基,保(乙)]

【适应证】抗炎。

【用法和用量】局部外用,使用霜剂或乳膏剂,每日 2~3 次。

【注意事项】禁用于感染性皮肤病如脓疱病、体癣、股癣等。对本品过敏者禁用。

【不良反应】长期使用可引起局部皮肤萎缩、毛细血管扩张、色素沉着以及继发感染。

青霉素 penicillin[基,保(甲/乙)]

【适应证】抗感染。

【用法和用量】肌内注射:80 万 ~160 万 U/ 次,每日 2 次。静脉滴注:200 万 U/ 次,每日 2 次。

【注意事项】有青霉素类药物过敏史或青霉素皮试阳性患者禁用。

【不良反应】过敏反应较常见,包括荨麻疹等各类皮疹、白细胞减少等。

<h3 style="text-align:center">头孢唑林 cefazolin[基,保(甲)]</h3>

【适应证】抗感染。

【用法和用量】静脉滴注或肌内注射:0.5~1g/次,每日2~4次。

【注意事项】对青霉素过敏或过敏体质者慎用,肝肾功能不全者慎用。

【不良反应】可发生血栓性静脉炎,有药疹、嗜酸性粒细胞增高、药物热、暂时性血清转氨酶和 ALP 升高。肾功能减退者应用高剂量时可出现脑病反应。

第七节 化学烧伤

一、定义

凡是化学物质直接作用于身体,引起局部皮肤组织损伤,并通过受损的皮肤组织导致全身病理生理改变,甚至伴有化学性中毒的病理过程,称为化学烧伤(chemical burn)。临床上最常见的为强酸、强碱的损伤,一般指强酸或强碱类物质接触皮肤黏膜后造成的腐蚀性烧伤以及进入血液后造成的全身中毒损伤。强酸、强碱损伤多因意外事故经体表接触或口服所致。

二、诊断标准

根据强酸、强碱损伤史和损伤的临床表现即可做出诊断。

(一)强酸损伤的临床表现

1. 皮肤接触者 创面较干燥,边缘界限较分明,坏死可深入皮下组织,局部灼痛。皮肤由充血发红渐转为暗褐,继而呈糜烂、溃疡、坏死,一般不起水疱,并迅速结痂。大面积烧伤时,可导致休克。

2. 眼部接触者 发生眼睑水肿、结膜炎、角膜混浊、穿孔甚至全眼炎、失明。

3. 吸入强酸烟雾 出现呛咳、流泪、胸部压迫感、咳泡沫状痰或痰中带血、喉或支气管痉挛、喉头水肿、呼吸困难、窒息。

4. 口服强酸 口、咽喉及胸骨后和腹部立即感到剧烈烧灼性疼痛,口腔、咽喉部、食管、胃黏膜充血、糜烂、溃疡。重者发生胃穿孔、窒息、休克。酸类吸收入血,可致代谢性酸中毒、昏迷、呼吸抑制。

(二)强碱损伤的临床表现

1. 皮肤接触者 局部充血、水肿、糜烂,起水疱,局部灼痛,可形成白色痂皮。可出现红斑、丘疹等皮炎样改变。皮肤烧伤可达Ⅱ度以上。

2. 眼部接触者　结膜充血、水肿，角膜溃疡、混浊、穿孔甚至失明。

3. 吸入强碱者　刺激性咳嗽、咳痰，甚至咳出溶解坏死组织碎片，喉头水肿和痉挛、窒息、呼吸困难、肺水肿，可迅速发生休克和昏迷。

4. 口服强碱者　口腔、咽部及食管剧烈灼痛，腹部绞痛，恶心，可并发消化道出血，可有血性腹泻，可致局部穿孔。强碱吸收入血后可引起代谢性碱中毒，重者昏迷、休克，迅速危及生命。

三、治疗原则和方法

（一）皮肤损伤的处理

迅速脱除污染的衣物，清洗毛发、皮肤。

1. 强酸损伤者　可先用大量清水清洗，再用 2%~4% 碳酸氢钠溶液冲洗，或用氨水、肥皂水等冲洗，然后用 0.1% 苯扎溴铵、生理盐水冲洗创面，直至冲洗干净。

2. 强碱损伤者　清水反复冲洗 1 小时以上，然后用 1% 醋酸、3% 硼酸、5% 氯化钠溶液等中和，或用 2% 醋酸湿敷皮肤损伤处。

（二）眼损伤的处理

立即大量清水冲洗眼部 10 分钟，再以生理盐水冲洗 10 分钟，滴 1% 阿托品滴眼液，可的松滴眼液和抗生素类眼用制剂。眼部剧痛者，可用 2% 丁卡因溶液滴眼。

（三）吸入性损伤的处理

可以异丙肾上腺素、麻黄碱、地塞米松及抗生素于气管内间断滴入或雾化吸入。对症治疗包括镇咳、吸氧，对呼吸困难者尽快行气管切开术、呼吸机辅助呼吸。

（四）口服损伤的处理

迅速清除、稀释、中和腐蚀剂，保护食管、胃肠黏膜；减轻炎症反应，防止瘢痕形成；止痛、抗休克等对症治疗。一般禁忌催吐和洗胃，可口服清水 1 000~1 500ml，以稀释腐蚀液的浓度，并保护消化道黏膜。

1. 口服强酸者　禁服碳酸氢钠、碳酸钠等碳酸盐类中和。避免产生大量二氧化碳致胃肠胀气、穿孔。可先口服蛋清、牛奶或豆浆 200ml 稀释强酸，继之口服氢氧化铝凝胶、2.5% 氧化镁溶液或 7.5% 氢氧化镁溶液 60ml。

2. 口服强碱者　可先口服生牛奶 200ml，之后口服食醋、1%~5% 醋酸、柠檬水，但碳酸盐（如碳酸钠、碳酸钾）中毒时须改用口服硫酸镁，以免产生过多二氧化碳导致胃肠胀气、穿孔。

四、健康教育和用药指导

引起化学烧伤的物质主要为日常生活或工作中能够接触到的化学物质。与普通烧伤的处理不同，化学物质烧伤除给予一般的处理外，还应予以中和剂进行治疗。发生化学烧伤就诊时切记向医生讲明为何种化学物质。

五、常用药物和注意事项

硼酸 boric acid[基,保(乙)]

【适应证】保护创面。

【用法和用量】3% 溶液冷湿敷用。

【注意事项】避免长期大面积使用，对本品过敏者禁用，过敏体质者慎用。如用药后出现有烧灼感、瘙痒、红肿等情况应停药，并将局部药物洗净。

【不良反应】偶有轻微刺激。

苯扎溴铵 benzalkonium bromide

【适应证】清洁创面。

【用法和用量】以 1∶1 000 的溶液清洗。

【注意事项】反复使用部分患者可有变态反应。

【不良反应】偶见过敏反应。

碳酸氢钠 sodium bicarbonate[基,保(甲)]

【适应证】稀释强酸。

【用法和用量】创面冲洗。

【注意事项】中和时间不宜过久，中和后需同时用流动水冲洗。

【不良反应】外用时少见。

可的松滴眼液 cortisone eye drops[基,保(甲)]

【适应证】抗炎、抗过敏作用。

【用法和用量】滴眼：1~2 滴 / 次，每日 3~4 次。

【注意事项】单纯性或溃疡性角膜炎患者禁用，不宜长期使用，连用不得超过 2 周。

【不良反应】长期或过量使用可致眼内压升高或青光眼、视神经损害、视野缺损以及白内障。长期使用可导致继发性眼部感染。

氢氧化铝凝胶 aluminium hydroxide gel[基,保(甲/乙)]

【适应证】缓解胃酸过多引起的胃痛、烧心、反酸。

【用法和用量】成人一次 5~8ml，一日 3 次。

【注意事项】阑尾炎或急腹症时，服用本品可使疾病加重，应禁用。

【不良反应】老年人长期服用，可致骨质疏松；肾功能不全者长期应用可能会有铝蓄积中毒，出现精神症状。

第八节 颅脑损伤

一、定义

颅脑损伤（craniocerebral injury）常见于车祸、跌坠、爆炸，及各种锐器、钝器对头部的伤害，可分为头皮损伤、颅骨损伤、颅内血肿、脑损伤、神经损伤等。按受伤后皮肤的完整性还可分为开放性损伤和闭合性损伤。

二、诊断标准

头颅外伤史+神经精神症状+神经系统阳性体征+辅助检查（X 线、CT 或 MRI）。

脑损伤后有头皮血肿、裂伤体征；可有脑脊液鼻漏、耳漏或鼻耳出血，出现意识障碍、偏瘫、癫痫、恶心、呕吐、头晕、头痛等，可并发颅内压增高与脑疝、对光反应异常、高热或低温、水与电解质紊乱、消化道出血穿孔、急性肺水肿等。硬膜外血肿主要表现为头痛、呕吐、意识障碍，但有中间清醒期和神经系统体征。硬膜下血肿和脑内血肿症状相似，以意识障碍为主如昏迷持续加重，很快发展为颅内压增高与脑疝等。

三、治疗原则和方法

1. 及时清创，预防感染。
2. 维持呼吸和循环系统功能，防止休克及纠正水、电解质紊乱。
3. 脱水治疗，防治和减轻脑水肿。
4. 降低体温，减轻继发性脑缺血性损伤。
5. 防治并发症。
6. 开放性损伤患者预防破伤风。
7. 抗休克治疗（详见创伤性休克）。
8. 手术治疗。

四、健康教育和用药指导

颅脑损伤患者为预防压疮，必须定时翻身，避免骨突出部位（如臀部、髂嵴和枕部）的皮肤持续受压缺血。头部升高体位有利于脑部静脉回流，对脑血肿的治疗有帮助。

五、常用药物和注意事项

（一）抗菌药物

头孢唑林 cefazolin[基,保(甲)]

【适应证】抗感染。

【用法和用量】静脉滴注或肌内注射：0.5~1g/ 次，每日 2~4 次。

【注意事项】对青霉素过敏或过敏体质者慎用，肝肾功能不全者慎用。

【不良反应】可发生血栓性静脉炎，有药疹、嗜酸性粒细胞增高、药物热、暂时性血清转氨酶和 ALP 升高。肾功能减退者应用高剂量时可出现脑病反应。

（二）预防破伤风

破伤风抗毒素 tetanus antitoxin[基,保(甲)]

【适应证】预防破伤风。

【用法和用量】皮下注射或肌内注射：1 500~3 000U。

【注意事项】注射者须皮试。阳性反应者可脱敏注射或改用破伤风人免疫球蛋白。

【不良反应】过敏。

破伤风人免疫球蛋白 human tetanus immunoglobulin[基,保(乙)]

【适应证】预防破伤风，尤其适用于对破伤风抗毒素过敏者。

【用法和用量】肌内注射：250IU/ 次，创面严重或创面污染严重者可加倍。

【注意事项】不得用作静脉注射。供臀部肌内注射。对人免疫球蛋白类制品有过敏者禁用。

【不良反应】注射部位红肿、疼痛。

（三）抗出血

氨基己酸 aminocaproic acid[基,保(乙)]

【适应证】抗出血。

【用法和用量】静脉滴注：初量可取 4~6g 溶于 100ml 生理盐水或 5%~10% 葡萄糖注射液中，于 15~30 分钟滴完。持续剂量为每小时 1g。

【注意事项】血尿患者慎用；有血栓形成倾向或过去有血管栓塞者禁用；肾功能不全者慎用。

【不良反应】常见不良反应为恶心、呕吐和腹泻，其次为眩晕、瘙痒、皮疹、红斑，少数人可发生惊厥及心脏或肝脏损害。

<h3 style="text-align:center">氨甲苯酸 aminomethylbenzoic acid^[基,保(甲)]</h3>

【适应证】抗出血。

【用法和用量】静脉注射或滴注：0.1~0.3g/ 次，一日不超过 0.6g。

【注意事项】有心肌梗死倾向者应慎用。

【不良反应】不良反应极少见。长期应用未见血栓形成，偶有头昏、头痛、腹部不适。

（四）降低颅内压

<h3 style="text-align:center">甘露醇 mannitol^[基,保(甲)]</h3>

【适应证】组织脱水药，渗透性利尿药。

【用法和用量】可使用甘露醇 125~250ml，2~4 次 /d。

【注意事项】需要在保证脑灌注的前提下使用甘露醇。

【不良反应】水和电解质紊乱最常见，外渗可致组织水肿、皮肤坏死，渗透性肾病。

<h3 style="text-align:center">呋塞米 furosemide^[基,保(甲)]</h3>

【适应证】利尿脱水。

【用法和用量】静脉注射：开始 20~40mg，必要时每 2 小时追加剂量，直至出现满意疗效。

【注意事项】对该药及磺胺药、噻嗪类利尿药过敏者禁用，妊娠 3 个月以内孕妇禁用。

【不良反应】水和电解质紊乱最常见。耳鸣、听力障碍多见于大剂量静脉快速注射时，多为暂时性。

（五）其他

<h3 style="text-align:center">对乙酰氨基酚 paracetamol^[基,保(乙)]</h3>

【适应证】解热镇痛。

【用法和用量】口服：300~600mg/ 次，每日 2~3 次。

【注意事项】严重肝、肾功能不全者慎用。

【不良反应】过量或长期服用可引起严重肝损伤。

<h3 style="text-align:center">胞磷胆碱 citicoline^[基,保(乙)]</h3>

【适应证】兴奋中枢神经，改善脑代谢。

【用法和用量】静脉滴注：0.25~0.5g，用 5% 或 10% 葡萄糖注射液稀释后缓慢滴注，每 5~10 日为 1 个疗程。

【注意事项】给予急性重症且为进行性头部外伤和脑手术伴有意识障碍患者用药时，须同时给予止血药，降颅内压药及施以降温等处理。

【不良反应】无明显毒性作用，偶有一过性血压下降、失眠、呕吐等。

第九节　胸部损伤和腹部损伤

一、定义

胸部损伤和腹部损伤（thoracic trauma and injures of abdomen）包括肋骨骨折、气胸、血胸、气管支气管损伤、食管和膈肌损伤、腹壁损伤甚至内脏器官损伤等，常有大出血和通气障碍，且休克发生率和病死率高，又易被其他部位的损伤掩盖。

二、诊断标准

1. 病史　有胸部或腹部外伤史。

2. 胸部创伤临床表现　有胸痛、局部压痛、皮下气肿、血肿、呼吸困难或休克表现，查体常有呼吸音低、气管移位等。

腹部损伤临床表现：单纯腹壁损伤常见局部疼痛、触痛、腹壁血肿、瘀斑等。

腹部脏器损伤多有明显腹腔出血，可有腹膜刺激表现甚至休克表现等。

3. X线、B超、CT等检查可进一步辅助诊断。

4. 胸腔穿刺或腹腔穿刺和腹腔灌洗等可进一步明确诊治。

三、治疗原则和方法

1. 维持呼吸道通畅。

2. 维持水、电解质及酸碱平衡，补充血容量，防治休克，腹部损伤时禁食水。

3. 维持循环系统功能。

4. 止痛，止血等治疗。

5. 预防和治疗继发感染。

6. 胸腹部损伤手术治疗。

7. 预防破伤风。

四、健康教育和用药指导

卧床患者应预防压疮；活动指导鼓励早期活动，促进胃肠功能恢复，防止跌倒及坠床。鼓励深呼吸，有效咳嗽，防止肺部感染。

五、常用药物和注意事项

（一）补充血容量

右旋糖酐 dextran

【适应证】补充血容量，用于失血、创伤、烧伤等各种原因所引起的休克。

【用法和用量】静脉滴注：250~500ml/次，速度 20~40ml/min，每日或隔日 1 次。

【注意事项】严重血小板减少，凝血障碍等出血患者禁用。有过敏史者慎用。

【不良反应】可有变态反应，初次使用应严密观察 10 分钟，用量过大可致出血。

羟乙基淀粉 hydroxyethyl starch[基,保(乙)]

【适应证】补充血容量。

【用法和用量】静脉滴注：500~1 000ml/次，剂量根据患者病情而定。

【注意事项】颅内出血禁用，肾衰竭患者禁用。有出血倾向和心力衰竭者慎用。

【不良反应】用量大时，可诱发急性肾衰竭，偶有变态反应。

（二）抗休克

多巴胺 dopamine[基,保(甲)]

【适应证】抗休克。

【用法和用量】静脉滴注：20mg/次，加于 5% 的葡萄糖溶液 250ml 中，开始 20 滴/min，根据血压情况调整滴速。

【注意事项】使用前应补足血容量，纠正酸中毒。

【不良反应】常见的有胸痛、呼吸困难、心律失常、全身软弱无力感。

多巴酚丁胺 dobutamine[基,保(甲)]

【适应证】抗休克。

【用法和用量】静脉滴注：10mg 加入 5% 葡萄糖注射液或生理盐水 100ml 中，滴速为 2.5~10μg/（kg·min）。

【注意事项】以往对多巴酚丁胺过敏表现的患者禁止使用。

【不良反应】最为严重的是诱发心律失常，其次为增加心率和升高血压，还有胃肠道反应、头痛等。

（三）利尿脱水，保护肾功能

呋塞米 furosemide[基,保(甲)]

【适应证】利尿脱水。

【用法和用量】静脉注射：开始 20~40mg，必要时每 2 小时追加剂量 20mg，直至出现满意疗效。

【注意事项】对该药及磺胺药、噻嗪类利尿药过敏者禁用，妊娠 3 个月以内孕妇禁用。

【不良反应】水和电解质紊乱最常见。耳鸣、听力障碍多见于大剂量静脉快速注射时，多为暂时性。

（四）抗感染治疗

头孢唑林 cefazolin[基,保(甲)]

【适应证】抗感染。

【用法和用量】静脉滴注或肌内注射：0.5~1g/ 次，每日 2~4 次。

【注意事项】对青霉素过敏或过敏体质者慎用，肝肾功能不全者慎用。

【不良反应】可发生血栓性静脉炎，有药疹、嗜酸性粒细胞增高、药物热、暂时性血清转氨酶和 ALP 升高。肾功能减退者应用高剂量时可出现脑病反应。

甲硝唑 metronidazole[基,保(甲)]

【适应证】抗感染，抗厌氧菌药物。

【用法和用量】静脉滴注：0.5g/ 次，每日 2 次。

【注意事项】孕妇在妊娠早期禁用，服药期间禁酒。

【不良反应】代谢产物可使尿液呈深红色。消化道反应最常见，包括恶心、呕吐、腹泻等。神经系统症状可有头痛、眩晕，偶有感觉异常等。

头孢他啶 ceftazidime[基,保(乙)]

【适应证】抗感染。

【用法和用量】静脉滴注：1~3g/ 次，每日 2 次。

【注意事项】对青霉素过敏或过敏体质者慎用，对头孢菌素类药物过敏者禁用。

【不良反应】有嗜酸性细胞增多、皮疹、药物热、肝酶升高及肌酐增多、血小板减少、粒细胞减少。长期用可引起二重感染。

环丙沙星 ciprofloxacin[基,保(乙)]

【适应证】抗感染。

【用法和用量】静脉滴注：0.1~0.2g/次，每日 2 次。口服：250mg/次，每日 2 次。

【注意事项】孕妇、儿童不宜使用。

【不良反应】胃肠道反应较为常见，可表现为疼痛、腹泻、恶心或呕吐，可有过敏反应和中枢神经反应。

（五）镇痛治疗

双氯芬酸 diclofenac[基,保（乙）]

【适应证】镇痛。

【用法和用量】口服：50~150mg/d，栓剂可直肠给药。

【注意事项】禁用于对非甾体抗炎药过敏患者，有活动性消化道出血或严重血液系统疾病者。

【不良反应】可引起胃肠道反应；恶心、呕吐、腹胀、腹泻；可有头晕、头痛等。

曲马多 tramadol[基,保（乙）]

【适应证】镇痛。

【用法和用量】成人口服：50mg/次，每日 3 次。肌内注射、静脉注射：50~100mg/次，每日 1 次。

【注意事项】一日量不超过 400mg，连续用药不超过 48 小时。

【不良反应】偶有神经精神症状。

哌替啶 pethidine[基,保（甲）]

【适应证】镇痛。

【用法和用量】成人口服：50~100mg/次。肌内注射 25~100mg/次，极量 150mg/次。

【注意事项】脑外伤颅内高压、哮喘、严重肝功能不全者禁用。

【不良反应】该药的耐受性和成瘾性程度介于吗啡与可待因之间，一般不应连续使用。

布洛芬 ibuprofen[基,保（乙）]

【适应证】镇痛。

【用法和用量】口服：0.2~0.4g/次，每 4~6 小时给药 1 次。成人用药最大限量 2.4g/d。

【注意事项】长期大剂量使用时可发生血液病或肾损伤。

【不良反应】常见胃肠道反应，消化道出血或消化性溃疡复发；中枢神经系统有头痛或头晕。

（六）抗出血

氨基己酸 aminocaproic acid[基,保(乙)]

【适应证】抗出血。

【用法和用量】静脉滴注：初量可取 4~6g 溶于 100ml 生理盐水或 5%~10% 葡萄糖注射液中，于 15~30 分钟滴完。持续剂量为每小时 1g。

【注意事项】血尿患者慎用；有血栓形成倾向或过去有血管栓塞者禁用；肾功能不全者慎用。

【不良反应】常见不良反应为恶心、呕吐和腹泻，其次为眩晕、瘙痒、皮疹、红斑，少数人可发生惊厥及心脏或肝脏损害。

氨甲苯酸 aminomethylbenzoic acid[基,保(甲)]

【适应证】抗出血。

【用法和用量】静脉注射或滴注：0.1~0.3g/ 次，一日不超过 0.6g。

【注意事项】有心肌梗死倾向者应慎用。

【不良反应】不良反应极少见。长期应用未见血栓形成，偶有头昏、头痛、腹部不适。

（七）预防破伤风

破伤风抗毒素 tetanus antitoxin[基,保(甲)]

【适应证】预防破伤风。

【用法和用量】皮下注射或肌内注射：1 500~3 000U。

【注意事项】注射者须皮试。阳性反应者可脱敏注射或改用破伤风免疫球蛋白。

【不良反应】过敏。

破伤风人免疫球蛋白 human tetanus immunoglobulin[基,保(乙)]

【适应证】预防破伤风，尤其适用于对破伤风抗毒素过敏者。

【用法和用量】肌内注射：250IU/ 次，创面严重或创面污染严重者可加倍。

【注意事项】不得用作静脉注射。供臀部肌内注射。对人免疫球蛋白类制品有过敏者禁用。

【不良反应】注射部位红肿、疼痛。

第十节　泌尿系统创伤

一、定义

泌尿系统创伤（injuries of urinary system）包括肾、输尿管、膀胱、尿道创伤,常合并其他脏器损伤,如胸、腹部及骨盆部创伤,须详细检查,以免漏诊。

二、诊断标准

1. 病史 外伤史,输尿管损伤最常见的原因是医源性损伤。

2. 临床表现 血尿、局部疼痛及肿块,排尿障碍,尿路梗阻,无尿和脓毒症,勃起障碍和尿失禁等,严重者可有休克表现。

3. B 超、CT、尿路造影和骨盆 X 线摄影等检查可明确诊断。

三、治疗原则和方法

1. 积极处理原发损伤。

2. 补充血容量。

3. 止痛治疗。

4. 预防和治疗继发感染。

5. 维持循环系统功能。

6. 维持水、电解质平衡,纠正酸碱平衡。

7. 加强辅助性监测,保护受损的重要脏器,防治并发症。

8. 留置导尿管,必要时手术治疗。

四、健康教育和用药指导

尿道损伤患者留置导尿管,需监测尿量。避免无尿、少尿及使用加重肾损伤的药物。尿管要妥善固定,防止牵拉或脱出造成尿道二次损伤。鼓励患者多饮水,稀释尿液,防止因尿液浓缩、尿沉渣形成结石。

五、常用药物和注意事项

(一)补充血容量

右旋糖酐 dextran

【适应证】补充血容量,用于失血、创伤、烧伤等各种原因所引起的休克。

【用法和用量】静脉滴注:250~500ml/ 次,速度 20~40ml/min,每日或隔日 1 次。

【注意事项】严重血小板减少,凝血障碍等出血患者禁用。有过敏史者慎用。

【不良反应】可有变态反应,初次使用应严密观察 10 分钟,用量过大可致出血。

羟乙基淀粉 hydroxyethyl starch[基,保(乙)]

【适应证】补充血容量。

【用法和用量】静脉滴注：500~1 000ml/次，剂量根据患者病情而定。

【注意事项】颅内出血禁用，肾衰竭患者禁用。有出血倾向和心力衰竭者慎用。

【不良反应】用量大时，可诱发急性肾衰竭，偶有变态反应。

（二）抗感染治疗

左氧氟沙星 levofloxacin[基,保(乙)]

【适应证】抗感染。

【用法和用量】口服：0.1~0.2g/次，每日 1~2 次。静脉滴注：0.2~0.4g/次，每日 2 次。

【注意事项】孕妇、哺乳期妇女、肾功能严重损害者禁用，18 岁以下患者应禁用。对喹诺酮类药物过敏者禁用。

【不良反应】严重不良反应，包括肌腱炎和肌腱断裂，周围神经病变。可致肝肾功能障碍、血小板减少等。

氨苄西林 ampicillin[基,保(甲)]

【适应证】抗感染。

【用法和用量】静脉滴注：成人 12g，分 4~6 次给药；儿童 200~400mg/kg，分 4 次给药；新生儿 100~200mg/kg，分 2 次给药。

【注意事项】有青霉素类药物过敏史或青霉素皮试阳性患者禁用。

【不良反应】可引起皮疹、药物热、寒战、面部潮红或苍白、气喘、呼吸困难、发绀、腹痛、过敏性休克等，少数患者可有白细胞减少。

（三）镇痛治疗

双氯芬酸 diclofenac[基,保(乙)]

【适应证】镇痛。

【用法和用量】口服：50~150mg/d，栓剂可直肠给药。

【注意事项】禁用于对非甾体抗炎药过敏患者，有活动性消化道出血或严重血液系统疾病者。

【不良反应】可引起胃肠道反应；恶心、呕吐、腹胀、腹泻；可有头晕、头痛等。

曲马多 tramadol[基,保(乙)]

【适应证】镇痛。

【用法和用量】成人口服：50mg/次，每日 3 次。肌内注射、静脉注射：50~100mg/次，每日 1 次。

【注意事项】一日量不超过 400mg，连续用药不超过 48 小时。

【不良反应】偶有神经精神症状。

哌替啶 pethidine[基,保(甲)]

【适应证】镇痛。

【用法和用量】成人口服：50~100mg/ 次。肌内注射 25~100mg/ 次。

【注意事项】脑外伤颅内高压、哮喘、严重肝功能不全者禁用。

【不良反应】该药的耐受性和成瘾性程度介于吗啡与可待因之间，一般不应连续使用。

萘普生 naproxen[基,保(乙)]

【适应证】镇痛。

【用法和用量】口服：首次 0.5g，以后必要时 0.25g，每 6~8 小时给药一次。

【注意事项】孕妇、哺乳期妇女禁用；哮喘、鼻息肉综合征以及对阿司匹林或其他解热镇痛药过敏者禁用；胃、十二指肠活动性溃疡患者禁用。

【不良反应】有胃肠道刺激，引起恶心、呕吐、消化不良、便秘，神经症状包括头晕、头痛、嗜睡、耳鸣等，可见视力模糊或视力障碍。

（四）止血

氨基己酸 aminocaproic acid[基,保(乙)]

【适应证】抗出血。

【用法和用量】静脉滴注：初量可取 4~6g 溶于 100ml 生理盐水或 5%~10% 葡萄糖注射液中，于 15~30 分钟滴完。持续剂量为每小时 1g。

【注意事项】血尿患者慎用；有血栓形成倾向或过去有血管栓塞者禁用；肾功能不全者慎用。

【不良反应】常见不良反应为恶心、呕吐和腹泻，其次为眩晕、瘙痒、皮疹、红斑，少数人可发生惊厥及心脏或肝脏损害。

氨甲苯酸 aminomethylbenzoic acid[基,保(甲)]

【适应证】抗出血。

【用法和用量】静脉注射或滴注：0.1~0.3g/ 次，一日不超过 0.6g。

【注意事项】有心肌梗死倾向者应慎用。

【不良反应】不良反应极少见。长期应用未见血栓形成，偶有头昏、头痛、腹部不适。

氨甲环酸 tranexamic acid[基,保(甲)]

【适应证】抗出血。

【用法和用量】静脉滴注：0.25~0.5g/次，一日 0.75~2g，以 5%~10% 葡萄糖溶液稀释。

【注意事项】偶有药物过量所致颅内血栓形成和出血。

【不良反应】可有头痛、头晕、呕吐、胸闷等反应。

<h3 style="text-align:center">血凝酶 hemocoagulase^[基, 保(乙)]</h3>

【适应证】抗出血。

【用法和用量】静脉滴注或肌内注射：1~2kU/次，每日 1 次。

【注意事项】每日量不超过 8kU。

【不良反应】发生率低，偶见过敏反应。

第十一节　四肢创伤

一、定义

四肢创伤（limb injury）是指四肢的皮肤、皮下组织、肌肉及肌腱损伤，重者可致骨折和脱位。

二、诊断标准

1. 外伤史。

2. 骨折和脱位的临床表现包括局部疼痛、畸形、运动功能障碍。

3. X 线摄影可进一步明确诊断。

三、治疗原则和方法

1. 尽早固定伤肢，防止骨折移位。

2. 闭合性骨折，尽早手法复位或切开复位。

3. 开放性骨折应行清创术、骨折复位和固定。

4. 预防破伤风。

5. 防止感染。

6. 镇痛。

7. 抗休克治疗。

四、健康教育和用药指导

四肢损伤者，根据病情抬高患肢，观察末梢血液循环。加强皮肤护理，卧床者应注意翻身或抬臀，预防压疮、坠积性肺炎等并发症。

五、常用药物和注意事项

（一）补充血容量

右旋糖酐 dextran

【适应证】补充血容量，用于失血、创伤、烧伤等各种原因所引起的休克。

【用法和用量】静脉滴注：250~500ml/次，速度20~40ml/min，每日或隔日1次。

【注意事项】严重血小板减少，凝血障碍等出血患者禁用。有过敏史者慎用。

【不良反应】可有变态反应，初次使用应严密观察10分钟，用量过大可致出血。

羟乙基淀粉 hydroxyethyl starch[基,保(乙)]

【适应证】补充血容量。

【用法和用量】静脉滴注：500~1 000ml/次，剂量根据患者病情而定。

【注意事项】颅内出血禁用，肾衰竭患者禁用。有出血倾向和心力衰竭者慎用。

【不良反应】用量大时，可诱发急性肾衰竭，偶有变态反应。

（二）抗休克

多巴胺 dopamine[基,保(甲)]

【适应证】抗休克。

【用法和用量】静脉滴注：20mg/次，加于5%的葡萄糖溶液250ml中，开始20滴/min，根据血压情况调整滴速。

【注意事项】使用前应补足血容量，纠正酸中毒。

【不良反应】常见的有胸痛、呼吸困难、心律失常、全身软弱无力感。

多巴酚丁胺 dobutamine[基,保(甲)]

【适应证】抗休克。

【用法和用量】静脉滴注：10mg加入5%葡萄糖注射液或生理盐水100ml中，滴速为2.5~10μg/(kg·min)。

【注意事项】以往对多巴酚丁胺过敏的患者禁用。

【不良反应】最为严重的是诱发心律失常，其次为增加心率和升高血压，还有胃肠道反应、头痛等。

（三）抗感染治疗

克林霉素 clindamycin[基,保(甲)]

【适应证】抗感染。

【用法和用量】静脉滴注：0.6~1.8g/次，每日2~4次。

【注意事项】与林可霉素有交叉耐药性，对克林霉素或林可霉素有过敏史者禁用。

【不良反应】可引起胃肠道反应；恶心、呕吐、腹胀、腹泻、皮疹、白细胞减少、转氨酶升高，可引起二重感染、假膜性结肠炎，也可有呼吸困难、嘴唇肿胀、流泪等变态反应。

氨苄西林 ampicillin[基,保(甲)]

【适应证】抗感染。

【用法和用量】静脉滴注：成人12g，分4~6次给药；儿童200~400mg/kg，分4次给药；新生儿100~200mg/kg，分2次给药。

【注意事项】有青霉素类药物过敏史或青霉素皮试阳性患者禁用。

【不良反应】可引起皮疹、药物热、寒战、面部潮红或苍白、气喘、呼吸困难、发绀、腹痛、过敏性休克等，少数患者可有白细胞减少。

（四）镇痛治疗

双氯芬酸 diclofenac[基,保(乙)]

【适应证】镇痛。

【用法和用量】口服：50~150mg/d，栓剂可直肠给药。

【注意事项】禁用于对非甾体抗炎药过敏患者，有活动性消化道出血或严重血液系统疾病者。

【不良反应】可引起胃肠道反应；恶心、呕吐、腹胀、腹泻；可有头晕、头痛等。

曲马多 tramadol[基,保(乙)]

【适应证】镇痛。

【用法和用量】成人口服：50mg/次，每日3次。肌内注射、静脉注射：50~100mg/次，每日1次。

【注意事项】一日量不超过400mg，连续用药不超过48小时。

【不良反应】偶有神经精神症状。

哌替啶 pethidine[基,保(甲)]

【适应证】镇痛。

【用法和用量】成人口服：50~100mg/次。肌内注射25~100mg/次，极量150mg/次。

【注意事项】脑外伤颅内高压、哮喘、严重肝功能不全者禁用。

【不良反应】该药的耐受性和成瘾性程度介于吗啡与可待因之间，一般不应连续使用。

布洛芬 ibuprofen[基,保(乙)]

【适应证】镇痛。

【用法和用量】口服：0.2~0.4g/次，每 4~6 小时给药 1 次。成人用药最大限量 2.4g/d。

【注意事项】长期大剂量使用时可发生血液病或肾损伤。

【不良反应】常见胃肠道反应，消化道出血或消化性溃疡复发；中枢神经系统有头痛或头晕。

萘普生 naproxen[基,保(乙)]

【适应证】镇痛。

【用法和用量】口服：首次 0.5g，以后必要时 0.25g，每 6~8 小时给药一次。

【注意事项】孕妇、哺乳期妇女禁用；哮喘、鼻息肉病以及对阿司匹林或其他解热镇痛药过敏者禁用；胃、十二指肠活动性溃疡患者禁用。

【不良反应】有胃肠道刺激，引起恶心、呕吐、消化不良、便秘，神经症状包括头晕、头痛、嗜睡、耳鸣等，可见视力模糊或视力障碍。

阿司匹林 aspirin[基,保(乙)]

【适应证】镇痛。

【用法和用量】口服：首次 0.3~0.6g/次，一日 3 次，必要时每 4 小时给药一次。

【注意事项】胃、十二指肠活动性溃疡或消化道出血者禁用；血友病或血小板减少症。

【不良反应】有胃肠道症状恶心、呕吐、上腹部不适或疼痛等。

（五）预防破伤风

破伤风抗毒素 tetanus antitoxin[基,保(甲)]

【适应证】预防破伤风。

【用法和用量】皮下注射或肌内注射：1 500~3 000U。

【注意事项】注射者须皮试。阳性反应者可脱敏注射或改用破伤风免疫球蛋白。

【不良反应】过敏。

破伤风人免疫球蛋白 human tetanus immunoglobulin[基,保(乙)]

【适应证】预防破伤风，尤其适用于对破伤风抗毒素过敏者。

【用法和用量】肌内注射：250IU/次，创面严重或创面污染严重者可加倍。

【注意事项】不得用作静脉注射。供臀部肌内注射。对人免疫球蛋白类制品有过敏者禁用。

【不良反应】注射部位红肿、疼痛。

第十二节　脊柱、骨盆骨折

一、定义

脊柱、骨盆骨折（spine and pelvic fracture）多见于交通事故、高处坠落、挤压等情况，多为暴力引起脊柱或骨盆骨折，有时可伴有脊髓损伤。

二、诊断标准

1. 外伤史。
2. 临床表现　局部疼痛、畸形、运动功能障碍或神经功能障碍。临床表现可为腹股沟、会阴等部位皮下淤血。明显移位时骨盆两侧不对称。
3. X线、CT检查可进一步明确诊断。

三、治疗原则和方法

1. 卧床休息，局部制动。
2. 骨折　牵引治疗、石膏固定、手术复位或手术治疗。
3. 防止感染。
4. 镇痛。

四、健康教育和用药指导

加强皮肤护理，卧床者应注意翻身或抬臀，预防压疮、坠积性肺炎等并发症。指导轴线翻身方法，翻身时肩、腰、髋同时翻转，避免扭曲，以防继续损伤造成截瘫。

五、常用药物和注意事项

（一）抗感染治疗

克林霉素 clindamycin[基,保(甲)]

【适应证】抗感染。

【用法和用量】静脉滴注：0.6~1.8g/次，每日2~4次。

【注意事项】与林可霉素有交叉耐药性，对克林霉素或林可霉素有过敏史者禁用。

【不良反应】可引起胃肠道反应；恶心、呕吐、腹胀、腹泻、皮疹、白细胞减少、转氨酶升高，可引起二重感染、假膜性结肠炎，也可有呼吸困难、嘴唇肿胀、流泪等变态反应。

氨苄西林 ampicillin[基,保(甲)]

【适应证】抗感染。

【用法和用量】静脉滴注：成人 12g，分 4~6 次给药；儿童 200~400mg/kg，分 4 次给药；新生儿 100~200mg/kg，分 2 次给药。

【注意事项】有青霉素类药物过敏史或青霉素皮试阳性患者禁用。

【不良反应】可引起皮疹、药物热、寒战、面部潮红或苍白、气喘、呼吸困难、发绀、腹痛、过敏性休克等，少数患者可有白细胞减少。

头孢曲松 ceftriaxone[基,保(甲)]

【适应证】抗感染。

【用法和用量】静脉滴注或肌内注射：1~2g/d，每日 1 次；加入 5% 葡萄糖注射液中于 0.5~1 小时滴入，最大量不超过 4g/d。

【注意事项】有青霉素类药物过敏史者慎用，对头孢菌素类过敏者禁用，长期应用可引起二重感染。

【不良反应】可引起皮疹、药物热、静脉炎、支气管痉挛和血清病、头痛、腹泻、结肠炎、黄疸、胀气、味觉障碍和消化不良。

（二）镇痛治疗

双氯芬酸 diclofenac[基,保(乙)]

【适应证】镇痛。

【用法和用量】口服：50~150mg/d，栓剂可直肠给药。

【注意事项】禁用于对非甾体抗炎药过敏患者，有活动性消化道出血或严重血液系统疾病者。

【不良反应】可引起胃肠道反应；恶心、呕吐、腹胀、腹泻；可有头晕、头痛等。

曲马多 tramadol[基,保(乙)]

【适应证】镇痛。

【用法和用量】成人口服：50mg/ 次，每日 3 次。肌内注射、静脉注射：50~100mg/ 次，每日 1 次。

【注意事项】一日量不超过 400mg，连续用药不超过 48 小时。

【不良反应】偶有神经精神症状。

哌替啶 pethidine[基,保(甲)]

【适应证】镇痛。

【用法和用量】成人口服：50~100mg/ 次。肌内注射 25~100mg/ 次，极量 150mg/ 次。

【注意事项】脑外伤颅内高压、哮喘、严重肝功能不全者禁用。

【不良反应】该药的耐受性和成瘾性程度介于吗啡与可待因之间，一般不应连续使用。

布洛芬 ibuprofen[基,保(乙)]

【适应证】镇痛。

【用法和用量】口服：0.2~0.4g/ 次，每 4~6 小时给药 1 次。成人用药最大限量 2.4g/d。

【注意事项】长期大剂量使用时可发生血液病或肾损伤。

【不良反应】常见胃肠道反应，消化道出血或消化性溃疡复发；中枢神经系统有头痛或头晕。

萘普生 naproxen[基,保(乙)]

【适应证】镇痛。

【用法和用量】口服：首次 0.5g，以后必要时 0.25g，每 6~8 小时给药一次。

【注意事项】孕妇、哺乳期妇女禁用；哮喘、鼻息肉综合征以及对阿司匹林或其他解热镇痛药过敏者禁用；胃、十二指肠活动性溃疡患者禁用。

【不良反应】有胃肠道刺激，引起恶心、呕吐、消化不良、便秘，神经症状包括头晕、头痛、嗜睡、耳鸣等，可见视力模糊或视力障碍。

阿司匹林 aspirin[基,保(乙)]

【适应证】镇痛。

【用法和用量】口服：首次 0.3~0.6g/ 次，一日 3 次，必要时每 4 小时给药一次。

【注意事项】胃、十二指肠活动性溃疡或消化道出血者禁用；血友病或血小板减少症。

【不良反应】有胃肠道症状，如恶心、呕吐、上腹部不适或疼痛等。

对乙酰氨基酚 paracetamol[基,保(乙)]

【适应证】解热镇痛。

【用法和用量】口服：300~600mg/ 次，每日 2~3 次。肌内注射：150~250mg/ 次。

【注意事项】严重肝、肾功能不全者慎用。

【不良反应】偶见皮疹或瘙痒、荨麻疹、药物热、白细胞减少。

第十三节　创伤性休克

一、定义

创伤性休克（traumatic shock）是指创伤、失血后引起的有效循环量锐减，导致组织器官灌流不足，进而发生微循环和细胞代谢功能障碍的综合征。

二、诊断标准

1. 病史　创伤性休克患者均有较严重的外伤或出血史。

2. 临床"5P"征　皮肤苍白（pallor），冷汗（perspiration），神志淡漠（prostation），脉搏微弱（pulselessness），呼吸急促（pulmonary deficiency）。

3. 特殊监测　休克指数＝脉率/收缩压；尿量减少；血气分析。

4. 特异性血液及影像学检查。

三、治疗原则和方法

1. 积极处理原发损伤；创伤止血，清创治疗。

2. 补充血容量。

3. 利尿护肾。

4. 止痛治疗。

5. 预防和治疗继发感染。

6. 维持循环系统功能。

7. 维持水、电解质平衡，纠正酸碱平衡。

8. 加强辅助性监测，保护受损的重要脏器，防治并发症。

四、健康教育和用药指导

长期卧床患者，应加强皮肤护理，卧床者应注意翻身或抬臀，预防压疮、坠积性肺炎等并发症。

五、常用药物和注意事项

（一）补充血容量

右旋糖酐 dextran

【适应证】补充血容量，用于失血、创伤、烧伤等各种原因所引起的休克。

【用法和用量】静脉滴注：250~500ml/ 次，速度 20~40ml/min，每日或隔日 1 次。

【注意事项】严重血小板减少，凝血障碍等出血患者禁用。有过敏史者慎用。

【不良反应】可有变态反应，初次使用应严密观察 10 分钟，用量过大可致出血。

羟乙基淀粉 hydroxyethyl starch[基,保(乙)]

【适应证】补充血容量。

【用法和用量】静脉滴注：500~1 000ml/ 次，剂量根据患者病情而定。

【注意事项】颅内出血禁用，肾衰竭患者禁用。有出血倾向和心力衰竭者慎用。

【不良反应】用量大时，可诱发急性肾衰竭，偶有变态反应。

琥珀酰明胶 succinylated gelatin[基,保(乙)]

【适应证】补充血容量。

【用法和用量】静脉滴注：500ml/ 次，严重急性失血时，可在 5~10 分钟输完。

【注意事项】扩容作用较右旋糖酐和羟乙基淀粉弱，过敏者禁用。

【不良反应】可出现类过敏样反应，表现为发热、皮疹、面部突然潮红等。

聚明胶肽 polygeline[基,保(乙)]

【适应证】补充血容量。

【用法和用量】静脉滴注：500~1 500ml/ 次，急救时可于 5~15 分钟输入 500ml。

【注意事项】高钙血症、使用洋地黄的患者禁用。

【不良反应】偶可出现一次性皮肤反应，恶心、呕吐，低血压等。

（二）抗休克

多巴胺 dopamine[基,保(甲)]

【适应证】抗休克。

【用法和用量】静脉滴注：20mg/ 次，加于 5% 的葡萄糖溶液 250ml 中，开始 20 滴 /min，根据血压情况调整滴速。

【注意事项】使用前应补足血容量，纠正酸中毒。

【不良反应】常见的有胸痛、呼吸困难、心律失常、全身软弱无力感。

多巴酚丁胺 dobutamine[基,保(甲)]

【适应证】抗休克。

【用法和用量】静脉滴注：10mg 加入 5% 葡萄糖注射液或生理盐水 100ml 中，滴速为 2.5~10μg/（kg·min）。

【注意事项】以往对多巴酚丁胺过敏的患者禁止使用。

【不良反应】最为严重的是诱发心律失常，其次为增加心率和升高血压，还有胃肠道反应、头痛等。

（三）利尿脱水，保护肾功能

呋塞米 furosemide[基,保(甲)]

【适应证】利尿脱水。

【用法和用量】静脉注射：开始 20~40mg，必要时每 2 小时追加剂量，直至出现满意疗效。

【注意事项】对该药及磺胺药、噻嗪类利尿药过敏者禁用，妊娠 3 个月以内孕妇禁用。

【不良反应】水和电解质紊乱最常见。耳鸣、听力障碍多见于大剂量静脉快速注射时，多为暂时性。

（四）抗感染治疗

头孢唑林 cefazolin[基,保(甲)]

【适应证】抗感染。

【用法和用量】静脉滴注或肌内注射：0.5~1g/ 次，每日 2~4 次。

【注意事项】对青霉素过敏或过敏体质者慎用，肝肾功能不全者慎用。

【不良反应】可发生血栓性静脉炎，有药疹、嗜酸性粒细胞增高、药物热、暂时性血清转氨酶、ALP 升高。肾功能减退者应用高剂量时可出现脑病反应。

青霉素 penicillin[基,保(甲/乙)]

【适应证】抗感染。

【用法和用量】肌内注射：40 万 ~160 万 U/ 次，每日 2 次。静脉滴注：400 万 U/ 次，每日 2 次，儿童酌减。

【注意事项】有青霉素类药物过敏史或青霉素皮试阳性患者禁用。

【不良反应】过敏反应较常见，包括荨麻疹等各类皮疹、白细胞减少等。

（五）镇痛治疗

双氯芬酸 diclofenac[基,保(乙)]

【适应证】镇痛。

【用法和用量】口服：50~150mg/d，栓剂可直肠给药。

【注意事项】禁用于对非甾体抗炎药过敏的患者，有活动性消化道出血或严重血液系统疾病者。

【不良反应】可引起胃肠道反应：恶心、呕吐、腹胀、腹泻；可有头晕、头痛等。

曲马多 tramadol[基,保(乙)]

【适应证】镇痛。

【用法和用量】成人口服：50mg/次，每日 3 次。肌内注射、静脉注射：50~100mg/次，每日 1 次。

【注意事项】一日量不超过 400mg，连续用药不超过 48 小时。

【不良反应】偶有神经精神症状。

哌替啶 pethidine[基,保(甲)]

【适应证】镇痛。

【用法和用量】成人口服：50~100mg/次。肌内注射 25~100mg/次。

【注意事项】脑外伤颅内高压、哮喘、严重肝功能不全者禁用。

【不良反应】该药的耐受性和成瘾性程度介于吗啡与可待因之间，一般不应连续使用。

吗啡 morphine[基,保(甲/乙)]

【适应证】镇痛。

【用法和用量】成人口服或皮下注射：5~10mg/次，每日 1~3 次。剂量可根据病情进行调整。

【注意事项】连用 3~5 日即产生耐药性，一周以上可成瘾，停用后会出现戒断综合征。

【不良反应】主要不良反应涉及中枢神经系统（抑制呼吸、抑制咳嗽、刺激呕吐中枢引起恶心及呕吐）和胃肠系统（便秘和括约肌紧张），可出现直立性低血压，尿潴留。

第十四节 急性蜂窝织炎

一、定义

急性蜂窝织炎（acute cellulitis）是指皮下、筋膜下、肌间隙或深部疏松结缔组织的急性、弥漫性、化脓性炎症。特点是任何部位的皮肤均可感染且病变不易局限，迅速扩散，与正常组织无明确界限，全身中毒症状明显。往往为溶血性链球菌所致。

二、诊断标准

1. 临床表现　急性蜂窝织炎因致病菌的种类与毒性、患者的状况、感染的原因与部位深浅不同，其临床表现也不相同，以局部皮肤红、肿、热、痛为主要表现，可伴有高热、寒战等全身症状，少数患者可出现喉头水肿、呼吸困难等严重症状。常易并发淋巴管炎及淋巴结炎，甚至可并发转移性脓肿、败血症。

2. 辅助检查　白细胞计数增加。

三、治疗原则和方法

1. 局部治疗　热敷，理疗，外敷药物。

2. 抗炎治疗　应用足量有效的抗生素，青霉素为首选药。对厌氧菌感染者，甲硝唑为首选药物。

3. 手术治疗　治疗 3~4 日后效果不明显者，应行局部穿刺，如形成脓肿，应及时切开引流。对因厌氧菌或产气菌所致的感染，均应争取早切开引流。

4. 病原学检查　抗菌药物治疗前应争取将感染部位标本送病原学检查，全身感染征象显著的患者应同时进行血培养。

四、健康教育和用药指导

经验治疗宜选药物青霉素，阿莫西林；可选药物头孢唑林等第一代头孢菌素，红霉素，克林霉素，阿莫西林 / 舒巴坦，头孢曲松。

五、常用药物和注意事项

青霉素 penicillin[基,保(甲/乙)]

【适应证】抗感染。

【用法和用量】静脉滴注：800 万 ~1 200 万 U，每日 2 次，连用 5~7 日。

【注意事项】有青霉素类药物过敏史或青霉素皮试阳性患者禁用。

【不良反应】过敏反应较常见，包括荨麻疹等各类皮疹、白细胞减少等，大剂量应用可出现反射亢进、幻觉、抽搐等，停药或减低剂量可恢复。

阿莫西林 amoxicillin[基,保(甲)]

【适应证】抗感染。

【用法和用量】口服：0.5g/ 次，每日 3 次，一日剂量不超过 4g。

【注意事项】有青霉素类药物过敏史者禁用。肾功能严重损害者需调整给药剂量。

【不良反应】可出现腹泻、恶心、呕吐等胃肠道反应及皮疹、药物热、哮喘等。

头孢唑林 cefazolin[基,保(甲)]

【适应证】抗感染。

【用法和用量】静脉滴注或肌内注射：0.5~1g/次，每日 2~4 次。

【注意事项】对青霉素过敏或过敏体质者慎用，肝肾功能不全者慎用。

【不良反应】可发生血栓性静脉炎，有药疹、嗜酸性粒细胞增高、药物热、暂时性血清转氨酶、ALP 升高。肾功能减退者应用高剂量时可出现脑病反应。

克林霉素 clindamycin[基,保(甲)]

【适应证】抗感染。

【用法和用量】静脉滴注：0.6~1.8g/次，每日 2~4 次。

【注意事项】与林可霉素有交叉耐药性，对克林霉素或林可霉素有过敏史者禁用。

【不良反应】可引起胃肠道反应：恶心、呕吐、腹胀、腹泻、皮疹、白细胞减少、转氨酶升高，可引起二重感染、假膜性结肠炎，也可有呼吸困难、嘴唇肿胀、流泪等变态反应。

阿莫西林/舒巴坦 amoxicillin/sulbactam[基,保(乙)]

【适应证】抗感染。

【用法和用量】静脉滴注：1.5~3g/次，每日 2~3 次。中重度感染一日4.5~6g，分 2~3 次给药。疗程 7~14 日。根据病情可增加剂量，但舒巴坦每日最大剂量为 4g。

【注意事项】有青霉素类药物过敏史者禁用。

【不良反应】胃肠道反应如腹泻、恶心、呕吐等。皮肤反应如斑丘疹、荨麻疹等。

头孢曲松 ceftriaxone[基,保(甲)]

【适应证】抗感染。

【用法和用量】静脉滴注或肌内注射：1~2g/d，每日 1 次；加入 5% 葡萄糖注射液中于 0.5~1 小时滴入，最大量不超过 4g/d。

【注意事项】有青霉素类药物过敏史者慎用，对头孢菌素类过敏者禁用，长期应用可引起二重感染。

【不良反应】可引起皮疹、药物热、静脉炎、支气管痉挛和血清病、头痛、腹泻、结肠炎、黄疸、胀气、味觉障碍和消化不良。

甲硝唑 metronidazole^[基, 保(甲)]

【适应证】属抗厌氧菌药物，可用于抗敏感菌感染。

【用法和用量】静脉滴注：0.5g/次，每8小时给药1次，连用5~7日。

【注意事项】妊娠早期禁用，服药期间禁酒。

【不良反应】代谢产物可使尿液呈深红色。消化道反应最常见，包括恶心、呕吐、腹泻等。神经系统症状可有头痛、眩晕，偶有感觉异常等。

硫酸镁 magnesium sulfate^[基, 保(甲)]

【适应证】消肿，消炎。

【用法和用量】50% 溶液外用热敷，一日1~2次。

【注意事项】溶液可加热至40℃左右，浸湿纱布后局部敷用，避免高温。

【不良反应】少见局部过敏反应。

第十五节　脓性颌下炎

一、定义

脓性颌下炎（Ludwig angina）为舌下间隙内弥漫性的蜂窝织炎，主要临床表现有颌下区丰满，淋巴结肿大、压痛。病情发展迅速，可短期内延及颌下间隙及颈上部。多见于下颌智齿冠周炎，下颌后牙尖周炎、牙槽脓肿等牙源性炎症的扩散。其次为颌下淋巴结炎的扩散。

二、诊断标准

1. 全身表现　发热、寒战、呼吸急促等。

2. 局部表现　颌下三角区红肿、压痛，病初表现为炎症浸润块；进入化脓期有跳痛、波动感、皮肤潮红；穿刺易抽出脓液。患侧舌下肉阜区、颌下腺导管口红肿，压迫颌下有脓性分泌物自导管口流出。

3. 辅助检查　白细胞计数增加。X线检查多能发现颌下腺导管结石。

三、治疗原则和方法

1. 局部治疗　热敷，理疗。

2. 抗炎治疗　应用足量有效的抗生素，可用青霉素、头孢菌素类等。

3. 手术治疗　切开引流。

四、健康教育和用药指导

饮食上清淡。治疗上不能只着重局部处理,而应加强全身性的综合治疗,要注意增强全身抵抗力,加强口腔卫生保健工作。

五、常用药物和注意事项

青霉素 penicillin[基,保(甲/乙)]

【适应证】抗感染。

【用法和用量】静脉滴注：800 万 ~1 200 万 U,每日 2 次,连用 5~7 日。

【注意事项】有青霉素类药物过敏史或青霉素皮试阳性患者禁用。

【不良反应】过敏反应较常见,包括荨麻疹等各类皮疹、白细胞减少等,大剂量应用可出现反射亢进、幻觉、抽搐等,停药或减低剂量可恢复。

阿莫西林 / 舒巴坦 amoxicillin/sulbactam[基,保(乙)]

【适应证】抗感染。

【用法和用量】静脉滴注：1.5~3g/ 次,每日 2~3 次。中重度感染一日 4.5~6g,分 2~3 次给药。疗程 7~14 日。根据病情可增加剂量,但舒巴坦每日最大剂量为 4g。

【注意事项】有青霉素类药物过敏史者禁用。

【不良反应】胃肠道反应如腹泻、恶心、呕吐等。皮肤反应如斑丘疹、荨麻疹等。

头孢唑林 cefazolin[基,保(甲)]

【适应证】抗感染。

【用法和用量】静脉滴注或肌内注射：0.5~1g/ 次,每日 2~4 次。

【注意事项】对青霉素过敏或过敏体质者慎用,肝肾功能不全者慎用。

【不良反应】可发生血栓性静脉炎,有药疹、嗜酸性粒细胞增高、药物热、暂时性血清转氨酶、ALP 升高。肾功能减退者应用高剂量时可出现脑病反应。

头孢曲松 ceftriaxone[基,保(甲)]

【适应证】抗感染。

【用法和用量】静脉滴注或肌内注射：1~2g/d,每日 1 次;加入 5% 葡萄糖注射液中于 0.5~1 小时滴入,最大量不超过 4g/d。

【注意事项】有青霉素类药物过敏史者慎用,对头孢菌素类过敏者禁用,长期应用可引起二重感染。

【不良反应】可引起皮疹、药物热、静脉炎、支气管痉挛和血清病、头痛、腹泻、结肠炎、黄疸、胀气、味觉障碍和消化不良。

头孢呋辛 cefuroxime[基,保(甲)]

【适应证】抗感染。

【用法和用量】成人肌内或静脉给药：每 8 小时给予 0.75~1.5g，最高剂量每日 6g。新生儿一日 0.03~0.1g/kg，分 2~3 次给药。婴儿、儿童一日 0.03~0.1g/kg，分 3~4 次给药。大多数感染的适宜剂量为一日 0.06g/kg，分 3~4 次给药，日最高剂量为 6g。

【注意事项】长期用药可致假膜性肠炎，需警惕。青霉素过敏、严重肝肾功能不全者慎用。

【不良反应】主要有静脉炎、变态反应、药物热、头痛、头晕、消化道反应。儿童可出现轻、中度听力受损。

红霉素 erythromycin[基,保(甲)]

【适应证】抗感染。

【用法和用量】静脉滴注：0.5~1.0g/ 次，一日 2~3 次。

【注意事项】易引起静脉炎，滴注速度宜缓慢。稀释成 1mg/ml 溶液滴注。与碱化尿液药物碳酸氢钠同时应用时，在泌尿系统的抗菌活性随 pH 的升高而增强。孕妇和哺乳期妇女慎用。

【不良反应】常见不良反应为胃肠道反应，如恶心、呕吐、胃痛、腹泻等；可出现皮疹、药物热、嗜酸性粒细胞增多等；大剂量红霉素使用，偶可引起耳鸣和暂时性听觉障碍。

阿奇霉素 azithromycin[基,保(乙)]

【适应证】抗感染。

【用法和用量】静脉滴注：0.5~1.0g/ 次，一日 1 次。

【注意事项】易引起静脉炎，滴注速度宜缓慢。滴注浓度不得高于 2.0mg/ml，对大环内酯类过敏者禁用。

【不良反应】胃肠道不适如恶心、呕吐、腹泻、便秘等及肝功能异常。

硫酸镁 magnesium sulfate[基,保(甲)]

【适应证】消肿，消炎。

【用法和用量】50% 溶液外用热敷，一日 1~2 次。

【注意事项】溶液可加热至 40℃左右，浸湿纱布后局部敷用，避免高温。

【不良反应】少见局部过敏反应。

头孢哌酮 / 舒巴坦 cefoperazone/sulbactam[基,保(乙)]

【适应证】抗感染。

【用法和用量】静脉滴注：成人 1~2g/ 次（头孢哌酮 0.5~1g），每日 2~4 次。舒巴坦每日最高剂量为 4g。儿童常用量 40~80mg/（kg·d），分 2~4 次滴注，舒巴坦每日不超过 80mg/kg。

【注意事项】用药期间禁酒。

【不良反应】可出现稀便或轻度腹泻、恶心、呕吐、变态反应、中性粒细胞减少、血红蛋白减少、血小板减少、低凝血酶原血症、嗜酸性粒细胞增多等。

第十六节　急性淋巴管炎与急性淋巴结炎

一、定义

急性淋巴管炎（acute lymphangitis）多数是由局部创口或溃疡感染所致，细菌经组织间隙进入淋巴管内，引起淋巴管及周围的急性炎症。急性淋巴管炎如继续扩展至局部淋巴结，或化脓性病灶经淋巴管蔓延到所属区域的淋巴结，可引起急性淋巴结炎（acute lymphadenitis）。感染部位淋巴结肿大，出现条索状红线，可伴全身不适症状。如不及时控制其发展，可形成多腔性脓肿。致病菌常为金黄色葡萄球菌和溶血性链球菌。

二、诊断标准

（一）急性淋巴管炎

1. 感染表现　全身不适、畏寒、发热、乏力、头痛和食欲缺乏。

2. 浅层淋巴管炎　在伤口近侧出现一条或多条"红线"，硬而有压痛。

3. 深层淋巴管炎　不出现红线，但患肢出现肿胀，有条形压痛区。

（二）急性淋巴结炎

1. 轻者　仅有局部淋巴结肿大和略有压痛，常能自愈。

2. 重者　局部有红、肿、热、痛，并伴有全身症状。通过及时治疗，红肿即可消退，但有时可遗留小硬结；炎症扩展至周围淋巴结，多个淋巴结可粘连成团，可发展为脓肿。

三、治疗原则和方法

1. 积极治疗原发病灶。

2. 外用药物治疗　鱼石脂软膏外敷；50% 的硫酸镁湿热敷。

3. 抗生素治疗。

4. 外科手术治疗　急性淋巴结炎已形成脓肿的，需切开引流。

四、健康教育和用药指导

本病预防的关键是注意皮肤清洁，防止皮肤损伤或及时处理皮肤伤口。治疗应同时处理引起该病的原发病。如果出现发热等全身症状，应卧床休息、多饮水、进食易消化的食物，忌辛辣刺激性食物。

五、常用药物和注意事项

硫酸镁 magnesium sulfate[基,保(甲)]

【适应证】消肿，消炎。

【用法和用量】50% 溶液外用热敷，一日 1~2 次。

【注意事项】溶液可加热至 40℃左右，浸湿纱布后局部敷用，避免高温。

【不良反应】少见局部过敏反应。

鱼石脂 ichthammol[基,保(甲)]

【适应证】消肿化瘀。

【用法和用量】外用涂擦 10% 软膏，每日 2 次。

【注意事项】与酸、碱、生物碱、碘化物、铁和铅盐配伍禁忌。

【不良反应】可引起接触性皮炎。

青霉素 penicillin[基,保(甲/乙)]

【适应证】抗感染。

【用法和用量】肌内注射：40 万 ~80 万 U，每日 2 日。严重者静脉滴注：800 万 U，每日 2 次，连用 5~7 日。

【注意事项】有青霉素类药物过敏史或青霉素皮试阳性患者禁用。

【不良反应】过敏反应较常见，包括荨麻疹等各类皮疹、白细胞减少等，大剂量应用可出现反射亢进、幻觉、抽搐等，停药或减低剂量可恢复。

阿莫西林 amoxicillin[基,保(甲)]

【适应证】抗感染。

【用法和用量】口服：0.5g/ 次，每日 3 次，一日剂量不超过 4g。

【注意事项】有青霉素类药物过敏史者禁用。肾功能严重损害者需调整给药剂量。

【不良反应】可出现腹泻、恶心、呕吐等胃肠道反应及皮疹、药物热、哮喘等。

阿莫西林 / 舒巴坦 amoxicillin/sulbactam[基,保(乙)]

【适应证】抗感染。

【用法和用量】静脉滴注：1.5~3g/次，每日2~3次。中重度感染一日4.5~6g，分2~3次给药。疗程7~14日。根据病情可增加剂量，但舒巴坦每日最大剂量为4g。

【注意事项】有青霉素类药物过敏史者禁用。

【不良反应】胃肠道反应如腹泻、恶心、呕吐等。皮肤反应如斑丘疹、荨麻疹等。

红霉素 erythromycin[基,保(甲/乙)]

【适应证】抗感染。

【用法和用量】静脉滴注：0.5~1.0g/次，一日2~3次。

【注意事项】易引起静脉炎，滴注速度宜缓慢。稀释成1mg/ml溶液滴注。与碱化尿液药物碳酸氢钠同时用时，在泌尿系统的抗菌活性随pH的升高而增强。孕妇和哺乳期妇女慎用。

【不良反应】常见不良反应为胃肠道反应如恶心、呕吐、胃痛、腹泻等；可出现皮疹、药物热、嗜酸性粒细胞增多等；大剂量红霉素使用，偶可引起耳鸣和暂时性听觉障碍。

第十七节　急性乳腺炎

一、定义

急性乳腺炎（acute mastitis）是乳腺的急性化脓性感染，多见于产后哺乳的妇女，初产妇更多见，往往发生在产后3~4周。致病菌大多为金黄色葡萄球菌，少数为链球菌。

二、诊断标准

发病时常有高热、寒战等。患者乳房体积增大，局部变硬，皮肤发红，有压痛及搏动性疼痛；患者腋窝淋巴结常肿大，并有压痛。血常规检查白细胞计数常增高。初期乳腺彩超无明显变化，后期可有脓腔形成，在患侧乳房可抽出脓液。

三、治疗原则和方法

患侧停止哺乳，同时吸乳器吸出乳汁。局部理疗、热敷。水肿明显者用25%硫酸镁湿热敷。应用抗生素，青霉素类抗生素和头孢菌素类。超声引导下穿刺引流或手术切开引流。

四、健康教育和用药指导

乳腺炎的预防较治疗为重要。哺乳期要保持两侧乳头清洁,如有乳头内缩,应将乳头轻轻挤出后清洗干净。每次哺乳后将乳汁吸净。早期经验性治疗应选用青霉素类,一旦获得病原学检测结果应根据治疗反应和检查结果调整治疗方案。

五、常用药物和注意事项

(一)外用药物选择

硫酸镁 magnesium sulfate[基,保(甲)]

【适应证】消肿,消炎。

【用法和用量】50% 溶液外用热敷,一日 1~2 次。

【注意事项】溶液可加热至 40℃左右,浸湿纱布后局部敷用,避免高温。

【不良反应】少见局部过敏反应。

莫匹罗星软膏 mupirocin ointment[基,保(乙)]

【适应证】局部外用抗生素。

【用法和用量】局部涂于患处,每日 3 次,5 日一疗程。

【注意事项】对本品或其他含聚乙二醇软膏过敏者禁用。

【不良反应】偶见局部烧灼感及瘙痒等。

(二)抗菌药物选择

青霉素 penicillin[基,保(甲/乙)]

【适应证】抗感染。

【用法和用量】静脉滴注:400 万 ~800 万 U,每日 2 次,连用 7~10 日。

【注意事项】有青霉素类药物过敏史或青霉素皮试阳性患者禁用。

【不良反应】过敏反应较常见,包括荨麻疹等各类皮疹、白细胞减少等,大剂量应用可出现反射亢进、幻觉、抽搐等,停药或减低剂量可恢复。

阿莫西林 / 舒巴坦 amoxicillin/sulbactam[基,保(乙)]

【适应证】抗感染。

【用法和用量】静脉滴注:1.5~3g/ 次,每日 2~3 次。中重度感染一日 4.5~6g,分 2~3 次给药。疗程 7~14 日。根据病情可增加剂量,但舒巴坦每日最大剂量为 4g。

【注意事项】有青霉素类药物过敏史者禁用。

【不良反应】胃肠道反应如腹泻、恶心、呕吐等。皮肤反应如斑丘疹、荨麻疹等。

头孢唑林 cefazolin[基,保(甲)]

【适应证】抗感染。

【用法和用量】静脉滴注或肌内注射：0.5~1g/ 次，每日 2~4 次。

【注意事项】对青霉素过敏或过敏体质者慎用，肝肾功能不全者慎用。

【不良反应】可发生血栓性静脉炎，有药疹、嗜酸性粒细胞增高、药物热、暂时性血清转氨酶、ALP 升高。肾功能减退者应用高剂量时可出现脑病反应。

头孢呋辛 cefuroxime[基,保(甲)]

【适应证】抗感染。

【用法和用量】成人肌内或静脉给药：每 8 小时给予 0.75~1.5g，最高剂量每日 6g；新生儿一日 0.03~0.1g/kg，分 2~3 次给药。婴儿、儿童一日 0.03~0.1g/kg，分 3~4 次给药。大多数感染的适宜剂量为一日 0.06g/kg，分 3~4 次给药，日最高剂量为 6g。

【注意事项】长期用药可致假膜性肠炎，需警惕。青霉素过敏、严重肝肾功能不全者慎用。

【不良反应】主要有静脉炎、变态反应、药物热、头痛、头晕、消化道反应。儿童可出现轻、中度听力受损。

甲硝唑 metronidazole[基,保(甲)]

【适应证】抗感染，抗厌氧菌药物。

【用法和用量】静脉滴注：0.5g/ 次，每 8 小时给药 1 次，连用 5~7 日。

【注意事项】妊娠早期禁用，服药期间禁酒。

【不良反应】代谢产物可使尿液呈深红色。消化道反应最常见，包括恶心、呕吐、腹泻等。神经系统症状可有头痛、眩晕，偶有感觉异常等。

第十八节　急 性 脓 胸

一、定义

致病菌进入胸腔造成炎性渗出，引发胸腔脓性积液，称为脓胸（empyema）。根据脓胸的病程，可分为急性脓胸（acute empyema）和慢性脓胸，一般病程在4~6 周以内为急性脓胸。致病菌以金黄色葡萄球菌和肺炎球菌最多见。青壮年发病率较高。多数脓胸可由数种细菌混合感染。

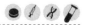

二、诊断标准

1. 胸腔炎症与积液症状　患者常有胸痛、高热、气促、咳嗽、心率加快、周身不适等症状。严重者可有发绀和休克表现。婴儿肺炎后脓胸的感染中毒症状更为明显。

2. 辅助检查　胸部X线摄影检查结果因胸膜腔积液的量和部位不同表现各异，有大片浓密阴影，患侧肺萎缩。B超能明确积液范围并作出准确定位，有助于穿刺诊治。

3. 胸腔穿刺抽得脓液即可明确诊断。并可进一步涂片镜检、细菌培养及抗菌药物敏感试验。

三、治疗原则和方法

1. 抗生素治疗　早期经验性治疗，以针对金黄色葡萄球菌为主，可选用的抗菌药物有青霉素、头孢菌素等。后期根据病原学及药敏试验选择有效足量的抗菌药物。如果由于持续渗液或包裹多腔需长期引流，抗生素需长期大量应用。如果胸腔积液早期即得到控制，抗生素还须使用10~14日以控制肺部炎症。

2. 全身治疗　高蛋白、高热量、高维生素饮食。必要时输入静脉营养、血浆、白蛋白等。

3. 脓液引流　早期施行胸腔闭式引流是脓胸治疗的关键。必要时可用穿刺即胸腔内注入抗菌药物治疗。

四、健康教育和用药指导

加强营养；加强呼吸护理，协助咳嗽及排痰，适当进行胸部物理治疗，促进肺膨胀，防止胸壁挛缩；对放置胸腔引流管患者，应教会患者观察引流的方法，以及引流管脱落等情况的应急处理。

五、常用药物和注意事项

青霉素 penicillin[基,保(甲/乙)]

【适应证】抗感染。

【用法和用量】静脉滴注：800万U，每日2次，连用5~7日。

【注意事项】有青霉素类药物过敏史或青霉素皮试阳性患者禁用。

【不良反应】过敏反应较常见，包括荨麻疹等各类皮疹、白细胞减少等，大剂量应用可出现反射亢进、幻觉、抽搐等，停药或减低剂量可恢复。

头孢唑林 cefazolin^[基,保(甲)]

【适应证】抗感染。

【用法和用量】静脉滴注或肌内注射：0.5~1g/次，每日 2~4 次。

【注意事项】对青霉素过敏或过敏体质者慎用，肝肾功能不全者慎用。

【不良反应】可发生血栓性静脉炎，有药疹、嗜酸性粒细胞增高、药物热、暂时性血清转氨酶、ALP 升高。肾功能减退者应用高剂量时可出现脑病反应。

头孢曲松 ceftriaxone^[基,保(甲)]

【适应证】抗感染。

【用法和用量】静脉滴注或肌内注射：1~2g/d，每日 1 次；加入 5% 葡萄糖注射液中于 0.5~1 小时滴入，最大量不超过 4g/d。

【注意事项】有青霉素类药物过敏史者慎用，对头孢菌素类过敏者禁用，长期应用可引起二重感染。

【不良反应】可引起皮疹、药物热、静脉炎、支气管痉挛和血清病、头痛、腹泻、结肠炎、黄疸、胀气、味觉障碍和消化不良。

头孢呋辛 cefuroxime^[基,保(甲)]

【适应证】抗感染。

【用法和用量】成人肌内或静脉给药：每 8 小时给予 0.75~1.5g，最高剂量每日 6g；新生儿一日 0.03~0.1g/kg，分 2~3 次给药。婴儿、儿童一日 0.03~0.1g/kg，分 3~4 次给药。大多数感染的适宜剂量为一日 0.06g/kg，分 3~4 次给药，日最高剂量为 6g。

【注意事项】长期用药可致假膜性肠炎，需警惕。青霉素过敏、严重肝肾功能不全者慎用。

【不良反应】主要有静脉炎、变态反应、药物热、头痛、头晕、消化道反应。儿童可出现轻、中度听力受损。

头孢哌酮 / 舒巴坦 cefoperazone/sulbactam^[基,保(乙)]

【适应证】抗感染。

【用法和用量】静脉滴注：成人 1~2g/次（头孢哌酮 0.5~1g），每日 2~4 次，舒巴坦每日最高剂量为 4g。儿童常用量 40~80mg/（kg·d），分 2~4 次滴注，舒巴坦每日不超过 80mg/kg。

【注意事项】用药期间禁酒。

【不良反应】可出现稀便或轻度腹泻、恶心、呕吐、变态反应、中性粒细胞减少、血红蛋白减少、血小板减少、低凝血酶原血症、嗜酸性粒细胞增多等。

左氧氟沙星 levofloxacin[基,保(乙)]

【适应证】抗感染。

【用法和用量】口服：0.1~0.2g/次，每日1~2次。静脉滴注：0.2~0.4g/次，每日2次。

【注意事项】孕妇、哺乳期妇女、肾功能严重损害者禁用，18岁以下患者应禁用。对喹诺酮类药物过敏者禁用。

【不良反应】严重不良反应，包括肌腱炎和肌腱断裂，周围神经病变。可致肝肾功能障碍、血小板减少等。

甲硝唑 metronidazole[基,保(甲)]

【适应证】抗感染，抗厌氧菌药物。

【用法和用量】静脉滴注：0.5g/次，每8小时给药1次，连用5~7日。

【注意事项】妊娠早期禁用，服药期间禁酒。

【不良反应】代谢产物可使尿液呈深红色。消化道反应最常见，包括恶心、呕吐、腹泻等。神经系统症状可有头痛、眩晕，偶有感觉异常等。

第十九节　急性阑尾炎

一、定义

急性阑尾炎（acute appendicitis）是因阑尾管腔狭窄、血供障碍、细菌感染等导致的阑尾炎性病变。急性阑尾炎是腹部外科的常见病，是急腹症中最常见的疾病，为全身抵抗力下降或阑尾腔的机械梗阻如粪石堵塞、管腔扭曲狭窄、细菌入侵等因素诱发而出现的急性炎症。根据其临床病理过程，可分为急性单纯性阑尾炎、急性化脓性阑尾炎、坏疽性及穿孔性阑尾炎和阑尾周围脓肿。

二、诊断标准

1. 临床表现 + 实验室检测　多数急性阑尾炎的诊断以转移性右下腹痛或右下腹痛、阑尾部位压痛和白细胞升高三者为决定性依据。白细胞总数与中性粒细胞计数均升高，并多与病变严重程度成正比。

2. 辅助检查　B超检查、CT、腹腔镜检查均有助于确诊阑尾炎。

三、治疗原则和方法

手术切除是治疗急性阑尾炎最主要的方法，部分阑尾炎非手术治疗仍然有效。急性阑尾炎的非手术治疗适用于以下几种情况：急性单纯性阑尾炎早期；患者拒绝手术治疗或客观条件不允许；患者伴有其他严重器质性疾病不能耐受手术。此时主要治疗措施为补液和选用有效的抗菌药物。如果在非手术治疗过程中病情加重，应及时转为手术治疗。

四、健康教育和用药指导

腹腔感染通常为肠杆菌科细菌、肠球菌属和拟杆菌属等厌氧菌的混合感染。在给予抗菌药物治疗之前应尽可能留取相关标本送病原学检查。早期经验性治疗应选用能覆盖革兰氏阴性肠杆菌和脆弱拟杆菌等厌氧菌的药物。一旦获得病原学检测结果应根据治疗反应和检查结果调整治疗方案。

早期阑尾炎多数经验性治疗选用"金三联"即氨苄西林、庆大霉素与甲硝唑联合应用。近年来，有联合应用三代头孢菌素与甲硝唑或替硝唑的报道，联用的优点为抗菌谱更广、抗耐药菌作用强、毒副作用小等。

五、常用药物和注意事项

（一）抗菌药物选择方案

腹腔感染的经验治疗见表9-1。

表9-1　腹腔感染的经验治疗

感染程度	可用药物
轻中度感染	1. 氨苄西林 / 舒巴坦、阿莫西林 / 克拉维酸 2. 厄他培南 3. 头孢唑林或头孢呋辛 + 甲硝唑 4. 环丙沙星或左氧氟沙星 + 甲硝唑，莫西沙星
重度感染	1. 头孢哌酮 / 舒巴坦、哌拉西林 / 他唑巴坦、替卡西林 / 克拉维酸 2. 亚胺培南 / 西司他丁、美罗培南、帕尼培南 3. 第三代或第四代头孢菌素 + 甲硝唑 4. 环丙沙星 + 甲硝唑，氨曲南 + 甲硝唑，替加环素（可用于中重度有耐药危险因素的腹腔感染）

氨苄西林 / 舒巴坦 ampicillin/sulbactam[基,保(乙)]

【适应证】抗感染。

【用法和用量】静脉滴注：1.5~3g/ 次，每 6~8 小时给药 1 次，每日最大剂量不超过 12g（舒巴坦量不超过 4g）。

【注意事项】对青霉素类抗生素过敏者禁用。

【不良反应】有注射部位疼痛、腹泻、恶心、皮疹,偶见血清转氨酶一过性增高,极个别病例发生剥脱性皮炎、过敏性休克。

阿莫西林 / 克拉维酸 amoxicillin/clavulanate[基,保(甲)]

【适应证】抗感染。

【用法和用量】口服 625mg/ 次,每 8 小时一次,疗程 7~10 日。

【注意事项】对青霉素类抗生素过敏者禁用或对克拉维酸有过敏者,传染性单核细胞增多症者禁用。

【不良反应】常见胃肠道反应如腹泻、恶心和呕吐等。皮疹,尤其易发生于传染性单核细胞增多症者。可见过敏性休克、药物热和哮喘。

头孢哌酮 / 舒巴坦 cefoperazone/sulbactam[基,保(乙)]

【适应证】抗感染。

【用法和用量】静脉滴注:成人 1~2g/ 次(头孢哌酮 0.5~1g),每日 2~4 次;舒巴坦每日最高剂量为 4g。儿童常用量 40~80mg/(kg·d),分 2~4 次滴注;舒巴坦每日不超过 80mg/kg。

【注意事项】用药期间禁酒。

【不良反应】可出现稀便或轻度腹泻、恶心、呕吐、变态反应、中性粒细胞减少、血红蛋白减少、血小板减少、低凝血酶原血症、嗜酸性粒细胞增多等。

氨曲南 aztreonam[基,保(乙)]

【适应证】抗感染。

【用法和用量】静脉滴注:2g/ 次,每 8 小时或 12 小时一次。

【注意事项】对青霉素过敏者或过敏体质者慎用,本品和头孢拉定、甲硝唑有配伍禁忌。

【不良反应】少见皮疹、紫癜、出血,可有腹泻、恶心、呕吐等。

亚胺培南 / 西司他丁 imipenem/cilastatin[基,保(乙)]

【适应证】抗感染。

【用法和用量】静脉滴注:1g/ 次,每 12 小时给药 1 次;或 0.5g/ 次,每 8 小时给药 1 次。严重感染 1g/ 次,每 8 小时给药 1 次。每日用量不超过 4g,每次滴注 2 小时。

【注意事项】有惊厥史或癫痫发作史患者禁用。不可与碱性溶液配伍。

【不良反应】少见。

美罗培南 meropenem[基,保(乙)]

【适应证】抗感染。

【用法和用量】静脉滴注：1g/ 次，每 12 小时或每 8 小时给药 1 次。严重感染时 2g/ 次，每 8 小时给药 1 次。每次滴注 2~3 小时。

【注意事项】严重肝肾功能障碍，中枢神经系统功能障碍者慎用。

【不良反应】有注射部位炎症、疼痛、皮疹及胃肠道反应。

厄他培南 ertapenem[基,保(乙)]

【适应证】抗感染。

【用法和用量】静脉注射或肌内注射给药：每日 1 次，每次 1g。

【注意事项】对本品或其他碳青霉烯类过敏者禁用。

【不良反应】最常见不良反应为腹泻、输液静脉的并发症、恶心和头痛。可出现过敏样的反应。

氨苄西林 ampicillin[基,保(甲)]

【适应证】抗感染。

【用法和用量】肌内注射：2~4g/d，分 4 次给予。静脉滴注：4~12g/d，分 2~4 次，每日最高剂量 14g。

【注意事项】在弱酸性葡萄糖溶液中分解较快，宜选用中性输液作溶媒。溶解后立即使用。青霉素过敏者禁用。

【不良反应】不良反应与青霉素相仿，以变态反应较为多见，皮疹是最常见的反应，呈荨麻疹或斑丘疹。

甲硝唑 metronidazole[基,保(甲)]

【适应证】抗感染，抗厌氧菌药物。

【用法和用量】静脉滴注：0.5g/ 次，每 6~8 小时给药 1 次，连用 5~7 日。

【注意事项】妊娠早期禁用，服药期间禁酒。

【不良反应】代谢产物可使尿液呈深红色。消化道反应最常见，包括恶心、呕吐、腹泻等。神经系统症状可有头痛、眩晕，偶有感觉异常等。

奥硝唑 ornidazole[基,保(乙)]

【适应证】作为抗厌氧菌药物抗感染。

【用法和用量】静脉滴注：起始剂量 0.5~1g，然后每 12 小时给予 0.5g，连用 3~6 日。

【注意事项】过敏者禁用；脑和脊髓发生病变的患者，癫痫及各种器官硬化症患者禁用。使用过程中如发生异常神经症状反应立即停药。

【不良反应】神经系统包括头痛及困倦、眩晕、颤抖等。消化道反应包括胃部不适、胃痛、口腔异味等。少数可出现皮疹、瘙痒等。

左氧氟沙星 levofloxacin[基,保(乙)]

【适应证】抗感染。

【用法和用量】静脉滴注：0.2~0.4g/次，每日2次。

【注意事项】孕妇、哺乳期妇女、肾功能严重损害者禁用，18岁以下患者应禁用。对喹诺酮类药物过敏者禁用。

【不良反应】严重不良反应，包括肌腱炎和肌腱断裂，周围神经病变。可致肝肾功能障碍、血小板减少等。

头孢唑林 cefazolin[基,保(甲)]

【适应证】抗感染。

【用法和用量】静脉滴注或肌内注射：0.5~1g/次，每日2~4次。

【注意事项】对青霉素过敏或过敏体质者慎用，肝肾功能不全者慎用。

【不良反应】可发生血栓性静脉炎，有药疹、嗜酸性粒细胞增高、药物热、暂时性血清转氨酶、ALP升高。肾功能减退者应用高剂量时可出现脑病反应。

头孢呋辛 cefuroxime[基,保(甲)]

【适应证】抗感染。

【用法和用量】成人肌内或静脉给药：每8小时给予0.75~1.5g，最高剂量每日6g。新生儿一日0.03~0.1g/kg，分2~3次给药。婴儿、儿童一日0.03~0.1g/kg，分3~4次给药。大多数感染的适宜剂量为一日0.06g/kg，分3~4次给药，日最高剂量为6g。

【注意事项】长期用药可致假膜性肠炎，需警惕。青霉素过敏、严重肝肾功能不全者慎用。

【不良反应】主要有静脉炎、变态反应、药物热、头痛、头晕、消化道反应。儿童可出现轻、中度听力受损。

（二）止痛药物

哌替啶 pethidine[基,保(甲)]

【适应证】各种剧痛，麻醉前给药，内脏剧烈绞痛，人工冬眠。

【用法和用量】肌内注射50mg/次，必要时用。

【注意事项】诊断不明确时应用镇痛药，可能会掩盖症状，延误病情。要根据具体情况而定，一般在已经决定手术后可以适当应用镇痛药物。脑外伤颅内高压、哮喘、严重肝功能不全者禁用。

【不良反应】该药的耐受性和成瘾性程度介于吗啡与可待因之间，一般不应连续使用。

第二十节　急性弥漫性腹膜炎

一、定义

腹膜的壁层和 / 或脏层因各种原因受到刺激或损害而发生急性炎症反应称为急性腹膜炎，是一种常见的外科急腹症。由于发病原因不同，可分为原发性腹膜炎和继发性腹膜炎两大类。根据是否合并细菌感染，可分为细菌性和非细菌性两种。按照炎症波及的范围，又分为急性弥漫性腹膜炎（acute diffuse peritonitis）和急性局限性腹膜炎两种类型。局限性腹膜炎可因炎症扩散而发展为弥漫性腹膜炎。致病菌多为肠道内正常存在的菌群，以革兰氏阴性杆菌为主，其中大肠埃希菌最常见，并常为多种细菌的混合感染。

二、诊断标准

1. 临床症状　弥漫性腹膜炎时腹痛为持续性且剧烈，深呼吸或活动时腹痛加重，疼痛多自原发病部位开始，随炎症扩散及全腹。查体可呈现腹膜炎体征。年老衰弱的患者，因反应较差，腹痛表现可不很严重。消化道症状常有恶心、呕吐。以后因感染中毒反应或继发麻痹性肠梗阻而趋于频繁。病情严重时可出现高热、大汗、血压下降等感染性休克表现。

2. 检查　白细胞计数常增高，病情严重或机体反应低下时，白细胞计数并不高，仅有中性粒细胞比例升高或毒性颗粒出现。X 线摄影检查可见肠腔普遍胀气并有多个小液平，胃肠穿孔，多数可见膈下游离气体。以下腹部表现为主的腹膜炎怀疑盆腔脏器有原发病灶时，应做肛管指诊，根据有无压痛，压痛的部位，有无局限性饱满或包块，以及宫颈的举痛来判断原发病灶的部位和有无妇科情况。

三、治疗原则和方法

1. 静脉输液　多数患者均有严重的脱水，需及时静脉补充液体，纠正水、电解质及酸碱平衡，补充热量与营养。

2. 禁食、胃肠减压。

3. 半卧位有利于脓液流向盆腔。由于盆腔腹膜吸收能力较上腹差，可减少毒素吸收。即使形成脓肿，也可经直肠或阴道后穹隆引流。

4. 镇痛、镇静治疗。

5. 应用抗菌药物　由于腹膜炎多数为多种菌混合感染，故应联合应用对需氧菌和厌氧菌有效的抗生素。得到腹腔培养的药敏结果后，再根据病情及时调整抗生素。必要时可首选头孢哌酮/舒巴坦或亚胺培南/西司他丁。

6. 手术治疗 大多数患者均需采用急诊手术治疗。手术目的是去除病灶、修补穿孔、吸去脓液，必要时引流腹腔。如病因不明确，则可行剖腹探查。

四、健康教育和用药指导

早期经验性治疗应选用能覆盖革兰氏阴性肠杆菌和脆弱拟杆菌等厌氧菌的药物。一旦获得病原学检测结果应根据治疗反应和所得结果调整治疗方案。

五、常用药物和注意事项

（一）抗菌药物

腹腔感染的经验治疗药物，见表9-1。

氨苄西林 ampicillin[基,保(甲)]

【适应证】抗感染。

【用法和用量】肌内注射：2~4g/d，分4次给予。静脉滴注：4~12g/d，分2~4次，每日最高剂量14g。

【注意事项】在弱酸性葡萄糖溶液中分解较快，宜选用中性输液作溶媒。溶解后立即使用。青霉素过敏者禁用。

【不良反应】不良反应与青霉素相仿，以变态反应较为多见，皮疹是最常见的反应，呈荨麻疹或斑丘疹。

甲硝唑 metronidazole[基,保(甲)]

【适应证】抗感染，抗厌氧菌药物。

【用法和用量】静脉滴注：0.5g/次，每6~8小时给药1次，连用5~7日。

【注意事项】妊娠早期禁用，服药期间禁酒。

【不良反应】代谢产物可使尿液呈深红色。消化道反应最常见，包括恶心、呕吐、腹泻等。神经系统症状可有头痛、眩晕，偶有感觉异常等。

奥硝唑 ornidazole[基,保(乙)]

【适应证】抗感染，抗厌氧菌药物。

【用法和用量】静脉滴注：起始剂量0.5~1g，然后每12小时给予0.5g，连用3~6日。

【注意事项】过敏者禁用；脑和脊髓发生病变的患者，癫痫及各种器官硬化症患者禁用。使用过程中如果有异常神经症状应立即停药。

【不良反应】神经系统包括头痛及困倦、眩晕、颤抖等。消化道反应包括胃部不适、胃痛、口腔异味等。少数可出现皮疹、瘙痒等。

头孢唑林 cefazolin[基,保(甲)]

【适应证】抗感染。

【用法和用量】静脉滴注或肌内注射：0.5~1g/ 次，每日 2~4 次。

【注意事项】对青霉素过敏或过敏体质者慎用，肝肾功能不全者慎用。

【不良反应】可发生血栓性静脉炎，有药疹、嗜酸性粒细胞增高、药物热、暂时性血清转氨酶、ALP 升高。肾功能减退者应用高剂量时可出现脑病反应。

头孢曲松 ceftriaxone[基,保(甲)]

【适应证】抗感染。

【用法和用量】静脉滴注或肌内注射：1~2g/d，每日 1 次；加入 5% 葡萄糖注射液中于 0.5~1 小时滴入，最大量不超过 4g/d。

【注意事项】有青霉素类药物过敏史者慎用，对头孢菌素类过敏者禁用，长期应用可引起二重感染。

【不良反应】可引起皮疹、药物热、静脉炎、支气管痉挛和血清病、头痛、腹泻、结肠炎、黄疸、胀气、味觉障碍和消化不良。

头孢呋辛 cefuroxime[基,保(甲)]

【适应证】抗感染。

【用法和用量】成人肌内或静脉给药：每 8 小时给予 0.75~1.5g，最高剂量每日 6g。新生儿一日 0.03~0.1g/kg，分 2~3 次给药。婴儿、儿童一日 0.03~0.1g/kg，分 3~4 次给药。大多数感染的适宜剂量为一日 0.06g/kg，分 3~4 次给药，日最高剂量为 6g。

【注意事项】长期用药可致假膜性肠炎，需警惕。青霉素过敏、严重肝肾功能不全者慎用。

【不良反应】主要有静脉炎、变态反应、药物热、头痛、头晕、消化道反应。儿童可出现轻、中度听力受损。

头孢哌酮 / 舒巴坦 cefoperazone/sulbactam[基,保(乙)]

【适应证】抗感染。

【用法和用量】静脉滴注：成人 1~2g/ 次（头孢哌酮 0.5~1g），每日 2~4 次。舒巴坦每日最高剂量为 4g。儿童常用量 40~80mg/（kg·d），分 2~4 次滴注，舒巴坦每日不超过 80mg/kg。

【注意事项】用药期间禁酒。

【不良反应】可出现稀便或轻度腹泻、恶心、呕吐、变态反应、中性粒细胞减少、血红蛋白减少、血小板减少、低凝血酶原血症、嗜酸性粒细胞增多等。

替加环素 tigecycline[基,保(乙)]

【适应证】抗感染。

【用法和用量】静脉给药：首剂 100mg，然后 50mg/ 次，每 12 小时给药 1 次，每次 30~60 分钟。治疗复杂性皮肤软组织感染或复杂性腹腔内感染的推荐疗程为 5~14 日。

【注意事项】长期用药可致假膜性肠炎，需警惕。青霉素过敏、严重肝肾功能不全者慎用。

【不良反应】最常见不良反应为恶心、呕吐，有注射部位炎症、疼痛、感染性休克、变态反应、注射部位水肿、注射部位静脉炎等。

左氧氟沙星 levofloxacin[基,保(乙)]

【适应证】抗感染。

【用法和用量】静脉滴注：0.2~0.4g/ 次，每日 2 次。

【注意事项】孕妇、哺乳期妇女、肾功能严重损害者禁用，18 岁以下患者应禁用。对喹诺酮类药物过敏者禁用。

【不良反应】严重不良反应，包括肌腱炎和肌腱断裂，周围神经病变。可致肝肾功能障碍、血小板减少等。

氨曲南 aztreonam[基,保(乙)]

【适应证】抗感染。

【用法和用量】静脉滴注：2g/ 次，每 8 小时或 12 小时一次。

【注意事项】对青霉素过敏者或过敏体质者慎用，本品和头孢拉定、甲硝唑有配伍禁忌。

【不良反应】少见皮疹、紫癜、出血，可有腹泻、恶心、呕吐等。

亚胺培南 / 西司他丁 imipenem/cilastatin[基,保(乙)]

【适应证】抗感染。

【用法和用量】静脉滴注：1g/ 次，每 12 小时给药 1 次；或 0.5g/ 次，每 8 小时给药 1 次。严重感染 1g/ 次，每 8 小时给药 1 次。每日用量不超过 4g，每次滴注 2 小时。

【注意事项】有惊厥史或癫痫发作史患者禁用。不可与碱性溶液配伍。

【不良反应】少见。

美罗培南 meropenem[基,保(乙)]

【适应证】抗感染。

【用法和用量】静脉滴注：1g/ 次，每 12 小时或每 8 小时给药 1 次。严重感染时 2g/ 次，每 8 小时给药 1 次。每次滴注 2~3 小时。

【注意事项】严重肝肾功能障碍者、中枢神经系统功能障碍者慎用。

【不良反应】有注射部位炎症、疼痛、皮疹及胃肠道反应。

（二）镇痛、镇静、解痉药

哌替啶 pethidine[基,保(甲)]

【适应证】镇痛。

【用法和用量】肌内注射 50mg/ 次，必要时用。

【注意事项】脑外伤颅内高压、哮喘、严重肝功能不全者禁用。

【不良反应】该药的耐受性和成瘾性程度介于吗啡与可待因之间，一般不应连续使用。

地西泮 diazepam[基,保(甲)]

【适应证】镇静。

【用法和用量】肌内注射或静脉滴注：10~20mg/ 次。

【注意事项】静脉注射在 2~3 分钟内推完。24 小时总量不超过 50mg。

【不良反应】常见不良反应为嗜睡、头昏、乏力等；大剂量可有共济失调、震颤；皮疹、白细胞减少属罕见；个别患者发生兴奋、多语、睡眠障碍甚至幻觉。

阿托品 atropine[基,保(甲)]

【适应证】解痉。

【用法和用量】肌内注射：0.5mg/ 次，必要时可重复，一般每 4 小时给药 1 次。极量 2mg/ 次。

【注意事项】青光眼及前列腺肥大者、高热者禁用。

【不良反应】常见便秘、出汗减少、口鼻咽喉干燥、视物模糊、皮肤潮红、排尿困难。

第二十一节　急性化脓性骨髓炎

一、定义

急性化脓性骨髓炎（acute suppurative osteomyelitis）是一种常见病，病因为化脓性细菌感染，它涉及骨膜、骨密质、骨松质与骨髓组织。致病菌大多为金黄色葡萄球菌，少数为链球菌。

二、诊断标准

临床表现可出现：①急骤的高热与毒血症表现；②长骨干骺端疼痛剧烈而限制主观肢体活动；③长骨干骺区有一个明显的压痛；④白细胞、红细胞沉降率、C反应蛋白等炎症指标升高。

分层穿刺有助于诊断，MRI可早期获得诊断。

三、治疗原则和方法

早期应用抗生素，经验性治疗时选择针对金黄色葡萄球菌的药物，待检出致病菌后再予以调整。抗菌治疗疗程4~6周。手术治疗包括钻孔引流或开窗减压两种。

四、健康教育和用药指导

对急性骨髓炎的预防首先应增加机体抵抗力，防止机体受到细菌侵袭。良好的个人卫生习惯，加强营养。

五、常用药物和注意事项

（一）抗菌药物

宜选药物：青霉素类，甲氧西林耐药株感染可用糖肽类或利奈唑胺。

青霉素 penicillin[基,保(甲/乙)]

【适应证】抗感染。

【用法和用量】静脉滴注：800万U，每日2次，连用5~7日。

【注意事项】有青霉素类药物过敏史或青霉素皮试阳性患者禁用。

【不良反应】过敏反应较常见，包括荨麻疹等各类皮疹、白细胞减少等，大剂量应用可出现反射亢进、幻觉、抽搐等，停药或减低剂量可恢复。

苯唑西林 oxacillin[基,保(甲)]

【适应证】抗感染。

【用法和用量】静脉滴注：2g/次，每日3~4次。

【注意事项】有青霉素类药物过敏史或青霉素皮试阳性患者禁用。

【不良反应】过敏反应较常见，包括荨麻疹等各类皮疹、白细胞减少等，大剂量应用可出现反射亢进、幻觉、抽搐等，停药或减低剂量可恢复。

头孢他啶 ceftazidime[基,保(乙)]

【适应证】抗感染。

【用法和用量】静脉滴注：1~3g/次，每日2次。

【注意事项】对青霉素过敏或过敏体质者慎用,对头孢菌素类药物过敏者禁用。

【不良反应】有嗜酸性细胞增多、皮疹、药物热、肝酶及肌酐增多、血小板减少、粒细胞减少。长期用可引起二重感染。

阿莫西林 / 舒巴坦 amoxicillin/sulbactam[基,保(乙)]

【适应证】抗感染。

【用法和用量】静脉滴注:1.5~3g/ 次,每日 2~3 次。中重度感染一日 4.5~6g,分 2~3 次给药。疗程 7~14 日。根据病情可增加剂量,但舒巴坦每日最大剂量为 4g。

【注意事项】有青霉素类药物过敏史者禁用。

【不良反应】胃肠道反应如腹泻、恶心、呕吐等。皮肤反应如斑丘疹、荨麻疹等。

头孢噻肟 cefotaxime[基,保(甲)]

【适应证】抗感染。

【用法和用量】成人 3~6g/d,分 3 次用,不超过 12g/d。儿童 100~150mg/(kg·d),新生儿 50~100mg/(kg·d),分 2~3 次用。

【注意事项】有青霉素类药物过敏史者禁用。

【不良反应】不良反应发生率低,有皮疹和药物热、静脉炎、腹泻、恶心、呕吐、食欲缺乏等。白细胞减少、嗜酸性粒细胞增多或血小板减少少见。偶有头痛、麻木、呼吸困难和面部潮红。

头孢曲松 ceftriaxone[基,保(甲)]

【适应证】抗感染。

【用法和用量】静脉滴注或肌内注射:1~2g/d,每日 1 次;加入 5% 葡萄糖注射液中于 0.5~1 小时滴入,最大量不超过 4g/d。

【注意事项】有青霉素类药物过敏史者慎用,对头孢菌素类过敏者禁用,长期应用可引起二重感染。

【不良反应】可引起皮疹、药物热、静脉炎、支气管痉挛和血清病、头痛、腹泻、结肠炎、黄疸、胀气、味觉障碍和消化不良。

头孢呋辛 cefuroxime[基,保(甲)]

【适应证】抗感染。

【用法和用量】成人肌内或静脉给药:每 8 小时给予 0.75~1.5g,最高剂量每日 6g。新生儿一日 0.03~0.1g/kg,分 2~3 次给药。婴儿、儿童一日 0.03~0.1g/kg,分 3~4 次给药。大多数感染的适宜剂量为一日 0.06g/kg,分 3~4

次给药，日最高剂量为 6g。

【注意事项】长期用药可致假膜性肠炎，需警惕。对青霉素过敏者、严重肝肾功能不全者慎用。

【不良反应】主要有静脉炎、变态反应、药物热、头痛、头晕、消化道反应。儿童可出现轻、中度听力受损。

头孢哌酮 / 舒巴坦 cefoperazone/sulbactam[基,保(乙)]

【适应证】抗感染。

【用法和用量】静脉滴注：成人 1~2g/ 次（头孢哌酮 0.5~1g），每日 2~4 次。舒巴坦每日最高剂量为 4g。儿童常用量 40~80mg/（kg·d），分 2~4 次滴注，舒巴坦每日不超过 80mg/kg。

【注意事项】用药期间禁酒。

【不良反应】可出现稀便或轻度腹泻、恶心、呕吐、变态反应、中性粒细胞减少、血红蛋白减少、血小板减少、低凝血酶原血症、嗜酸性粒细胞增多等。

头孢哌酮 cefoperazone[基,保(乙)]

【适应证】抗感染。

【用法和用量】静脉滴注：2~4g/ 次，每日 6~8g。

【注意事项】用药期间禁酒。

【不良反应】可出现稀便或轻度腹泻、恶心、呕吐、变态反应、中性粒细胞减少、血红蛋白减少、血小板减少、低凝血酶原血症、嗜酸性粒细胞增多等。

利奈唑胺 linezolid[基,保(乙)]

【适应证】抗感染。

【用法和用量】静脉滴注或口服：0.6g/ 次，每 12 小时一次。

【注意事项】对本药过敏者禁用。

【不良反应】利奈唑胺最常见的不良反应为腹泻、头痛和恶心。其他不良反应有呕吐、失眠、便秘、皮疹、头晕、发热、口腔念珠菌病、阴道念珠菌病、真菌感染、局部腹痛、消化不良、味觉改变、舌变色、瘙痒。

（二）镇痛

哌替啶 pethidine[基,保(甲)]

【适应证】镇痛。

【用法和用量】肌内注射 50~100mg/ 次，必要时用。

【注意事项】脑外伤颅内高压、哮喘、严重肝功能不全者禁用。

【不良反应】该药的耐受性和成瘾性程度介于吗啡与可待因之间，一般不应长期使用。

赖氨匹林 lysine acetylsalicylate[基,保(乙)]

【适应证】退热镇痛。

【用法和用量】肌内注射：0.9~1.8g/次，每日2次。

【注意事项】对阿司匹林过敏和消化性溃疡者禁用。

【不良反应】长期使用可抑制血小板聚集，发生出血倾向。可出现转氨酶升高、肝细胞坏死及肾脏损害。少数患者可出现皮疹、荨麻疹。16岁以下儿童使用可能发生瑞氏综合征（Reye syndrome）。

第二十二节　急性化脓性关节炎

一、定义

急性化脓性关节炎（acute suppurative arthritis）为关节内化脓性感染。多见于儿童，好发于髋膝关节。致病菌大多为金黄色葡萄球菌，其次为白色葡萄球菌。

二、诊断标准

根据全身与局部症状和体征，一般诊断不难。关节穿刺和关节液检查对诊断很有价值，抽出物做细胞培养和药敏试验。

三、治疗原则和方法

早期应用抗生素，原则同急性化脓性骨髓炎。抗菌治疗疗程2~4周。可关节腔内注射抗生素。关节腔灌洗或关节切开引流。

四、健康教育和用药指导

疾病期间，应注意休息，适量劳动，劳逸结合。保持皮肤清洁卫生。

五、常用药物和注意事项

（一）抗菌药物

宜选药物：青霉素类，甲氧西林耐药株感染可用糖肽类或利奈唑胺。

青霉素 penicillin[基,保(甲/乙)]

【适应证】抗感染。

【用法和用量】静脉滴注：800万U，每日2次，连用5~7日。

【注意事项】有青霉素类药物过敏史或青霉素皮试阳性患者禁用。

【不良反应】过敏反应较常见,包括荨麻疹等各类皮疹、白细胞减少等,大剂量应用可出现反射亢进、幻觉、抽搐等,停药或减低剂量可恢复。

苯唑西林 oxacillin[基,保(甲)]

【适应证】抗感染。

【用法和用量】静脉滴注:2g/ 次,每日 3~4 次。

【注意事项】有青霉素类药物过敏史或青霉素皮试阳性患者禁用。

【不良反应】过敏反应较常见,包括荨麻疹等各类皮疹、白细胞减少等,大剂量应用可出现反射亢进、幻觉、抽搐等,停药或减低剂量可恢复。

头孢他啶 ceftazidime[基,保(乙)]

【适应证】抗感染。

【用法和用量】静脉滴注:1~3g/ 次,每日 2 次。

【注意事项】对青霉素过敏或过敏体质者慎用,对头孢菌素类药物过敏者禁用。

【不良反应】有嗜酸性细胞增多、皮疹、药物热、肝酶及肌酐增多、血小板减少、粒细胞减少。长期用可引起二重感染。

阿莫西林 / 舒巴坦 amoxicillin/sulbactam[基,保(乙)]

【适应证】抗感染。

【用法和用量】静脉滴注:1.5~3g/ 次,每日 2~3 次。中重度感染一日 4.5~6g,分 2~3 次给药。疗程 7~14 日。根据病情可增加剂量,但舒巴坦每日最大剂量为 4g。

【注意事项】有青霉素类药物过敏史者禁用。

【不良反应】胃肠道反应如腹泻、恶心、呕吐等。皮肤反应如斑丘疹、荨麻疹等。

头孢噻肟 cefotaxime[基,保(甲)]

【适应证】抗感染。

【用法和用量】成人 3~6g/d,分 3 次用,不超过 12g/d。儿童 100~150mg/(kg·d),新生儿 50~100mg/(kg·d),分 2~3 次用。

【注意事项】有青霉素类药物过敏史者禁用。

【不良反应】不良反应发生率低,有皮疹和药物热、静脉炎、腹泻、恶心、呕吐、食欲缺乏等。白细胞减少、嗜酸性粒细胞增多或血小板减少少见。偶有头痛、麻木、呼吸困难和面部潮红。

头孢曲松 ceftriaxone[基,保(甲)]

【适应证】抗感染。

【用法和用量】静脉滴注或肌内注射：1~2g/d，每日 1 次；加入 5% 葡萄糖注射液中于 0.5~1 小时滴入，最大量不超过 4g/d。

【注意事项】有青霉素类药物过敏史者慎用，对头孢菌素类过敏者禁用，长期应用可引起二重感染。

【不良反应】可引起皮疹、药物热、静脉炎、支气管痉挛和血清病、头痛、腹泻、结肠炎、黄疸、胀气、味觉障碍和消化不良。

头孢呋辛 cefuroxime[基,保(甲)]

【适应证】抗感染。

【用法和用量】成人肌内或静脉给药：每 8 小时给予 0.75~1.5g，最高剂量每日 6g。新生儿一日 0.03~0.1g/kg，分 2~3 次给药。婴儿、儿童一日 0.03~0.1g/kg，分 3~4 次给药。大多数感染的适宜剂量为一日 0.06g/kg，分 3~4 次给药，日最高剂量为 6g。

【注意事项】长期用药可致假膜性肠炎，需警惕。青霉素过敏、严重肝肾功能不全者慎用。

【不良反应】主要有静脉炎、变态反应、药物热、头痛、头晕、消化道反应。儿童可出现轻、中度听力受损。

头孢哌酮 / 舒巴坦 cefoperazone/sulbactam[基,保(乙)]

【适应证】抗感染。

【用法和用量】静脉滴注：成人 1~2g/ 次（头孢哌酮 0.5~1g），每日 2~4 次。舒巴坦每日最高剂量为 4g。儿童常用量 40~80mg/（kg·d），分 2~4 次滴注，舒巴坦每日不超过 80mg/kg。

【注意事项】用药期间禁酒。

【不良反应】可出现稀便或轻度腹泻、恶心、呕吐、变态反应、中性粒细胞减少、血红蛋白减少、血小板减少、低凝血酶原血症、嗜酸性粒细胞增多等。

头孢哌酮 cefoperazone[基,保(乙)]

【适应证】抗感染。

【用法和用量】静脉滴注：2~4g/ 次，每日 6~8g。

【注意事项】用药期间禁酒。

【不良反应】可出现稀便或轻度腹泻、恶心、呕吐、变态反应、中性粒细胞减少、血红蛋白减少、血小板减少、低凝血酶原血症、嗜酸性粒细胞增多等。

利奈唑胺 linezolid[基,保(乙)]

【适应证】抗感染。

【用法和用量】静脉滴注或口服：0.6g/次，每 12 小时一次。

【注意事项】对本药过敏者禁用。

【不良反应】利奈唑胺最常见的不良事件为腹泻、头痛和恶心。其他不良事件有呕吐、失眠、便秘、皮疹、头晕、发热、口腔念珠菌病、阴道念珠菌病、真菌感染、局部腹痛、消化不良、味觉改变、舌变色、瘙痒。

（二）镇痛

阿司匹林 aspirin[基，保(乙)]

【适应证】镇痛。

【用法和用量】口服：首次 0.3~0.6g/次，一日 3 次，必要时每 4 小时给药一次。

【注意事项】胃、十二指肠活动性溃疡或消化道出血者禁用；血友病或血小板减少症。

【不良反应】有胃肠道症状恶心、呕吐、上腹部不适或疼痛等。

萘普生 naproxen[基，保(乙)]

【适应证】镇痛。

【用法和用量】口服：首次 0.5g，以后必要时 0.25g，每 6~8 小时给药一次。

【注意事项】孕妇、哺乳期妇女禁用；哮喘、鼻息肉综合征以及对阿司匹林或其他解热镇痛药过敏者禁用；胃、十二指肠活动性溃疡患者禁用。

【不良反应】有胃肠道刺激，引起恶心、呕吐、消化不良、便秘，神经症状包括头晕、头痛、嗜睡、耳鸣等，可见视力模糊或视力障碍。

布洛芬 ibuprofen[基，保(乙)]

【适应证】镇痛。

【用法和用量】口服：0.2~0.4g/次，每日 3~4 次。成人用药最大限量 2.4g/d。

【注意事项】长期大剂量使用时可发生血液病或肾损伤。

【不良反应】常见胃肠道反应，消化道出血或消化性溃疡复发；中枢神经系统有头痛或头晕。

双氯芬酸 diclofenac[基，保(乙)]

【适应证】镇痛。

【用法和用量】口服：50~150mg/d，肌内注射：50mg/次，一日 2~3 次。栓剂可直肠给药。

【注意事项】禁用于对非甾体抗炎药过敏患者，有活动性消化道出血或严重血液系统疾病者。

【不良反应】可引起胃肠道反应；恶心、呕吐、腹胀、腹泻；可有头晕、头痛等。

第二十三节　败　血　症

一、定义

败血症（septicemia）是指各种致病菌侵入血液循环，并在血中生长繁殖，产生毒素而发生的急性全身性感染。若侵入血流的细菌被人体防御机能所清除，无明显毒血症症状时则称为菌血症。致病菌通常指细菌，也可分为真菌、杆菌等。临床表现一般为急性起病、寒战、高热、呼吸急促、心动过速、肝脾大和精神、神志改变等。部分可有感染性休克和迁徙性病灶。绝大多数呈急性病程，病情重，预后差。

二、诊断标准

（一）临床症状

1. 原发炎症　原发炎症与其在人体的分布部位有关。原发炎症的特点是局部的红肿、发热、疼痛和功能障碍。

2. 毒血症症状　起病急骤。常有寒战、高热，发热多为张弛热或间歇热，亦可稽留热、不规则热及双峰热。发热同时伴有头痛、恶心、呕吐、腹胀、腹痛、周身不适、肌肉痛及关节痛等。

3. 皮疹　以瘀点最为多见，多分布于躯干、四肢、口腔黏膜、眼结膜等。

4. 关节症状　可出现大关节红、肿、热、痛和活动受限，甚至并发关节腔积液、积脓。

5. 感染性休克　表现为烦躁不安，脉搏细速，四肢厥冷，尿量减少，且可发生 DIC。

6. 肝脾大　一般仅轻度肿大。

（二）辅助检查

1. 血常规　白细胞总数大多显著增高，可出现核左移，幼稚型增多，出现中毒性颗粒。进行性贫血。少数机体免疫功能减退患者白细胞总数可正常或稍减低。

2. 尿　可出现蛋白尿，亦可见少许白细胞及管型。

3. 细菌培养　血培养是诊断败血症的金标准。脓液、脑脊液、胸腹水、瘀点等直接涂片检查，检出病原菌，对败血症的快速诊断有一定的参考价值。

三、治疗原则和方法

1. 一般治疗 卧床休息，加强营养，补充适量维生素。维持水、电解质及酸碱平衡。高热时可降温处理（使用赖氨匹林等），烦躁者可给予镇静剂（地西泮）等。必要时给予输血、血浆、白蛋白和人免疫球蛋白。

2. 病原治疗 应早期、足量使用抗菌药物并以杀菌剂为主；及早进行病原学检查，在给予抗菌药物治疗前应留取血液及感染相关其他标本（如导管尖头、尿液等）送培养。早期未得到培养结果时，常需经验性用药且应兼顾 G^+ 球菌及 G^- 杆菌，以后根据病原学结果及药敏试验更换合适的抗生素。疗程一般需用药至体温恢复正常后 7~10 日。复杂性感染需全身使用抗菌药物 4~6 周。

3. 局部病灶的处理 化脓性病灶应在使用适当、足量抗生素的基础上及时行穿刺或切开引流。早期移除怀疑可能感染的导管、输液管等。化脓性胸膜炎、关节脓肿等可在穿刺引流后局部注入抗菌药物。胆道及泌尿道感染有梗阻时应考虑手术治疗。

四、健康教育和用药指导

卧床静养，给予高热量和易消化的饮食。补充适量维生素，维持水、电解质平衡。加强护理，尤其是口腔的护理，以免发生真菌性口腔炎。

五、常用药物和注意事项

（一）抗菌药物选择

阿米卡星 amikacin[基,保(甲)]

【适应证】抗感染。

【用法和用量】静脉滴注：0.2g/ 次，每日 2 次。

【注意事项】肾功能减退者、脱水者、老年患者及使用强效利尿药的患者应慎用或减量，对氨基糖苷类过敏的患者禁用。

【不良反应】可出现耳毒性、肾毒性和神经毒性表现。本品可出现严重过敏反应，包括过敏性休克。

异帕米星 isepamicin[基,保(乙)]

【适应证】抗感染。

【用法和用量】肌内注射或静脉滴注：成人 400mg/d，分 1~2 次给药。可根据患者年龄、体质和症状适当调整。肾功能不全患者应根据肾功能受损程度调整给药剂量和给药间隔。

【注意事项】肾功能减退者、脱水者、老年患者及使用强效利尿药的患者应慎用或减量,对氨基糖苷类过敏的患者禁用。

【不良反应】可出现耳毒性、肾毒性和神经毒性表现。本品可出现严重过敏反应,包括过敏性休克。

青霉素 penicillin [基,保(甲/乙)]

【适应证】抗感染。

【用法和用量】静脉滴注:800 万 U,每日 2 次,连用 5~7 日。

【注意事项】有青霉素类药物过敏史或青霉素皮试阳性患者禁用。

【不良反应】过敏反应较常见,包括荨麻疹等各类皮疹、白细胞减少等,大剂量应用可出现反射亢进、幻觉、抽搐等,停药或减低剂量可恢复。

头孢他啶 ceftazidime [基,保(乙)]

【适应证】抗感染。

【用法和用量】静脉滴注:1~3g/ 次,每日 2 次。

【注意事项】对青霉素过敏或过敏体质者慎用,对头孢菌素类药物过敏者禁用。

【不良反应】有嗜酸性细胞增多、皮疹、药物热、肝酶及肌酐增多、血小板减少、粒细胞减少。长期使用可引起二重感染。

阿莫西林 / 舒巴坦 amoxicillin/sulbactam [基,保(乙)]

【适应证】抗感染。

【用法和用量】静脉滴注:1.5~3g/ 次,每日 2~3 次。中重度感染一日4.5~6g,分 2~3 次给药。疗程 7~14 日。根据病情可增加剂量,但舒巴坦每日最大剂量为 4g。

【注意事项】有青霉素类药物过敏史者禁用。

【不良反应】胃肠道反应如腹泻、恶心、呕吐等。皮肤反应如斑丘疹、荨麻疹等。

头孢曲松 ceftriaxone [基,保(甲)]

【适应证】抗感染。

【用法和用量】静脉滴注或肌内注射:1~2g/d,每日 1 次;加入 5% 葡萄糖注射液中于 0.5~1 小时滴入,最大量不超过 4g/d。

【注意事项】有青霉素类药物过敏史者慎用,对头孢菌素类过敏者禁用,长期应用可引起二重感染。

【不良反应】可引起皮疹、药物热、静脉炎、支气管痉挛和血清病、头痛、腹泻、结肠炎、黄疸、胀气、味觉障碍和消化不良。

头孢呋辛 cefuroxime[基,保(甲)]

【适应证】抗感染。

【用法和用量】成人肌内或静脉给药：每 8 小时给予 0.75~1.5g，最高剂量每日 6g。新生儿一日 0.03~0.1g/kg，分 2~3 次给药。婴儿、儿童一日 0.03~0.1g/kg，分 3~4 次给药。大多数感染的适宜剂量为一日 0.06g/kg，分 3~4 次给药，日最高剂量为 6g。

【注意事项】长期用药可致假膜性肠炎，需警惕。青霉素过敏、严重肝肾功能不全者慎用。

【不良反应】主要有静脉炎、变态反应、药物热、头痛、头晕、消化道反应。儿童可出现轻、中度听力受损。

头孢哌酮 / 舒巴坦 cefoperazone/sulbactam[基,保(乙)]

【适应证】抗感染。

【用法和用量】静脉滴注：成人 1~2g/ 次（头孢哌酮 0.5~1g），每日 2~4 次。舒巴坦每日最高剂量为 4g。儿童常用量 40~80mg/(kg·d)，分 2~4 次滴注，舒巴坦每日不超过 80mg/kg。

【注意事项】用药期间禁酒。

【不良反应】可出现稀便或轻度腹泻、恶心、呕吐、变态反应、中性粒细胞减少、血红蛋白减少、血小板减少、低凝血酶原血症、嗜酸性粒细胞增多等。

头孢噻肟 cefotaxime[基,保(甲)]

【适应证】抗感染。

【用法和用量】静脉滴注：成人 3~6g/d，分 3 次用，不超过 12g/d。儿童 100~150mg/(kg·d)，新生儿 50~100mg/(kg·d)，分 2~3 次用。

【注意事项】有青霉素类药物过敏史者禁用。

【不良反应】不良反应发生率低，有皮疹和药物热、静脉炎、腹泻、恶心、呕吐、食欲缺乏等。白细胞减少、嗜酸性粒细胞增多或血小板减少少见。偶有头痛、麻木、呼吸困难和面部潮红。

替加环素 tigecycline[基,保(乙)]

【适应证】抗感染。

【用法和用量】静脉给药：首剂 100mg，然后 50mg/ 次，每 12 小时给药 1 次，每次 30~60 分钟。治疗复杂性皮肤软组织感染或复杂性腹腔内感染的推荐疗程为 5~14 日。

【注意事项】长期用药可致假膜性肠炎，需警惕。青霉素过敏、严重肝肾功能不全者慎用。

【不良反应】最常见不良反应为恶心、呕吐，有注射部位炎症、疼痛、感染性休克、变态反应、注射部位水肿、注射部位静脉炎等。

左氧氟沙星 levofloxacin[基,保(乙)]

【适应证】抗感染。

【用法和用量】静脉滴注：0.5g/ 次，每日 1 次。

【注意事项】孕妇、哺乳期妇女、肾功能严重损害者禁用，18 岁以下患者应禁用。对喹诺酮类药物过敏者禁用。

【不良反应】严重不良反应，包括肌腱炎和肌腱断裂，周围神经病变。可致肝肾功能障碍、血小板减少等。

环丙沙星 ciprofloxacin[基,保(乙)]

【适应证】抗感染。

【用法和用量】静脉滴注：200mg/ 次，每 12 小时给药一次，滴注 1 小时。

【注意事项】孕妇、儿童不宜使用。

【不良反应】胃肠道反应较为常见，可表现为疼痛、腹泻、恶心或呕吐，可有过敏反应和中枢神经反应。

（二）退热、镇静治疗

地西泮 diazepam[基,保(甲)]

【适应证】镇静。

【用法和用量】口服：5mg/ 次。或肌内注射或静脉滴注：10~20mg/ 次。

【注意事项】静脉注射在 2~3 分钟内推完。24 小时总量不超过 50mg。孕妇、新生儿禁用或慎用。

【不良反应】常见不良反应为嗜睡、头昏、乏力等。大剂量可有共济失调、震颤；皮疹，白细胞减少属罕见；个别患者发生兴奋、多语、睡眠障碍甚至幻觉。

赖氨匹林 lysine acetylsalicylate[基,保(乙)]

【适应证】退热镇痛。

【用法和用量】肌内注射：0.9~1.8g/ 次，每日 2 次。

【注意事项】对阿司匹林过敏和消化性溃疡者禁用。

【不良反应】长期使用可抑制血小板聚集，发生出血倾向。可出现转氨酶升高、肝细胞坏死及肾脏损害。少数患者可出现皮疹、荨麻疹。16 岁以下儿童使用可能发生瑞氏综合征。

第二十四节 破 伤 风

一、定义

破伤风（tetanus）由经皮肤或黏膜侵入人体的破伤风梭菌分泌的神经毒素引起，其临床特征是肌肉痉挛，随着病情进展有可能诱发全身强制性发作，从而导致各种并发症甚至死亡，是一种特异性感染。多见于各种创伤、不洁条件下分娩的产妇及新生儿。

二、诊断标准

（一）外伤史和临床表现

破伤风的诊断主要依据外伤史及临床表现。外伤史可为药物滥用注射、外伤、动物咬伤或抓伤。典型表现为肌肉阵发性抽搐及持续性强直收缩，最初出现为咀嚼肌紧张、张口困难、苦笑面容。典型体征为颈项强直、角弓反张、呼吸困难甚至窒息。轻微的刺激如强光、风吹、声响及震动等，均可诱发抽搐。持续的呼吸肌和膈肌痉挛，可造成呼吸骤停。

（二）实验室

伤口组织的破伤风培养或聚合酶链反应（polymerase chain reaction，PCR）检测阳性，可确诊，但阴性不能排除诊断。

三、治疗原则和方法

1. 被动免疫治疗 抗破伤风梭菌治疗，中和毒素。
2. 镇静镇痛、肌松治疗 纠正自主神经功能障碍。
3. 外科清创 污染伤口和损伤组织应立即充分清创，消毒、清除坏死组织。
4. 其他 避免声光刺激，加强气道管理，必要时气管切开，早期高热量、高蛋白营养支持，维持水、电解质平衡。

四、健康教育和用药指导

患者因长时间处于抽搐痉挛状态，需要加强心理疏导。需加强基础护理，防止患者坠床、骨折或舌咬伤。

五、常用药物和注意事项

（一）被动免疫药物

破伤风抗毒素 tetanus antitoxin/TAT[基,保(甲)]

【适应证】预防和治疗破伤风。

【用法和用量】破伤风抗毒素的剂量为 50 000~200 000IU，静脉滴注或多点肌内注射，以后视病情决定剂量与间隔时间。

【注意事项】因可能引起过敏反应及血清病，不建议盲目加大剂量或持续使用。

【不良反应】过敏性休克，主要表现为胸闷、气喘、血压下降；血清病，主要表现为荨麻疹、发热、局部水肿。注射部位出现红斑、瘙痒及水肿。

破伤风人免疫球蛋白 human tetanus immunoglobulin/HTIG[基,保(乙)]

【适应证】预防和治疗破伤风。

【用法和用量】首选破伤风人免疫球蛋白，3 000~6 000IU，一次肌内注射，可多点注射。

【注意事项】使用方便，无须皮试。

【不良反应】少见。极少数人有红肿、疼痛感，无须特殊处理，可自行恢复。

（二）抗菌药物

青霉素 penicillin[基,保(甲/乙)]

【适应证】抗感染。

【用法和用量】静脉滴注：1 000 万 ~2 000 万 U/ 次，每日 2 次，儿童酌减。

【注意事项】有青霉素类药物过敏史或青霉素皮试阳性患者禁用。

【不良反应】过敏反应较常见，包括荨麻疹等各类皮疹、白细胞减少等。

头孢曲松 ceftriaxone[基,保(甲)]

【适应证】抗感染。

【用法和用量】静脉滴注或肌内注射：1~2g/d，每日 1 次；加入 5% 葡萄糖注射液中于 0.5~1 小时滴入，最大量不超过 4g/d。

【注意事项】有青霉素类药物过敏史者慎用，对头孢菌素类过敏者禁用，长期应用可引起二重感染。

【不良反应】可引起皮疹、药物热、静脉炎、支气管痉挛和血清病、头痛、腹泻、结肠炎、黄疸、胀气、味觉障碍和消化不良。

氨苄西林/舒巴坦 ampicillin/sulbactam[基,保(乙)]

【适应证】抗感染。

【用法和用量】静脉滴注：1.5~3g/次，每6~8小时给药1次，每日最大剂量不超过12g（舒巴坦量不超过4g）。

【注意事项】对青霉素类抗生素过敏者禁用。

【不良反应】有注射部位疼痛、腹泻、恶心、皮疹，偶见血清转氨酶一过性增高，极个别病例发生剥脱性皮炎、过敏性休克。

甲硝唑 metronidazole[基,保(甲)]

【适应证】抗感染，抗厌氧菌药物。

【用法和用量】静脉滴注：0.5g/次，每6小时给药1次。直肠给药：每8小时给药1次，持续7~10日。

【注意事项】妊娠早期禁用，服药期间禁酒。

【不良反应】代谢产物可使尿液呈深红色。消化道反应最常见，包括恶心、呕吐、腹泻等。神经系统症状可有头痛、眩晕，偶有感觉异常等。

奥硝唑 ornidazole[基,保(乙)]

【适应证】抗感染，抗厌氧菌药物。

【用法和用量】静脉滴注：起始剂量0.5~1g，然后每12小时给予0.5g，连用3~6日。

【注意事项】过敏者禁用；脑和脊髓发生病变的患者，癫痫及各种器官硬化症患者禁用。使用过程中如果发生异常神经症状反应立即停药。

【不良反应】神经系统包括头痛及困倦、眩晕、颤抖等。消化道反应包括胃部不适、胃痛、口腔异味等。少数可出现皮疹、瘙痒等。

（三）镇静镇痛

地西泮 diazepam[基,保(甲)]

【适应证】镇静、抗惊厥、镇痛。

【用法和用量】静脉注射地西泮10mg，如效果不佳可在5~10分钟后再次给予10mg，直至抽搐控制。

【注意事项】静脉注射在2~3分钟内推完，如静脉注射困难也可肌内注射。24小时总量不超过50mg。

【不良反应】常见不良反应为嗜睡、头昏、乏力等。大剂量可有共济失调、震颤；皮疹，白细胞减少属罕见；个别患者发生兴奋、多语、睡眠障碍甚至幻觉。

苯巴比妥 phenobarbital[基,保(甲)]

【适应证】控制痉挛。

【用法和用量】肌内注射：成人 100~200mg/ 次，必要时可 4~6 小时重复 1 次。

【注意事项】长期用药，偶见叶酸缺乏和低钙血症。

【不良反应】可见巨幼细胞贫血，关节疼痛，骨软化。长期使用可发生药物依赖，停药后易发生停药综合征。

哌替啶 pethidine[基,保(甲)]

【适应证】镇痛。

【用法和用量】肌内注射 25~100mg/ 次，一日 100~400mg。极量 150mg/ 次。

【注意事项】脑外伤颅内高压、哮喘、严重肝功能不全者禁用。

【不良反应】该药的耐受性和成瘾性程度介于吗啡与可待因之间，一般不应连续使用。

氯丙嗪 chlorpromazine[基,保(甲)]

【适应证】镇静。

【用法和用量】肌内注射或静脉滴注：25mg/ 次，一日 3 次。

【注意事项】肝肾功能不良、帕金森病、青光眼、糖尿病、甲状腺功能减退、骨髓造血功能不良者等禁用。

【不良反应】常见口干、上腹不适、可引起直立性低血压、心悸等。可引起注射部位局部红肿、疼痛、硬结。

异丙嗪 promethazine[基,保(甲)]

【适应证】镇静，降温。

【用法和用量】肌内注射或静脉滴注：25~50mg/ 次，一日 3 次。

【注意事项】早产儿、新生儿禁用。

【不良反应】常见有嗜睡；较少见的有视物模糊或色盲，头晕目眩、耳鸣、皮疹、反应迟钝、恶心、呕吐，甚至出现黄疸。

水合氯醛 chloral hydrate[基,保(乙)]

【适应证】抗惊厥。

【用法和用量】成人常用 10% 溶液 20~30ml，稀释 1~2 倍后一次肠道灌入，方可见效。最大限量一次 2g。儿童口服常规剂量 30~50mg/kg，最大限量为 500mg，每日 3 次，餐后服用，一个月以下早产儿和新生儿起始剂量为 20~40mg/kg。灌肠：常规剂量 30~50mg/kg，总量不超过 1.5g，一个月以下早产儿和新生儿起始剂量为 20~40mg/kg，极量为 1g/ 次。

【注意事项】长期服用，可产生依赖性及耐受性。个人差异较大，剂量上应注意个体化。

【不良反应】对胃黏膜有刺激，易引起恶心、呕吐。大剂量能抑制心肌收缩力，缩短心肌不应期，并抑制延髓的呼吸及血管运动中枢。对肝肾有损害作用。

第二十五节　气性坏疽

一、定义

气性坏疽（gas gangrene）是由产生气体的梭形芽孢杆菌感染引起的疾病，多继发于多种开放性创口，少数为自发性。临床上一旦发现，应立即以特殊感染病例报告医院感染管理部门。

二、诊断标准

（一）外伤史和临床表现

梭状芽孢杆菌肌坏死多有较重的外伤史，伤后局部出现不同寻常的胀痛，又无一般的红、热反应，但局部肿胀持续加重。创伤初期感染伤口有血性混浊液体，带有气泡且有恶臭味。伤口局部皮肤水肿、苍白，继而变成暗红，最后呈紫黑色，刀割时肌肉不收缩，也不出血，犹如煮熟的肉。皮下可有捻发音，局部肌肉组织广泛坏死。急剧出现脓毒症症状时，患者极度虚弱，烦躁不安并有恐惧感；脉率增快，出冷汗等感染性休克表现。可高热至40℃以上。晚期也可有黄疸出现和血压下降，严重者可发生多器官功能衰竭。

（二）检查

X线等检查在肌群间出现气体等可助诊断；伤口分泌物培养可见梭状芽孢杆菌；病理活检可见肌肉纤维大量坏死，大量芽孢杆菌存在和少量白细胞浸润。

三、治疗原则和方法

患者住单间病房并实施床旁接触隔离。尽早进行清创术，并取创口分泌物做需氧及厌氧培养。早期足量应用抗厌氧菌药物，合并需氧菌感染时联合应用抗需氧菌药物。高压氧治疗。

四、健康教育和用药指导

患者接触过的污物、敷料应单独收集或废弃或消毒。有芽孢细菌的煮沸消毒，需1小时以上。

五、常用药物和注意事项

宜选药物：青霉素。可选药物：克林霉素、甲硝唑、头孢曲松或碳青霉烯类；多西环素。

青霉素 penicillin[基,保(甲/乙)]

【适应证】抗感染。

【用法和用量】静脉滴注：1 000 万~2 000 万 U/d，分 2 次给药。

【注意事项】有青霉素类药物过敏史或青霉素皮试阳性患者禁用。

【不良反应】过敏反应较常见，包括荨麻疹等各类皮疹、白细胞减少等。

头孢曲松 ceftriaxone[基,保(甲)]

【适应证】抗感染。

【用法和用量】静脉滴注或肌内注射：1~2g/d，每日 1 次；加入 5% 葡萄糖注射液中于 0.5~1 小时滴入，最大量不超过 4g/d。

【注意事项】有青霉素类药物过敏史者慎用，对头孢菌素类过敏者禁用，长期应用可引起二重感染。

【不良反应】可引起皮疹、药物热、静脉炎、支气管痉挛和血清病、头痛、腹泻、结肠炎、黄疸、胀气、味觉障碍和消化不良。

氨苄西林 / 舒巴坦 ampicillin/sulbactam[基,保(乙)]

【适应证】抗感染。

【用法和用量】静脉滴注：1.5~3g/ 次，每 6~8 小时给药 1 次，每日最大剂量不超过 12g（舒巴坦量不超过 4g）。

【注意事项】对青霉素类抗生素过敏者禁用。

【不良反应】有注射部位疼痛、腹泻、恶心、皮疹，偶见血清转氨酶一过性增高，极个别病例发生剥脱性皮炎、过敏性休克。

头孢哌酮 / 舒巴坦 cefoperazone/sulbactam[基,保(乙)]

【适应证】抗感染。

【用法和用量】静脉滴注：成人 1~2g/ 次（头孢哌酮 0.5~1g），每日 2~4 次。舒巴坦每日最高剂量为 4g。

【注意事项】用药期间禁酒。

【不良反应】可出现稀便或轻度腹泻、恶心、呕吐、变态反应、中性粒细胞减少、血红蛋白减少、血小板减少、低凝血酶原血症、嗜酸性粒细胞增多等。

头孢哌酮 cefoperazone[基,保(乙)]

【适应证】抗感染。

【用法和用量】静脉滴注：2~4g/次，每日 6~8g。

【注意事项】用药期间禁酒。

【不良反应】可出现稀便或轻度腹泻、恶心、呕吐、变态反应、中性粒细胞减少、血红蛋白减少、血小板减少、低凝血酶原血症、嗜酸性粒细胞增多等。

头孢他啶 ceftazidime[基,保(乙)]

【适应证】抗感染。

【用法和用量】静脉滴注：2~3g/次，每日 2 次。

【注意事项】对青霉素过敏或过敏体质者慎用，对头孢菌素类药物过敏者禁用。

【不良反应】有嗜酸性细胞增多、皮疹、药物热、肝酶及肌酐增多、血小板减少、粒细胞减少。长期用可引起二重感染。

头孢噻肟 cefotaxime[基,保(甲)]

【适应证】抗感染。

【用法和用量】成人 3~6g/d，分 3 次用，不超过 12g/d。儿童 100~150mg/（kg·d），新生儿 50~100mg/（kg·d），分 2~3 次用。

【注意事项】有青霉素类药物过敏史者禁用。

【不良反应】不良反应发生率低，有皮疹和药物热、静脉炎、腹泻、恶心、呕吐、食欲缺乏等。白细胞减少、嗜酸性粒细胞增多或血小板减少少见。偶有头痛、麻木、呼吸困难和面部潮红。

克林霉素 clindamycin[基,保(甲)]

【适应证】抗感染。

【用法和用量】静脉滴注或肌内注射：0.6~1.2g/次，每日 2~4 次。肌内注射：不超过 0.6g/次。

【注意事项】与林可霉素有交叉耐药性，对克林霉素或林可霉素有过敏史者禁用。

【不良反应】可引起胃肠道反应；恶心、呕吐、腹胀、腹泻、皮疹、白细胞减少、转氨酶升高，可引起二重感染、假膜性结肠炎，也可有呼吸困难、嘴唇肿胀、流泪等变态反应。

多西环素 doxycycline[基,保(甲)]

【适应证】抗感染。

【用法和用量】用于皮肤炭疽，口服：0.3~0.5g/d，分次服用。

【注意事项】重度肝功能不足者慎用。

【不良反应】主要不良反应为胃肠道反应，如恶心、呕吐、腹泻等，偶见皮疹、食欲减退、嗜睡，餐后服药可减轻。

<h3 style="text-align:center">甲硝唑 metronidazole[基,保(甲)]</h3>

【适应证】抗感染，抗厌氧菌药物。

【用法和用量】静脉滴注：0.5g/次，每8小时给药1次，连用5~7日。

【注意事项】妊娠早期禁用，服药期间禁酒。

【不良反应】代谢产物可使尿液呈深红色。消化道反应最常见，包括恶心、呕吐、腹泻等。神经系统症状可有头痛、眩晕，偶有感觉异常等。

<h3 style="text-align:center">奥硝唑 ornidazole[基,保(乙)]</h3>

【适应证】抗感染，抗厌氧菌药物。

【用法和用量】静脉滴注：起始剂量0.5~1g，然后每12小时给予0.5g，连用3~6日。

【注意事项】过敏者禁用；脑和脊髓发生病变的患者，癫痫及各种器官硬化症患者禁用。使用过程中如果有异常神经症状应立即停药。

【不良反应】神经系统包括头痛及困倦、眩晕、颤抖等。消化道反应包括胃部不适、胃痛、口腔异味等。少数可出现皮疹、瘙痒等。

第二十六节　炭　　疽

一、定义

炭疽（anthrax）为食草类动物感染炭疽芽孢杆菌所致的疾病，有传染性。人因接触患病的动物及其产品而感染，多发生于农牧民、屠宰者、皮革工作者。属乙类传染病。

二、诊断标准

（一）流行病学

结合患者职业、工作和生活情况判断，如患者为与食草动物密切接触的农、牧民，皮毛、皮革加工工人，或在疫区旅居史。

（二）临床表现

炭疽分为皮肤炭疽、肺炭疽、肠炭疽和炭疽败血症等临床类型。

1. 皮肤炭疽　临床最常见。多发生于身体的暴露部位（手、面、颈），先为不经意的丘疹，不痛，很快形成环形水疱，中央坏死、破溃，血性渗出，5~7 日坏死区形成凹陷、黑色、似炭块的干痂。黑痂于 1~2 周后脱落而形成瘢痕。

2. 肺炭疽　急性起病，轻者有胸闷、胸痛、全身不适、发热、咳嗽、咳痰带血。重者以寒战、高热起病，支气管受压迫者可出现呼吸窘迫、气短喘鸣等。肺部可闻及散在的细小湿啰音或有胸膜炎体征。

3. 肠炭疽　可表现为急性肠炎型或急腹症型。急性肠炎型潜伏期 12~18 小时，发病时突然恶心、呕吐、腹痛、腹泻；急腹症型患者全身中毒症状严重，持续性呕吐、腹泻，排出水样便，腹胀、腹痛，常并发败血症和感染性休克。

4. 脑膜炭疽　多为继发型。起病急骤，有剧烈头痛、呕吐、昏迷、抽搐，明显脑膜刺激征，脑脊液多呈血性，少数为黄色，压力增高。病情发展迅猛，常因误诊得不到及时治疗而死亡。

（三）实验室检查

血象以白细胞增高为主，分类以中性粒细胞为主。病灶渗出物、呕吐物、分泌物、痰、粪、血及脑脊液等涂片或培养可发现病原菌。血清学检查有助于明确诊断。

三、治疗原则和方法

患者应强制住院，严格隔离；皮肤损伤禁忌挤压及手术切开；尽早使用抗菌药物。

四、健康教育和用药指导

接触畜牧和有关产品者应注意防护，包括戴口罩、手套、穿防护服。发现皮肤破损，立即碘酊消毒。长期接触有关动物和畜产品者，可预防性接种有关疫苗。

五、常用药物和注意事项

宜选药物：环丙沙星、左氧氟沙星、多西环素，疗程 60 日。可选药物：多西环素，阿莫西林，青霉素。

青霉素 penicillin[基,保(甲/乙)]

【适应证】抗感染。

【用法和用量】用于皮肤炭疽，肌内注射：160 万 ~400 万 U/d，分次肌内注射。用于肺炭疽、肠炭疽及脑膜炎炭疽或并发败血症者，静脉滴注：1 000 万 ~ 2 000 万 U/d，分次给药。

【注意事项】有青霉素类药物过敏史或青霉素皮试阳性患者禁用。

【不良反应】过敏反应较常见，包括荨麻疹等各类皮疹、白细胞减少等。

多西环素 doxycycline[基,保(甲)]

【适应证】抗感染。

【用法和用量】用于皮肤炭疽，口服：0.3~0.5g/d，分次服用。

【注意事项】重度肝功能不足者慎用。

【不良反应】主要不良反应为胃肠道反应，如恶心、呕吐、腹泻等，偶见皮疹、食欲减退、嗜睡，餐后服药可减轻。

阿莫西林 / 舒巴坦 amoxicillin/sulbactam[基,保(乙)]

【适应证】抗感染。

【用法和用量】静脉滴注：1.5~3g/ 次，每日 2~3 次。中重度感染一日 4.5~6g，分 2~3 次给药。疗程 7~14 日。根据病情可增加剂量，但舒巴坦每日最大剂量为 4g。

【注意事项】有青霉素类药物过敏史者禁用。

【不良反应】胃肠道反应如腹泻、恶心、呕吐等。皮肤反应如斑丘疹、荨麻疹等。

异帕米星 isepamicin[基,保(乙)]

【适应证】抗感染。

【用法和用量】肌内注射或静脉滴注：400mg/d，分 1~2 次，按年龄、体质和症状适当调整静脉滴注速度。

【注意事项】对氨基糖苷类过敏者禁用。应监测血药浓度，尤其新生儿、老年人和肾功能不全的患者应慎用。

【不良反应】有耳毒性、肾毒性，神经肌肉阻滞引起呼吸困难等。

左氧氟沙星 levofloxacin[基,保(甲)]

【适应证】抗感染。

【用法和用量】静脉滴注：0.2~0.4g/ 次，每日 2 次。

【注意事项】孕妇、哺乳期妇女、肾功能严重损害者禁用，18 岁以下患者应禁用。对喹诺酮类药物过敏者禁用。

【不良反应】严重不良反应，包括肌腱炎和肌腱断裂，周围神经病变。可致肝肾功能障碍、血小板减少等。

环丙沙星 ciprofloxacin[基,保(乙)]

【适应证】抗感染。

【用法和用量】静脉滴注：0.1~0.2g/ 次，每日 2 次。

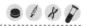

【注意事项】孕妇、儿童不宜使用。

【不良反应】胃肠道反应较为常见，可表现为疼痛、腹泻、恶心或呕吐，可有过敏反应和中枢神经反应。

红霉素 erythromycin[基,保(甲)]

【适应证】抗感染。

【用法和用量】用于单纯皮肤炭疽，口服：1~2g/d，分 2~3 次服用。

【注意事项】易引起静脉炎，滴注速度宜缓慢。稀释成 1mg/ml 溶液滴注。与碱化尿液药物碳酸氢钠同时用时，在泌尿系统的抗菌活性随 pH 的升高而增强。孕妇和哺乳期妇女慎用。

【不良反应】常见不良反应为胃肠道反应如恶心、呕吐、胃痛、腹泻等；可出现皮疹、药物热、嗜酸性粒细胞增多等；大剂量红霉素使用，偶可引起耳鸣和暂时性听觉障碍。

氢化可的松 hydrocortisone[基,保(甲)]

【适应证】抗炎，用于皮肤恶性水肿和重症患者。

【用法和用量】静脉滴注：100~300mg/d，分次静脉滴注。

【注意事项】大剂量易引起糖尿病、消化性溃疡和类皮质醇增多症。

【不良反应】并发感染为主要的不良反应。

参 考 文 献

[1] 张志清, 樊德厚 . 急诊用药速览[M].3 版 . 北京：化学工业出版社, 2018.

[2] 沈洪, 刘中民 . 急诊与灾难医学[M].3 版 . 北京：人民卫生出版社, 2018.

[3] 吴孟超, 吴在德 . 黄家驷外科学[M].8 版 . 北京：人民卫生出版社, 2021.

[4] 中国医师协会急诊医师分会, 中国人民解放军急救医学专业委员会, 中国医师协会急诊医师分会急诊外科专业委员会 . 成人破伤风急诊预防及诊疗专家共识[J]. 临床急诊杂志, 2018, 19（12）：801-811.

[5] 国家卫生计生委办公室, 国家中医药管理局办公室, 总后卫生部药品器材局 . 关于印发《抗菌药物临床应用指导原则（2015 年版）》的通知[S].（2015-07-24）[2023-07-14]. https://www.gov.cn/xinwen/2015-08/27/content_2920799.htm.

第十章　妇产科急症

第一节　急性前庭大腺炎

一、定义

急性前庭大腺炎（acute bartholinitis）是由各种不同的病原体侵入前庭大腺而造成的急性炎症。

二、诊断标准

（一）症状和体征

1. 前庭大腺炎症多为单侧发病，少数为双侧。起病急，短时间内即可发展为急性炎症。主要的临床症状为局部炎症表现，出现会阴区局部的红、肿、热、痛。发病初期可见患者前庭大腺开口处有白色脓苔，病情进展急速可见前庭大腺处脓肿迅速增大，会阴区出现明显肿胀发红，局部因压力增高产生剧痛。

2. 患者因局部炎症会造成全身体温增高，因局部疼痛造成行走不便。脓肿成熟时前庭大腺处可见局部肿胀包块，包块可触及波动感，触之剧痛。腹股沟区淋巴结因炎症表现为不同程度的增大。

（二）实验室及影像学检查

1. 白细胞及中性粒细胞计数增高。

2. 可选择 B 超检查，主要辨别肿胀内容物及周围有无血流通过，辅助判断是否为肿物增生。

3. CT 及其他检查无明显诊断意义，主要靠症状及体征诊断此疾病。

三、治疗原则和方法

1. 止痛　疼痛明显且剧烈的患者可以应用适当的止痛药物，主要引用非甾体抗炎药，如阿司匹林、对乙酰氨基酚、布洛芬、塞来昔布等。

2. 抗感染　通常选择喹诺酮与甲硝唑联合抗感染治疗或头孢菌素与甲硝唑联合抗感染治疗。也可应用清热解毒类中药等治疗此类疾病。

3. 物理治疗　局部热疗或局部坐浴可有效促进炎症吸收。用 1:5 000 高锰酸钾液洗外阴部，每日 2~3 次。

4. 外用药物　可以应用抗生素软膏涂抹,如红霉素、金霉素或新霉素软膏等。

5. 手术治疗　尽早切开引流为最有效治疗办法,可有效缓解疼痛,排空脓液后利于炎症消退。

四、健康教育和用药指导

急性前庭大腺炎是妇科常见病,本病多发于育龄妇女。因解剖部位的特点,在性交、分娩或其他情况污染阴部时病原体易侵入而引起炎症。所以要保持会阴区清洁,干燥,避免久坐等。

急性前庭大腺炎需卧床休息,保持会阴区干燥清洁,无药敏情况下可选择经验抗菌药物静脉注射治疗。同时取脓肿区分泌物送细菌培养,药敏结果检出后应用敏感抗菌药物治疗。

五、常用药物和注意事项

头孢唑林 cefazolin[基,保(甲)]

【适应证】各类感染病变。

【用法和用量】肌内注射或静脉滴注, 0.5~1g, 每日 2~4 次。

【注意事项】头孢菌素过敏者慎用。

【不良反应】常见皮疹、红斑、恶心、呕吐等,少见有过敏性休克。

头孢曲松 ceftriaxone[基,保(乙)]

【适应证】各类感染病变。

【用法和用量】1~2g, 每日 1~2 次。

【注意事项】头孢菌素过敏者慎用。

【不良反应】常见皮疹、红斑、恶心、呕吐等,少见有过敏性休克。

甲硝唑 metronidazole[基,保(甲)]

【适应证】细菌性阴道病等各类厌氧菌感染性疾病。

【用法和用量】静脉注射,一次 1~1.5g, 6~8 小时一次。

【注意事项】影响乙醇代谢,注意避免饮酒。

【不良反应】头晕、头痛过敏等,少见有过敏性休克。

环丙沙星 ciprofloxacin/cpfx[基,保(乙)]

【适应证】各类单纯及复杂性感染病变。

【用法和用量】静脉注射,一次 0.2~0.4g, 每日 2 次。

【注意事项】中枢系统疾病者避免使用。

【不良反应】胃肠反应多见，表现为腹部不适或疼痛，少有头晕、头痛、嗜睡或失眠。

氧氟沙星 ofloxacin[基,保(乙)]

【适应证】各类单纯及复杂性感染病变。

【用法和用量】静脉注射，一次 0.3g，每日 2 次。

【注意事项】对氧氟沙星及喹诺酮类过敏者禁用。

【不良反应】胃肠道反应较多，少有癫痫发作、精神异常等。

阿司匹林 aspirin[基,保(乙)]

【适应证】解热镇痛、抗风湿治疗等。

【用法和用量】口服，一次 0.3~0.6g，每日 3~4 次。

【注意事项】长期大量服药可能出现胃出血、胃溃疡、血尿。

【不良反应】长期大量服药者可能出现胃肠道反应，甚至发生肾损伤。

对乙酰氨基酚 acetaminophen[基,保(乙)]

【适应证】主要为解热镇痛。

【用法和用量】口服，一次 0.5g，24 小时内用药不超过 4 次。

【注意事项】肝肾功能不全及酒精应用者慎用。

【不良反应】偶见皮疹，可能发生肾功能异常。

布洛芬 ibuprofen[基,保(乙)]

【适应证】缓解轻中度疼痛，可用于感冒引起的发热。

【用法和用量】口服，一次 0.3g，每日 2 次。

【注意事项】可能引发胃肠不适，支气管哮喘者慎用。

【不良反应】偶尔有恶心、呕吐等胃肠道反应。

塞来昔布 celecoxib[基,保(乙)]

【适应证】用于治疗急性疼痛及骨关节炎疼痛等。

【用法和用量】口服，一次 200~400mg，每日 2 次。

【注意事项】严重心血管事件血栓患者风险较高。

【不良反应】心血管事件、胃肠道出血等。

第二节　急性盆腔炎

一、定义

急性盆腔炎（acute pelvic inflammatory disease，APID）是指女性上生殖道

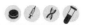

感染的一类疾病，其中主要分为急性盆腔腹膜炎、急性子宫内膜炎、急性输卵管卵巢炎、急性子宫输卵管炎等。可以是局部发病，也可能为联合发病，其中以急性输卵管炎及急性卵巢炎最为常见。

二、诊断标准

（一）症状和体征

1. 急性盆腔炎患者可因患者炎症的轻重不同而有不同的临床表现。但炎症较轻同时范围较小时临床表现较为轻微。当患者炎症较重或炎症范围较大时常见的症状为持续性下腹痛或阴道分泌物增多。病情严重可发生高热、恶心、呕吐等。

2. 患者体征表现较轻者仅为宫颈及附件区压痛。较严重者可有体温升高、心率加快、腹膜刺激征等感染体征，小部分患者因与泌尿系统、消化系统伴发感染出现相关体征。妇科检查可见：阴道异味及异常分泌物、子宫黏膜充血水肿、宫区压痛等。

（二）实验室及影像学检查

1. 白细胞及中性粒细胞计数增高，C 反应蛋白增高。红细胞沉降率升高。

2. 阴道分泌物涂片出现大量白细胞，可见奈瑟菌或衣原体阳性。

3. 子宫内膜活检或组织学证实。

4. 阴道超声或者磁共振检查显示输卵管增粗、积液、卵巢肿块或发现盆腔炎症疾病的征象。

三、治疗原则和方法

1. 抗生素治疗　经过恰当的抗生素积极治疗，绝大多数盆腔炎性疾病可彻底治愈。治疗原则为经验性、广谱、及时和个体化。急性盆腔炎推荐急诊静脉给药方案。

2. 手术治疗　主要用于抗生素控制不满意的输卵管卵巢脓肿或盆腔脓肿。

四、健康教育和用药指导

对于急性盆腔炎症的患者建议预防重于治疗。最重要的为提高公众对生殖道感染的认识及预防感染的重要性。注意性生活卫生，减少性传播疾病。及时治疗下生殖道感染。

急诊患者推荐静脉滴注治疗方案：

1. 头孢菌素方案　如头孢替坦 2g，12 小时 1 次；配合多西环素 100mg，12 小时 1 次。

2. 克林霉素与氨基糖苷类联合　克林霉素900mg，8小时1次；配合庆大霉素2mg，按体重2mg/kg，每8小时1次。

3. 青霉素与四环素类联合　氨苄西林/舒巴坦3g，每6小时1次；联合多西环0.1g，每12小时1次。

4. 喹诺酮类与甲硝唑联合　氧氟沙星0.4g每12小时1次；配合甲硝唑0.5g，每12小时1次。

五、常用药物和注意事项

氧氟沙星 ofloxacin[基,保(乙)]

【适应证】各类单纯及复杂性感染病变。

【用法和用量】静脉注射，一次0.3g，每日2次。

【注意事项】对氧氟沙星及喹诺酮类过敏者禁用。

【不良反应】胃肠道反应较多，少有癫痫发作、精神异常等。

甲硝唑 metronidazole[基,保(甲)]

【适应证】细菌性阴道病等各类厌氧菌感染性疾病。

【用法和用量】静脉注射，一次1~1.5g，6~8小时一次。

【注意事项】影响乙醇代谢，注意避免饮酒。

【不良反应】头晕、头痛过敏等，少见有过敏性休克。

头孢替坦 cefotetan[基,保(乙)]

【适应证】用于对本药敏感的骨关节、皮肤、泌尿及呼吸系统感染。

【用法和用量】静脉注射1~2g、每12小时一次。

【注意事项】过敏者禁用，有哮喘皮疹等易过敏体质者慎用。

【不良反应】可能发生皮疹、荨麻疹、发热呕吐等，罕见头晕、耳鸣等。

克林霉素 clindamycin/CLDM[基,保(乙)]

【适应证】适用于链球菌及葡萄球菌等所致的中、重度感染。

【用法和用量】静脉注射，一日0.6~1.8g，分2~4次给药。

【注意事项】胃肠道反应、过敏、肾功能减退等。肝肾功能减退者、孕妇等慎用。

【不良反应】心悸、低血压、眩晕、肝功能异常和胃肠不适等。

多西环素 doxycycline[基,保(乙)]

【适应证】用于革兰氏阴性及阳性菌所致的各类感染性疾病。

【用法和用量】每次100mg，每日2次，疗程至少7日。

【注意事项】8 岁以下及过敏者禁用。

【不良反应】可致溶血及贫血性疾病。

庆大霉素 gentamicin^[基,保(甲)]

【适应证】可以治疗多种敏感细菌所致的感染。

【用法和用量】每次 80mg 加入至少 100ml 氯化钠或葡萄糖溶液中静脉滴注,每日 2~3 次。

【注意事项】应监测血药浓度,用药后多饮水。

【不良反应】发生率较多有听力减退,耳鸣等。

氨苄西林 / 舒巴坦 ampicillin/sulbactam^[基,保(乙)]

【适应证】用于治疗各类敏感菌所致的感染,特别是腹腔及盆腔感染。

【用法和用量】静脉给药,每次 1.5~3.0g,每日 2~4 次。

【注意事项】本药与青霉素类药物有交叉过敏。

【不良反应】偶尔出现腹泻、恶心、一过性转氨酶升高等。

第三节　原发性痛经

一、定义

痛经(dysmenorrhea)为常见妇科病,指月经前后出现下腹部疼痛、坠胀并有腰痛等不适。

二、诊断标准

1. 症状和体征　主要为月经期下腹疼痛并无明确妇科疾病者即可诊断。

2. 实验室及影像学检查　B 超排除子宫内膜异位症、盆腔炎症及异位妊娠等疾病。

三、治疗原则和方法

1. 一般治疗　重视心理治疗,同时有足够的休息及规律的锻炼。

2. 药物治疗　前列腺素合成酶抑制剂,月经来潮前 2~3 日口服,如布洛芬、酮洛芬、双氯芬酸等。布洛芬 200~400mg,每日 3~4 次。酮洛芬 50mg,每日 3 次。

四、健康教育和用药指导

重视心理教育,消除紧张和焦虑可有效缓解疼痛。同时保持适当程度的锻炼,保证充足的睡眠。

五、常用药物和注意事项

布洛芬 ibuprofen[基,保(乙)]

【适应证】缓解轻中度疼痛,可用于感冒引起的发热。

【用法和用量】口服,一次 0.3g,每日 2 次。

【注意事项】可能引发胃肠不适,支气管哮喘者慎用。

【不良反应】偶尔有恶心、呕吐等胃肠道反应。

双氯芬酸 diclofenac[基,保(乙)]

【适应证】主要为解热镇痛。

【用法和用量】口服,一次 0.5g,24 小时小于 4 次。

【注意事项】肝肾功能不全及酒精应用者慎用。

【不良反应】偶见皮疹,可能发生肾功能异常。

第四节　输卵管妊娠

一、定义

受精卵在子宫腔以外的部分着床称为异位妊娠,其中以输卵管妊娠(tubal pregnancy)最为常见。

二、诊断标准

(一)症状和体征

1. 输卵管妊娠的三个主要症状为腹痛、停经与阴道流血。病情急性发作时可有晕厥与休克并有腹部包块、腹膜刺激征等。腹痛患者同时伴有多于 6~8 周的停经史,并有暗红色阴道流血者,很大可能为输卵管妊娠。

2. 一般体征为腹内出血所致的休克体征,心率快,血压低。下腹部可有腹膜刺激征表现,并有压痛及反跳痛。妇科检查可见阴道内有来自宫腔的血液,输卵管妊娠未破裂者,可有宫颈举痛或摇摆痛。输卵管妊娠破裂者,内出血多时,检查子宫有漂浮感。

(二)实验室及影像学检查

1. 血或尿人绒毛膜促性腺素测定　人绒毛膜促性腺素(hCG)阳性对于早期诊断输卵管妊娠极为重要。

2. B 超检查　B 超检查为输卵管妊娠确诊的金标准,经阴道 B 超准确率更高。B超可见宫腔内未见妊娠囊,输卵管内可见异常低回声区,少数可见胚芽及胎心搏动。

3. 经阴道后穹隆穿刺 适用于可疑有腹腔内出血者。

三、治疗原则和方法

1. 化学药物治疗 化疗必须用于异位妊娠确诊和排除宫内妊娠者。全身用药常用甲氨蝶呤(MXT),治疗机制是抑制滋养细胞。

2. 止痛药物治疗 可选择疼痛明显且剧烈的患者可以应用适当的止痛药物,主要引用非甾体抗炎药,如阿司匹林、对乙酰氨基酚、布洛芬、塞来昔布等。

3. 手术治疗 分为保守手术治疗与根治手术治疗。保守手术治疗应用于有生育要求的患者,根治手术治疗适用于内出血并发休克的急症患者。

四、健康教育和用药指导

输卵管妊娠的主要病因为输卵管炎症,生育期妇女应注意保持会阴部清洁避免逆行感染,同时妇科手术史、刮宫史、口服避孕药失败等都有可能造成输卵管妊娠发生概率增加。

甲氨蝶呤给药治疗方案:常用剂量为 $0.4mg/(kg\cdot d)$,肌内注射,5 日为一个疗程,同时监测血清 hCG 变化情况。

五、常用药物和注意事项

阿司匹林 aspirin[基,保(乙)]

【适应证】解热镇痛、抗风湿治疗等。

【用法和用量】口服,一次 0.3~0.6g,每日 3~4 次。

【注意事项】长期大量服药可能出现胃出血、胃溃疡、血尿。

【不良反应】长期大量服药者可能出现胃肠道反应,甚至发生肾损伤。

对乙酰氨基酚 acetaminophen[基,保(乙)]

【适应证】主要为解热镇痛。

【用法和用量】口服,一次 0.5g,24 小时小于 4 次。

【注意事项】肝肾功能不全及酒精应用者慎用。

【不良反应】偶见皮疹,可能发生肾功能异常。

布洛芬 ibuprofen[基,保(乙)]

【适应证】缓解轻中度疼痛,可用于感冒引起的发热。

【用法和用量】口服，一次 0.3g，每日 2 次。

【注意事项】可能引发胃肠不适，支气管哮喘者慎用。

【不良反应】偶尔有恶心、呕吐等胃肠道反应。

塞来昔布 celecoxib[基,保(乙)]

【适应证】用于治疗急性疼痛及骨关节炎疼痛等。

【用法和用量】口服，一次 200~400mg，每日 2 次。

【注意事项】严重心血管事件血栓患者风险较高。

【不良反应】心血管事件、胃肠道出血等。

甲氨蝶呤 methotrexate/MTX[基,保(乙)]

【适应证】乳腺、输卵管等癌性疾病的治疗。

【用法和用量】口服成人一次 5~10mg（2~4 片），一日 1 次，每周 1~2 次。

【注意事项】长期服用有继发肿瘤的风险，对生殖功能有影响。

【不良反应】肝肾功能损害、骨髓抑制、脱发、皮疹、皮肤发红等。

第五节　子宫内膜异位症

一、定义

子宫内膜组织（腺体和间质）出现在子宫体以外的部位时，称为子宫内膜异位症（endometriosis，EMT）。

二、诊断标准

（一）症状和体征

1. 子宫内膜异位症的主要症状是疼痛，典型症状是进行性加重的继发性痛经。常于月经来潮时出现下腹、腰骶及盆腔中部的疼痛，有时可放射至会阴、肛门及大腿部。其他可见月经异常、性交不适、不孕以及尿道及肠道症状等。

2. 内膜异位囊肿较大时，妇科检查可扪及于子宫粘连的肿块，囊肿破裂时可发生腹膜刺激征阳性。双合诊检查时可发现子宫后倾固定，可触及触痛性结节。

（二）实验室及影像学检查

1. 血清 CA125 和人附睾蛋白 4（human epididymis protein 4，HE4）测定　血清 CA125 水平可能增高，但敏感性和特异性较低。HE4 多在正常水平，可与卵巢癌鉴别诊断。

2. B 超检查　是诊断卵巢异位囊肿和膀胱、直肠子宫内膜异位症的重要方法。

3. 盆腔 CT 及 MRI　对于盆腔子宫内膜异位症有诊断价值，但不作为初选的诊断方法。

4. 腹腔镜检查　是目前国际公认诊断子宫内膜异位症的最佳方法，是确诊子宫内膜异位症的标准方法。

三、治疗原则和方法

1. 止痛药物治疗　非甾体抗炎药（NSAID），如阿司匹林、对乙酰氨基酚、布洛芬、塞来昔布等。

2. 口服避孕药　目的是降低垂体促性腺激素水平，使异位的子宫内膜萎缩。常用药品为高效孕激素。代表药物为甲羟孕酮（medroxyprogesterone）。

3. 孕激素受体拮抗剂　米非司酮（mifepristone）有强效抗孕激素作用。造成闭经使病灶萎缩。

4. 孕三烯酮（gestrinone）　有抗孕激素、中度抗雌激素和抗性腺效应。对肝功能影响较小且可逆。

5. 达那唑（danazol）　抑制卵泡刺激素（FSH）、黄体生成素（LH）峰值，导致异位子宫内膜萎缩，出现闭经。

6. 促性腺激素释放激素（gonadotropin-releasing hormone，GnRH）激动剂（GnRH-a）　对于 GnRH 受体的亲和力较高，使卵巢激素水平下降，出现暂时性闭经，此疗法又称"药物性卵巢切除"。代表药物为亮丙瑞林及戈舍瑞林。

7. 手术治疗　治疗目的是切除病灶、恢复解剖。分为保留生育功能的手术及根治性手术。根治性手术适用于 45 岁以上的重症患者。

四、健康教育和用药指导

子宫内膜异位症病因不明、组织学发生复杂，因此预防作用有限。

1. 非甾体抗炎药主要用于止痛，足量按时服用即可，无成瘾性。

2. 甲羟孕酮（medroxyprogesterone）　30mg/d，连续应用 6 个月。

3. 米非司酮（mifepristone）　每日口服 25~100mg，造成闭经使病灶萎缩。

4. 孕三烯酮（gestrinone）　每次 2.5mg，每周 2 次，连续服用 6 个月。

5. 达那唑（danazol）　每日 2~3 次，每次口服 200mg，持续用药 6 个月。

6. 亮丙瑞林及戈舍瑞林　用法相同，一次 3.75mg，月经第一日皮下注射后，每隔 28 日注射 1 次，共 3~6 次。

五、常用药物和注意事项

阿司匹林 aspirin^[基,保(乙)]

【适应证】解热镇痛、抗风湿治疗等。

【用法和用量】口服,一次 0.3~0.6g,每日 3~4 次。

【注意事项】长期大量服药可能出现胃出血、胃溃疡、血尿。

【不良反应】长期大量服药者可能出现胃肠道反应,甚至发生肾损伤。

对乙酰氨基酚 acetaminophen^[基,保(乙)]

【适应证】主要为解热镇痛。

【用法和用量】口服,一次 0.5g,24 小时小于 4 次。

【注意事项】肝肾功能不全及酒精应用者慎用。

【不良反应】偶见皮疹,可能发生肾功能异常。

布洛芬 ibuprofen^[基,保(甲)]

【适应证】缓解轻中度疼痛,可用于感冒引起的发热。

【用法和用量】口服,一次 0.3g,每日 2 次。

【注意事项】可能引发胃肠不适,支气管哮喘者慎用。

【不良反应】偶尔有恶心、呕吐等胃肠道反应。

塞来昔布 celecoxib^[基,保(乙)]

【适应证】用于治疗急性疼痛及骨关节炎疼痛等。

【用法和用量】口服,一次 200~400mg,每日 2 次。

【注意事项】严重心血管事件血栓患者风险较高。

【不良反应】心血管事件、胃肠道出血等。

甲羟孕酮 medroxyprogesterone^[基,保(甲)]

【适应证】保胎类药物,其效果为增加子宫内膜增殖分泌,完成受孕准备。

【用法和用量】30mg/d,连续应用 6 个月。

【注意事项】肝肾功能不全、有胆道疾病、精神类疾病者慎用。

【不良反应】乳房疼痛、闭经、梗阻性黄疸等。

米非司酮 mifepristone^[基,保(甲)]

【适应证】用于引产、止孕、抗早孕等。

【用法和用量】每日口服 25~100mg,造成闭经使病灶萎缩。

【注意事项】肝肾功能不全、出血紊乱、异位妊娠等禁用。

【不良反应】腹痛、恶心、呕吐等。

<h3 style="text-align:center">孕三烯酮 gestrinone^[基,保(甲)]</h3>

【适应证】用于子宫内膜异位症,还可用作探亲避孕药或事后避孕药。

【用法和用量】每次 2.5mg,每周 2 次,连续服用 6 个月。

【注意事项】高脂血症、糖尿病患者应检测血脂血糖水平。

【不良反应】月经周期紊乱及突破性出血等。

<h3 style="text-align:center">达那唑 danazol^[基,保(乙)]</h3>

【适应证】子宫内膜异位症的治疗。

【用法和用量】每日 2~3 次,每次口服 200mg,持续用药 6 个月。

【注意事项】癫痫、偏头痛、糖尿病等慎用。

【不良反应】闭经、突破性子宫出血等。

<h3 style="text-align:center">戈舍瑞林 goserelin^[基,保(甲/乙)]</h3>

【适应证】治疗前列腺癌症、子宫内膜异位症等。

【用法和用量】一次 3.75mg,月经第一日皮下注射后,每隔 28 日注射 1 次,共 3~6 次。

【注意事项】可能引起骨密度丢失。

【不良反应】偶见皮疹、潮红、多汗等。子宫内膜异位症患者可出现不可逆的闭经。

<h3 style="text-align:center">亮丙瑞林 leuprorelin^[基,保(甲/乙)]</h3>

【适应证】适用于子宫内膜异位症、前列腺癌等。

【用法和用量】一次 3.75mg,月经第一日皮下注射后,每隔 28 日注射 1 次,共 3~6 次。

【注意事项】孕妇或有可能怀孕的妇女、哺乳期妇女。

【不良反应】可能引起间质性肺炎、肝功能障碍或黄疸、引发或加重糖尿病症状、骨密度下降等。

第六节　异常子宫出血

一、定义

异常子宫出血(abnormal uterine bleeding, AUB)是妇科常见的症状,主要指与正常月经周期、长度、出血量及规律性不符的,源于子宫腔内的异常出血。根据出血时间,AUB 可分为:经间期出血(IMB)、子宫不规则出血(metrorrhagia)、突破性出血(break-through bleeding, BTB)。

二、诊断标准

（一）症状和体征

1. 多数异常子宫出血患者表现为月经紊乱，出血间隔长短不一，出血量多少不一，大量出血者可导致失血或休克。

2. 异常子宫出血患者较严重、出血量较大者表现为出血不止，休克体征。妇科检查应排除阴道、宫颈及子宫结构异常导致的出血，明确宫腔内出血。

（二）实验室及影像学检查

1. 血细胞分析　可见全血细胞减少的贫血改变。

2. 凝血功能检测　患者凝血功能无明显改变。

3. B 超检查　了解子宫内膜的厚度及回声，以明确有无宫腔内占位病变。

4. 血、尿 hCG 监测　除外妊娠相关疾病。

5. 宫腔镜检查　可以观察到宫颈管、子宫内膜的病理及生理情况。

三、治疗原则和方法

1. 止血药物治疗　性激素为首选药物，应选择最低有效剂量，治疗过程中需严密观察。①孕激素：代表药物为黄体酮、地屈孕酮片等。②雌激素：应用大量雌激素迅速提高血雌激素水平，短期内修复创面而止血。代表药物为戊酸雌二醇、苯甲酸雌二醇等。

2. 促性腺激素释放激素激动剂（GnRH-a）也可用于止血治疗。

3. 对于排卵性异常子宫，出血多可应用黄体功能刺激疗法：绒促性素肌内注射治疗。

4. 手术治疗　刮宫术可迅速止血，并具有诊断价值。子宫内膜去除术也可有效减少出血。对于各种治疗方式效果不佳，可接受子宫切除术者，也可选择子宫切除。

四、健康教育和用药指导

青春期无排卵性 AUB 患者是否能建立正常月经周期，与病程长短有关，需早期治疗，可以得到较好的疗效。排卵异常的异常子宫出血主要与黄体功能不足有关。需补充黄体促进卵泡发育。

1. 绒促性素　肌内注射治疗，一次 1 000~2 000U，每周 2~3 次，共 5 次。

2. 黄体酮　每日肌内注射 10mg，一日一次，连用 5 日。

3. 地屈孕酮片　一次 10mg，每日口服 2 次，共 10 日。

4. 戊酸雌二醇　口服一次 2mg，每 6~8 小时一次。

5. 苯甲酸雌二醇　4mg/d，分 2~3 次肌内注射。

五、常用药物和注意事项

绒促性素 chorionic gonadotrophin[基,保(甲)]

【适应证】刺激性腺活动，可促使女性卵泡成熟。

【用法和用量】肌内注射治疗 1 000~2 000U，共 5 次。

【注意事项】性早熟及垂体增生或肿瘤者禁用。

【不良反应】多见诱发卵巢囊肿或卵巢肿大

黄体酮 progesterone[基,保(甲)]

【适应证】治疗月经不调、黄体功能不全等。

【用法和用量】每日肌内注射 10mg 一日 1 次，连用 5 日。

【注意事项】妊娠 4 个月内禁用，心血管疾病、高血压及胆道疾病者禁用。

【不良反应】胃肠道反应、不规则出血或闭经。

地屈孕酮片 dydrogesterone[基,保(甲)]

【适应证】异常子宫出血、痛经、子宫内膜异位症等。

【用法和用量】一次 10mg，每日口服 2 次，共 10 日。

【注意事项】应确定出血原因后用药。

【不良反应】抑郁情绪、精神紧张、癌性疾病、心脑血管意外等。

戊酸雌二醇 estradiol valerate[基,保(甲)]

【适应证】补充相关疾病治疗中的雌激素缺乏。

【用法和用量】餐后，每日 1mg（2 片）用水吞服，按周期序贯疗法，每经过 21 日的治疗后，须停药至少一周。

【注意事项】孕妇和哺乳期妇女禁用、未经确诊的阴道流血禁用。可能增加癌症及过敏类疾病的发病率。

【不良反应】可有全身水肿及疲劳等，可有其他各系统不良反应。

苯甲酸雌二醇 estradiol benzoate[基,保(乙)]

【适应证】补充相关疾病治疗中的雌激素缺乏。

【用法和用量】4mg/d，分 2~3 次肌内注射。

【注意事项】孕妇和哺乳期妇女禁用，用药期间定期进行妇科检查。

【不良反应】可有乳房胀痛、恶心、呕吐等，偶见血栓症发生。

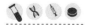

第七节 自 然 流 产

一、定义

胚胎或胎儿尚未具有生存能力,无外力干预而妊娠终止者,称为自然流产(spontaneous abortion)。

二、诊断标准

(一)症状和临床类型

自然流产的临床表现主要为停经后阴道流血和腹痛。消毒后妇科检查注意宫口有无异物,双侧附件有无压痛等。临床类型如下:

1. 先兆流产(threatened abortion) 妊娠28周以内出现少量暗红色阴道流血,经休息后症状消失可继续妊娠。

2. 难免流产(inevitable abortion) 在先兆流产的基础上,流血量增多、腹痛加剧,流产不可避免。

3. 不全流产(incomplete abortion) 难免流产过程中,部分妊娠物排出宫腔,还有部分未排出,导致出血甚至休克。

4. 完全流产(complete abortion) 指妊娠物完全排除,子宫恢复正常。

(二)实验室及影像学检查

1. 血、尿hCG测定 监测hCG水平,动态监测,判断是否妊娠。

2. B超检查 可明确妊娠囊的位置、形态以及有无胎心搏动等,经阴道超声检查更为准确,可以指导正确的治疗方法。

三、治疗原则和方法

1. 先兆流产 禁止性生活,充分休息,超声显示胚胎存活者可继续妊娠,黄体功能不全者可肌内注射黄体酮。

2. 难免流产 一旦确诊,应尽早使胎盘组织完全排出。可用缩宫素静脉滴注。

3. 不全流产 一旦确诊,应尽快行刮宫术。并应用抗生素治疗。

4. 完全流产 无特殊处理。

四、健康教育和用药指导

自然流产的病因包括环境因素、父体因素、母体因素以及胚胎因素。除父母及胎儿自身基因问题无法避免外,良好的心理及生理情况可以极大限度地避免流产的发生,环境因素也极为重要,应避免接触放射性及有毒有害的化学制剂。

1. 先兆流产患者应充分休息,黄体功能不全者可肌内注射黄体酮,一次20mg,每日 1 次。

2. 难免流产时,若妊娠晚期,宫体大,出血较多时需应用缩宫素 10~20U加入 500ml 葡萄糖氯化钠注射液中静脉滴注治疗。

五、常用药物和注意事项

黄体酮 progesterone[基,保(甲)]

【适应证】治疗月经不调、黄体功能不全等。

【用法和用量】每日肌内注射 10mg,一日一次,连用 5 日。

【注意事项】妊娠 4 个月内禁用、心血管疾病、高血压及胆道疾病者禁用。

【不良反应】胃肠道反应、不规则出血或闭经。

缩宫素 oxytocin[基,保(甲)]

【适应证】有较强的促进子宫收缩的作用。

【用法和用量】10~20U 加入 500ml 葡萄糖氯化钠注射液中静脉滴注治疗,一日一次。

【注意事项】前置胎盘、宫内窘迫、宫缩过强等禁用。

【不良反应】偶有恶心、呕吐、胸闷气短等。

第八节　妊 娠 剧 吐

一、定义

妊娠剧吐(hyperemesis gravidarum, HG)是指妊娠早期孕妇出现严重而持续的恶心、呕吐,并引起脱水、酮症甚至酸中毒,需要住院治疗者。

二、诊断标准

(一)症状和体征

1. 典型的妊娠剧吐患者恶心、呕吐等症状多出现于妊娠 6 周左右,8 周左右发展至持续性呕吐,严重者因呕吐不能进食,造成水、电解质失衡甚至酮症酸中毒。需及时入院治疗。

2. 妊娠患者疲乏消瘦、口唇干裂、眼球凹陷及尿量减少。肝肾功能受损、转氨酶升高、肌酐、尿素氮升高,严重者可引发韦尼克脑病(Wernicke

encephalopathy）。

（二）实验室及影像学检查

1. 尿液分析　　测定尿液中尿酮体、尿量、尿比重,尿液细菌培养等。

2. 血液检查　　测定血细胞分析、肝肾功能、电解质平衡等分析病情的严重程度。

3. B超检查　　排除其他异常妊娠类疾病,是必要的检查项目。

三、治疗原则和方法

1. 一般治疗　　给予必要的心理鼓励及支持治疗,少食多餐,少吃油腻食物。

2. 补液治疗　　补液治疗非常重要,尤其是补足维生素 B 族,维持每日尿量大于 1 000ml,纠正水、电解质失衡,补充钾剂。

3. 止吐治疗　　甲氧氯普胺较为安全,不会增加胎儿发育不良及流产风险;异丙嗪止吐效果与甲氧氯普胺类似,选择其一即可。

四、健康教育和用药指导

经过必要的心理治疗及营养支持,积极规范的治疗,大多数妊娠剧吐的患者病情可以得到控制,预后总体良好。

最主要的治疗是水、电解质平衡的调节,补充足够的钾及维生素 B 族,同时应用止吐药物可得到较好疗效。

五、常用药物和注意事项

甲氧氯普胺 metoclopramide[基,保(乙)]

【适应证】用于各类原因引起的呕吐的一种镇吐药。

【用法和用量】肌内或静脉注射。成人,一次 10~20mg（1~2 支）,一日剂量不超过 0.5mg/kg。

【注意事项】对晕动病所致呕吐无效。对于已经使用普鲁卡因者、癫痫及机械性肠梗阻穿孔者禁用。

【不良反应】昏睡、烦躁不安及容易激动等。

异丙嗪 promethazine[基,保(乙)]

【适应证】适用于各类过敏、呕吐等疾病,亦具有中枢安定作用。

【用法和用量】肌内注射,一次 25mg,必要时 4 小时后可重复应用。

【注意事项】应用过量可能造成坐卧不宁、肌肉痉挛。解救对症可注射地西泮。

【不良反应】长期大量应用可致嗜睡、光敏感等。

氯化钾 potassium chloride[基,保(甲)]

【适应证】用于各类原因引起的低钾血症等。

【用法和用量】1.5g 加入 5% 葡萄糖注射液中缓慢滴注。

【注意事项】高钾血症及急慢性肾功能不全者禁用。

【不良反应】滴注较快可能引起高钾血症并可能造成肾损伤。

第九节 前 置 胎 盘

一、定义

前置胎盘(placenta previa)指妊娠 28 周后胎盘位置低于胎先露部,胎盘附着在子宫下部,最下缘可覆盖宫颈内口。

二、诊断标准

(一)症状和体征

1. 典型症状为妊娠中晚期或临产时的无痛、无明显诱因的反复阴道流血。初次出血较少,随时间增加出血量及出血频率增加。

2. 贫血貌,出血量较多时可出现休克体征。妇科检查:查体无明显异常,子宫大小正常,可见胎位异常。出血量较大者可影响胎儿,致胎儿缺血缺氧,甚至造成死胎。

(二)实验室及影像学检查

1. B 超检查 可显示子宫位置,有助于确定前置胎盘类型,经阴道超声为更加准确方式。

2. 磁共振检查 MRI 检查可以准确判断胎盘位置,同时可以了解胎盘及子宫位置。

三、治疗原则和方法

1. 一般治疗 最主要的治疗方法为补血补液,急症患者维持血容量为最有效治疗方法。

2. 止血治疗 可给予适当宫缩抑制剂,防止宫缩引起进一步出血。常用药物为阿托西班、硝苯地平。

3. 糖皮质激素 胎儿有早产风险时,可应用糖皮质激素促进肺成熟。代表药物为地塞米松或倍他米松。

4. 手术治疗 终止妊娠,手术治疗。

四、健康教育和用药指导

前置胎盘患者除原发胎位不正者,多数有宫内感染病史或宫内操作病史。其他高危因素包括高龄、多次妊娠和生育史、产褥感染史等。所以应采取积极的避孕措施,降低宫内感染发生率,加强妊娠管理。

五、常用药物和注意事项

硝苯地平 nifedipine[基,保(甲)]

【适应证】各种类型心绞痛及高血压类疾病。

【用法和用量】口服,每次 20mg,每日 3~4 次,根据宫缩情况调整。

【注意事项】肝肾功能不全者慎用。

【不良反应】常出现外周水肿、头晕乏力等。

阿托西班 atosiban[基,保(乙)]

【适应证】推迟即将出现的早产症状。

【用法和用量】静脉注射,一次 6.75mg,1 分钟内注射完毕。之后 3 小时 18mg/h 静脉滴注。最后持续 45 小时 6mg/h 持续缓慢静脉滴注。

【注意事项】禁用于非即将早产孕妇。

【不良反应】头痛、头晕、潮红呕吐等。

倍他米松 betamethasone[基,保(甲)]

【适应证】抗炎、抗休克、促进造血及免疫抑制作用。

【用法和用量】肌内注射,一次 12mg,24 小时一次。

【注意事项】皮质醇过敏者及消化性溃疡者禁用。

【不良反应】可致过敏反应及精神症状等。

第十节 胎盘早剥

一、定义

妊娠 20 周后至胎儿娩出前,正常位置的胎盘部分或全部从子宫剥离,称为胎盘早剥(placental abruption)。

二、诊断标准

(一)症状和体征

1. 腹痛、阴道流血,尤其是陈旧不凝性阴道流血是胎盘早剥的主要特征,同时伴有子宫张力增高和子宫压痛。

2. 体征以胎心异常为首发表现，工作间歇期子宫高张，可出现板状子宫。症状严重者可出现恶心、面色苍白、血压下降等休克征象。

（二）实验室及影像学检查

1. B超检查　可明确胎儿大小及存活情况，典型的表现为胎盘后血肿。

2. 血液检查　凝血功能检测可见血纤维蛋白原异常。血细胞分析可见血红蛋白明显减少，贫血状态。

3. 电子胎心监护　协助判断胎儿在宫内的情况，可见胎心基线的变化。

三、治疗原则和方法

1. 一般治疗　最主要的治疗方法为补血补液，急症患者维持血容量为最有效的治疗方法。其次为对症止痛治疗，服用非甾体抗炎药。

2. 监测胎儿宫内情况　连续监测胎心以判断胎儿宫内情况。对于有外伤史的产妇，应连续监测。

3. 手术治疗　终止妊娠，手术治疗。

四、健康教育和用药指导

应健全孕产妇三级保健制度，对于妊娠期高血压疾病、肾脏疾病、加强孕期管理。预防感染、避免腹部外伤。鼓励孕妇做适量的活动，避免长时间卧床。

五、常用药物和注意事项

布洛芬 ibuprofen[基,保(乙)]

【适应证】缓解轻中度疼痛，可用于感冒引起的发热。

【用法和用量】口服，一次 0.3g，每日 2 次。

【注意事项】可能引发胃肠不适，支气管哮喘者慎用。

【不良反应】偶尔有恶心、呕吐等胃肠道反应。

双氯芬酸 diclofenac[基,保(乙)]

【适应证】主要为解热镇痛。

【用法和用量】口服，一次 0.5g，24 小时小于 4 次。

【注意事项】肝肾功能不全及酒精应用者慎用。

【不良反应】偶见皮疹，可能发生肾功能异常。

第十一节　妊娠期高血压疾病

一、定义

妊娠期高血压疾病（hypertensive disorders of pregnancy，HDP）主要指妊娠与高血压并存，包括妊娠高血压、子痫前期、子痫，以及慢性高血压并发子痫前期和妊娠合并慢性高血压的一组疾病。

二、诊断标准

（一）症状和体征

1. 妊娠期高血压疾病指妊娠 20 周后出现高血压，收缩压高于 140mmHg 或舒张压高于 90mmHg，于产后 12 周内恢复正常。伴有蛋白尿者可诊断为子痫前期。若发生抽搐、面部充血、有节律的肌肉收缩和紧张同时伴有互相暂停，一分钟左右后缓解称为子痫。

2. 慢性高血压合并子痫者，高血压可持续至产后 12 周后，甚至发生肝肾功能损害。

（二）实验室及影像学检查

1. 收缩压高于 140mmHg 或舒张压高于 90mmHg，血小板减少，肝、肾功能损伤，肺水肿均为子痫前期诊断标准。

2. 若发生抽搐、面部充血、有节律的肌肉收缩和紧张同时伴有互相暂停，一分钟左右后缓解称为子痫。

三、治疗原则和方法

1. 一般处理　适当休息、保持充足睡眠、保证充足的蛋白质和热量，必要时睡前口服地西泮 2.5~5mg。

2. 降压治疗　拉贝洛尔静脉注射。硝苯地平口服治疗。硝酸甘油静脉注射治疗。硝普钠静脉滴注治疗。

3. 解痉治疗　硫酸镁是子痫治疗的一线药物，也是预防重度子痫发作的关键药物。

4. 镇静治疗　地西泮有较强的镇静作用。冬眠合剂治疗可广泛地抑制神经系统，有效控制子痫。苯巴比妥钠有较好的镇静、解痉作用。

5. 促进胎儿肺成熟　应用糖皮质激素促进胎儿肺成熟。

6. 降低颅内压　可应用甘露醇快速静脉滴注降低颅内压。

7. 终止妊娠　一旦抽搐得到控制，即需要考虑终止妊娠。

四、健康教育和用药指导

妊娠期高血压疾病病因不明、基本病理生理变化是全身小血管痉挛和血管内皮损伤。目前尚无有效预防方法。高危因素包括高龄、子痫病史、高血压、糖尿病、肾病等。适当锻炼及合理饮食可以有一定预防作用。

五、常用药物和注意事项

地西泮 diazepam[基,保(甲)]

【适应证】主要用于抗癫痫及抗惊厥,缓解肌肉痉挛及肌紧张等。

【用法和用量】肌内注射一次 10mg,需要时 4 小时后可重复一次。

【注意事项】精神抑郁类患者禁用,对苯二氮类药物过敏者,可能对本药过敏。

【不良反应】嗜睡、乏力等,长期用药可有成瘾性。

硝普钠 sodium nitroprusside[基,保(甲)]

【适应证】对于各类高血压急症、高血压危象等,硝普钠应列为首选药物。

【用法和用量】成人常用量静脉滴注,开始每分钟按体重 0.5μg/kg,根据治疗反应以每分钟 0.5μg/kg 递增,逐渐调整剂量,常用剂量为每分钟按体重 3μg/kg。

【注意事项】有贫血或低血容量时应慎用。

【不良反应】主要为应用过量引起的各类毒副反应。

拉贝洛尔 labetalol[基,保(乙)]

【适应证】对治疗妊娠高血压综合征疗效确切。

【用法和用量】50~100mg,溶于 5% 葡萄糖注射液 100ml 快速静脉滴注。病情稳定后改为口服。

【注意事项】常见有眩晕、乏力、幻觉及胃肠道障碍等。

【不良反应】疲乏、睡意、虚弱、失眠,个别反应较大者可有哮喘及呼吸困难。

硫酸镁 magnesium sulfate[基,保(甲)]

【适应证】抗惊厥、降低血压以治疗子痫。

【用法和用量】每次将 4~6g 溶于 5% 葡萄糖注射液 100ml 中快速静脉滴注,根据膝腱反射、呼吸次数和尿量及时调整用药次数,24h 不超过 30g。

【注意事项】心脏及肾脏功能不全、肠道出血者禁用。

【不良反应】注射过快可能引起恶心、呕吐、心慌等。

第十二节 羊 水 栓 塞

一、定义

羊水栓塞（amniotic fluid embolism，AFE）指妊娠过程中羊水进入母体血液循环，从而造成低氧血症、循环衰竭、肺动脉高压、DIC 及多器官功能衰竭等一系列病理生理变化的过程。

二、诊断标准

（一）症状和体征

1. 此病起病极为急促，多发生于胎儿分娩时。典型症状为分娩时突发低血压、低氧血症和凝血功能障碍，称为羊水栓塞三联征。

2. 典型体征为呼吸急促、呛咳头晕、心慌气短、胸痛憋气。可表现为心肺功能衰竭及休克体征。

（二）实验室及影像学检查

1. 凝血功能检测可见凝血功能障碍。血氧测定可见血氧降低。

2. 全身脏器均可受损，表现为多器官功能衰竭。

三、治疗原则和方法

1. 增加氧合　立即保持气道通畅，辅助呼吸，维持供氧，避免呼吸、心脏停搏。

2. 血流动力学支持　多巴酚丁胺、磷酸二酯酶-5 是治疗的首选药物。需要注意管理液体出入量，避免心力衰竭和肺水肿。

3. 抗过敏　早期使用大剂量糖皮质激素或其他药物进行抗过敏治疗。

4. 纠正凝血功能障碍　补充凝血因子，必要时可静脉注射氨甲环酸。

5. 终止妊娠。

四、健康教育和用药指导

高龄初产、羊水过多、多胎妊娠、宫颈裂伤、急产、子宫收缩过强、子宫破裂等均可能是羊水栓塞的诱发因素。注意妊娠期保养及定期产检有助于避免危险因素。

五、常用药物和注意事项

多巴酚丁胺 dobutamine[基,保(乙)]

【适应证】各种出血原因所致低血压。

【用法和用量】5~10μg/(kg·min)，静脉泵入。

【注意事项】梗阻性肥厚型心肌病者禁用。

【不良反应】可有心悸、恶心、胸痛等。

氢化可的松 hydrocortisone[基,保(甲)]

【适应证】抗炎、抗休克、促进造血及免疫抑制作用。

【用法和用量】每次将 200mg 溶于 5% 葡萄糖注射液 100ml 中快速滴注，之后 800mg 溶于 500ml 5% 葡萄糖注射液缓慢滴注，一日一次。

【注意事项】对皮质醇过敏者及消化性溃疡者禁用。

【不良反应】可致过敏反应及精神症状等。

氨甲环酸 tranexamic acid[基,保(乙)]

【适应证】用于各种类型出血的止血治疗。

【用法和用量】静脉滴注，每日 1~2g，分 2 次给药。

【注意事项】正在使用凝血酶者及过敏者禁用。

【不良反应】食欲减退、药物过敏、烧心等。

第十三节　产后出血

一、定义

胎儿娩出后 24 小时内，剖宫产妇出血量大于 1 000ml，正常分娩产妇出血量大于 500ml 者，称为产后出血（postpartum hemorrhage，PPH）。

二、诊断标准

（一）症状和体征

1. 胎儿娩出后阴道流血，严重者可出现休克症状。

2. 休克体征，可出现脉搏细数、烦躁不安、面色苍白等。胎盘娩出后出血引流血流量过多，持续流血且血液不凝，应考虑凝血功能障碍。

（二）实验室及影像学检查

通过血细胞分析，测定失血情况，血红蛋白每下降 10g/L，失血量为 400~500ml。

三、治疗原则和方法

1. 一般处理　针对出血原因,迅速止血。补充血容量,纠正失血性休克,防止感染。

2. 处理子宫收缩乏力　腹壁按摩宫底,促进排出宫内积血。

3. 应用宫缩剂　缩宫素、麦角新碱、前列腺素类药物如米索前列醇等。

4. 手术治疗　宫内压塞,缝合等。必要时选择切除子宫。

四、健康教育和用药指导

产前预防应加强围产保健,预防贫血。防止产程过长。因产后出血多发生在产后 2 小时以内,应密切监护生命体征。

五、常用药物和注意事项

缩宫素 oxytocin[基,保(甲)]

【适应证】有较强的促进子宫收缩的作用。

【用法和用量】每次将 10~20U 加入 500ml 葡萄糖氯化钠注射液中静脉滴注治疗,一日一次。

【注意事项】前置胎盘、宫内窘迫、宫缩过强等禁用。

【不良反应】偶有恶心、呕吐、胸闷气短等。

麦角新碱 ergometrine[基,保(甲)]

【适应证】用于治疗产后出血、月经过多等。

【用法和用量】每次 0.2mg,肌内注射,一日一次或根据医嘱给药。

【注意事项】在胎儿及胎盘未剥离娩出前禁用本品,否则可使胎盘嵌留宫腔内。

【不良反应】少见头痛、耳鸣、头晕、四肢无力等。

米索前列醇 misoprostol[基,保(甲)]

【适应证】与米非司酮合用可以用于终止停经 49 日的早期妊娠。

【用法和用量】单次口服 0.6mg。

【注意事项】不可单独使用,治疗过程中可能出现大出血。

【不良反应】恶心、呕吐、眩晕、乏力,少数可发生过敏性休克。

参 考 文 献

[1] 张志清,樊德厚.急诊用药速览[M].3 版.北京:化学工业出版社,2018.

[2] 沈洪，刘中民．急诊与灾难医学[M].3 版．北京：人民卫生出版社，2018.

[3] 吴孟超，吴在德．黄家驷外科学[M].7 版．北京：人民卫生出版社，2008.

[4] 张炜．成人破伤风急诊预防及诊疗专家共识[J].临床急诊杂志，2018，19（12）：801-811.

[5] 国家卫生计生委办公室，国家中医药管理局办公室，总后卫生部药品器材局．关于印发《抗菌药物临床应用指导原则（2015 年版）》的通知[S].（2015-07-24）[2023-07-14]. https：//www.gov.cn/xinwen/2015-08/27/content_2920799.htm.

[6] 刘惠琼．妇产科阴道炎临床诊断及治疗的效果分析[J].人人健康，2020（14）：205.

[7] 王燕娟，刘亮．孕期阴道炎怎么办[J].家庭医药（快乐养生），2022（7）：71.

[8] ANSEL H C, ALLEN L V, POPOVICH N G. 药物剂型和给药体系[M].江志强，译．北京：中国医药科技出版社，2003.

[9] 方亮．药剂学[M].9 版．北京：人民卫生出版社，2023.

[10] 李大魁．药学综合知识与技能[M].2 版．北京：中国中医药出版社.2007.

第十一章 儿科急症

第一节 新生儿窒息

一、定义

新生儿窒息（neonatal asphyxia）是指新生儿出生后无正常的自主呼吸或呼吸抑制而导致低氧血症、混合型酸中毒及全身多脏器损伤。

二、诊断标准

（一）症状和体征

Apgar 评分是评价新生儿窒息的方法，内容包括新生儿的皮肤颜色、心率、对刺激的反应、肌张力和呼吸五项指标，每项 0~2 分，总共 10 分。皮肤颜色青紫或苍白为 0 分，身体红而四肢青紫为 1 分，全身红为 2 分；心率无为 0 分，<100 次 /min 为 1 分，>100 次 /min 为 2 分；弹足底或插鼻管无反应为 0 分，有皱眉动作为 1 分，有哭或喷嚏为 2 分；肌张力松弛为 0 分，四肢略屈曲为 1 分，四肢活动为 2 分；无呼吸为 0 分，呼吸慢而不规则为 1 分，呼吸正常且哭声响为 2 分。分别于生后 1 分钟、5 分钟和 10 分钟进行，如婴儿需复苏，15、20 分钟后仍需评分。8~10 分为正常，4~7 分为轻度窒息，0~3 分为重度窒息。

（二）实验室及影像学检查

1. 出生后动脉血气分析示 pH 降低、氧分压降低、二氧化碳分压增高。
2. 可有低血糖、电解质紊乱、血尿素氮和肌酐升高等。
3. 胸部 X 线摄影或 CT 可见双肺纹理增粗紊乱或斑片状阴影。

三、治疗原则和方法

ABCDE 复苏方案：A 清理呼吸道（airway）；B 建立呼吸（breathing）；C 维持正常循环（circulation）；D 药物治疗（drug）；E 评估（evaluation）。

1. 快速评估以判断是否需要进行复苏。
2. 初步复苏保暖，摆好体位，清理呼吸道，擦干全身，手指弹患儿的足底或摩擦背部 2 次以诱发自主呼吸。
3. 正压通气。

4. 胸外心脏按压。

5. 药物治疗可给予肾上腺素等治疗,并给予生理盐水扩容,必要时输血治疗。

四、健康教育和用药指导

慢性宫内窒息、重度窒息复苏不及时或方法不当者预后可能不良。需要加强围产期保健,及时处理高危妊娠;加强胎儿监护,避免宫内胎儿缺氧。

五、常用药物和注意事项

肾上腺素 epinephrine[基,保(甲)]

【适应证】心脏复苏、支气管哮喘、过敏性休克等。

【用法和用量】将肾上腺素稀释为 1:10 000 溶液后每次 0.1~0.3ml/kg 静脉注射或 0.5~1.0ml/kg 气管内注入,5 分钟后可重复一次。

【注意事项】器质性脑病、心血管病、青光眼、帕金森病、精神疾病患者慎用。

【不良反应】心悸、头痛、高血压、心律失常等。

第二节 新生儿缺氧缺血性脑病

一、定义

新生儿缺氧缺血性脑病(neonatal hypoxic ischemic encephalopathy)是指围生期窒息引起的部分或完全缺氧、脑血流减少或暂停而导致的新生儿脑损伤性疾病。

二、诊断标准

(一)症状和体征

有明确的可导致胎儿宫内窘迫的产科病史,以及严重的胎儿宫内窘迫表现(持续 5 分钟以上胎心率<100 次/min 和/或羊水Ⅲ度污染),或在分娩过程中有明显窒息史。出生时有重度窒息,Apgar 评分 1 分钟≤3 分,5 分钟时仍≤5 分;或出生时脐动脉血气 pH≤7。出生后不久出现神经系统症状(意识改变、肌张力改变、原始反射异常等),并持续 24 小时以上。

(二)实验室及影像学检查

1. 头颅 B 超显示不同程度、区域强回声的脑水肿征象,脑室变窄,脑室周围白质软化,后期有脑室扩大、脑萎缩。

2. 头颅 CT 出生后 4~7 日检查可提示脑病变范围和程度。头部 MRI 能显示颅后窝及脑干等部位病变对脑损伤的判断优于 CT。

3. 脑电图可显示脑电生理功能异常。脑干诱发电位异常。

三、治疗原则和方法

1. 支持疗法　氧疗以维持良好的通气功能;应用多巴胺等血管活性药物维持血压与循环功能;维持血糖在正常范围。

2. 控制惊厥　首选苯巴比妥。频发惊厥可用水合氯醛。

3. 治疗脑水肿　首选利尿药呋塞米,严重者可用甘露醇。

4. 亚低温治疗。

5. 新生儿期后治疗　病情稳定后尽早行康复训练,减少后遗症。

四、健康教育和用药指导

加强围生期保健,防治围生期窒息。

五、常用药物和注意事项

（一）血管活性药物

多巴胺 dopamine[基,保(甲)]

【适应证】心源性休克、中毒性休克、出血性休克等。

【用法和用量】每分钟 2.5~5μg/kg,持续静脉滴注。

【注意事项】嗜铬细胞瘤禁用;肢端循环不良、严重室性心律失常者慎用。

【不良反应】胸痛、呼吸困难、心律失常等。

（二）抗惊厥药物

苯巴比妥 phenobarbital[基,保(甲)]

【适应证】抗惊厥,麻醉前给药。

【用法和用量】负荷量 15~20mg/kg,于 30 分钟内静脉滴注完,维持量每日 3~5mg/kg。

【注意事项】肝肾功能不全、呼吸功能障碍、卟啉病和对本品过敏者禁用。

【不良反应】嗜睡、眩晕、头痛、乏力、精神不佳等。

水合氯醛 chloral hydrate

【适应证】抗惊厥、催眠;麻醉前、手术前和检查前用药。

【用法和用量】50mg/kg，口服或灌肠。

【注意事项】肝肾功能不全者、心脏功能严重障碍者、血卟啉病患者禁用；胃炎及溃疡患者不宜口服，直肠炎和结肠炎的患者不宜灌肠给药。

【不良反应】恶心、呕吐、腹泻等。

（三）利尿药物

呋塞米 furosemide[基，保(甲)]

【适应证】水肿性疾病、高血压、急性药物中毒等。

【用法和用量】0.5~1mg/kg，静脉注射。

【注意事项】对本品及磺胺药、噻嗪类利尿药过敏者禁用。水及电解质紊乱、无尿或严重肾功能损害者慎用。

【不良反应】头痛、恶心、呕吐、腹痛、腹泻、口渴、乏力倦怠等。

（四）脱水药物

甘露醇 mannitol[基，保(甲)]

【适应证】脑水肿、降低眼内压、利尿、急性药物中毒等。

【用法和用量】每次 0.25~0.5g/kg，静脉注射，每 4~6 小时 1 次。

【注意事项】已确诊为急性肾小管坏死的无尿患者、严重失水者禁用；颅内活动性出血者慎用。甘露醇遇冷易结晶，故应用前应仔细检查，如有结晶，可置热水中或用力振荡，待结晶完全溶解后再使用。

【不良反应】注射部位疼痛、视物模糊、眩晕等。

第三节　新生儿呼吸窘迫综合征

一、定义

新生儿呼吸窘迫综合征（neonatal respiratory distress syndrome），又称新生儿肺透明膜病（hyaline membrane disease of newborn），是由于肺表面活性物质缺乏而形成肺泡壁透明膜，以出生后不久出现呼吸窘迫并呈进行性加重为特征的临床综合征。多见于早产儿，其胎龄愈小，发病率愈高。

二、诊断标准

（一）症状和体征

出生后 6 小时内出现呼吸窘迫，并呈进行性加重，主要表现为呼吸急促>60 次/min、呼吸呻吟、口周青紫、鼻翼扇动及吸气性三凹征。

（二）实验室及影像学检查

1. 血气分析 pH 降低，动脉氧分压降低，动脉二氧化碳分压升高，碳酸氢根减少。

2. 胸部 X 线摄影 具有特征性表现：毛玻璃样改变，支气管充气征，白肺。

三、治疗原则和方法

1. 支持疗法 保温，监测生命体征和血气，保证液体和营养供应。
2. 氧疗和辅助通气。
3. 肺表面活性物质替代治疗 气管内滴入肺表面活性物质。
4. 关闭动脉导管 可给予吲哚美辛 3 剂或布洛芬 3 剂或手术治疗关闭动脉导管。

四、健康教育和用药指导

加强围生期保健，防治围生期窒息。

五、常用药物和注意事项

（一）肺表面活性物质

牛肺表面活性剂 calf pulmonary surfactant[基,保(乙)]

【适应证】经临床和胸部放射线检查诊断明确的新生儿呼吸窘迫综合征的治疗。

【用法和用量】每次 100~200mg/kg，气管内滴入。

【注意事项】本品仅可用于气管内给药，用药前患儿需进行气管插管。

【不良反应】心动过缓、气道阻塞、发绀、换气不足等。

（二）非甾体抗炎药

吲哚美辛 indometacin[基,保(乙)]

【适应证】治疗早产儿动脉导管未闭、关节炎、软组织损伤和炎症，可用于解热、镇痛等。

【用法和用量】每次 0.2mg/kg，静脉用药首选，也可口服，间隔 12~24 小时，连用 3 剂。

【注意事项】活动性溃疡病、溃疡性结肠炎者，癫痫、帕金森病及精神病患者，肝肾功能不全者，对本品或对阿司匹林或其他非甾体抗炎药过敏者，血管神经性水肿或支气管哮喘者禁用。

【不良反应】恶心、呕吐、腹痛、腹泻胃肠道出血穿孔、肾功能损害等。

布洛芬 ibuprofen^[基,保(甲)]

【适应证】用于早产儿动脉导管未闭、关节炎、软组织损伤和炎症、退热、缓解轻至中度疼痛。

【用法和用量】首次剂量 10mg/kg 口服，24 小时和 48 小时后再重复 1 次，剂量 5mg/kg。

【注意事项】对本品及其他非甾体抗炎药过敏者，活动性溃疡病、溃疡性结肠炎者禁用。

【不良反应】恶心、呕吐、腹痛等。

第四节　新生儿溶血病

一、定义

新生儿溶血（hemolytic disease of newborn，HDN）系指母婴血型不合引起的同族免疫性溶血。ABO 血型不合最为常见，其次是 Rh 血型不合。

二、诊断标准

（一）症状和体征

症状轻重与溶血程度基本一致。ABO 溶血病患儿一般仅有黄疸，而 Rh 溶血病患儿症状较重，严重者甚至死胎。大多数 Rh 溶血病患儿出生后 24 小时内出现黄疸并迅速加重，而多数 ABO 溶血病在出生后第 2~3 日出现。贫血程度不一。重症 Rh 溶血，出生后即可有严重贫血、胎儿水肿或伴有心力衰竭。部分患儿因其抗体持续存在，也可于出生后 3~6 周发生晚期贫血。Rh 溶血病患儿多有不同程度的肝脾增大，ABO 溶血病患儿则不明显。胆红素脑病为新生儿溶血病的最严重并发症，早产儿更易发生。多于出生后 4~7 日出现症状。

（二）实验室及影像学检查

1. 检查母子 ABO 和 Rh 血型，证实有血型不合存在。

2. 溶血时红细胞和血红蛋白减少，早期新生儿血红蛋白<145g/L 可诊断为贫血；网织红细胞增高（>6%）；血涂片有核红细胞增多（>10/100 个白细胞）；血清总胆红素和未结合胆红素明显增加。

3. 改良库姆斯试验（Coombs test）　即改良直接抗人球蛋白试验，为新生儿溶血病的确诊试验。Rh 溶血病其阳性率高而 ABO 溶血病阳性率低。

4. 头部 MRI 扫描对胆红素脑病诊断有重要价值。脑干听觉诱发电位常用于筛查胆红素脑病所致的听神经损伤。

三、治疗原则和方法

1. 一般治疗　保持安静,有效休息,防止缺氧、酸中毒、低血糖、心力衰竭,注意保暖,防止胆红素脑病发生。

2. 光照疗法。

3. 换血疗法。

4. 药物治疗　可给予白蛋白、苯巴比妥或免疫球蛋白治疗。

四、健康教育和用药指导

应在孕前明确夫妻双方血型,既往有输血、死胎、流产和分娩史的 Rh 阴性孕妇需要行血型及抗体检测。必要时提前应用苯巴比妥、抗 Rh 免疫球蛋白干预。ABO 溶血病预后较好,重症 Rh 溶血病预后差,一旦出现胆红素脑病症状,多数会有神经系统后遗症。

五、常用药物和注意事项

(一)肝酶诱导剂

苯巴比妥 phenobarbital[基,保(甲)]

【适应证】新生儿高胆红素血症、抗惊厥、麻醉前给药。

【用法和用量】5mg/kg,分 2~3 次口服,共 4~5 日。

【注意事项】肝肾功能不全、呼吸功能障碍、卟啉病、对本品过敏者禁用。

【不良反应】嗜睡、眩晕、头痛、乏力、精神不佳等。

(二)血液相关制品

人血白蛋白 human albumin[基,保(乙)]

【适应证】新生儿高胆红素血症、低白蛋白血症、血容量不足等。

【用法和用量】1g/kg,静脉注射。

【注意事项】对白蛋白有过敏反应史者,严重贫血和心力衰竭患者禁用。

【不良反应】偶有过敏反应。

人免疫球蛋白 human immunoglobulin[基,保(乙)]

【适应证】免疫性疾病、原发性免疫球蛋白缺乏症、继发性免疫球蛋白缺陷病等。

【用法和用量】0.5~1g/kg,于 2~4 小时内静脉滴注完,1 次即可。

【注意事项】对人免疫球蛋白过敏或有其他严重过敏史者禁用。患者被动接受本品中各种抗体可能干扰某些血清学试验,导致假阳性结果。

【不良反应】偶有头痛、恶心、心悸等。

第五节 新生儿败血症

一、定义

新生儿败血症（neonatal septicemia）是指病原体侵入新生儿血液循环，并在其中生长、繁殖、产生毒素进而出现的全身炎症性反应综合征。

二、诊断标准

（一）症状和体征

早期症状、体征常不典型，无特异性。一般表现为反应差、嗜睡、发热或体温不升、不吃、不哭、体重不增加等症状。出现以下表现时应高度怀疑败血症：①黄疸，表现为黄疸迅速加重、消退延迟或退而复现；②肝脾大；③出血倾向；④休克；⑤呕吐、腹胀、中毒性肠麻痹、呼吸窘迫或暂停、青紫；⑥可合并肺炎、脑膜炎、坏死性小肠结肠炎、化脓性关节炎和骨髓炎等。

（二）实验室及影像学检查

1. 血培养或无菌体腔液培养出致病菌。

2. 血常规　白细胞总数$<5 \times 10^9/L$ 或$>20 \times 10^9/L$，中性粒细胞杆状核细胞比例$\geqslant 0.20$，出现中毒颗粒或空泡，血小板计数$<100 \times 10^9/L$ 有诊断价值。

3. CRP升高，血清降钙素原升高。

三、治疗原则和方法

1. 支持治疗。

2. 抗生素治疗　①早用药。②静脉、联合给药：病原菌未明确前可结合当地菌种流行病学特点和耐药菌株情况选择两种抗生素联合使用；病原菌明确后可根据药敏试验选择用药；药敏不敏感但临床有效者可暂不换药。③疗程足：疗程10~14日，有并发症者应延长至3~4周。④注意药物毒副作用：1周以内的新生儿，尤其是早产儿肝肾功能不成熟，给药次数宜减少，每12~24小时给药1次，1周后每8~12小时给药1次。氨基糖苷类抗生素因可能产生耳毒性，目前已不主张在新生儿期使用。

3. 处理严重并发症　抗休克，清除感染灶，纠正酸中毒和低氧血症，减轻脑水肿。

4. 免疫疗法　输注免疫球蛋白或血浆。

四、健康教育和用药指导

正确喂养和护理患儿，注意皮肤、口腔、脐部和肛周清洁，少带患儿去人口密集的地方，避免交叉感染等。重症患者病死率高，合并化脓性脑膜炎者死亡率更高，存活者可遗留室管膜炎、脑积水、癫痫、智力低下等神经系统后遗症。

五、常用药物和注意事项

（一）抗生素类药物

头孢曲松 ceftriaxone[基,保(甲)]

【适应证】革兰氏阴性菌、耐青霉素葡萄球菌所致感染等。

【用法和用量】新生儿每日剂量为按体重 20~50mg/kg，一日 1 次，静脉滴注。

【注意事项】已知对头孢菌素类抗生素过敏者禁用。本品不能加入含有钙的溶液中使用。本品与含钙剂或含钙产品合并使用有可能导致致死性结局的不良事件。

【不良反应】恶心、呕吐、腹泻等。

头孢呋辛 cefuroxime[基,保(甲)]

【适应证】革兰氏阴性杆菌、革兰氏阳性球菌感染等。

【用法和用量】新生儿每日剂量为按体重 100mg/kg，一日 2 次静脉滴注。

【注意事项】对本品及其他头孢菌素过敏的患者，青霉素过敏性休克患者禁用。

【不良反应】恶心、呕吐、腹泻等。

万古霉素 vancomycin[基,保(乙)]

【适应证】耐甲氧西林金黄色葡萄球菌败血症。

【用法和用量】新生儿每次剂量为按体重 10~15mg/kg，一日 2 次，静脉滴注。

【注意事项】短时间内静脉滴注本药可使组胺释放出现红人综合征（面部、颈、躯干红斑性充血、瘙痒等）、低血压等副作用，所以每次静脉滴注应在60 分钟以上。严重听力减退、严重肾功能不全者慎用。

【不良反应】肝损害等。

甲硝唑 metronidazole[基,保(甲)]

【适应证】厌氧菌败血症等。

【用法和用量】新生儿每次剂量为按体重 7.5mg/kg，一日 2 次，静脉滴注。

【注意事项】咪唑类药物过敏史者、活动性中枢神经系统疾病、血液病者禁用。

【不良反应】食欲减退、味觉改变、口干、口腔金属味、恶心、呕吐、腹泻等。

青霉素 penicillin[基,保(甲)]

【适应证】革兰氏阳性球菌、革兰氏阴性球菌感染等。

【用法和用量】新生儿每次剂量为按体重 5 万 ~10 万 U/kg，一日 2 次，静脉滴注。

【注意事项】有青霉素类药物过敏史或青霉素皮试阳性患者禁用。

【不良反应】皮疹等过敏反应。

（二）血液相关制品

人免疫球蛋白 human immunoglobulin[基,保(乙)]

【适应证】免疫性疾病、原发性免疫球蛋白缺乏症、继发性免疫球蛋白缺陷病等。

【用法和用量】0.5~1g/kg，于 2~4 小时内静脉滴注完，1 次即可。

【注意事项】对人免疫球蛋白过敏或有其他严重过敏史者禁用。患者被动接受本品中各种抗体可能干扰某些血清学试验，导致假阳性结果。

【不良反应】偶有头痛、恶心、心悸等。

第六节　百　日　咳

一、定义

百日咳（pertussis）是由百日咳杆菌（百日咳鲍特菌）感染引起的以阵发性痉挛性咳嗽后伴有较长的鸡鸣样吸气声为特征的急性呼吸道传染病。

二、诊断标准

（一）症状和体征

阵发性痉挛性咳嗽，咳后伴有深长的鸡鸣样吸气声，反复发作 2 周以上。肺部无阳性体征。一般无发热。可见舌系带处溃疡。小婴儿无典型痉挛性咳嗽，仅表现为咳嗽数声后屏气、面色发绀、窒息或惊厥。

（二）实验室及影像学检查

1. 血常规　可见白细胞计数明显升高，分类以淋巴细胞增多为主。

2. 病原学检查 鼻咽拭子培养出百日咳鲍特菌；鼻咽拭子涂片用荧光抗体检查法有百日咳鲍特菌抗原；血清百日咳特异性免疫球蛋白 M（immunoglobulin M, IgM）升高；双份血清做凝集试验效价升高 4 倍或以上；PCR 法在鼻咽部分泌物中测出百日咳鲍特菌 DNA。

三、治疗原则和方法

1. 呼吸道隔离至发病后 4 周，给予易消化、有营养的食物，少食多餐。
2. 抗菌治疗首选红霉素等大环内酯类药物，也可给予二代头孢菌素。
3. 对症治疗可用祛痰剂。也可用苯巴比妥、水合氯醛等镇静药物，减少夜间咳嗽以利于睡眠。特布他林等 β 受体激动剂雾化吸入或口服，可减轻痉挛性咳嗽。

四、健康教育和用药指导

患儿在吸入烟尘、哭闹、激动、奔跑、冷空气刺激等易诱发咳嗽，少去人口密集的地方，避免交叉感染等。如果没有接种疫苗的孩子密切接触了百日咳患者，可服红霉素每日 50mg/kg，分 4 次口服，连用 14 日进行预防。

五、常用药物和注意事项

（一）抗生素类药物

红霉素 erythromycin[基、保（甲）]

【适应证】百日咳鲍特菌、肺炎支原体、肺炎衣原体、溶血性链球菌、肺炎球菌、放线菌、梅毒螺旋体、李斯特菌、军团菌等所致感染；风湿热复发、感染性心内膜炎、口腔或上呼吸道医疗操作时的预防用药。

【用法和用量】每日剂量为按体重 50mg/kg，分次口服或静脉滴注。

【注意事项】对红霉素类药物过敏者禁用。用药期间监测肝功能，肝病患者和严重肾功能损害者红霉素的剂量应适当减少。

【不良反应】上腹部不适、胃绞痛、恶心、呕吐、腹泻等。

头孢氨苄 cefalexin[基、保（甲）]

【适应证】百日咳鲍特菌、葡萄球菌、溶血性链球菌、肺炎球菌、大肠埃希菌、沙门菌等所致感染。

【用法和用量】每日按体重 25~50mg/kg，一日 4 次，口服。

【注意事项】对头孢菌素过敏者及有青霉素过敏性休克者禁用。头孢氨苄主要经肾排出，肾功能减退患者应用本品须减量。

【不良反应】恶心、呕吐、腹泻、腹部不适等。

（二）镇静药物

苯巴比妥 phenobarbital[基,保(甲)]

【适应证】镇静催眠、抗惊厥、麻醉前给药。

【用法和用量】2~4mg/kg,睡前口服。

【注意事项】肝肾功能不全、呼吸功能障碍、卟啉病、对本品过敏者禁用。

【不良反应】嗜睡、眩晕、头痛、乏力、精神不佳等。

水合氯醛 chloral hydrate

【适应证】抗惊厥、催眠;麻醉前、手术前和检查前用药。

【用法和用量】50mg/kg,口服或灌肠。

【注意事项】肝肾功能不全者、心脏功能严重障碍者、血卟啉病患者禁用;胃炎及溃疡患者不宜口服,直肠炎和结肠炎的患者不宜灌肠给药。

【不良反应】恶心、呕吐、腹泻等。

（三）β受体激动剂

特布他林 terbutaline[基,保(乙)]

【适应证】支气管哮喘、慢性支气管炎、肺气肿和其他肺部疾病引起的支气管痉挛。

【用法和用量】每次 0.065mg/kg（但一次总量不应超过 1.25mg）,一日 3 次,口服;每次 2.5mg,雾化吸入,一日不超过 4 次。

【注意事项】甲状腺功能亢进、冠心病、高血压、糖尿病患者慎用。可能会引起低钾血症,建议监测血清钾的浓度。

【不良反应】手指颤动、心悸等。

第七节 小儿惊厥

一、定义

小儿惊厥（pediatric seizures）是大脑运动神经元兴奋性增高、异常放电、表现为突然的全身或局部骨骼肌呈非自主的强直性和阵挛性抽搐,常伴有意识丧失,是最常见的小儿神经系统症状之一。

二、诊断标准

（一）症状和体征

小儿惊厥根据不同病因和神经系统受累部位不同,其发作形式和严重程度不同。患者突然出现意识丧失,同时发生全身性或局限性、强直性或阵挛性面部、四肢肌肉抽搐,多伴有双眼上翻、凝视或斜视,可有喉痉挛、屏气或口周青紫。部分患者出现抽搐后二便失禁。发作时间数秒至数分钟,严重者反复多次发作,甚至出现持续状态,抽搐停止后入睡。

（二）实验室及影像学检查

1. 脑电图　癫痫患儿多数可检出癫痫样放电,中枢神经系统感染常见背景慢波活动增多等,热性惊厥患儿脑电图可显示正常。

2. 头颅 CT 或头部 MRI　对颅内出血、各种占位性病变和颅脑畸形、感染等均有诊断意义。

3. 血常规　可提示有无感染性疾病。怀疑颅内感染时应尽快行腰椎穿刺,送血常规、血生化及病原学检查。

三、治疗原则和方法

1. 一般处理　维持生命体征,避免意外伤害,必要时给氧。

2. 病因治疗。

3. 抗惊厥治疗　首选地西泮等苯二氮䓬类药物,也可给予患儿水合氯醛、苯巴比妥等。

4. 对症治疗　高热者给予布洛芬等退热药物及物理方法降温;如存在颅内压增高可给予20%甘露醇等降低颅内压。

5. 预防惊厥复发。

四、健康教育和用药指导

小儿惊厥经过及时、有效、规范的治疗多可治愈,少数会有后遗症。一般短暂的惊厥几乎对大脑没有明显影响,重复、短暂惊厥发作对儿童早期发育有持续作用效应。任意长时间持续惊厥均会导致脑组织损伤,因此抽搐持续时间长,尤其是惊厥持续状态可能导致永久性神经系统损害。家长应确保患儿生活规律、充分休息和睡眠,避免情绪激动,遵医嘱正确用药,当发热时立即用药,并定期门诊随访。

五、常用药物和注意事项

（一）抗惊厥药物

地西泮 diazepam[基,保(甲)]

【适应证】抗惊厥、抗癫痫、麻醉前给药。

【用法和用量】每次 0.3~05mg/kg（单次最大剂量 10mg）,静脉注射,速度为 1~2mg/min，必要时 10~15 分钟可重复一次。

【注意事项】避免长期大量使用而成瘾，如长期使用应逐渐减量，不宜骤停。重度重症肌无力、急性或隐性发生闭角型青光眼患者慎用。

【不良反应】嗜睡、眩晕、头痛、抑郁等。

苯巴比妥 phenobarbital[基,保(甲)]

【适应证】抗惊厥、麻醉前给药。

【用法和用量】负荷量 15~20mg/kg，于 30 分钟内静脉滴注完，维持量每日 3~5mg/kg。

【注意事项】肝肾功能不全、呼吸功能障碍、卟啉病、对本品过敏者禁用。

【不良反应】嗜睡、眩晕、头痛、乏力、精神不佳等。

水合氯醛 chloral hydrate

【适应证】抗惊厥、催眠；麻醉前、手术前和检查前用药。

【用法和用量】50mg/kg，口服或灌肠。

【注意事项】肝肾功能不全者、心脏功能严重障碍者、血卟啉病患者禁用；胃炎及溃疡患者不宜口服，直肠炎和结肠炎的患者不宜灌肠给药。

【不良反应】恶心、呕吐、腹泻等。

（二）脱水药物

甘露醇 mannitol[基,保(甲)]

【适应证】脑水肿、降低眼内压、利尿、急性药物中毒等。

【用法和用量】每次 0.25~0.5g/kg，静脉注射，每 4~6 小时 1 次。

【注意事项】已确诊为急性肾小管坏死的无尿患者、严重失水者禁用；颅内活动性出血者慎用。甘露醇遇冷易结晶，故应用前应仔细检查，如有结晶，可置热水中或用力振荡，待结晶完全溶解后再使用。

【不良反应】注射部位疼痛、视物模糊、眩晕等。

（三）退热药物

布洛芬 ibuprofen[基,保(甲)]

【适应证】关节炎、软组织损伤和炎症、退热、缓解轻至中度疼痛。

【用法和用量】每次 5~10mg/kg，口服，每 4~8 小时一次。

【注意事项】对本品及其他非甾体抗炎药过敏者，活动性溃疡病、溃疡性结肠炎者禁用。

【不良反应】恶心、呕吐、腹痛等。

第八节　婴儿腹泻

一、定义

婴儿腹泻(infantile diarrhea)是由多种病原体、多因素引起的以大便次数增多、大便性状改变为特点的儿科常见消化道疾病。

二、诊断标准

(一)症状和体征

1. 轻型腹泻　常由饮食因素或肠道外感染导致。临床表现以胃肠道症状为主,可有食欲减退,偶有溢乳、呕吐,大便次数明显增多,每次大便量不多,便稀薄或带水,通常呈黄色或黄绿色,有酸味,可见白色或黄白色奶瓣和泡沫。没有脱水及全身中毒症状,多在数日内痊愈。

2. 重型腹泻　多由肠道内感染导致。急性起病,也可由轻型逐渐加重转变为重型,胃肠道症状重,同时伴有较明显的脱水、电解质和酸碱平衡紊乱以及全身感染中毒症状,甚至出现昏迷、休克。

(二)实验室及影像学检查

1. 血气分析及血清离子等检测可判断有无电解质紊乱及酸碱平衡紊乱。
2. 粪便常规及血常规检测用于区分细菌、病毒感染。
3. 粪便培养可培养出相应感染的细菌或真菌等。

三、治疗原则和方法

1. 调整饮食。
2. 液体疗法　没有严重呕吐患者,可给予口服补液盐纠正轻中度脱水或预防脱水。呕吐严重或重度脱水患者需要静脉补液。同时根据电解质结果及时纠正电解质紊乱。
3. 病因治疗　病毒感染不用抗生素。细菌感染选择阿莫西林、头孢氨苄口服,或头孢曲松等药物静脉滴注。真菌感染及时停用广谱抗生素,给予氟康唑等抗真菌治疗。
4. 微生态疗法　可选用双歧杆菌等药物,有助于恢复肠道正常菌群的生态平衡,抑制病原菌定植侵袭。
5. 保护肠黏膜　可选择口服蒙脱石粉吸附病原体和毒素,增强肠道黏膜屏障功能。
6. 补锌治疗。

四、健康教育和用药指导

合理喂养,养成良好的卫生习惯,做好消毒隔离工作,防止交叉感染。口服轮状病毒疫苗是预防 3 岁以下轮状病毒性肠炎的理想方法。

五、常用药物和注意事项

(一)调节水、电解质和酸碱平衡药物

口服补液盐 oral rehydration salt

【适应证】各种腹泻等引起的轻、中度脱水。

【用法和用量】口服,1 包溶解于 250ml 凉开水中,总量 50~100ml/kg,分次于 4 小时内服完,之后每排稀便一次给予 10ml/kg。

【注意事项】肾功能不全者,特别是无尿、少尿症患者禁用。严重失水、有休克征象时应静脉补液。肠梗阻、肠麻痹和肠穿孔禁用。不能直接服用袋内粉末,也不能用牛奶或果汁等其他液体代替水来溶解。

【不良反应】呕吐等。

(二)矿物质补充剂

葡萄糖酸钙 calcium gluconate[基,保(甲)]

【适应证】治疗钙缺乏,急性血钙过低、碱中毒及甲状旁腺功能低下所致的手足搐搦症;过敏性疾病。

【用法和用量】每次 25mg/kg,单次最大量 1g,用等量 5% 葡萄糖注射液稀释后缓慢静脉注射。

【注意事项】应用强心苷期间禁止使用本品;高钙血症患者禁用。静脉注射时如漏出血管外,可导致注射部位局部皮肤发红、皮疹和疼痛,并可出现脱皮和组织坏死。若发现药液漏出血管外,应马上停止注射,进行局部封闭疗法。

【不良反应】恶心、呕吐、便秘等。

硫酸镁 magnesium sulfate[基,保(甲)]

【适应证】低镁血症;镇静、抗惊厥等。

【用法和用量】每次将 4~6g 溶于 5% 葡萄糖注射液 100ml 中快速静脉滴注,根据膝腱反射、呼吸次数和尿量及时调整用药次数,24 小时内不超过 30g。

【注意事项】心脏传导阻滞、严重肾功能不全、肠道出血者禁用。用药过程中应定时观察膝腱反射、呼吸频率、排尿量及血镁浓度。

【不良反应】恶心、呕吐、头晕、出汗、口干等。

（三）抗菌药物

阿莫西林 amoxicillin[基,保(甲)]

【适应证】适用于敏感细菌（不产生 β- 内酰胺酶）引起的感染。

【用法和用量】每日 25~100mg/kg，分 3 次，口服。

【注意事项】对青霉素有过敏史或过敏体质者禁用。

【不良反应】皮疹、恶心、呕吐、腹泻等。

头孢氨苄 cefalexin[基,保(甲)]

【适应证】百日咳鲍特菌、葡萄球菌、溶血性链球菌、肺炎球菌、大肠埃希菌、沙门菌等所致感染。

【用法和用量】每日 25~50mg/kg，一日 4 次，口服。

【注意事项】对头孢菌素过敏者及有青霉素过敏性休克者禁用。头孢氨苄主要经肾排出，肾功能减退患者应用本品须减量。

【不良反应】恶心、呕吐、腹泻、腹部不适等。

头孢曲松 ceftriaxone[基,保(甲)]

【适应证】革兰氏阴性菌、耐青霉素葡萄球菌所致感染等。

【用法和用量】新生儿每日剂量为 20~50mg/kg，一日 1 次，静脉滴注。

【注意事项】已知对头孢菌素类抗生素过敏者禁用。本品不能加入含有钙的溶液中使用。本品与含钙剂或含钙产品合并使用有可能导致致死性结局的不良事件。

【不良反应】恶心、呕吐、腹泻等。

（四）抗真菌药

氟康唑 fluconazole[基,保(乙)]

【适应证】治疗和预防念珠菌、隐球菌感染。

【用法和用量】每日 3~6mg/kg，一日 1 次，口服，首次剂量可以加倍，最大剂量每日不超过 400mg。

【注意事项】对氟康唑及其无活性成分或其他唑类药物过敏的患者禁用。肾功能不全患者慎用。

【不良反应】恶心、呕吐、头晕、头痛等。

（五）微生态制剂

双歧杆菌 bifidobacterium[基,保(乙)]

【适应证】用于肠道菌群失调引起的肠功能紊乱，如急慢性腹泻、便秘等。

【用法和用量】胶囊，每次 0.35~0.7g，一日 2 次，于早、晚餐后服用。

【注意事项】避免与抗菌药物同服，如需合用，须间隔 1~2 小时。

【不良反应】无。

（六）肠道吸附剂

<h3 style="text-align:center">蒙脱石 montmorillonite^[基,保(甲)]</h3>

【适应证】急性、慢性腹泻。

【用法和用量】1 岁以下，每日 3g，分 3 次口服；1~2 岁，每日 3~6g，分 3 次口服；2 岁以上，每日 6~9g，分 3 次口服。

【注意事项】治疗急性腹泻时第一次剂量应加倍。对本品过敏者禁用，过敏体质者慎用。如出现便秘，可减少剂量继续服用。

【不良反应】便秘、大便干结。

第九节 小儿昏迷

一、定义

小儿昏迷（pediatric coma）是高度的意识障碍，是由各种因素导致高级神经活动的极度抑制状态，机体对外界刺激没有反应，且不能被唤醒去认识自己或周围环境。

二、诊断标准

（一）症状和体征

1. 浅昏迷　随意活动消失，对周围的光、声等反应消失，对疼痛刺激有反应，各种生理反射如吞咽、咳嗽、角膜反射、瞳孔对光反应等存在，腱反射亢进，生命体征正常，可伴谵妄或躁动。

2. 中度昏迷　对周围事物及各种刺激的反应基本消失，剧痛刺激偶有反应，生理反射迟钝，生命体征正常。

3. 深昏迷　随意活动完全消失，对外界一切刺激皆无反应，各种生理反射消失，肢体动作消失，瞳孔散大，唾液积存在咽部发出痰鸣声，可伴有呼吸不规则、血压下降、大小便失禁、全身肌肉松弛、去大脑强直等。

（二）实验室及影像学检查

1. 脑电图、头 CT、头 MRI、脑血管造影等可出现相应原发疾病的特征性改变，有助于明确原发疾病。

2. 结合病情检查尿常规、血氨、血生化项目等有助于分析原发疾病。

三、治疗原则和方法

1. 病因治疗。

2. 维持生命体征稳定　保持气道通畅,吸氧,必要时给予气管插管和呼吸支持治疗。

3. 降颅内压治疗　对颅内压高者给予降颅内压药物,控制脑水肿,给予20%甘露醇、呋塞米等,必要时使用侧脑室穿刺引流。

4. 抗惊厥治疗　惊厥发作时用地西泮、苯巴比妥等。

5. 解热　对高热患者给予积极的物理降温及药物降温处理。

6. 纠正水、电解质紊乱,及时补充营养。

四、健康教育和用药指导

昏迷患儿要保持眼部清洁,及时清除分泌物。及时更换污染被褥、衣服,每2~3小时翻身一次,预防压疮。

五、常用药物和注意事项

（一）脱水药物

甘露醇 mannitol[基,保(甲)]

【适应证】脑水肿、降低眼内压、利尿、急性药物中毒的解毒等。

【用法和用量】每次 0.25~0.5g/kg,静脉注射,每4~6小时1次。

【注意事项】已确诊为急性肾小管坏死的无尿患者、严重失水者禁用;颅内活动性出血者慎用。甘露醇遇冷易结晶,故应用前应仔细检查,如有结晶,可置热水中或用力振荡,待结晶完全溶解后再使用。

【不良反应】注射部位疼痛、视物模糊、眩晕等。

（二）利尿药物

呋塞米 furosemide[基,保(甲)]

【适应证】水肿性疾病、高血压、急性药物中毒等。

【用法和用量】0.5~1mg/kg,静脉注射。

【注意事项】对本品及磺胺药、噻嗪类利尿药过敏者禁用。水及电解质紊乱、无尿或严重肾功能损害者慎用。

【不良反应】头痛、恶心、呕吐、腹痛、腹泻、口渴、乏力倦怠等。

（三）抗惊厥药物

地西泮 diazepam[基,保(甲)]

【适应证】抗惊厥、抗癫痫、麻醉前给药。

【用法和用量】每次 0.3~05mg/kg(单次最大剂量 10mg),静脉注射,速度为1~2mg/min,必要时 10~15 分钟可重复一次。

【注意事项】避免长期大量使用而成瘾,如长期使用应逐渐减量,不宜骤停。重度重症肌无力、急性或隐性发生闭角型青光眼患者慎用。

【不良反应】嗜睡、眩晕、头痛、抑郁等。

苯巴比妥 phenobarbital[基,保(甲)]

【适应证】抗惊厥、麻醉前给药。

【用法和用量】负荷量 15~20mg/kg,于 30 分钟内静脉滴注完,维持量每日 3~5mg/kg。

【注意事项】肝肾功能不全、呼吸功能障碍、卟啉病、对本品过敏者禁用。

【不良反应】嗜睡、眩晕、头痛、乏力、精神不佳等。

(四)退热药物

布洛芬 ibuprofen[基,保(甲)]

【适应证】关节炎、软组织损伤和炎症、退热、缓解轻至中度疼痛。

【用法和用量】每次 5~10mg/kg 口服,每 4~8 小时一次。

【注意事项】对本品及其他非甾体抗炎药过敏者,活动性溃疡病、溃疡性结肠炎者禁用。

【不良反应】恶心、呕吐、腹痛等。

第十节 小儿重症肺炎

一、定义

肺炎是指由不同病原体或其他因素所导致的肺部炎症性疾病。当患儿除呼吸系统受累外,其他系统亦受累,出现其他系统表现,全身中毒症状明显,甚至危及生命时称为小儿重症肺炎(pediatric severe pneumonia)。

二、诊断标准

(一)症状和体征

急性发病,患儿可有发热、咳嗽、呼吸急促、呼吸困难,肺部可闻及固定性中细湿啰音。通常体温超过 38.5℃,呼吸增快(婴幼儿超过 70 次 /min,年长儿超过 50 次 /min,除外发热、哭吵等因素影响),伴有鼻翼扇动、发绀、呼吸呻吟、拒食,脱水征象等。患儿可合并有呼吸衰竭、心力衰竭、腹泻、中毒性肠麻痹、中毒性脑病、DIC 等各系统损害。

(二)实验室及影像学检查

1. 细菌性肺炎白细胞升高,中性粒细胞增多,可有核左移及中毒颗粒。

病毒性肺炎的白细胞计数大多正常或偏低，淋巴细胞增高。细菌感染时血CRP 明显上升，通常超过 20mg/L，非细菌感染时则上升不明显或正常。

2. 病原学检测　可采取气道分泌物、肺泡灌洗液、胸腔积液、脓液和血标本做细菌培养和鉴定，也可做涂片染色镜检。若考虑病毒性感染可进行病毒分离和血清学试验，于急性期和恢复期采取双份血清测定特异性 IgG，若抗体升高≥4 倍为阳性。

3. 胸部 X 线摄影或 CT　早期肺纹理增强，透光度减低，两肺下叶、中内带可出现大小不等的点状或小斑片状影，或融合成片状阴影，甚至波及节段；可有肺气肿、肺不张、肺实变、胸腔积液等。

三、治疗原则和方法

1. 一般治疗　保持室内空气流通，保持呼吸道通畅，清除呼吸道分泌物，加强营养，避免交叉感染。

2. 抗感染治疗　重症肺炎通常选择静脉用药，要覆盖肺炎球菌、流感嗜血杆菌、卡他莫拉菌和金黄色葡萄球菌，要考虑细菌耐药，要考虑肺炎支原体、衣原体感染可能。根据药敏试验可给予青霉素、头孢曲松、头孢哌酮钠舒巴坦钠、万古霉素、亚胺培南等，合并支原体感染可联合使用阿奇霉素等大环内酯类药物。

3. 糖皮质激素　重症肺炎伴喘憋、中毒性脑病、休克患者，可给予地塞米松、甲泼尼龙 3~5 日。

4. 对症治疗　吸氧，喘憋严重可给予二羟丙茶碱、β_2 受体激动剂或激素等。

四、健康教育和用药指导

保持室内空气流通，及时给予患儿翻身拍背，加强营养，保证每日充足蛋白质、维生素及水分等摄入，避免交叉感染。出院后加强体格锻炼，在寒冷季节或气候骤变时注意保暖，以免着凉。

五、常用药物和注意事项

（一）抗菌药物

青霉素 penicillin[基,保(甲/乙)]

【适应证】革兰氏阳性球菌、革兰氏阴性球菌感染等。

【用法和用量】每次剂量为 20 万 ~40 万 U/kg，一日 2 次，静脉滴注。

【注意事项】有青霉素类药物过敏史或青霉素皮试阳性患者禁用。

【不良反应】皮疹等过敏反应。

头孢曲松 ceftriaxone[基,保(甲)]

【适应证】革兰氏阴性菌、耐青霉素葡萄球菌所致感染等。

【用法和用量】每日剂量为 50~100mg/kg，12 小时一次，静脉滴注。

【注意事项】已知对头孢菌素类抗生素过敏者禁用。本品不能加入含有钙的溶液中使用。本品与含钙剂或含钙产品合并使用有可能导致致死性结局的不良事件。

【不良反应】恶心、呕吐、腹泻等。

头孢哌酮 / 舒巴坦 cefoperazone/sulbactam[基,保(乙)]

【适应证】革兰氏阳性菌、革兰氏阴性杆菌感染等。

【用法和用量】静脉滴注：成人 1~2g/ 次（头孢哌酮 0.5~1g），每日 2~4 次。舒巴坦每日最高剂量为 4g。

【注意事项】对青霉素类、舒巴坦、头孢哌酮及其他头孢菌素类抗生素过敏者禁用。需监测出凝血情况、血小板减少迹象，必要时补充维生素 K。

【不良反应】恶心、呕吐、腹泻、皮疹等。

万古霉素 vancomycin[基,保(乙)]

【适应证】耐甲氧西林金黄色葡萄球菌所致感染等。

【用法和用量】每次剂量为按体重 10~15mg/kg，一日 2 次，静脉滴注。

【注意事项】短时间内静脉滴注本药可使组胺释放出现红人综合征（面部、颈部、躯干红斑性充血、瘙痒等）、低血压等副作用，所以每次静脉滴注应维持在 60 分钟以上。严重听力减退、严重肾功能不全者慎用。

【不良反应】肝损害等。

亚胺培南 / 西司他丁 imipenem/cilastatin[基,保(乙)]

【适应证】革兰氏阳性菌、革兰氏阴性菌、厌氧菌、需氧菌、产霉菌感染等。

【用法和用量】静脉滴注：1g/ 次，每 12 小时给药 1 次；或 0.5g/ 次，每 8 小时给药 1 次。严重感染 1g/ 次，每 8 小时给药 1 次。每日用量不超过 4g，每次滴注 2 小时。

【注意事项】中枢神经系统疾病、严重肝肾功能损害者慎用。长期用药可导致肠道菌群紊乱，引发二重感染。

【不良反应】恶心、呕吐、腹泻、皮疹等。

阿奇霉素 azithromycin[基,保(乙)]

【适应证】肺炎衣原体、流感嗜血杆菌、嗜肺军团菌、卡他莫拉菌、肺炎支原体、金黄色葡萄球菌或肺炎球菌等病原菌所致感染。

【用法和用量】每次剂量为 10mg/kg，一日 1 次，静脉滴注。

【注意事项】对阿奇霉素、红霉素、其他大环内酯类或酮内酯类药物过敏的患者禁用。

【不良反应】恶心、呕吐、腹泻、皮疹等。

（二）肾上腺皮质激素药

地塞米松 dexamethasone[基,保(甲)]

【适应证】严重感染及中毒、过敏性与自身免疫性炎症性疾病等。

【用法和用量】每日 0.2~0.5mg/kg，一日 1 次，静脉注射。

【注意事项】结核病、有癫症及精神病史者慎用。

【不良反应】骨质疏松、伤口愈合困难、月经紊乱等。

甲泼尼龙 methylprednisolone[基,保(乙)]

【适应证】严重感染及中毒、过敏性疾病、自身免疫性炎症性疾病等。

【用法和用量】每次 1~2mg/kg，一日 1~2 次，静脉注射。

【注意事项】结核病、有癫症及精神病史者慎用。

【不良反应】骨质疏松、伤口愈合困难、月经紊乱等。

（三）平喘药

二羟丙茶碱 diprophylline[基,保(乙)]

【适应证】支气管哮喘、喘息型支气管炎、阻塞性肺气肿、心源性水肿等引起的喘息症状。

【用法和用量】每次 5~10mg/kg，一日 1~2 次，静脉注射。

【注意事项】哮喘急性严重发作患者不宜首选本品。活动性消化性溃疡、未经控制的惊厥患者禁用。茶碱类药物可致心律失常和 / 或使原有的心律失常恶化。

【不良反应】恶心、呕吐、食欲减退、口干等。

特布他林 terbutaline[基,保(乙)]

【适应证】支气管哮喘、喘息性支气管炎、阻塞性肺气肿和其他伴有支气管痉挛的肺部疾病。

【用法和用量】体重超过 20kg，每次 5mg，雾化吸入；体重小于 20kg，每次 2.5mg，雾化吸入。口服每次 65ug/kg（不超过 1.25mg），一日 3 次，24 小时最大剂量不超过 7.5mg。

【注意事项】甲状腺功能亢进、冠心病、高血压、糖尿病患者慎用。本品可引起低钾血症，长期应用建议监测血清钾浓度。

【不良反应】手指震颤、头痛、心悸及胃肠道障碍等。

第十一节　暴发型流行性脑脊髓膜炎

一、定义

暴发型流行性脑脊髓膜炎（fulminant epidemic cerebrospinal meningitis）简称暴发型流脑，是由脑膜炎奈瑟菌感染引起的一种病情发展迅速、病情危重的急性呼吸道传染病。临床上以急性高热、剧烈头痛、频繁呕吐、皮肤黏膜瘀点瘀斑及脑膜刺激征阳性为特征，病势凶猛，常合并弥散性血管内凝血（DIC）、脑水肿等危重并发症，治疗难度大，致死率很高。

二、诊断标准

（一）症状和体征

起病急剧，病情变化快，如不及时治疗可于 24 小时内危及生命。暴发型流脑分 3 型。①休克型，患者有严重中毒症状，急起寒战、高热，但危重者体温不升，伴头痛、呕吐，短时间内皮肤出现瘀点、瘀斑，可迅速增多融合成片，随后出现面色苍白、唇周及肢端发绀、四肢厥冷、脉搏细速、呼吸急促等休克表现。若抢救不及时，病情可迅速恶化，周围循环衰竭症状加重，血压显著下降，尿量减少，甚至出现昏迷。②脑膜脑炎型，主要表现为脑膜及脑实质损伤，常于 1~2 日内出现严重的神经系统症状，患者有高热、头痛、呕吐，意识障碍进行性加深，迅速出现昏迷。颅内压增高，脑膜刺激征阳性，可有惊厥，锥体束征阳性，严重者可发生脑疝。③混合型，该型患者可先后或同时出现休克型和脑膜脑炎型的症状。

（二）实验室及影像学检查

1. 血常规白细胞明显升高，分类以中性粒细胞为主，脑脊液检查可见脑脊液压力增高，外观呈米汤样混浊，细胞数增高，中性粒细胞为主，蛋白增高，糖及氯化物降低。

2. 患者瘀点处针刺取血后涂片行革兰氏染色，可查到脑膜炎双球菌。血或脑脊液细菌培养和涂片阳性。

三、治疗原则和方法

1. 抗菌治疗　应用对脑膜炎双球菌敏感的抗生素，临床上常选用青霉素、第三代头孢菌素如头孢曲松等。

2. 抗休克治疗　扩容纠酸，应用山莨菪碱、多巴胺等血管活性药物。

3. 防治 DIC　对有皮肤瘀点、瘀斑的患者宜尽早应用肝素。

4. 激素治疗　通常选择地塞米松，疗程一般不超过3日。

5. 防治脑水肿、脑疝　可反复应用甘露醇，直到呼吸、血压恢复正常，颅内压增高症状好转后，逐渐减量或延长给药间隔时间直至停用。此外还可使用白蛋白、呋塞米等药物治疗。

6. 保护重要脏器功能。

四、健康教育和用药指导

暴发型流脑病情凶险，病死率高，抢救应分秒必争。保持良好的卫生环境，保持室内空气流通，及时接种流脑A群多糖菌苗。

五、常用药物和注意事项

（一）抗菌药物

青霉素 penicillin[基,保(甲/乙)]

【适应证】革兰氏阳性球菌、革兰氏阴性球菌感染等。

【用法和用量】每次剂量为20万~40万U/kg，一日2次，静脉滴注。

【注意事项】有青霉素类药物过敏史或青霉素皮试阳性患者禁用。

【不良反应】皮疹等过敏反应。

头孢曲松 ceftriaxone[基,保(甲)]

【适应证】革兰氏阴性菌、耐青霉素葡萄球菌所致感染等。

【用法和用量】每日剂量为50~100mg/kg，12小时一次，静脉滴注。

【注意事项】已知对头孢菌素类抗生素过敏者禁用。本品不能加入含有钙的溶液中使用。本品与含钙剂或含钙产品合并使用有可能导致致死性结局的不良事件。

【不良反应】恶心、呕吐、腹泻等。

（二）血管活性药物

多巴胺 dopamine[基,保(甲)]

【适应证】心源性休克、中毒性休克、出血性休克等。

【用法和用量】每分钟2.5~5μg/kg，持续静脉滴注。

【注意事项】嗜铬细胞瘤禁用；肢端循环不良、严重室性心律失常者慎用。

【不良反应】胸痛、呼吸困难、心律失常等。

山莨菪碱 anisodamine[基,保(甲)]

【适应证】急性微循环障碍、抗休克，胃肠绞痛、胆道痉挛以及有机磷中毒等。

【用法和用量】每次 0.3~0.5mg/kg，静脉注射或静脉滴注，病情严重时 10~15 分钟后可重复一次。

【注意事项】脑出血急性期、青光眼、幽门梗阻、肠梗阻者禁用。反流性食管炎、重症溃疡性结肠炎慎用。

【不良反应】口干、面红、瞳孔扩大等。

（三）肾上腺皮质激素药

地塞米松 dexamethasone[基,保(甲)]

【适应证】严重感染及中毒、过敏性与自身免疫性炎症性疾病等。

【用法和用量】每日 0.2~0.5mg/kg，一日 1 次，静脉注射。

【注意事项】结核病、急性细菌性或病毒性感染患者应用时，必须给予适当的抗感染治疗。有癫痫及精神病史者慎用。

【不良反应】骨质疏松、伤口愈合困难、月经紊乱等。

（四）抗凝血药

肝素 heparin[基,保(甲)]

【适应证】各种原因引起的弥散性血管内凝血。

【用法和用量】首次剂量 100U/kg，维持剂量 50~100U/kg，4~6 小时一次，每日总剂量 500U/kg，以 0.9% 生理盐水 50ml 稀释后静脉注射或静脉滴注。

【注意事项】用药期间应监测凝血时间。有自发出血倾向者、溃疡病、创伤、产后出血者及严重肝功能不全者禁用。

【不良反应】皮疹、瘙痒、脱发、骨质疏松等。

（五）脱水药物

甘露醇 mannitol[基,保(甲)]

【适应证】脑水肿、降低眼内压、利尿、急性药物中毒等。

【用法和用量】静脉注射，每次 0.25~0.5g/kg，每 4~6 小时一次。

【注意事项】已确诊为急性肾小管坏死的无尿患者、严重失水者禁用；颅内活动性出血者慎用。甘露醇遇冷易结晶，故应用前应仔细检查，如有结晶，可置热水中或用力振荡，待结晶完全溶解后再使用。

【不良反应】注射部位疼痛、视物模糊、眩晕等。

（六）利尿药物

呋塞米 furosemide[基,保(甲)]

【适应证】水肿性疾病、高血压、急性药物中毒等。

【用法和用量】儿童静脉注射：起始剂量一次 0.5~1mg/kg，必要时 2 小时后追加 1mg/kg，最大日剂量可达 6mg/kg。

【注意事项】对本品及磺胺药、噻嗪类利尿药过敏者禁用。水及电解质紊乱、无尿或严重肾功能损害者慎用。

【不良反应】头痛、恶心、呕吐、腹痛、腹泻、口渴、乏力倦怠等。

（七）血液相关制品

人血白蛋白 human albumin[基,保(乙)]

【适应证】低白蛋白血症、血容量不足等。

【用法和用量】儿童的适宜剂量根据临床症状决定，静脉注射。

【注意事项】对白蛋白有过敏反应史者，严重贫血和心力衰竭患者禁用。

【不良反应】偶有过敏反应。

参 考 文 献

[1] 王卫平,孙锟,常立文.儿科学[M].9版.北京:人民卫生出版社,2018.

[2] 王天有,申昆玲,沈颖.诸福棠实用儿科学[M].9版.北京:人民卫生出版社,2022.

[3] 中国新生儿复苏项目专家组,中华医学会围产医学分会新生儿复苏组.中国新生儿复苏指南(2021年修订)[J].中华围产医学杂志,2022,25(1):4-12.

[4] 中华医学会儿科学分会新生儿学组,中国医师协会新生儿科医师分会,感染专业委员会.新生儿败血症诊断及治疗专家共识[J].中华儿科杂志,2019,57(4):252-257.

[5] 儿童急性感染性腹泻病诊疗规范(2020年版)编写审定专家组.儿童急性感染性腹泻病诊疗规范(2020年版)[J].中国医药科学,2020,10(21):249-256.

[6] 儿童社区获得性肺炎诊疗规范(2019年版)编写审定专家组.儿童社区获得性肺炎诊疗规范(2019年版)[J].全科医学临床与教育,2019,17(9):771-777.

第十二章　五官科急症

第一节　眼

一、睑缘炎

（一）定义

睑缘炎（blepharitis）是眼睑的慢性炎症，通常分为前睑缘炎、后睑缘炎和混合型睑缘炎。它是最常见的眼部疾病之一，虽然通常是轻微和良性的，但严重的病例会导致永久性眼睑畸形和相关角膜病变导致的视力丧失。

（二）诊断标准

睑缘炎的诊断需参考病史以及临床症状和体征。前睑缘炎患者可出现睑缘充血或毛细血管扩张、睫毛根部鳞屑、结痂或溃疡等，后睑缘炎通常表现为睑板腺开口堵塞、睑脂的质和量的改变，以及眼睑边缘增厚。

（三）治疗原则和方法

1. 保持睑缘清洁　局部热敷每日 1~3 次，每次 10 分钟。

2. 抗菌治疗　红霉素眼膏每日 1~2 次，持续 2 周，炎症减轻后改为每晚 1 次，持续 2~3 个月。

（四）健康教育和用药指导

清淡饮食、注意眼部卫生。

（五）常用药物和注意事项

红霉素眼膏 erythromycin eye ointment[基,保(甲)]

【适应证】用于沙眼、结膜炎、睑缘炎以及眼外部感染。

【用法和用量】涂于眼睑内，一日 2~3 次。

【注意事项】避免接触其他黏膜（如口、鼻等）。

【不良反应】偶见眼痛，异物感、视力改变。

二、睑腺炎

（一）定义

睑腺炎（hordeolum）是眼睑腺内的急性脓肿，通常起源于葡萄球菌。当涉及睑板腺时，称为内睑腺炎，当涉及睑缘腺（Zeis gland）或睫毛腺（Moll gland）时称为外睑腺炎。睑腺炎可能与糖尿病、睑缘炎、脂溢性皮炎、酒渣鼻以及高脂血症有关。

（二）诊断标准

内睑腺炎：眼睑触痛、疼痛和肿胀；可能向前（通过皮肤）或向后（通过结膜）扩大和排出；外睑腺炎：眼睑边缘有压痛、肿胀，指向前方穿过皮肤。

（三）治疗原则和方法

1. 保持睑缘清洁　局部热敷每日 1~3 次，每次 10 分钟。

2. 抗菌治疗　局部抗生素眼液点眼、结膜囊内涂抗生素眼膏。

（四）健康教育和用药指导

清淡饮食、注意眼部卫生。

（五）常用药物和注意事项

左氧氟沙星滴眼液 levofloxacin eye drops[基,保(甲)]

【适应证】对左氧氟沙星敏感的葡萄球菌属、链球菌属、肺炎球菌等。

【用法和用量】每日 3 次，每次 1 滴，根据症状可适当增减。

【注意事项】为防止耐药，尽量将用药时间控制在治疗疾病所需的最短时间内。

【不良反应】眼红、异物感。

红霉素眼膏 erythromycin eye ointment[基,保(甲)]

【适应证】用于沙眼、结膜炎、睑缘炎以及眼外部感染。

【用法和用量】涂于眼睑内，一日 2~3 次。

【注意事项】避免接触其他黏膜（如口、鼻等）。

【不良反应】偶见眼痛，异物感、视力改变。

阿莫西林 amoxicillin[基,保(甲)]

【适应证】溶血性链球菌、葡萄球菌或流感嗜血杆菌等所致的感染性疾病。

【用法和用量】口服，625mg，每日 3 次。

【注意事项】用药前须行青霉素钠皮试，阳性反应者禁用。

【不良反应】恶心、呕吐、腹泻。

三、急性泪囊炎

（一）定义

急性泪囊炎（acute dacryocystitis）是泪囊的炎症，常见的致病微生物是葡萄球菌属、乙型溶血性链球菌、肺炎球菌和流感嗜血杆菌。其发病机制与鼻泪管阻塞有关,鼻泪管阻塞是原发性或继发性的外伤、感染、肿瘤或鼻内病变,如鼻中隔偏曲或鼻炎。阻塞导致囊内分泌物淤滞,引起感染。

（二）诊断标准

症状和体征:患眼充血、流泪,并伴有脓性分泌物。泪囊部明显红肿热痛,可累及眼睑及颜面部。颌下及耳前淋巴结肿大,可伴全身发热、不适。

（三）治疗原则和方法

1. 止痛　早期局部热敷。

2. 抗感染　应用抗生素滴眼液或全身应用抗生素控制感染。

（四）健康教育和用药指导

注意清淡饮食,禁行泪道冲洗或泪道探通,以免感染扩散。

（五）常用药物和注意事项

左氧氟沙星滴眼液 levofloxacin eye drops[基,保(甲)]

【适应证】对左氧氟沙星敏感的葡萄球菌属、链球菌属、肺炎球菌等的感染。

【用法和用量】每日 3 次,每次 1 滴,根据症状可适当增减。

【注意事项】为防止耐药,尽量将用药时间控制在治疗疾病所需的最短时间内。

【不良反应】眼红、异物感。

阿莫西林 amoxicillin[基,保(甲)]

【适应证】溶血性链球菌、葡萄球菌或流感嗜血杆菌等所致的感染性疾病。

【用法和用量】口服,625mg,每日 3 次。

【注意事项】用药前须行青霉素钠皮试,阳性反应者禁用。

【不良反应】恶心、呕吐、腹泻。

四、眼内炎

（一）定义

眼内炎(endophthalmitis)是指细菌或真菌对玻璃体和 / 或房水的感染。眼内炎是最具破坏性的眼部感染之一,可能在症状出现后数小时或数日内导致受感染的眼睛不可逆转地失明。

（二）诊断标准

1. 症状和体征　眼内炎最常见的症状是视力下降,全身症状如发热在外源性眼内炎病例中不存在,但常存在于内源性眼内炎病例中。

2. 实验室及影像学检查

(1)细菌和真菌培养:眼内炎是由玻璃体和 / 或房水培养以及内源性眼内炎的血培养支持的临床诊断。培养阴性不能排除诊断,因为 20% 到 30% 的眼内炎病例培养阴性。

（2）分子诊断技术：准确率较细菌和真菌培养高，且用时短。

（三）治疗原则和方法

1. 细菌性眼内炎　首选玻璃体内注射万古霉素 1mg/0.1ml，可加阿米卡星 0.4mg 或头孢他啶 2~2.25mg；2~3 日后重复注射。

2. 真菌性眼内炎　首选玻璃体内注射两性霉素 B，0.005~0.01mg/0.1ml。对中重度玻璃体炎或眼内炎患者，药物治疗同时行玻璃体切割术。

（四）健康教育和用药指导

注意清淡饮食，勿与家人共用洁具。

（五）常用药物和注意事项

万古霉素 vancomycin[基,保(乙)]

【适应证】适用于葡萄球菌、梭状芽孢杆菌等所致的感染。

【用法和用量】静脉滴注：成人每日 2.0g，分 2~4 次给药。

【注意事项】耳毒性、肾毒性。

【不良反应】听力减退、耳鸣、血尿。

两性霉素 B amphotericin B[基,保(甲)]

【适应证】适用于真菌所致的感染。

【用法和用量】成人常用量开始静脉滴注时，可先试从每次 1~5mg 或按体重每次 0.02~0.1mg/kg 给药，每日一次或隔 1~2 日给药一次。

【注意事项】肾功能不全者慎用。

【不良反应】肾损伤、恶心、呕吐。

五、眶蜂窝织炎

（一）定义

眶蜂窝织炎（orbital cellulitis）是眶内软组织的急性炎症，属于眼眶特异性炎症的范畴，发病急剧，严重者波及海绵窦而危及生命。

（二）诊断标准

1. 症状和体征　严重的眼睑发红和水肿、上睑下垂、结膜水肿、分泌物、眼睑红斑、眶周组织、眼周疼痛或眼球运动疼痛。

2. 实验室及影像学检查

（1）CT 是诊断的首选成像方式。

（2）MRI 也是识别眼眶感染的有用工具，尤其是当 CT 结果不清楚时。

（三）治疗原则和方法

主要治疗方法是经验性地使用广谱抗生素来对抗最常见的病原体；同时

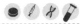

获得培养物，并在需要时相应地改变治疗，必要时脓肿引流。

（四）健康教育和用药指导

注意清淡饮食。

（五）常用药物和注意事项

万古霉素 vancomycin[基,保(乙)]

【适应证】适用于葡萄球菌、梭状芽孢杆菌等所致的感染。

【用法和用量】静脉滴注：成人每日 2.0g，分 2~4 次给药。

【注意事项】耳毒性、肾毒性。

【不良反应】听力减退、耳鸣、血尿。

六、流行性出血性结膜炎

（一）定义

流行性出血性结膜炎（epidemic hemorrhagic conjunctivitis）是一种由肠道病毒 70、柯萨奇病毒 A24 变体或腺病毒引起的高度传染性病毒性疾病。其特点是起病快、传播快、潜伏期短。

（二）诊断标准

1. 症状和体征　特征是结膜充血、血管扩张、水肿、结膜下出血和睑结膜滤泡反应。

2. 实验室及影像学检查　分子诊断技术，结膜拭子进行 PCR 检测。

（三）治疗原则和方法

对症治疗，应用广谱抗病毒滴眼液治疗。

（四）健康教育和用药指导

加强个人卫生管理，防止传播。

（五）常用药物和注意事项

干扰素滴眼液 interferon eye drops[基,保(乙)]

【适应证】用于治疗流行性出血性结膜炎。

【用法和用量】每日 4~6 次，每次 1 滴。

【注意事项】如果药品混浊，请勿应用。

【不良反应】一过性眼睑红肿、少量分泌物。

七、淋球菌性结膜炎

（一）定义

淋球菌性结膜炎（gonococcal conjunctivitis）是由革兰氏阴性淋病奈瑟球菌引起的，是生殖器外淋球菌感染谱的一部分。

（二）诊断标准

1. 症状和体征　双眼常同时受累，伴畏光、流泪，结膜高度水肿，严重病例可涉及角膜。控制不佳会引起角膜变薄和穿孔，导致眼内炎。

2. 实验室及影像学检查　细菌培养。

（三）治疗原则和方法

控制感染，清洗结膜囊，抗生素全身及滴眼液治疗。

（四）健康教育和用药指导

加强眼部卫生管理。

（五）常用药物和注意事项

青霉素 penicillin[基,保(甲/乙)]

【适应证】用于治疗淋球菌及其他细菌感染。

【用法和用量】用量 100 000U/（kg·d），静脉注射或者分 4 次肌内注射，连续治疗 7 日。

【注意事项】用药前详细询问患者药物过敏史。

【不良反应】过敏反应如皮疹、过敏性休克，二重感染、转氨酶升高等。

头孢曲松 ceftriaxone[基,保(甲)]

【适应证】用于敏感致病菌所致的细菌感染。

【用法和用量】肌内或静脉给药，每 24 小时 1~2g 或每 12 小时 0.5~1g。最高剂量一日 4g，疗程 7~14 日。

【注意事项】不应与含钙静脉输液同时给予。

【不良反应】消化道反应。

八、铜绿假单胞菌性角膜炎

（一）定义

铜绿假单胞菌是一种多功能的革兰氏阴性病原体，可引起多种感染，是与隐形眼镜使用相关的细菌性角膜炎病例中最常见的病原体，铜绿假单胞菌性角膜炎（pseudomonas aeruginosa keratitis）通常具有较差的临床结果。

（二）诊断标准

1. 症状和体征　起病急，伴眼痛，球结膜混合性充血、水肿，角膜浸润迅速、基质广泛坏死，分泌物略带黄绿色，可见大量前房积脓。

2. 实验室及影像学检查

（1）细菌培养。

（2）角膜刮片。

（三）治疗原则和方法

控制感染,清洗结膜囊,抗生素全身及滴眼液治疗。

（四）健康教育和用药指导

加强眼部卫生管理,勿与家人共用洁具。

（五）常用药物和注意事项

1. 氨基糖苷类

妥布霉素滴眼液 tobramycin eye drops[基,保（乙）]

【适应证】用于外眼及附属器敏感菌株感染。

【用法和用量】外用滴眼,一次 1~2 滴,点患眼,每 4 小时一次。

【注意事项】不可用于注射或口服。

【不良反应】眼局部过敏反应。

庆大霉素滴眼液 gentamicin eye drops[基,保（甲）]

【适应证】对庆大霉素敏感菌引起的眼局部感染。

【用法和用量】依病情轻重加以调整。

【注意事项】如果药品混浊,请勿应用。

【不良反应】一过性眼睑红肿、过敏。

2. 氟喹诺酮类

左氧氟沙星滴眼液 levofloxacin eye drops[基,保（甲）]

【适应证】对左氧氟沙星敏感的葡萄球菌属、链球菌属、肺炎球菌等。

【用法和用量】每日 3 次,每次 1 滴,根据症状可适当增减。

【注意事项】为防止耐药,尽量将用药时间控制在治疗疾病所需的最短时间内。

【不良反应】眼红、异物感。

九、真菌性角膜炎

（一）定义

真菌性角膜炎（fungal keratitis）是一种由致病真菌引起的角膜感染性炎症疾病,这种极具破坏性的角膜感染通常会导致永久性失明。

（二）诊断标准

1. 症状和体征　起病缓慢,刺激症状轻,角膜浸润灶较致密,表面污秽,呈牙膏样外观,有些患者可见免疫环、"伪足"或卫星浸润灶。

2. 实验室及影像学检查

（1）角膜活体激光共聚焦显微镜。

（2）角膜刮片。

（3）真菌培养。

（4）分子诊断技术：病灶组织 PCR 检测。

（三）治疗原则和方法

控制感染，清洗结膜囊，抗真菌药物全身及滴眼治疗。

（四）健康教育和用药指导

加强眼部卫生管理，勿与家人共用洁具。

（五）常用药物和注意事项

那他霉素滴眼液 natamycin eye drops[基,保(乙)]

【适应证】对那他霉素敏感菌引起的眼局部感染。

【用法和用量】依病情轻重加以调整。

【注意事项】如果药品混浊，请勿应用。

【不良反应】一过性眼睑红肿、过敏。

十、急性闭角型青光眼

（一）定义

急性闭角型青光眼（acute angle-closure glaucoma）是眼部前房和后房之间房水流出受阻导致的眼科急症。如果不及时治疗，眼内压会突然升高和发生继发性视神经病变。

（二）诊断标准

1. 症状和体征　急性房角关闭通常突然发生，但可能有间歇性头痛或视力模糊症状导致急性发作。传统上，患者表现为与视力模糊相关的单侧红眼、固定的瞳孔中等散大以及可能引起恶心和呕吐的眼部或眼周疼痛。

2. 实验室及影像学检查

（1）裂隙灯检查：眼睑水肿，结膜混合性充血，角膜水肿，前房浅，周边前房基本消失，对光反射消失，角膜后可见沉着物。

（2）眼内压检查：眼内压通常大于 50mmHg。

（3）房角镜检查：房角镜检查是评估虹膜角膜角的金标准。

（三）治疗原则和方法

迅速降低眼内压以避免视神经损伤和青光眼的发展。

（四）健康教育和用药指导

少饮水，出现症状及时就诊。

（五）常用药物和注意事项

毛果芸香碱滴眼液 pilocarpine eye drops[基,保(甲)]

【适应证】急性闭角型青光眼、慢性闭角型青光眼、开角型青光眼、继发性青光眼等。

【用法和用量】慢性青光眼，0.5%~4% 滴眼液，一次 1 滴，一日 1~4 次。其他适应证者酌情调整。

【注意事项】哮喘、角膜炎慎用。

【不良反应】眼痛、烧灼感、结膜充血。

噻吗洛尔滴眼液 timolol eye drops[基,保(乙)]

【适应证】开角型青光眼、部分原发性闭角型青光眼其他药物无效，可用本品。

【用法和用量】一次 1 滴，一日 1~2 次。

【注意事项】支气管哮喘、慢性阻塞性肺疾病患者慎用。

【不良反应】眼痛、烧灼感。

乙酰唑胺片 acetazolamide[基,保(乙)]

【适应证】各种类型的青光眼。

【用法和用量】口服一次 0.125g，2 次 /d；或 0.062 5g，3 次 /d，根据患者对药物的反应而定，尽量使用小剂量控制眼压。

【注意事项】有磺胺类过敏史者慎用。

【不良反应】四肢麻木、刺痛感。

十一、急性前葡萄膜炎

（一）定义

前葡萄膜炎是葡萄膜的炎症，包括虹膜炎、虹膜睫状体炎和睫状体炎。根据其临床病程可分为急性前葡萄膜炎（acute anterior uveitis）和慢性前葡萄膜炎。

（二）诊断标准

1. 症状和体征　急性前葡萄膜炎的特征是极度疼痛的红眼，通常伴有畏光，偶尔伴有视力下降。

2. 实验室及影像学检查　多为血清 HLA-B27 阳性。

（三）治疗原则和方法

减少炎症；减轻疼痛；防止并发症和视力丧失，并将不良影响降至最低。

（四）健康教育和用药指导

出现症状及时就诊。

（五）常用药物和注意事项

阿托品眼膏 atropine eye ointment[基,保(甲)]

【适应证】虹膜睫状体炎、散瞳。

【用法和用量】一日 1~2 次。

【注意事项】房角窄慎用。

【不良反应】皮肤、黏膜干燥。

妥布霉素滴眼液 tobramycin eye drops[基,保(乙)]

【适应证】用于外眼及附属器敏感菌株感染、急性前葡萄膜炎。

【用法和用量】外用滴眼，一次 1~2 滴点患眼，每 4 小时一次。

【注意事项】不可用于注射或口服。

【不良反应】眼局部过敏反应。

十二、视神经炎

（一）定义

视神经炎（optic neuritis）是视神经的炎性脱髓鞘、感染、非特异性炎症等疾病。是儿童和成人急性视神经损伤的常见原因。

（二）诊断标准

1. 症状和体征　视神经炎的特点是急性、单侧、疼痛、视力下降。视神经炎患者的检查通常会发现视力丧失、视野丧失、色觉缺陷和受影响眼睛的传入性瞳孔缺陷。

2. 实验室及影像学检查

（1）视野：典型患者可出现中心暗点或视野向心性缩小。

（2）视觉诱发电位：P100 波潜伏期延长、振幅降低。

（3）磁共振成像：诊断多发性硬化、判断预后。

（三）治疗原则和方法

给予高剂量皮质类固醇是急性视神经炎的标准治疗方法。

（四）健康教育和用药指导

积极治疗原发病。

（五）常用药物和注意事项

甲泼尼龙 methylprednisolone[基,保(乙)]

【适应证】用于急性神经炎。

【用法和用量】静脉注射，1g/d，共 3 日。

【注意事项】儿童、糖尿病患者、有精神病史者慎用。

【不良反应】血糖升高、低钾、骨质疏松。

十三、视网膜中央动脉阻塞

（一）定义

视网膜中央动脉阻塞（central retinal artery occlusion）是一种眼科急症，发

病率估计为 1/100 000。

（二）诊断标准

1. 症状和体征　通常表现为受累眼睛突然、无痛地丧失视力和 / 或视野，并且存在相对传入性瞳孔缺陷。

2. 实验室及影像学检查

（1）眼底检查：典型视网膜表现包括视网膜水肿（明显表现为视网膜变白）、樱桃红斑、视网膜小动脉衰减、视网膜小动脉中缓慢的节段性血流。

（2）眼底荧光素血管造影：可能显示视网膜小动脉血流延迟或缺失。

（3）光学相干断层扫描（optical coherence tomography，OCT）：迅速检测到视网膜水肿以及视网膜内层的破坏或变薄。

（三）治疗原则和方法

降低眼内压、吸氧、球后注射血管扩张药。

（四）健康教育和用药指导

控制血压、系统查找全身病因。

（五）常用药物和注意事项

乙酰唑胺片 acetazolamide[基, 保（乙）]

【适应证】各种类型的青光眼。

【用法和用量】口服一次 0.125g，2 次 /d；或 0.062 5g，3 次 /d，根据患者对药物的反应而定，尽量使用小剂量控制眼压。

【注意事项】有磺胺类过敏史者慎用。

【不良反应】四肢麻木、刺痛感。

噻吗洛尔滴眼液 timolol eye drops[基, 保（乙）]

【适应证】开角型青光眼、部分原发性闭角型青光眼使用其他药物无效，可加用本品。

【用法和用量】一次 1 滴，一日 1~2 次。

【注意事项】支气管哮喘、慢性阻塞性肺疾病患者慎用。

【不良反应】眼痛、烧灼感。

阿司匹林 aspirin[基, 保（甲）]

【适应证】降低急性心肌梗死疑似患者的发病风险。

【用法和用量】口服，每日 100mg，每日 1 次。

【注意事项】对本药或其他水杨酸盐过敏者禁用。

【不良反应】胃肠道不适。

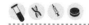

十四、视网膜中央静脉阻塞

（一）定义

视网膜中央静脉阻塞（central retinal vein occlusion）是继糖尿病性视网膜病变之后第二常见的视网膜血管疾病。虽然确切病因尚不清楚，但可能原因为静脉闭塞会导致缺血和缺氧状态，导致黄斑水肿、眼前节和视网膜新生血管。

（二）诊断标准

1. 症状和体征　单眼发病，视力不同程度下降。特征是视网膜所有四个象限的浅表和深部视网膜出血，伴有不同程度的视网膜静脉充血和迂曲、视盘肿胀、棉絮斑和黄斑囊样水肿。

2. 实验室及影像学检查

（1）眼底荧光血管造影：正常的脉络膜充盈，但由于血管系统（通常是闭环型循环）中的静脉流出受阻，所以视网膜血管充盈通常会出现不同程度的延迟。血管造影的后期阶段将显示视神经乳头和视网膜静脉的不同染色以及黄斑和毛细血管非灌注中不同程度的血管渗漏。

（2）光学相干断层扫描：通常会显示黄斑囊性水肿，伴有视网膜增厚，偶尔会出现黄斑下积液。

（三）治疗原则和方法

针对全身病因治疗，眼局部可玻璃体腔内注射抗血管内皮生长因子，并行全视网膜光凝术。

（四）健康教育和用药指导

控制血压、系统查找全身病因。

（五）常用药物和注意事项

雷珠单抗 ranibizumab[基,保（乙）]

【适应证】黄斑水肿、黄斑变性。

【用法和用量】每个月玻璃体腔内给药，每次每只眼 0.5mg。

【注意事项】如果药品混浊，请勿应用。

【不良反应】注射部位出血、眼内压升高。

十五、电光性眼炎

（一）定义

电光性眼炎（electric ophthalmia）是因眼睛的角膜上皮细胞和结膜吸收大量而强烈的紫外线所引起的急性炎症。电焊、高原、雪地及水面反光可造成眼部紫外线损伤。

（二）诊断标准

症状和体征：强烈异物感、刺痛、畏光、流泪、结膜混合充血、角膜上皮坏死脱落。

（三）治疗原则和方法

对症治疗，缓解疼痛，预防感染。

（四）健康教育和用药指导

佩戴防护面罩。

（五）常用药物和注意事项

重组牛碱性成纤维细胞生长因子滴眼液

recombinant bovine basic fibroblast growth factor eye drops[基,保(乙)]

【适应证】角膜上皮缺损、角膜点状病变。

【用法和用量】每次1~2滴，每日4~6次。

【注意事项】如果药品混浊，请勿应用。

【不良反应】未见不良反应。

十六、角膜异物

（一）定义

角膜异物（corneal foreign body）是指灰末、小昆虫、金属碎块及木屑等异物意外进入眼内角膜所致的一种眼科急症。

（二）诊断标准

症状和体征：异物感、刺痛、畏光、流泪、眼睑痉挛。

（三）治疗原则和方法

取出异物、防止感染。

（四）健康教育和用药指导

勿揉眼睛。

（五）常用药物和注意事项

左氧氟沙星滴眼液 levofloxacin eye drops[基,保(甲)]

【适应证】对左氧氟沙星敏感的葡萄球菌属、链球菌属、肺炎球菌等。

【用法和用量】每日3次，每次1滴，根据症状可适当增减。

【注意事项】为防止耐药，尽量将用药时间控制在治疗疾病所需的最短时间内。

【不良反应】眼红、异物感。

十七、前房积血

（一）定义

前房积血（hyphema）是指眼部受击时，睫状体的小血管受损造成的出血现象。出血注入眼的前房，位于角膜和虹膜之间。

（二）诊断标准

症状和体征：详细的病史采集和彻底的眼部和系统评估是至关重要的。

（三）治疗原则和方法

半卧位休息，观察眼内压，抗炎。

（四）健康教育和用药指导

勿揉眼睛，勿剧烈运动。

（五）常用药物和注意事项

妥布霉素滴眼液 tobramycin eye drops[基,保（乙）]

【适应证】用于外眼及附属器敏感菌株感染、急性前葡萄膜炎。

【用法和用量】外用滴眼，一次 1~2 滴点患眼，每 4 小时一次。

【注意事项】不可用于注射或口服。

【不良反应】眼局部过敏反应。

噻吗洛尔滴眼液 timolol eye drops[基,保（乙）]

【适应证】开角型青光眼、部分原发性闭角型青光眼使用其他药物无效，可加用本品。

【用法和用量】一次 1 滴，一日 1~2 次。

【注意事项】支气管哮喘、慢性阻塞性肺疾病患者慎用。

【不良反应】眼痛、烧灼感。

十八、玻璃体积血

（一）定义

玻璃体积血（vitreous hemorrhage）是多由内眼血管性疾患和损伤引起的，或由玻璃体后脱离、视网膜裂孔以及全身性疾患引起的血液在玻璃体腔内积聚的疾病。

（二）诊断标准

1. 症状和体征　出血量少，可见红色烟雾于眼前飘动；出血量大，视力急剧下降。

2. 实验室及影像学检查　眼 B 超检查可见玻璃体内积血影像。

（三）治疗原则和方法

少量出血，待其自行吸收；大量出血观察 2~3 个月，积血不吸收，可行玻璃体切割术。

（四）健康教育和用药指导

勿剧烈运动。

（五）常用药物和注意事项

雷珠单抗 ranibizumab^[基,保(乙)]

【适应证】黄斑水肿、黄斑变性。

【用法和用量】每个月玻璃体腔内给药，每次每只眼 0.5mg。

【注意事项】如果药品混浊，请勿应用。

【不良反应】注射部位出血、眼内压升高。

十九、化学性眼外伤

（一）定义

化学性眼外伤（chemical ophthalmic injury）是以酸碱等化学物质溃蚀后，眼睑或眼球蚀烂、剧痛，视力障碍为主要表现的眼病。

（二）诊断标准

症状和体征：眼痛、异物感、视力下降。按病情严重程度不同，体征逐渐加重。

（三）治疗原则和方法

争分夺秒冲洗眼部是治疗的关键，至少冲洗 30 分钟；后期控制感染，治疗并发症。

（四）健康教育和用药指导

勿暴力揉眼。

（五）常用药物和注意事项

阿托品眼膏 atropine eye ointment^[基,保(甲)]

【适应证】虹膜睫状体炎、散瞳。

【用法和用量】一日 1~2 次。

【注意事项】房角窄者慎用。

【不良反应】皮肤、黏膜干燥。

噻吗洛尔滴眼液 timolol eye drops^[基,保(乙)]

【适应证】开角型青光眼、部分原发性闭角型青光眼使用其他药物无效，可加用本品。

【用法和用量】一次 1 滴，一日 1~2 次。

【注意事项】支气管哮喘、慢性阻塞性肺疾病患者慎用。

【不良反应】眼痛、烧灼感。

左氧氟沙星滴眼液 levofloxacin eye drops^[基,保(甲)]

【适应证】对左氧氟沙星敏感的葡萄球菌属、链球菌属、肺炎球菌等。

【用法和用量】每日 3 次，每次 1 滴，根据症状可适当增减。

【注意事项】为防止耐药，尽量将用药时间控制在治疗疾病所需的最短时间内。

【不良反应】眼红、异物感。

维生素 C vitamin C^[基,保(甲)]

【适应证】各种急慢性传染性疾病及紫癜等的辅助治疗。

【用法和用量】口服或静脉滴注，1 000mg/ 次，每日 4 次。

【注意事项】长期大量使用突然停药可出现坏血病症状，应逐渐减量至停药。

【不良反应】胃肠道反应、心悸等，过多使用本药咀嚼片可致牙釉质损坏。

第二节　耳

一、急性化脓性中耳炎

（一）定义

急性化脓性中耳炎（acute suppurative otitis media）是患侧中耳黏膜的急性感染引起的化脓性炎症。其主要致病菌多为肺炎球菌、流感嗜血杆菌、乙型溶血性链球菌及葡萄球菌、绿脓杆菌等，好发于儿童，于冬春季常见，往往继发于上呼吸道感染、急性传染病、不当的擤鼻方式或游泳。

（二）诊断标准

1. 症状

（1）全身症状：鼓膜穿孔前，全身症状较明显，可有畏寒、发热、怠倦及食欲减退，儿童较成人重，常常伴有高热、惊厥，常伴呕吐、腹泻等消化道症状。鼓膜穿孔后，体温逐渐下降，全身症状亦明显减轻。

（2）耳痛：为本病的早期症状。患者常感耳深部钝痛或搏动性跳痛，多放射至颞部，伴有吞咽、咀嚼、喷嚏时耳周疼痛加重。鼓膜出现穿孔后脓液向外引流，自觉疼痛顿减。

（3）听力减退、耳鸣：患侧耳常有耳闷胀感、听力减退，偶有低调搏动性耳鸣。鼓膜穿孔后听力反而自觉提高。

（4）耳道流脓：当患耳鼓膜发生穿孔后，起初有脓血样分泌物由耳道流出，逐渐变为脓性分泌物。

2. 体征

（1）耳镜检查：发病初期，鼓膜松弛部充血并可见其周围呈放射状的扩张血管。继而鼓膜迅速出现弥漫性充血，鼓膜可向外膨出，如炎症未得到有效控制，进而出现鼓膜穿孔，可有脓性分泌物由穿孔处流出。

（2）触诊：因乳突部骨膜的炎性反应，周围可有压痛，及淋巴结反应增生及肿大。

3. 实验室及影像学检查

（1）听力检查：鼓膜穿孔前，电测听呈传导性听力下降，声阻抗多呈 B 形曲线。

（2）血常规化验：白细胞及中性粒细胞计数增多，鼓膜穿孔后逐渐恢复正常。

（3）颞骨 CT：炎症反应初期有耳部症状，影像学检查不易鉴别。

（三）治疗原则和方法

本病的治疗原则：抗感染，畅引流，去病因。

1. 全身治疗　明确病因后，需尽早应用足量的抗菌药物抗感染，力求彻底治愈，以防炎症迁延而发生并发症或转为慢性。治疗及时，可有效防止鼓膜穿孔。一般可用头孢菌素类药物，鼓膜穿孔后应取脓液做细菌培养及药敏试验，根据药敏结果选用合适的抗生素，抗炎药物需使用 7~10 日，直至症状完全消失，并在症状消失后仍可治疗数日，防止急性症状反复。

2. 鼓膜穿孔前耳部治疗

（1）止痛：鼓膜穿孔前，可用 1% 麻黄碱溶液和含激素滴鼻液交替滴鼻，可保持鼻腔的通透性，局部起到消炎、止痛作用。

（2）鼻腔用药：鼻腔减充血剂滴鼻或喷雾于鼻咽部，可减轻鼻咽黏膜肿胀，有利于恢复咽鼓管功能。

3. 鼓膜穿孔后耳部治疗　患者平躺或半坐位，可先无菌棉棒清理外耳道，再用 3% 过氧化氢溶液清洗外耳道。局部用药，从 0.3% 氧氟沙星滴耳液、氯霉素液、复方利福平液、0.5% 金霉素等滴耳液中择一滴耳。脓液减少或炎症减轻后，可用 3% 硼酸乙醇或 5% 氯霉素甘油滴耳，待炎症完全消退后，穿孔多可自行愈合。穿孔长期不愈者，可行鼓膜成形术。

4. 病因治疗　积极治疗鼻部及咽部慢性疾病，如儿童腺样体肥大、成人肥厚性鼻咽、慢性鼻窦炎、慢性扁桃体炎。

（四）健康教育和用药指导

1. 合理锻炼身体，保证身体素质，积极预防和治疗上呼吸道感染。及时有效地给予必要的药物治疗。

2. 宣传普及正确的擤鼻方法。

3. 掌握哺乳姿势,哺乳时应将婴儿抱起,使头部竖直,乳汁过多时应适当控制其流出速度。

4. 鼓膜穿孔及鼓室置管者应在游泳及洗浴时,防止污水流入耳内。

(五)常用药物和注意事项

1. 抗菌药物

头孢呋辛 cefuroxime[基,保(甲)]

【适应证】耳鼻喉感染,如鼻窦炎、扁桃体炎、咽炎。呼吸道感染,如细菌性肺炎、急慢性支气管炎。

【用法和用量】可静脉注射或肌内注射,成人每次 750mg,每日 3 次。儿童按公斤体重 30~100mg/(kg·d),可分 2 次或 3 次给药。

【注意事项】一般均可安全用于对青霉素过敏的患者,但对有青霉素过敏史的患者应加以特别注意。

【不良反应】药物过敏反应,包括皮疹(斑丘疹和荨麻疹)、药物热。

2. 滴耳液

氧氟沙星 ofloxacin[基,保(甲)]

【适应证】用于治疗敏感菌引起的中耳炎、外耳道炎、鼓膜炎。

【用法和用量】成人一次 6~10 滴,一日 2~3 次。滴耳后进行约 10 分钟冲洗或擦拭。

【注意事项】对本品及氟喹诺酮类药过敏的患者禁用。

【不良反应】滴耳液不宜温度过低,可引起眩晕。使用疗程不宜超过 4 周。

3. 鼻腔减充血剂

麻黄碱 ephedrine[基,保(甲)]

【适应证】治疗各种原因引起的鼻黏膜充血、肿胀引起的鼻塞。

【用法和用量】成人每鼻孔 2~4 滴,一日 3~4 次。

【注意事项】连续使用不得超过 3 日。长期使用可产生"反跳"现象。

【不良反应】偶有一过性烧灼感、干燥感。

二、突发性聋

(一)定义

突发性聋(sudden deafness)又称特发性耳聋,是指在 72 小时内突然发生的,并且原因不明的感音神经性听力损失,至少在相邻的两个频率听力下降 ≥20dBHL。常见的病因可能包括病毒感染、迷路水肿、血管病变、迷路窗破裂。一般认为,精神过度紧张及压力大、情绪波动较大、作息不规律、睡眠障碍问题等可能是突发性聋的主要诱因。

（二）诊断标准

1. 临床表现

（1）病史：耳聋多无先兆，少数患者则先有轻度感冒、疲劳或情绪激动史。在 72 小时内突然发生的，至少在相邻的两个频率听力下降≥20dBHL 的感音神经性听力损失，多为单侧，少数可双侧同时或先后发生。

（2）未发现明确病因：包括全身或局部因素，无耳漏，无耳部红肿。

（3）耳鸣：可伴耳鸣、耳闷胀感、耳周皮肤感觉异常等。经有效治疗后，多数患者听力可以改善，但耳鸣可能存在较长时间。

（4）眩晕：可伴眩晕，恶心、呕吐。

2. 体征

（1）耳科检查：耳周皮肤、淋巴结、外耳道及鼓膜无病变。

（2）音叉检查：林纳试验（Rinne test）、韦伯试验（Weber test）以及施瓦巴赫试验（Schwabach test）提示感音神经性聋。

3. 实验室及影像学检查

（1）听力检查：纯音听阈测听提示中重度以上的感音神经性聋，多数呈高频下降型。声导抗检查：提示鼓室压力曲线正常。

（2）血常规化验：白细胞及中性粒细胞常正常或增高。

（3）影像学检查：颞骨 CT 及内耳 MRI 常提示内听道及颅脑无明显器质性病变。

（三）治疗原则和方法

接诊此病首先需要排除脑卒中、鼻咽癌、听神经瘤等严重疾病，其次须排除常见的局部或全身疾病，如梅尼埃病、各种类型的中耳炎、病毒感染如流行性腮腺炎、耳带状疱疹（亨特综合征）等疾病。一般认为改善内耳微循环药物和糖皮质激素对各型突发性聋均有效，合理的联合用药比单一用药效果要好。

1. 糖皮质激素联合血液流变学药物治疗　突发性聋急性发作期（3 周以内）多为内耳血管病变，建议采用糖皮质激素联合血液流变学药物治疗（包括血液稀释、改善血液流动度以及降低黏稠度 / 纤维蛋白原，具体药物有银杏叶提取物、巴曲酶等）。

2. 糖皮质激素　口服给药：泼尼松每日 1mg/kg（最大剂量建议为 60mg），晨起顿服；连用 3 日，如有效，可再用 2 日后停药，不必逐渐减量，如无效可以直接停药。也可静脉注射给药。

3. 突发性聋可能会出现听神经继发性损伤，急性期及急性期后可给予营养神经药物（如甲钴胺、神经营养因子等）和抗氧化剂（如硫辛酸、银杏叶提取物等）。

4. 高压氧治疗 疗效尚有争议，不建议作为首选治疗方案。

5. 治疗中听力完全恢复可以考虑停药，对于效果不佳者可视情况延长治疗时间。对于最终治疗效果不佳者待听力稳定后，可根据听力损失程度，选用助听器或人工耳蜗等听觉辅助装置。

（四）健康教育和用药指导

1. 合理锻炼身体，避免感冒，预防病毒感染。

2. 勿过度劳累，注意劳逸结合，保持心身愉悦。

3. 保持均衡饮食，多吃新鲜蔬果。减少烟、酒、咖啡等因素的刺激。

4. 控制高血压、高脂血症及糖尿病等全身慢性疾病的影响。

5. 对于已经患突发性聋并且治疗后患耳仍然不具有实用听力水平的患者，除上述建议外，还建议特别应该保护健侧耳：①避免接触噪声；②避免耳毒性药物；③避免耳外伤和耳部的感染。

（五）常用药物和注意事项

1. 糖皮质激素类药

地塞米松 dexamethasone[基,保(甲)]

【适应证】抗炎作用及改善耳部神经障碍。

【用法和用量】可静脉注射，一日 1 次，1 次 5~10mg。

【注意事项】本品单独使用，有糖尿病等病史者酌情使用。

【不良反应】体重增加、低血钾、糖尿病加重、骨质疏松、骨折等。

甲泼尼龙琥珀酸钠 methylprednisolone sodium succinate[保(甲/乙)]

【适应证】抗炎作用及改善耳部神经障碍：耳鸣、听力减退、耳迷路综合征。

【用法和用量】可静脉注射，一日 1 次，1 次 40~80mg。

【注意事项】本品单独使用，有高血压、糖尿病等病史者酌情使用。

【不良反应】偶有眩晕、过敏反应、对感染的抵抗力下降等。

2. 改善血液流动度

银杏叶提取物 extract of ginkgo biloba leaves[保(乙)]

【适应证】耳部血流及神经障碍：耳鸣、眩晕、听力减退、耳迷路综合征。

【用法和用量】可静脉注射，一日 1~2 次，1 次 2~4 支。

【注意事项】本品单独使用，禁忌与其他药品混合配伍。

【不良反应】药物过敏反应，对银杏叶成分过敏者禁用。

巴曲酶 batroxobin[保(乙)]

【适应证】改善末梢及微循环障碍（如突发性聋）。

【用法和用量】静脉注射，5~10BU，隔日 1 次，首次 10BU，之后每次 5BU。

【注意事项】正使用抗凝血药，有血栓或栓塞史者以及 DIC 导致的出血时禁用，静脉滴注时监测血压及心率，监测凝血功能。

【不良反应】偶有头晕，头痛，恶心，眼痛，耳鸣等。

3. 维生素类

甲钴胺 mecobalamin[保(乙)]

【适应证】周围神经病变。

【用法和用量】口服，成人一次 1 片，一日 3 次。

【注意事项】甲钴胺过敏者禁用。

【不良反应】胃肠道反应，如恶心、呕吐。

第三节　鼻

一、鼻出血

（一）定义

鼻出血（epistaxis）属于耳鼻喉科常见急症，是鼻腔、鼻窦疾病的常见症状之一，也是全身多种疾病或鼻窦邻近结构的常见症状之一。多为单侧，亦可为双侧，出血量多少不一，轻者仅为涕中带血，重者可引起失血性休克，反复鼻出血可导致贫血。出血部位多位于鼻中隔前下方的易出血区、下鼻道后穹隆处及嗅裂区域。导致鼻出血病因包括鼻部的外伤、鼻腔异物刺激、鼻腔鼻窦炎症、鼻腔肿物出血、鼻中隔及鼻黏膜疾病以及全身系统的急性传染病和心血管疾病等多种病变。鼻出血发生后应尽快找到出血部位及原因，并及时予以处理。

（二）诊断标准

1. 症状和体征

（1）鼻腔出血：多为单侧，可间歇反复出血，亦可呈持续性出血。详细询问病史及出血情况，有助于判断出血源于鼻腔或相邻组织，排除咯血和呕血。

（2）急诊面容或贫血貌：若出血量大且不易自行止血，可引起贫血甚至休克。

（3）前鼻镜或鼻内镜检查：可明确出血部位，并给予切实止血。预防反复填塞止血。

2. 实验室及影像学检查

（1）血常规、血生化及凝血功能检测：有助于病因诊断及参考出血量。

（2）影像学检查：鼻窦 CT 检查除外鼻窦及鼻咽部病变。

3. 排查全身性疾病　可诱发血管压力增高、凝血功能异常、血管张力脆性改变的全身病变，如急性发热性传染病、心血管疾病、血液病、维生素缺乏、肝功能异常等疾病。

（三）治疗原则和方法

本病的治疗原则：快速判断，及时治疗。根据出血的轻重缓急、出血部位、出血量及病因，选择不同的治疗及止血方法。较长时间、反复多次、量少的出血者先应寻找出血病因。大量出血者先对症止血，再查找出血病因。

1. 全身治疗

（1）缓解患者紧张情绪，使其取坐位或侧卧位，以防止误咽，并减轻血液对胃部刺激而引起的呕吐。

（2）补液：可给予患者出血量，给予补液或稳定内环境，以防过度紧张导致休克。

（3）根据病因积极治疗，改善全身状况：如高血压、血液病、慢性肝病。

2. 局部治疗

（1）出血情况：询问病史时，要明确询问以下情况——哪侧鼻腔先出血，鼻出血的速度及出血量，过去是否反复鼻出血，此次出血前有无诱因，有无其他伴随症状等。

（2）出血部位：可借助前鼻镜及鼻内镜有效的明确出血点。

（3）可给予盐酸羟甲唑啉或 1‰肾上腺素溶液的纱条或棉片收缩鼻腔黏膜或血管，减少出血。也可给予 1% 盐酸丁卡因浸润黏膜，减少治疗的疼痛刺激。

3. 止血　按压止血、局部药物止血、经鼻孔填塞止血、鼻内镜下出血点止血等。

（1）按压止血：对于鼻腔前部的少量出血，可指导患者用手指捏紧双侧鼻翼，使鼻翼压向鼻中隔 10~15 分钟，用于鼻出血止血，同时可配合前额冷敷，此法适用于家庭简易止血。

（2）局部药物止血：对于鼻腔前段黏膜溃疡引起的少量出血，可给予盐酸麻黄素或 1‰肾上腺素溶液的纱条紧塞鼻腔数分钟至数小时，可达到止血目的。

（3）经鼻孔填塞止血：适用于鼻腔活动性出血剧烈或出血部位不明确时，以凡士林纱条（膨胀止血海绵及其他填塞止血材料）给予鼻腔填塞止血，填塞需要维持 48~72 小时，视情况给予抗炎药物预防局部炎症。

（4）鼻内镜下出血点止血：较深或多处的反复出血，可以在鼻内镜引导下行电凝术或血管结扎止血。此类出血需及时就医，以免发生休克及其他意外。

（四）健康教育和用药指导

1. 保持室内或房间的适宜适度,减少环境粉尘刺激。

2. 注意鼻腔卫生,减少不宜地挖鼻、擤鼻等易导致黏膜损伤的不良习惯。

3. 注意血管及黏膜脆性,特别是年龄较高人群,勿剧烈活动。

4. 易鼻出血人群,应定期防治原发病,必要时针对病因进行相应的治疗。

5. 饮食均衡,合理膳食,保证蔬菜、水果摄入,忌长期辛辣刺激饮食。

（五）常用药物和注意事项

1. 鼻腔减充血剂

麻黄碱 ephedrine[基,保(甲)]

【适应证】治疗各种原因引起的鼻黏膜充血、肿胀引起的鼻塞。

【用法和用量】成人每鼻孔 2~4 滴,一日 3~4 次。

【注意事项】连续使用不得超过 3 日。长期使用可产生"反跳"现象。

【不良反应】偶有一过性烧灼感、干燥感。

盐酸羟甲唑啉 oxymetazoline hydrochloride[保(乙)]

【适应证】治疗各急慢性鼻炎、过敏性鼻炎、肥厚性鼻炎。

【用法和用量】一日一侧 1~3 喷,早晨和睡前各 1 次。

【注意事项】不宜长期使用,连续使用不得超过 7 日。6 岁以上儿童可用。

【不良反应】鼻黏膜轻微烧灼感、针刺感。

2. 抗休克药物

肾上腺素 epinephrine[基,保(甲)]

【适应证】制止鼻黏膜和齿龈出血。

【用法和用量】将浸有 1∶2 000~1∶1 000 稀释液的纱条填塞出血处。

【注意事项】每次局部麻醉使用剂量不可超过 300μg,否则可引起心悸。

【不良反应】一过性心悸、血压升高、头痛。

3. 局部麻醉药

盐酸丁卡因 tetracaine hydrochloride[保(甲)]

【适应证】耳鼻喉科黏膜表面麻醉。

【用法和用量】将 1% 的溶液于黏膜表面麻醉,一次限量 40mg。

【注意事项】药物过量可出现中毒症,如头昏、目眩,继而寒战等症状。

【不良反应】一过性心悸、血压升高、头痛。

4. 抗菌药物

头孢克肟 cefixime[保(乙)]

【适应证】耳鼻喉感染,如中耳炎、鼻窦炎。

【用法和用量】成人和体重 30kg 以上的儿童：口服，每次 50~100mg，每日2 次。30kg 及以下儿童按公斤体重 1.5~3mg/（kg·d），每日 2 次。

【注意事项】对本品及其成分或其他头孢菌素类药物过敏者禁用。

【不良反应】药物过敏反应包括皮疹（斑丘疹和荨麻疹）、腹泻。

二、急性鼻窦炎

（一）定义

急性鼻窦炎（acute sinusitis）是指鼻窦黏膜的急性化脓性炎症，通常继发于急性鼻炎。本病多由上呼吸道感染诱发，细菌与病毒感染可同时并发。所有人群均可发生急性鼻窦炎，低龄、年老体弱者更多见。引起该病的因素包括机体过度劳累及受寒、受湿气、鼻窦来源的炎症感染、急性鼻炎及鼻腔的多种疾病、污水经鼻腔进入鼻窦引起的感染、鼻腔内填塞物留置时间过久、鼻临近组织源性感染、创伤引起的感染等。该病影响病患的生活质量，可能会导致下呼吸道感染，严重者有可能引起眼眶、颅内并发症。

（二）诊断标准

1. 症状

（1）全身症状：全身症状常继发于上呼吸道感染或急性鼻炎。但病程较上呼吸道感染长，多超过一周。有畏寒、发热、食欲减退、周身不适等。

（2）鼻塞：因鼻黏膜肿胀和分泌物阻塞鼻道后出现患侧持续性鼻塞。

（3）脓涕：大量脓性或黏脓性涕。涕中偶有带血。鼻涕伴恶臭者应考虑为厌氧菌感染，提示病因可能为牙源性疾病。

（4）头痛或局部胀痛：据鼻窦炎发生部位的不同，疼痛的程度和部位有所不同。其中，额窦炎和上颌窦炎疼痛的部位和周期性最为明显。前者表现为周而复始的前额痛。晨起即痛并逐渐加重。午后减轻。后者表现为晨起轻，午后重的颌面部痛或上列牙痛。蝶窦炎可为眼深部或枕部痛。

2. 体征

（1）鼻镜检查：鼻黏膜充血肿胀：中鼻道或嗅裂有脓性分泌物（需要收缩鼻黏膜后方可看到）。

（2）鼻窦体表投影区压痛：额窦压痛点在眶内上壁。筛窦压痛点在内眦。上颌窦压痛点在尖牙窝。

3. 影像学检查　鼻窦 CT 可了解 4 组鼻窦及鼻腔病变，必要时行鼻窦MRI 了解鼻腔内软组织病变情况。

（三）治疗原则和方法

本病的治疗原则：积极治疗病因，解除鼻腔鼻窦通气障碍，通畅引流，控制感染。

1. 全身治疗　针对病因治疗。使用足量足疗程敏感抗生素控制感染，一般以青霉素类、头孢菌素类为首选抗生素。

2. 局部治疗

（1）畅通鼻窦引流：给予鼻用糖皮质激素或1%麻黄素药物滴鼻，收缩鼻腔黏膜，改善引流。

（2）黏液促排剂：可用桉柠蒎肠溶胶囊等黏液促排剂改善内分泌物性状，促进黏液及脓液引流排出。

（3）上颌窦穿刺引流及冲洗：病程一周后，症状不见缓解且仅局限于上颌窦的炎症，可行上颌窦穿刺术予以治疗，反复冲洗后可注入适量抗生素。

（4）其他：若影像学检查发现同时伴有牙源性病变，考虑治疗牙病。

（5）鼻窦感染、眶内或颅内并发症：积极治疗全身疾病的同时行功能性鼻内镜下鼻窦手术，通畅鼻窦引流，清除感染病灶。

（四）健康教育和用药指导

1. 保持室内或房间的通风，增强体质，预防感冒。

2. 注意鼻腔卫生，鼻腔有分泌物时不要用力擤鼻。

3. 应积极治疗上呼吸道感染及感冒，勿忽视反复发作的牙科疾病。

4. 变应性鼻炎（过敏性鼻炎）发作期应积极治疗，通畅鼻腔通气及引流。

（五）常用药物和注意事项

1. 鼻用糖皮质激素

糠酸莫米松 mometasone furoate aqueous[保(乙)]

【适应证】适用于治疗成人、青少年和3~11岁儿童季节性或常年性鼻炎。

【用法和用量】用于预防和治疗的常用推荐量为每侧鼻孔2揿（每揿为50μg），一日1次（总量为200μg），一旦症状被控制后，剂量可减至每侧鼻孔1揿（总量100μg），即能维持疗效。

【注意事项】对本品中任何成分过敏者禁用。

【不良反应】禁止刺穿喷嘴。涉及鼻黏膜的未经治疗的局部感染，不应使用本品。

丙酸氟替卡松 fluticasone propionate[保(乙)]

【适应证】用于预防和治疗季节性过敏性鼻炎和常年性过敏性鼻炎。

【用法和用量】鼻腔喷入：左手喷右侧鼻孔，右手喷左侧鼻孔，避免直接喷向鼻中隔。

【注意事项】不可长期使用。必须规律地用药才能获得最大疗效，最佳疗效会在连续治疗的3~4日后才能达到。

【不良反应】偶有鼻出血及鼻黏膜不适感。

2. 鼻腔减充血剂

麻黄碱 ephedrine[基,保(甲)]

【适应证】治疗各种原因引起的鼻黏膜充血、肿胀引起的鼻塞。

【用法和用量】将 1% 的溶液于黏膜表面麻醉，一次限量 40mg。

【注意事项】连续使用不得超过 3 日。长期使用可产生"反跳"现象。

【不良反应】偶有一过性烧灼感、干燥感。

3. 黏液促排剂

桉柠蒎 eucalyptol, limonene and pinene[保(乙)]

【适应证】急、慢性鼻窦炎。黏液溶解性祛痰药。

【用法和用量】胶囊，急性患者一次 0.3g（1 粒），一日 3~4 次。

【注意事项】对本品过敏者禁用。孕妇及哺乳期妇女。

【不良反应】偶有胃肠道不适及过敏反应，如皮疹。

欧龙马口服滴剂[保(乙)]

【适应证】分泌物化解药。用于急性鼻窦炎（含慢性鼻窦炎急性发作）。

【用法和用量】成人口服，第 1~5 日：一次 100 滴（约 6.2ml）；第 6~10 日：一次 50 滴（约 3.1ml）；一日 3 次。

【注意事项】酒精过敏者和肝病患者慎用。

【不良反应】偶有胃肠道不适及过敏反应，如皮疹。

4. 抗菌药物

头孢克肟 cefixime[保(乙)]

【适应证】耳鼻喉感染，如中耳炎、鼻窦炎。

【用法和用量】成人和体重 30kg 以上的儿童：口服，每次 50~100mg，每日 2 次。30kg 以下儿童按公斤体重 1.5~3mg/(kg·d)，每日 2 次。

【注意事项】对本品及其成分或其他头孢菌素类药物过敏者禁用。

【不良反应】药物过敏反应包括皮疹（斑丘疹和荨麻疹）、腹泻。

第四节　咽　喉

一、急性化脓性扁桃体炎

（一）定义

急性化脓性扁桃体炎（acute suppurative tonsillitis）是指腭扁桃体的急性非特异性化脓性炎症，是耳鼻喉常见急症，往往伴有轻重程度不等的急性咽炎。

多发生于 10~30 岁,婴幼儿及老年人常见。本病主要由乙型溶血性链球菌、葡萄球菌、肺炎球菌和腺病毒感染引起。常由劳累、受凉、烟酒过度、身体免疫力下降所诱发。该病具有一定的传染性,可通过飞沫、接触传播。

(二)诊断标准

1. 症状和体征

(1)患者呈急诊面容,发热甚至高热,伴有咽痛及吞咽疼痛,严重者张口困难。

(2)咽部黏膜弥漫性充血,以两侧腭弓及扁桃体尤为明显。

(3)腭扁桃体肿大:单侧或双侧扁桃体肿大、充血,腺窝口可见黄色脓点或脓苔,脓性分泌物易于擦除。

(4)颌下或耳后淋巴结肿大,触痛明显,偶伴有颞下颌关节疼痛。

2. 实验室及影像学检查

(1)血常规检查:白细胞计数增高,中性粒细胞增多。

(2)影像学检查:伴发扁桃体周围脓肿及咽旁间隙感染时,CT 及 MRI 可扫描到感染腔隙。

(3)咽部细菌培养及药敏:必要时可行咽拭子检查,以明确用药。

3. 排查全身性疾病 单侧扁桃体持续性增大,除外肿瘤及血液性疾病。

(三)治疗原则和方法

本病的治疗原则:根据病史、典型症状及检查所见,诊断易明确。但应与某些咽峡炎相鉴别。以免漏诊一些严重的以咽部症状首发的全身性疾病,如白血病、粒细胞缺乏症、猩红热、白喉等。

1. 一般治疗

(1)本病具有传染性,嘱患者佩戴口罩并做好自我隔离。注意休息并多饮水、进流质食物,加强营养。

(2)发热及咽痛:可口服布洛芬退热及镇痛。

2. 抗生素应用 为主要治疗方法,青霉素属首选,根据病情轻重选择给药途径。一般疗程 5~7 日,若治疗 2~3 日后症状无明显改善,需分析具体原因,更换抗生素。激素酌情使用,避免病变迁延及并发症。

3. 局部治疗 勤用硼砂溶液或复方氯己定含漱、口含片及咽喉雾化。

4. 手术治疗 急性期不应行扁桃体切除术,对于反复发作倾向者炎症完全消退后可考虑手术切除治疗。

(四)健康教育和用药指导

1. 强身健体、注意休息、戒烟戒酒。

2. 季节变化时增减衣物,注意保暖。冬季保持室内通风。

3. 炎症初期及时就诊并用药,避免疾病迁延。

4. 确诊急性扁桃体炎的患者应进行自我隔离。

（五）常用药物和注意事项

1. 解热镇痛、抗炎药

布洛芬 ibuprofen[保(甲/乙)]

【适应证】用于普通感冒或流行性感冒引起的发热。缓解轻至中度疼痛如头痛、肌肉痛。

【用法和用量】0.2~0.4g/次，每4~6小时一次，最大限量为2.4g/d。

【注意事项】对阿司匹林或其他非甾体抗炎药过敏者对本品可有交叉过敏反应，禁用。

【不良反应】长期应用者可出现消化道不良反应，包括消化不良、胃烧灼感。

2. 抗菌药物

青霉素 penicillin[基,保(甲/乙)]

【适应证】适应于溶血性链球菌敏感，如咽炎、扁桃体炎。肺炎球菌感染。

【用法和用量】成人静脉滴注，一日200万~2 000万单位，分2~4次给药。肌内注射，一日80万~200万单位，分3~4次给药。

【注意事项】有青霉素药物过敏史或皮试阳性者禁用。

【不良反应】过敏反应，包括荨麻疹等各类皮疹。

3. 含漱剂

氯己定 chlorhexidine[保(乙)]

【适应证】口腔黏膜疾病，具有相当强的广谱抑菌、杀菌作用，对革兰氏阳性菌及阴性菌均有效。

【用法和用量】早晚刷牙后口腔内含漱，一次15ml。

【注意事项】本品不能吞服。应避免本品接触眼睛和其他敏感组织。

【不良反应】葡萄糖酸氯己定可使口腔表面着色，早者在使用后1周左右发生。

复方硼砂含漱液

【适应证】用于口腔炎、咽喉炎及扁桃体炎，还用于清洁口腔。

【用法和用量】漱口，慎勿咽下，一日数次。

【注意事项】本品不可内服。含漱后应吐出，不可咽下。本品误服后可引起局部组织腐蚀。

【不良反应】误服后可引起局部组织损伤。

二、急性咽后脓肿

（一）定义

急性咽后脓肿（acute retropharyngeal abscess）是指咽后隙的急性化脓性炎症，多因口、咽、鼻腔鼻窦的感染，或因咽后壁损伤（异物）引起的咽后淋巴结化脓，脓液积聚于口咽后方的咽后隙所致。多发于 3 个月至 3 岁的婴幼儿，冬、春两季多见。常见病因包括：咽后隙化脓性淋巴结炎、咽部异物或外伤、耳部感染等。

（二）诊断标准

1. 症状和体征

（1）急性面容，起病急骤，发热、烦躁、咽痛、拒食。说话含糊不清，睡眠打鼾，呼吸不畅。脓肿较大或炎症侵入喉部可致呼吸困难。部分有咽后壁损伤（异物）病史。

（2）局部检查：可见咽后壁一侧隆起、充血，脓肿较大时使患侧咽腭弓及软腭向前推移。一侧或双侧颈部淋巴结肿大。

2. 实验室及影像学检查

（1）血常规检查：白细胞计数升高，中性粒细胞增多。

（2）影像学检查：颈侧位 X 线或 CT 扫描（首选），可见颈椎前隆起伴有软组织影，偶有液平面。

（三）治疗原则和方法

本病的治疗原则：一经确诊，应及早切开排脓。

1. 切开排脓

（1）以 1% 丁卡因行黏膜表面麻醉，并取仰卧头低位，避免脓液涌入呼吸道引起窒息。

（2）以直接喉镜或麻醉喉镜挑起舌根并显露咽后壁，确定脓肿部位及最高隆起处，取此处穿刺抽脓，尽量抽吸。

（3）以脓肿最高隆起处和最低处切开一纵行切口，扩大切口并充分吸出脓液。

（4）如脓液引流不畅，应每日扩张切口，排尽脓液，直至痊愈。

2. 抗炎治疗　切开术后给予足量广谱抗生素控制感染，常用大剂量青霉素静脉滴注。

3. 应急准备　在儿童还可能发生喉痉挛，甚至呼吸、心脏停搏等危险情况。事先一定要做好急救准备工作，以便顺利地进行抢救；如气管切开的准备、抢救药品、氧气及吸痰器等。

（四）健康教育和用药指导

1. 预防呼吸道感染，开窗通风。

2. 儿童日常看护及教育，避免含玩金属制品及硬物造成咽后壁损伤。

3. 中耳炎及时就诊并用药治疗，避免炎症迁延至间隙感染。

（五）常用药物和注意事项

1. 局部麻醉药

盐酸丁卡因 tetracaine hydrochloride[保(甲)]

【适应证】耳鼻喉科黏膜表面麻醉。

【用法和用量】将 1% 的溶液于黏膜表面麻醉，一次限量 40mg。

【注意事项】药物过量可出现中毒症，如头昏、目眩，继而寒战等症状。

【不良反应】一过性心悸、血压升高、头痛。

2. 抗菌药物

青霉素 penicillin[基,保(甲/乙)]

【适应证】适应于溶血性链球菌感染所致的咽炎、扁桃体炎。肺炎球菌感染。

【用法和用量】成人静脉滴注 200 万 ~2 000 万单位，分 2~4 次给药。肌内注射，一日 80 万 ~200 万单位，分 3~4 次给药。

【注意事项】有青霉素药物过敏史或皮试阳性者禁用。

【不良反应】过敏反应，包括荨麻疹等各类皮疹。

3. 解热镇痛、抗炎药

布洛芬 ibuprofen[保(甲/乙)]

【适应证】用于普通感冒或流行性感冒引起的发热。缓解轻至中度疼痛如头痛、肌肉痛。

【用法和用量】0.2~0.4g/ 次，每 4~6 小时一次，最大限量为 2.4g/d。

【注意事项】对阿司匹林或其他非甾体抗炎药过敏者对本品可有交叉过敏反应，禁用。

【不良反应】长期应用者可出现消化道不良反应，包括消化不良、胃烧灼感。

三、急性会厌炎

（一）定义

急性会厌炎（acute epiglottitis）是指一种特殊的、主要累及喉部声门上区的会厌及其周围组织（包括会厌谷、杓状会厌襞等）的急性炎症病变，以会厌高度水肿为主要特征，又称声门上喉炎或会厌前咽峡炎。急性会厌炎是喉科的急重症之一，儿童及成人皆可发病。主要由呼吸道感染、气道及黏膜外伤、变应原所致变态反应、会厌周围组织及器官急性炎症所致，以吞咽及呼吸困难，全身炎性感染症状就诊。急性会厌炎病情进展迅速，多数患者经及时治疗可获得痊愈，少数病情凶险，很快出现窒息甚至死亡。

（二）诊断标准

1. 症状和体征

（1）患者急性起病，常发生于夜间，症状进展迅速，半夜突感咽喉疼痛或呼吸梗阻。

（2）发热，体温在37.5~39.5℃，少数出现高热，伴有烦躁不安。

（3）喉痛及吞咽困难：首先表现为喉痛、吞咽费力，唾液难以咽下，拒食。吞咽时可有耳部、下颌及颈部牵涉性疼痛。

（4）呼吸困难：会厌充血甚至高度水肿致使会厌变形及喉狭窄，引起吸气性喉喘鸣及呼吸困难，不及时救治可出现喉阻塞。伴有含物音。

（5）患者急性面容，口咽部组织及黏膜检查正常。

（6）间接喉镜检查：会厌黏膜高度充血及水肿，会厌呈马蹄形或球形，抬举受限，声门不能窥及。若有脓肿形成，可见黄色脓点。

2. 实验室及影像学检查

（1）血常规检查：白细胞明显增高，中性粒细胞增多。

（2）影像学检查：CT 或 X 线检查，可提示会厌肿大，喉腔缩小，界限尚清楚。

（三）治疗原则和方法

本病的治疗原则：早期诊断、及时治疗、应急准备。

1. 抗感染治疗　足量抗生素控制感染，以头孢菌素类药物足量应用，一般疗程5~7日。

2. 糖皮质激素　抗感染的同时针对会厌充血水肿及时应用足量糖皮质激素，预防并控制水肿进行性加重，使喉部组织消肿，减轻喉阻塞症状。

3. 雾化吸入治疗　可用布地奈德悬液行咽喉部雾化吸入治疗，减轻黏膜水肿。

4. 支持治疗　注意患者全身营养与电解质平衡，若是儿童注意保护心肌功能，避免发生急性心力衰竭。

5. 气管切开术（应急准备）　三度以上喉梗阻或经药物治疗后阻塞症状未见缓解并逐渐加重者，应在充分沟通经患者及家属同意下行气管切开，保证气道通气。

（四）健康教育和用药指导

1. 呼吸道炎症早期药物治疗，注意休息，避免疾病迁延加重。

2. 健康教育，应了解此病的危险性，一旦可疑会厌炎症，及时就医，情况紧急可拨打120救治。

3. 症状恢复期注意清淡饮食,保证营养,预防疾病反复。

（五）常用药物和注意事项

1. 抗菌药物

头孢曲松钠 ceftriaxone sodium[保(甲)]

【适应证】用于敏感菌所致的软组织及五官等部位的感染,还用于败血症和脑膜炎。

【用法和用量】成人及 12 岁以上儿童每日量 1~2g,每日 1 次,肌内注射或静脉注射,不可超过每日 4g。12 岁以下儿童:每日 50mg/kg(每日不超过 2g),静脉滴注给药。

【注意事项】对头孢菌素过敏者禁用。

【不良反应】过敏反应可致皮疹、发热、瘙痒等。消化系统出现食欲缺乏、恶心。

头孢哌酮 / 舒巴坦 cefoperazone/sulbactam[基,保(乙)]

【适应证】用于治疗由敏感细菌所引起的下列感染:呼吸道感染(上呼吸道与下呼吸道),皮肤及软组织感染。

【用法和用量】静脉注射。成人每日用量按头孢哌酮量计算为 1~2g,每 12 小时注射一次。严重或难治性感染,每日剂量可增至 8g。

【注意事项】对青霉素或头孢菌素类抗生素过敏者禁用。本品不宜用含钙的注射液如复方氯化钠注射液直接溶解,否则会生成乳白色沉淀。

【不良反应】有腹泻,稀便。长期可发生可逆性中性粒细胞减少症。

2. 糖皮质激素类药

地塞米松 dexamethasone[基,保(甲)]

【适应证】抗炎作用及抗休克,减轻充血水肿作用。

【用法和用量】可静脉注射,一日 1 次,成人 10~20mg/ 次。12 岁及 12 岁以上儿童肌内注射,单次 10mg。

【注意事项】本品单独使用,有糖尿病等病史者酌情使用。

【不良反应】体重增加、低血钾、糖尿病加重、骨质疏松、骨折等。

甲泼尼龙琥珀酸钠 methylprednisolone sodium succinate[保(甲/乙)]

【适应证】抗炎作用及抗休克,减轻充血水肿作用。

【用法和用量】可静脉注射,一日 1 次,成人每次 40~80mg。

【注意事项】本品单独使用,有高血压、糖尿病等病史者酌情使用。

【不良反应】偶有眩晕、过敏反应、对感染的抵抗力下降等。

3. 用于阻塞性气道疾病的药物

布地奈德 budesonide[保(乙)]

【适应证】用于可逆性气道阻塞性疾病,气道水肿。

【用法和用量】成人:一次 1~2mg,一日 2 次。儿童:一次 0.5~1mg,一日 2 次。

【注意事项】吸入布地奈德之后应以净水漱洗口腔和咽部,以防生长真菌。当气道有真菌、病毒或结核菌感染时,应慎用布地奈德。

【不良反应】偶见咽喉部不适、声嘶等局部刺激症状,以及口腔、咽部念珠菌感染。

四、急性喉炎

(一)定义

急性喉炎(acute laryngitis)是指喉黏膜的急性炎症,致使喉黏膜及声带充血、水肿,为呼吸道常见急性感染性疾病之一。冬春两季多发,常继发于呼吸道感染,职业性吸入有害气体,用声过度,喉部黏膜外伤,吸烟及饮酒后伴免疫低下等原因。儿童发病时症状较为严重。

(二)诊断标准

1. 症状和体征

(1)全身症状:急诊面容,多数继发于上呼吸道感染,病程初期伴有畏寒、发热、全身不适等症状。

(2)声音嘶哑:轻症者音质变差,重症者声嘶甚至失声。

(3)喉痛:可感喉部干燥不适,咽部异物感,发音时疼痛加重。

(4)咳嗽有痰:喉部黏膜炎性改变致使喉部分泌物增多,常有咳嗽,初期为刺激性干咳(无痰),后期为黏脓性分泌物,常不易咳出,黏附于声带表面而使声嘶加重。

(5)鼻部及咽部刺激症状:急性喉炎可为急性鼻炎或急性咽炎的下行感染。

(6)间接喉镜检查:喉部黏膜弥漫性充血,声带呈全长红肿。肿胀的声带呈梭形,致使发音时声带闭合不严,声带及喉室内可见黏稠分泌物附着。严重者声带、杓状会厌襞充血肿胀。注意与喉结核和白喉相鉴别。

2. 实验室及影像学检查

(1)血常规检查:白细胞正常或增高。

(2)影像学检查:CT 可提示喉腔缩小,界限尚清楚。

(三)治疗原则和方法

1. 休声治疗 声带休息,不发生或减少发声,以耳语声代替,减少声带刺激。

2. 抗感染治疗　可口服或静脉滴注抗生素，及时控制炎症。声带充血肿胀显著者可加用糖皮质激素，以减轻炎性水肿。

3. 雾化吸入治疗　可用布地奈德行雾化吸入治疗，减轻黏膜水肿。

4. 环境改善　保持室内空气流通，多饮水，营养并清淡饮食，禁烟酒等刺激因素。

（四）健康教育和用药指导

1. 作息规律，勿过度劳累熬夜，适度锻炼身体。

2. 当环境有刺激性气体时，注意佩戴防护口罩。避免过度用声和滥用嗓音。

3. 保持室内空气新鲜及流通。积极治疗上呼吸道感染及邻近病灶如鼻窦炎、咽炎、气管炎等。

（五）常用药物和注意事项

1. 抗菌药物

头孢克洛 cefaclor[保(乙)]

【适应证】用于敏感菌所致的咽炎、扁桃体炎、鼻窦炎。

【用法和用量】成人每次 1 片，每日 2 次。

【注意事项】对头孢菌素过敏者禁用。治疗过程中可能选择出耐药菌。

【不良反应】过敏反应，如皮疹、发热、瘙痒等。消化系统出现腹泻、恶心。

2. 糖皮质激素类药

地塞米松 dexamethasone[基,保(甲)]

【适应证】抗炎作用及抗休克，减轻充血水肿作用。

【用法和用量】可静脉注射，一日 1 次，成人每次 10~20mg，12 岁及 12 岁以上儿童肌内注射，单次 10mg。

【注意事项】本品单独使用，有糖尿病等病史者酌情使用。

【不良反应】体重增加、低血钾、糖尿病加重、骨质疏松、骨折等。

甲泼尼龙琥珀酸钠 methylprednisolone sodium succinate[保(甲/乙)]

【适应证】抗炎作用及抗休克，减轻充血水肿作用。

【用法和用量】可静脉注射，一日 1 次，成人 1 次 40~80mg。

【注意事项】本品单独使用，有高血压、糖尿病等病史者酌情使用。

【不良反应】偶有眩晕、过敏反应、对感染的抵抗力下降等。

3. 用于阻塞性气道疾病的药物

布地奈德 budesonide[保(乙)]

【适应证】用于可逆性气道阻塞性疾病，气道水肿。

【用法和用量】成人：一次 1~2mg，一日 2 次。儿童：一次 0.5~1mg，一日 2 次。

【注意事项】吸入布地奈德之后应以净水漱洗口腔和咽部，以防生长真菌。当气道有真菌、病毒或结核菌感染时，应慎用布地奈德。

【不良反应】偶见咽喉部不适、声嘶等局部刺激症状，以及口腔、咽部念珠菌感染。

五、喉梗阻

（一）定义

喉梗阻（laryngeal obstruction）是指喉部及其邻近组织的病变使喉腔发生狭窄或阻塞，引起呼吸困难，称为喉梗阻，此病不是一种孤立的疾病，还可能是一种症状，如果不及时救治可引起窒息甚至死亡。各年龄均可发病，以儿童及老年人多见。常由喉急性炎性疾病、喉部物理及化学性损伤、喉部多种原因引起的水肿、喉痉挛及声带麻痹、喉部肿瘤及先天性喉畸形所致。

（二）诊断标准

1. 症状和体征

（1）全身症状：急诊面容，缺氧症状、严重者可出现心力衰竭。

（2）吸气性呼吸困难：主要症状之一，因喉腔狭窄出现吸气相受限而出现的呼吸困难。呼吸困难分四度。Ⅰ度：安静无呼吸困难，活动或哭闹时有轻度呼吸困难。Ⅱ度：活动时有吸气性呼吸困难。Ⅲ度：吸气性呼吸困难明显，伴有吸气性喘鸣音，三凹征，安静时有烦躁不安。Ⅳ度：极度呼吸困难，面色苍白，出冷汗，乏氧症状明显。

（3）吸气性喉喘鸣：主要症状之一，吸气性呼吸困难致使气促，快速气流通过狭窄的气道出现响亮的喘鸣音。触诊可触及喉部颤动音。

（4）吸气性软组织凹陷：过快及不充分吸气致使胸及颈部软组织凹陷，出现胸骨上窝、锁骨上窝、肋间隙甚至剑突下组织凹陷，称为喉梗阻的"四凹征"。

（5）声音嘶哑：声带及喉室病变致使声门闭合不佳，出现声音嘶哑。

（6）间接喉镜检查：可见喉部病变，可累及声带及喉室，炎症所致黏膜水肿，肿瘤性病变可致喉组织受侵及，喉腔结构改变。

2. 影像学检查　经喉 CT 或增强 CT 可提示喉腔病变，声门缩小，界限尚清楚或不清楚。

（三）治疗原则和方法

治疗原则：判断呼吸困难程度及引起呼吸困难的病因，同时结合患者一般状态选择合适的治疗方式。

1. 持续低流量吸氧　给予 2~5L/min 氧气进行氧疗，保证患者血氧量，改善发绀乏氧症状。

2. 抗感染治疗　可口服或静脉滴注抗生素，及时控制炎症。喉室充血肿胀显著者可加用糖皮质激素，以减轻炎性水肿。

3. 雾化吸入治疗　梗阻症状尚轻者，可用布地奈德行雾化吸入治疗，减轻黏膜水肿。

4. 气管切开术（应急准备）　肿瘤引起的Ⅲ度以上喉梗阻，或炎症引起的Ⅲ度至Ⅳ度梗阻经药物治疗后阻塞症状未见缓解并逐渐加重者，应在充分沟通患者及家属同意下行气管切开，保证气道通气。

5. 全身支持治疗　抗休克治疗，保证静脉通道，以备急诊抢救治疗。注意患者全身营养与电解质平衡，若是儿童注意保护心肌功能，避免发生急性心力衰竭。

（四）健康教育和用药指导

1. 健康宣教，普及喉科疾病相关知识，早期发现喉部病变，早期治疗，有助于提高预后质量。

2. 若出现急性气道病变，应及早诊治，避免症状骤然加重，延误救治。

3. 喉梗阻解除后，针对病因应积极预防，防止症状反复。若喉梗阻由喉肿瘤引起应考虑手术治疗喉部疾病。

4. 若行气管切开，应注意气道管理，预防气管套管脱管，预防气道黏液或痰液阻塞套管，保持气道通畅。

（五）常用药物和注意事项

1. 糖皮质激素类药

地塞米松 dexamethasone[基,保(甲)]

【适应证】抗炎作用及抗休克，减轻充血水肿作用。

【用法和用量】可静脉注射或肌内注射，一日 1 次，成人每次 10~20mg，12 岁及 12 岁以上儿童肌内注射，单次 10mg。

【注意事项】本品单独使用，有糖尿病等病史者酌情使用。

【不良反应】体重增加、低血钾、糖尿病加重、骨质疏松、骨折等。

2. 抗菌药物

头孢呋辛 cefuroxime[基,保(甲)]

【适应证】耳鼻喉感染，如鼻窦炎、扁桃体炎、咽炎。呼吸道感染，如细菌性肺炎、急慢性支气管炎。

【用法和用量】可静脉注射或肌内注射，成人每次 750mg，每日 3 次。儿童按公斤体重 30~100mg/(kg·d)，可分 2 次或 3 次给药。

【注意事项】一般均可安全用于对青霉素过敏的患者，但对有青霉素过敏史的患者应加以特别注意。

【不良反应】药物过敏反应，这包括皮疹（斑丘疹和荨麻疹）、药物热。

3. 用于阻塞性气道疾病的药物

布地奈德 budesonide[保(乙)]

【适应证】用于可逆性气道阻塞性疾病，气道水肿。

【用法和用量】成人：一次 1~2mg，一日 2 次。儿童：一次 0.5~1mg，一日 2 次。

【注意事项】吸入布地奈德之后应以净水漱洗口腔和咽部，以防生长真菌。当气道有真菌、病毒或结核菌感染时，应慎用布地奈德。

【不良反应】偶见咽喉部不适、声嘶等局部刺激症状，以及口腔、咽部念珠菌感染。

六、气管或支气管异物

（一）定义

气管或支气管异物（foreign body in trachea or bronchus）分内源性和外源性两类，前者是指体内产生的假膜、干痂、血凝块或干酪样坏死物等；后者系外界物质误入气道，多经口腔吸入，也有个别经气管造瘘口或外伤伤口进入者。常见的气管、支气管异物主要指外源性异物所致疾病，是耳鼻喉科常见、能危及生命的急症。该病多发生于 5 岁以下儿童，偶见于成人。植物性异物最常见，如花生米、各种瓜子、豆类等；另外有铁钉、大头针等金属类，塑料笔帽等化学制品类以及鱼刺、鸡骨等生物类异物。近年来不断出现因误吸果冻异物，引起死亡者。异物停留部位与异物的性质、形状及气管、支气管解剖特点有关。光滑圆润异物常在气管内随呼吸上下活动；较细小或有棱角异物易嵌顿于支气管内，一般右侧发病率高于左侧。

（二）诊断标准

1. 病史、症状及体征

（1）病史：具有典型的异物吸入史。

（2）症状：少数顽固性咳嗽、发热、伴肺内局限炎性表现，尤其是儿童患者，即使缺乏明确的异物史也应该考虑异物的可能。

（3）体征：活动的气管异物可闻及拍击音。肺部可闻及干、湿性啰音。

2. 影像学检查　X 线检查可发现纵隔摆动、阻塞性肺气肿和肺不张。可直接看到不透光异物影像。异物完全阻塞支气管时，出现肺不张，呼吸音减弱；异物不完全阻塞支气管时，出现肺气肿，叩诊鼓音。

3. 有治疗条件可行支气管镜检查以明确诊断。

（三）治疗原则和方法

治疗原则：及早就诊，明确病史后迅速完善检查，一经确诊尽快手术治疗取出异物。

1. 对病情危重、呼吸极度困难的患者，可先行气管切开术。

2. 气管或支气管异物可在"无麻醉"或全身麻醉下在直接喉镜下导入支气管镜，用异物钳取出。

3. 合并心力衰竭时适当使用强心药物，在心电监护下及时取出异物，或请儿科医师协助处理；若有气胸、纵隔气肿，应及时引流。

4. 经多种方法、多次试取仍无法取出异物者，应请胸外科协助，行开胸手术。

5. 应用抗生素，酌情使用糖皮质激素，预防或控制感染。

（四）健康教育和用药指导

1. 加强卫生宣传教育工作，避免异物吸入。

2. 避免给 5 岁以下的儿童吃花生米、瓜子、豆类等食物。

3. 进食时不要嬉戏、哭笑、打闹。

4. 纠正平时口中含物的不良习惯。

5. 加强对全身麻醉及昏迷患者的护理，让其头偏向一侧，防止呕吐物吸入下呼吸道，全身麻醉的患者先取下活动义齿。

（五）常用药物和注意事项

1. 抗菌药物

头孢呋辛 cefuroxime[基,保(甲)]

【适应证】耳鼻喉感染，如鼻窦炎、扁桃体炎、咽炎。呼吸道感染，如细菌性肺炎、急慢性支气管炎。

【用法和用量】可静脉注射或肌内注射，成人每次 750mg，每日 3 次。儿童按公斤体重 30~100mg/（kg·d），可分 2 次或 3 次给药。

【注意事项】一般均可安全用于对青霉素过敏的患者，但对有青霉素过敏史的患者应加以特别注意。

【不良反应】药物过敏反应，这包括皮疹（斑丘疹和荨麻疹）、药物热。

2. 糖皮质激素类药

甲泼尼龙琥珀酸钠 methylprednisolone sodium succinate[保(甲/乙)]

【适应证】抗炎作用及抗休克，减轻充血水肿作用。

【用法和用量】可静脉注射，一日 1 次，成人 1 次 40~80mg。

【注意事项】本品单独使用，有高血压、糖尿病等病史者酌情使用。

【不良反应】偶有眩晕、过敏反应、对感染的抵抗力下降等。

七、食管异物

（一）定义

食管异物（foreign body in esophagus）的发生与年龄、性别、饮食习惯、精神状态及食管是否存在疾病等诸多因素有关。儿童多因口含玩物误吞下引起；成人一般由进食匆忙、注意力不集中所致；老年人由牙齿脱落或使用义齿、口腔黏膜感觉迟钝造成异物误咽。另外也可见于全身麻醉、酗酒、昏迷、精神病患者以及一些自杀者。异物种类繁多，较常见的有动物性的鱼刺、鸡骨，植物性的枣核，金属类的硬币和化学合成类的义齿等。异物多嵌顿在食管生理性狭窄部位，发生率从上到下依次减少。最常见于食管入口，其次为食管第二狭窄部位，发生于下段者较少见。

（二）诊断标准

1. 病史、症状及体征

（1）病史：具有典型的异物吸入史。详细了解异物进入的过程，包括异物的性质、形状、大小、停留时间。

（2）吞咽疼痛：因异物性质、部位、时间的不同而表现为不同的程度，也与患者的反应性有关。

（3）吞咽困难：上段异物更明显，严重者可滴水不进，并有流涎症状。

（4）呼吸困难：呼吸道较大异物压迫气管后壁出现呼吸困难，多发生于儿童，严重者有窒息风险。

（5）间接喉镜检查：上段异物可见梨状窝积液。

2. 影像学检查 食管 X 线检查，X 线显影者可直接发现异物征象，不显影者行棉絮钡剂检查。

3. 食管镜检查 既是治疗手段又是检查方法。

（三）治疗原则和方法

治疗原则：及早就诊，明确病史后迅速完善检查，一经确诊尽快手术治疗取出异物，以免异物长期滞留出现并发症（食管穿孔、颈部皮下气肿及纵隔气肿、颈部脓肿、食管周围脓肿及纵隔脓肿、大血管破溃、气管食管瘘等）。

1. 全身治疗 建立静脉通道，补液同时暂禁食水，减少食物潴留并防止周围水肿。

2. 食管镜下异物取出术　选择性应用硬质食管镜或纤维食管镜。成人一般在局部麻醉下进行，儿童或成人难取出的异物可在全身麻醉下进行。

3. 颈侧切开异物取出术　适用于嵌顿于食管入口处的尖锐异物，食管镜取出失败者。

4. 开胸手术　适用于经多次食管镜检查未能取出，或取出异物有可能造成严重损伤的，位于中、下段的异物。

5. 术后禁食 24~48 小时，并用抗生素治疗。

（四）健康教育和用药指导

1. 进食切忌匆忙或交谈，要细嚼慢咽。

2. 老年人的义齿要严防脱落，进食前要留心，睡眠前、全身麻醉前应取下，义齿松动者及时修复。

3. 教育儿童不要将各类物体放入口中玩耍。

4. 异物误入食管后要立即就医，切忌用饭团、韭菜、馒头等强行下咽，以免增加并发症和手术难度。

（五）常用药物和注意事项

1. 抗菌药物

头孢呋辛 cefuroxime[基,保(甲)]

【适应证】耳鼻喉感染，如鼻窦炎、扁桃体炎、咽炎。呼吸道感染，如细菌性肺炎、急慢性支气管炎。

【用法和用量】可静脉注射或肌内注射，成人每次 750mg，每日 3 次。儿童按公斤体重 30~100mg/(kg·d)，可分 2 次或 3 次给药。

【注意事项】一般均可安全用于对青霉素过敏的患者，但对有青霉素过敏史的患者应加以特别注意。

【不良反应】药物过敏反应，这包括皮疹（斑丘疹和荨麻疹）、药物热。

2. 糖皮质激素类药

甲泼尼龙琥珀酸钠 methylprednisolone sodium succinate[保(甲/乙)]

【适应证】抗炎作用及抗休克，减轻充血水肿作用。

【用法和用量】可静脉注射，一日 1 次，成人 1 次 40~80mg。

【注意事项】本品单独使用，有高血压、糖尿病等病史者酌情使用。

【不良反应】偶有眩晕、过敏反应、对感染的抵抗力下降等。

第五节　口　　腔

一、急性牙髓炎

（一）定义

急性牙髓炎（acute pulpitis）为不可逆性牙髓炎，较为严重，起病急，疼痛剧烈。

（二）诊断标准

1. 症状和体征　自发性阵发性疼痛、夜间疼痛、温度刺激加剧疼痛、疼痛不可定位。

2. 实验室及影像学检查　X线检查牙周正常，随着病情的加重，牙周可出现膜腔增宽、硬板破损等异常现象。

（三）治疗原则和方法

根管治疗。

（四）健康教育和用药指导

清淡饮食、注意口腔卫生。

（五）常用药物和注意事项

无。

二、急性根尖周炎

（一）定义

急性根尖周炎（acute periapical periodontitis）是牙周组织根尖周组织的炎症，通常由不可逆的牙髓炎和牙髓坏死引起。虽然化学和物理因素可引起牙髓炎，但大多数病例有微生物原因，通常继发于龋齿或外伤。

（二）诊断标准

1. 症状和体征　患者通常有中度至重度疼痛，表现为咬合痛、钝痛、搏动性疼痛或持续性疼痛；没有肿胀；牙齿没有热敏感性；患牙可定位。

2. 实验室及影像学检查　X线检查根尖组织密度减低，也可无异常。

（三）治疗原则和方法

1. 根管治疗。

2. 局部治疗。

（四）健康教育和用药指导

清淡饮食、注意口腔卫生。

（五）常用药物和注意事项

人工牛黄甲硝唑 galculus bovis and metronidazole[基,保(甲)]

【适应证】急性智齿冠周炎，局部牙槽脓肿、牙髓炎、根尖周炎。

【用法和用量】口服，一次 400mg（按甲硝唑计），一日 3 次。

【注意事项】对甲硝唑或吡咯类过敏患者禁用。

【不良反应】高剂量引起癫痫发作和周围神经病变。

三、急性冠周炎

（一）定义

急性冠周炎（acute pericoronitis）是指在牙冠周围的牙龈组织产生剧烈以感染为原因的疼痛，而其最常见的部位就是智齿，所以又被称为智齿冠周炎。

（二）诊断标准

1. 症状和体征　疼痛、水肿、牙关紧闭和吞咽困难。

2. 实验室及影像学检查　冠周炎的诊断基于患者的临床病史、口腔和放射学检查。除了显示相邻骨骼结构的受累外，X 线照片还用于验证牙齿在牙弓和骨骼中的位置，从而帮助牙医制定治疗方案。

（三）治疗原则和方法

抗炎治疗，局部治疗。

（四）健康教育和用药指导

注意清淡饮食。

（五）常用药物和注意事项

人工牛黄甲硝唑 galculus bovis and metronidazole[基,保(甲)]

【适应证】急性智齿冠周炎，局部牙槽脓肿、牙髓炎、根尖周炎。

【用法和用量】口服，一次 400mg（按甲硝唑计），一日 3 次。

【注意事项】对甲硝唑或吡咯类过敏患者禁用。

【不良反应】高剂量引起癫痫发作和周围神经病变。

四、颌面部间隙感染

（一）定义

颌面部筋膜间隙连续相邻，被面部肌肉、神经系统和血管占据。这些神经血管结构可以促进感染扩散并导致危及生命的并发症，如纵隔炎、海绵窦血栓性静脉炎、败血症和脑脓肿。颌面部间隙感染（maxillofacial space infection）的风险取决于多个因素，包括患者的年龄、基础疾病、严重的医疗并发症、涉及间隙的数量和部位。

（二）诊断标准

1. 症状和体征　主要临床表现为局部红、肿、热、痛,全身发热、寒战等。

2. 实验室及影像学检查　细菌和真菌培养。

（三）治疗原则和方法

早期清除感染,同时早期切开引流,和／或根据病原微生物检查和药物敏感性结果及时给予适当的抗感染(抗菌、抗真菌或两者兼有)药物。

（四）健康教育和用药指导

注意清淡饮食。

（五）常用药物和注意事项

左奥硝唑氯化钠注射液
levornidazole and sodium chloride injection[基,保(乙)]

【适应证】适用于葡萄球菌、梭状芽孢杆菌等所致的感染。

【用法和用量】成人起始剂量为 0.5~1g,然后每 12 小时静脉滴注 0.5g,连用 5~10 日。如患者的症状改善,可以改为口服给药,每次 0.5g,每 12 小时 1 次。

【注意事项】肝损伤患者要注意观察。

【不良反应】头晕。

人工牛黄甲硝唑 galculus bovis and metronidazole[基,保(甲)]

【适应证】急性智齿冠周炎,局部牙槽脓肿、牙髓炎、根尖周炎。

【用法和用量】口服,一次 400mg(按甲硝唑计),一日 3 次。

【注意事项】对甲硝唑或吡咯类过敏患者禁用。

【不良反应】高剂量引起癫痫发作和周围神经病变。

五、拔牙创口出血

（一）定义

拔牙创口出血(bleeding from tooth extraction wound)是指拔牙后出血不止,常见于拔牙后过早漱口或刷牙,或过早吐出压迫止血的棉花。

（二）诊断标准

症状和体征:拔牙后血可止住,12 小时后轻舔后出血。

（三）治疗原则和方法

避免反复吸拔牙区,如控制不佳,及时去医院就诊。

（四）健康教育和用药指导

在饮食上不要吃热的食物,不要经常漱口。

（五）常用药物和注意事项

无。

六、干槽症

（一）定义

干槽症（dry socket）是拔牙后最常见的并发症。拔除部位内和周围出现的术后疼痛，在拔除后 1~3 日的任何时间疼痛加重，并伴有部分或完全分解的血凝块。许多因素都被认为是导致干槽症发生的原因，包括拔牙困难或外伤、女性、吸烟、口服避孕药和先天性感染等。

（二）诊断标准

症状和体征：通常干槽症表现为没有血块的暴露的牙槽窝。

（三）治疗原则和方法

最常用的治疗方法是刮除裸骨，然后用氯己定或生理盐水冲洗，让伤口在自然状态下愈合。

（四）健康教育和用药指导

禁辛辣刺激食物。

（五）常用药物和注意事项

复方氯己定含漱液 compound chlorhexidine gargle[基,保(乙)]

【适应证】用于口腔抗菌。

【用法和用量】每次 15ml 漱口，作用 1 分钟。

【注意事项】不可吞服。

【不良反应】未见明显不良反应。

七、三叉神经痛

（一）定义

三叉神经痛（trigeminal neuralgia）为反复发作的单侧短暂电击样疼痛，疼痛仅限于一个或多个三叉神经，由无害的感觉刺激触发。

（二）诊断标准

症状和体征：诊断主要基于患者病史，因为没有明确的实验室或诊断测试。在获取患者病史时，疼痛部位也很重要；应由牙医评估明显或弥漫性来自牙齿的疼痛，破裂的牙齿可能会出现由咀嚼坚硬食物引起的三叉神经样疼痛。

（三）治疗原则和方法

缓解疼痛。

（四）健康教育和用药指导

注意随诊。

（五）常用药物和注意事项

卡马西平 carbamazepine^[基,保（甲/乙）]

【适应证】癫痫、三叉神经痛、舌咽神经痛。

【用法和用量】开始 0.1g，一日 2 次；第二日后每隔一日增加 0.1~0.2g，直到疼痛缓解。

【注意事项】与抗抑郁药有交叉过敏反应。

【不良反应】头晕、共济失调。

八、急性化脓性腮腺炎

（一）定义

急性化脓性腮腺炎（acute pyogenic parotitis）是腮腺的一种炎症和感染过程，可能起源于口腔的化脓性病灶，例如慢性扁桃体炎或牙齿感染，可抑制唾液分泌。尽管所有年龄段的人都可能受到影响，但主要发生在老年人中。其他易感因素包括脱水、营养不良、口腔肿瘤和减少唾液分泌的药物，如镇静药、抗组胺药和利尿药。

（二）诊断标准

1. 症状和体征　最常见的临床表现是脸颊的硬质、温热、红斑肿胀，大多数患者还会发热，并伴有疼痛感，腮腺实质经常发炎和肿胀。

2. 实验室及影像学检查

（1）细菌培养。

（2）静脉造影剂下的计算机断层扫描中观察到的腺体实质化脓过程的放射学证据。

（3）腺体超声检查以显示脓肿形成。

（4）早期进行全血细胞计数及血培养。

（三）治疗原则和方法

治疗的关键是补液，初始药物治疗应包括静脉输液、营养支持、温热敷、良好的口腔卫生和抗生素治疗。药物治疗失败可考虑手术治疗。

（四）健康教育和用药指导

勿反复挤压脓肿。

（五）常用药物和注意事项

头孢唑林 cefazolin^[基,保（乙）]

【适应证】敏感菌所致感染。

【用法和用量】静脉滴注，成人每 6~12 小时 0.5~1g，病情严重者可酌增剂量至每日 6g。

【注意事项】对头孢菌素类药物过敏者禁用。

【不良反应】皮疹、发热、恶心。

九、颜面部疖痈

（一）定义

疖被定义为毛囊感染，邻近皮下组织受累导致脓肿形成；另一方面，痈是疖簇的坏死性感染，疖聚集成一个并通过多个毛囊开口引流。颜面部发生的疖或痈感染统称为颜面部疖痈（facial furuncle and carbuncle）。

（二）诊断标准

症状和体征：起初为疙瘩样病变，并逐渐变化为颜面部肿胀，质地是柔软的、紧张的、红肿的，伴有多处鼻窦脓液排出。

（三）治疗原则和方法

抗感染，局部引流。

（四）健康教育和用药指导

勿反复挤压脓肿。

（五）常用药物和注意事项

头孢唑林 cefazolin^{［基，保（乙）］}

【适应证】敏感菌所致感染。

【用法和用量】静脉滴注，成人每 6~12 小时 0.5~1g，病情严重者可酌增剂量至每日 6g。

【注意事项】对头孢菌素类药物过敏者禁用。

【不良反应】皮疹、发热、恶心。

十、急性化脓性颌骨骨髓炎

（一）定义

急性化脓性颌骨骨髓炎（acute suppurative osteomyelitis of jaw）是一种骨骼炎症过程，它始于髓腔，随着进展，累及骨骼的皮质部分、骨膜和上覆的软组织。

（二）诊断标准

1. 症状和体征　特征是剧烈疼痛、肿胀、发热、感觉异常或下牙槽神经麻痹。随着时间的推移，牙齿松动、经口或面部形成瘘管、淋巴结肿大和病理性骨折可能是感染的后果。

2. 实验室及影像学检查　下颌骨的轴向 CT 切面显示急性化脓性骨髓炎的骨膜反应和髓腔硬化。

（三）治疗原则和方法

控制感染，药物治疗效果不佳后选择手术治疗。

（四）健康教育和用药指导

禁辛辣刺激食物。

（五）常用药物和注意事项

头孢唑林 cefazolin^[基,保(乙)]

【适应证】敏感菌所致感染。

【用法和用量】静脉滴注，成人每 6~12 小时 0.5~1g，病情严重者可酌增剂量至每日 6g。

【注意事项】对头孢菌素类药物过敏者禁用。

【不良反应】皮疹、发热、恶心。

十一、急性疱疹性龈口炎

（一）定义

急性疱疹性龈口炎（acute herpetic gingivostomatitis）在儿童中很常见，它是一种病毒性疾病，通常由疱疹病毒、柯萨奇病毒或埃可病毒引起，易于诊断。

（二）诊断标准

症状和体征：口腔灼热感，进食辛辣食物后加重，可伴有发热和全身无力。口腔检查时，牙龈呈火红色，附着的黏膜上存在多个小疱；沿舌侧缘和前表面可见多个囊泡和溃疡；双侧颊黏膜可见多个水疱和丘疹。

（三）治疗原则和方法

控制感染。

（四）健康教育和用药指导

进食有营养、柔软的食物，病情加重及时就诊。

（五）常用药物和注意事项

阿昔洛韦 aciclovir^[基,保(甲)]

【适应证】单纯疱疹病毒感染。

【用法和用量】口服，一次 0.2g，一日 5 次。

【注意事项】对更昔洛韦过敏者禁用。

【不良反应】头晕、头痛、关节痛。

十二、急性假膜性口腔念珠菌病

（一）定义

急性假膜性口腔念珠菌病（acute pseudomembranous oral candidiasis）俗称

鹅口疮，常见于颊黏膜、舌、软腭、齿龈、咽部等处，患者自觉疼痛、吞咽困难、食欲减退。儿童和老年人最为多见。

（二）诊断标准

1. 症状和体征　口腔内可见白色斑片似凝乳，斑片擦去后可见充血的糜烂面。

2. 实验室及影像学检查　血培养。

（三）治疗原则和方法

抗真菌治疗。

（四）健康教育和用药指导

加强营养。

（五）常用药物和注意事项

两性霉素 B amphotericin B[基,保（乙）]

【适应证】用于白念珠菌感染。

【用法和用量】静脉滴注。可先从每次 1~5mg 或按体重每次 0.02~0.1mg/kg 给药，每日一次或隔 1~2 日给药一次。

【注意事项】肾功能不全慎用。

【不良反应】肾损伤。

参 考 文 献

[1] TAVASSOLI S，WONG N，CHAN E.Ocular manifestations of rosacea: a clinical review [J].Clin Exp Ophthalmol，2021，49（2）：104-117.

[2] MOSTOVOY D，VINKER S，MIMOUNI M，et al.The association of keratoconus with blepharitis[J].Clin Exp Optom，2018，101（3）：339-344.

[3] SAFONOVA T N，KINTYUKHINA N P，SIDOROV V V.Treatment of chronic blepharitis [J].Vestn Oftalmol，2020，136（1）：97-102.

[4] ROSSETTO J D，FORNO E A，MORALES M C，et al.Upper eyelid necrosis secondary to hordeolum: a case report[J].Case Rep Ophthalmol，2021，12（1）：270-276.

[5] LOTH C，MILLER C V，HARITOGLOU C，et al.Hordeolum and chalazion:（Differential） diagnosis and treatment[J].Ophthalmologe，2022，119（1）：97-108.

[6] BAKSHI S S.Acute dacryocystitis[J].Cleve Clin J Med，2020，87（8）：477.

[7] ALABOUDI A，AL-SHAIKH O，FATANI D，et al.Acute dacryocystitis in pediatric patients and frequency of nasolacrimal duct patency[J].Orbit，2021，40（1）：18-23.

[8] DURAND M L.Bacterial and fungal endophthalmitis[J].Clin Microbiol Rev，2017，30（3）：597-613.

［9］ BISORCA-GASSENDORF L，BODEN K T，SZURMAN P，et al.Postoperative endophthalmitis-a review of literature［J］.Ophthalmologe，2021，118（3）：210-218.

［10］ CLARKE B，WILLIAMSON T H，GINI G，et al.Management of bacterial postoperative endophthalmitis and the role of vitrectomy［J］.Surv Ophthalmol，2018，63（5）：677-693.

［11］ HASANREISOGLU M，MAHAJAN S，OZDEMIR H B，et al.Fungal endogenous endophthalmitis during pregnancy as a complication of in-vitro fertilization［J］.Ocul Immunol Inflamm，2021，29（2）：308-311.

［12］ BAIU I，MELENDEZ E.Periorbital and orbital cellulitis［J］.JAMA，2020，323（2）：196.

［13］ SANTOS J C，PINTO S，FERREIRA S，et al.Pediatric preseptal and orbital cellulitis：a 10-year experience［J］.Int J Pediatr Otorhinolaryngol，2019，120：82-88.

［14］ LANGFORD M P，SEBREN A R，BURCH M A，et al.Methylene blue inhibits acute hemorrhagic conjunctivitis virus production and induction of caspase-3 mediated human corneal cell cytopathy［J］.Clin Ophthalmol，2020，14：4483-4492.

［15］ SOUSA I P JR，BURLANDY F M，FERREIRA J L，et al.Re-emergence of a coxsackievirus A24 variant causing acute hemorrhagic conjunctivitis in Brazil from 2017 to 2018［J］.Arch Virol，2019，164（4）：1181-1185.

［16］ BELGA S，GRATRIX J，SMYCZEK P，et al.Gonococcal conjunctivitis in adults：case report and retrospective review of cases in Alberta，Canada，2000-2016［J］.Sex Transm Dis，2019，46（1）：47-51.

［17］ MOUTAMANI S，RIFAI K，ENNEJJAR A，et al.Gonococcal ophthalmia neonatorum：case report［J］.J Fr Ophtalmol，2021，44（4）：592-594.

［18］ HILLIAM Y，KAYE S，WINSTANLEY C.Pseudomonas aeruginosa and microbial keratitis［J］.J Med Microbiol，2020，69（1）：3-13.

［19］ ME R，GAO N，DAI C，et al.IL-17 Promotes Pseudomonas aeruginosa keratitis in C57BL/6 mouse corneas［J］.J Immunol，2020，204（1）：169-179.

［20］ MILLS B，RADHAKRISHNAN N，KARTHIKEYAN RAJAPANDIAN S G，et al.The role of fungi in fungal keratitis［J］.Exp Eye Res，2021，202：108372.

［21］ FLORES-SÁNCHEZ B C，TATHAM A J.Acute angle closure glaucoma［J］.Br J Hosp Med（Lond），2019，80（12）：C174-C179.

［22］ CHAN P P，PANG J C，THAM C C.Acute primary angle closure-treatment strategies，evidences and economical considerations［J］.Eye（Lond），2019，33（1）：110-119.

［23］ THAPA S，SITAULA R K，SHRESTHA J B.Role of choroidal thickness assessment in unilateral acute anterior uveitis［J］.Indian J Ophthalmol，2020，68（9）：1869-1874.

［24］ HAQ Z，PASRICHA N，BEVER G，et al.Delayed acute granulomatous anterior uveitis after inadvertent intraocular injection of tattoo ink from a scleral tattoo procedure［J］.Ocul

Immunol Inflamm, 2021, 29 (5): 1029-1031.

[25] BENNETT J L.Optic neuritis[J].Continuum (Minneap Minn), 2019, 25 (5): 1236-1264.

[26] GISE R A, HEIDARY G.Update on pediatric optic neuritis[J].Curr Neurol Neurosci Rep, 2020, 20 (3): 4.

[27] LEE K E, TSCHOE C, COFFMAN S A, et al.management of acute central retinal artery occlusion, a "retinal stroke": an institutional series and literature review[J].J Stroke Cerebrovasc Dis, 2021, 30 (2): 105531.

[28] UPPULURI A, BHAGAT S, ZARBIN M A, et al.Central retinal artery occlusion with atrial fibrillation or atrial flutter[J].Graefes Arch Clin Exp Ophthalmol, 2021, 259 (6): 1673-1676.

[29] LIU Y, GAO Y, LU F.Idiopathic central retinal artery occlusion[J].QJM, 2020, 113 (3): 209-210.

[30] WALINJKAR J A, MAKHIJA S C, SHARMA H R, et al.Central retinal vein occlusion with COVID-19 infection as the presumptive etiology[J].Indian J Ophthalmol, 2020, 68 (11): 2572-2574.

[31] CHEN T Y, UPPULURI A, ZARBIN M A, et al.Risk factors for central retinal vein occlusion in young adults[J].Eur J Ophthalmol, 2021, 31 (5): 2546-2555.

[32] BRIONES B S.Snow-blindness in the splendor of Antiquity[J].Arch Soc Esp Oftalmol, 2014, 89 (8): e58-e60.

[33] BURTON M J, RAMKE J, MARQUES A P, et al.The Lancet Global Health Commission on Global Eye Health: vision beyond 2020[J].Lancet Glob Health, 2021, 9 (4): e489-e551.

[34] ZITEK T, DICHTER S, VALENZUELA D, et al.Removing a metallic corneal foreign body with a magnet[J].Am J Emerg Med, 2021, 45: 555-556.

[35] WANG D N, LUONG M, HANSON C.Traumatic hyphema in a 13-year-old girl: eye protection regulation in badminton is needed[J].CMAJ, 2020, 192 (27): E778-E780.

[36] ABOUTOUFAYL S, MADIQ B, HAJJI I, et al.Atypical traumatic hyphema[J].J Fr Ophtalmol, 2018, 41 (2): 194-195.

[37] KAMEDA Y, HANAI K, UCHIGATA Y, et al.Vitreous hemorrhage in diabetes patients with proliferative diabetic retinopathy undergoing hemodialysis[J].J Diabetes Investig, 2020, 11 (3): 688-692.

[38] ÁLVAREZ J F S, JURGENS I.Vitreous hemorrhage secondary to an optic disc macroaneurysm[J].J Fr Ophtalmol, 2021, 44 (3): 465-466.

[39] WITSBERGER E M, PATEL S V.Alkali burn over a lasik flap[J].Cornea, 2021, 40 (7): 907-909.

[40] STACHLER R J, CHANDRASEKHAR S S, ARCHER S M, et al.Clinical practice guideline: sudden hearing loss[J].Otolaryngol Head Neck Surg, 2012, 146 (3 Suppl): S1-35.

[41] MARX M，YOUNES E，CHANDRASEKHAR S S，et al.International consensus（ICON）on treatment of sudden sensorineural hearing loss［J］.Eur Ann Otorhinolaryngol Head Neck Dis，2018，135（1S）：S23-S28.

[42] BAIU I，MELENDEZ E.Epiglottitis［J］.JAMA，2019，321（19）：1946.

[43] 黄选兆，汪吉宝，孔维佳.实用耳鼻咽喉头颈外科学［M］.2版.北京：人民卫生出版社，2008.

[44] 中华医学会耳鼻咽喉头颈外科学分会耳科学组，中华耳鼻咽喉头颈外科杂志编辑委员会耳科组.中耳炎临床分类和手术分型指南（2012）［J］.中华耳鼻咽喉头颈外科杂志，2013，48（1）：5.

[45] 孔维佳，周梁.耳鼻咽喉头颈外科学［M］.3版.北京：人民卫生出版社，2015.

[46] 田勇泉.耳鼻咽喉头颈外科学［M］.9版.北京：人民卫生出版社，2018.

[47] 中华医学会.临床诊疗指南—耳鼻咽喉头颈外科分册［M］.北京：人民卫生出版社，2009.

[48] 中华耳鼻咽喉头颈外科杂志编辑委员会，中华医学会耳鼻咽喉头颈外科学分会小儿学组.儿童分泌性中耳炎诊断和治疗指南［J］.中华耳鼻咽喉头颈外科杂志，2021，56（6）：556-567.

[49] 刘蓬.中医耳鼻咽喉科学［M］.5版.北京：人民卫生出版，2021.

[50] 马成玲.儿童化脓性中耳炎的家庭护理［J］.健康必读，2020，（3）：162.

[51] 中华耳鼻咽喉头颈外科杂志编辑委员会，中华医学会耳鼻咽喉头颈外科学分会.突发性聋诊断和治疗指南（2015）［J］.中华耳鼻咽喉头颈外科杂志，2015，50（6）：443-447.

[52] 中国人民解放军总医院第六医学中心.突发性聋的高压氧治疗（2018年）［J］.中华航海医学与高气压医学杂志，2019，26（2）：77-81.

[53] 钟晶，安杨.中西医治疗突发性聋的研究进展［J］.中国中西医结合耳鼻咽喉科杂志，2016，24（6）：476-480.

[54] 潘祥林，王鸿利.实用诊断学［M］.北京：人民卫生出版社，2014.

[55] 万学红，卢雪峰.诊断学［M］.9版.北京：人民卫生出版社，2018.

[56] 郑铭，青卉，娄鸿飞，等.中国主要城市鼻-鼻窦炎患病率调查［J］.中国耳鼻咽喉头颈外科，2017，24（4）：185-190.

[57] 田道法，李云英.中西医结合耳鼻咽喉科学新世纪［M］.3版.北京：中国中医药出版社，2016.

[58] AGNIHOTRY A，THOMPSON W，FEDOROWICZ Z，et al.Antibiotic use for irreversible pulpitis［J］.Cochrane Database Syst Rev，2019，5（5）：CD004969.

[59] GEMMELL A，STONE S，EDWARDS D.Investigating acute management of irreversible pulpitis：a survey of general dental practitioners in North East England［J］.Br Dent J，2020，228（7）：521-526.

［60］ COPE A L, FRANCIS N, WOOD F, et al.Systemic antibiotics for symptomatic apical periodontitis and acute apical abscess in adults［J］.Cochrane Database Syst Rev, 2018, 9（9）: CD010136.

［61］ TAVARES W L F, VIANA A C D, MACHADO V C, et al.Guided endodontic access of calcified anterior teeth［J］.J Endod, 2018, 44（7）: 1195-1199.

［62］ WEHR C, CRUZ G, YOUNG S, et al.An insight into acute pericoronitis and the need for an evidence-based standard of care［J］.Dent J（Basel）, 2019, 7（3）: 88.

［63］ ELSADEK M F, AHMED B M, ESKANDRANI R M.Level of pain intensity, cytokine profiling and microbial load after photodynamic therapy in acute severe pericoronitis［J］. Photodiagnosis Photodyn Ther, 2020, 31: 101830.

［64］ QIAN Y, GE Q, ZUO W, et al.Maxillofacial space infection experience and risk factors: a retrospective study of 222 cases［J］.Ir J Med Sci, 2021, 190（3）: 1045-1053.

［65］ ZHAO N, LIU Y, YUE J, et al.Negative pressure drainage-assisted irrigation for maxillofacial space infection［J］.Oral Dis, 2020, 26（7）: 1586-1591.

［66］ LEWANDOWSKI B, MYSZKA A, MIGUT M, et al.Analysing the effectiveness of topical bleeding care following tooth extraction in patients receiving dual antiplatelet therapy-retrospective observational study［J］.BMC Oral Health, 2021, 15, 21（1）: 31.

［67］ KAMAL A, SALMAN B, AR N H, et al.Management of dry socket with low-level laser therapy［J］.Clin Oral Investig, 2021, 25（3）: 1029-1033.

［68］ SHAFAEE H, BARDIDEH E, NAZARI M S, et al.The effects of photobiomodulation therapy for treatment of alveolar osteitis（Dry Socket）: Systematic review and meta-analysis［J］.Photodiagnosis Photodyn Ther, 2020, 32: 102000.

［69］ CRUCCU G, DI STEFANO G D, TRUINI A.Trigeminal neuralgia［J］.N Engl J Med, 2020, 383（8）: 754-762.

［70］ RODRÍGUEZ B F, SIMONET C, CERDÁN D M, et al.Familial classic trigeminal neuralgia［J］.Neurologia（Engl Ed）, 2019, 34（4）: 229-233.

［71］ HADIZADEH T, UWAIFO O O.Neonatal acute suppurative parotitis［J］.Clin Pediatr （Phila）, 2020, 59（11）: 1019-1021.

［72］ SHAHEEN R B, AL KHOURY M A 3RD, SEIF S, et al.Acute neonatal suppurative parotitis due to co-infection by non-typable beta-hemolytic streptococci and escherichia coli: a case report［J］.Cureus, 2020, 12（5）: e8279.

［73］ NG J J, GENDEH H, ONG H Y, et al.Antibiotic irrigation: a promising unconventional method for facial carbuncle［J］.Cureus, 2021, 13（4）: e14710.

［74］ NGUI L X, WONG L S, SHASHI G, et al.Facial carbuncle-a new method of conservative surgical management plus irrigation with antibiotic-containing solution［J］.J Laryngol Otol, 2017, 131（9）: 830-833.

第十三章　皮肤科急症

第一节　带状疱疹

一、定义

带状疱疹（herpes zoster）是一种累及皮肤和神经的疾病，水痘-带状疱疹病毒感染是其最常见的原因，具有一定的传染性。

二、诊断标准

（一）症状和体征

带状疱疹的特点是皮肤出现带状排列的皮疹，与受影响的神经相对应。皮疹是单侧的，不会越过中线。20% 的患者会出现相邻皮节区病灶的重叠。对在皮损发展前出现神经痛的患者的诊断更加困难。其他可能的症状包括全身不适、头痛、畏光和不适，发热是罕见的。

（二）实验室及影像学检查

1. 聚合酶链反应（PCR）检测最适合检测水痘-带状疱疹病毒，因为它具有高灵敏度和特异性。

2. 直接免疫荧光法测试。

3. 病毒培养。

三、治疗原则和方法

带状疱疹患者发病 72 小时内的药物，泛昔洛韦，口服，一次 500mg，3 次/d，连用 7 日。伐昔洛韦，口服，一次 1g，3 次/d，连用 7 日。阿昔洛韦，口服，一次 800mg，5 次/d，连用 7 日。伐昔洛韦是阿昔洛韦的前体药物，因为阿昔洛韦复杂的给药方案降低了患者的依从性，并且具有较差的药代动力学特征，所以临床医生一般不开具伐昔洛韦和阿昔洛韦。

四、健康教育和用药指导

清淡饮食，多运动，增强抵抗力。

五、常用药物和注意事项

泛昔洛韦 famciclovir[基,保(乙)]

【适应证】带状疱疹和原发性生殖器疱疹。

【用法和用量】口服，成人每次 0.25g，每日 3 次，连用 7 日。

【注意事项】肾功能不全患者、哺乳期妇女慎用。

【不良反应】头痛、恶心。

伐昔洛韦 valaciclovir[基,保(乙)]

【适应证】单纯疱疹和带状疱疹病毒感染。

【用法和用量】每次 0.3g，每日 2 次，连续 10 日。

【注意事项】肾功能不全患者、哺乳期妇女慎用。

【不良反应】头痛、恶心、腹泻。

阿昔洛韦 aciclovir[基,保(甲)]

【适应证】单纯疱疹病毒和带状疱疹病毒感染。

【用法和用量】成人常用量一次 800mg，一日 5 次，共 7~10 日。

【注意事项】肾功能不全、哺乳期妇女、免疫功能不全患者慎用。

【不良反应】头痛、恶心、呕吐。

第二节 急性荨麻疹

一、定义

急性荨麻疹（acute urticaria）是一种变应性皮肤病，一般伴随瘙痒、风团及血管性水肿。在成人和儿童中较常见，通常是特发性的，但也可能与感染、接触药物或不太常见的食物摄入有关。急性荨麻疹通常在 2~3 周内消退，但可能会在一小部分患者中复发。

二、诊断标准

（一）症状和体征

在急性荨麻疹发作期间，荨麻疹的数量和大小各不相同。超过 50% 的体表面积可能受累，荨麻疹也可单独发生或伴有血管性水肿。多达四分之一的患者会出现全身症状，如喘息、呼吸困难、咳嗽、流涕、头晕、潮红、胃肠道不适（恶心、呕吐、腹泻或腹痛）、头痛、发热、心动过速、关节痛或结膜炎等。

（二）实验室及影像学检查

区分荨麻疹与其他皮疹的关键特征是皮疹的短暂性，这通常很容易在24~36 小时内诊断出来。此外，伤口通常不会起疱或形成鳞片，并且会消失而没有残留变化。

三、治疗原则和方法

在轻度病例中，可能不需要治疗。但是，如果存在感染，则应进行适当治疗。应停用致病药物并避免使用已知的过敏原。局部涂抹乳膏中加入 1%~2% 的薄荷醇可能有助于减轻瘙痒。如果需要进一步治疗，通常首先应用 H₁ 受体拮抗剂。

对于严重的荨麻疹，特别是如果伴有血管性水肿或明显的全身症状，并且在排除或治疗感染的情况下，可以给予口服皮质类固醇 3~5 日。

如果荨麻疹是过敏反应的一部分，则可能需要肌内注射肾上腺素、静脉注射抗组胺药、静脉注射皮质类固醇、沙丁胺醇、补液和其他支持性治疗。

四、健康教育和用药指导

脱离过敏原，清淡饮食，多运动，增强抵抗力。

五、常用药物和注意事项

氯雷他定 loratadine[基,保(乙)]

【适应证】急性荨麻疹、过敏性鼻炎等。

【用法和用量】口服：10mg/d。

【注意事项】驾驶员、精密仪器操作者工作前禁用。

【不良反应】嗜睡、乏力。

地塞米松 dexamethasone[基,保(甲)]

【适应证】严重感染性疾病、过敏性疾病、休克治疗。

【用法和用量】可静脉注射或肌内注射，一日 1 次，成人每次 10~20mg，12 岁及 12 岁以上儿童肌内注射单次 10mg。

【注意事项】肝功能不全患者、哺乳期妇女慎用。

【不良反应】缺钾、免疫抑制。

第三节　剥脱性皮炎

一、定义

剥脱性皮炎（exfoliative dermatitis）表现为皮肤炎症状态，伴有皮肤屏障和代谢功能障碍，以广泛的水肿性红斑伴皮肤大量脱屑为特征。

二、诊断标准

（一）症状和体征

剥脱性皮炎通常在临床上表现为广泛的红斑，在随后的 2~6 日内出现剥脱性鳞屑。

（二）实验室及影像学检查

研究表明，血清免疫球蛋白 E、白介素 -4 和白介素 -10 的增加在剥脱性皮炎的发病机制中发挥作用。真皮嗜酸性粒细胞浸润是剥脱性皮炎患者的皮肤活检中观察到的组织学特征，但并非特异性指标。

三、治疗原则和方法

口服或注射抗组胺药；口服维生素 C；早期足量应用皮质类固醇；防止继发感染。

四、健康教育和用药指导

科学合理饮食，远离致敏原。

五、常用药物和注意事项

地塞米松 dexamethasone[基,保(甲)]

【适应证】严重感染性疾病、过敏性疾病、休克治疗。

【用法和用量】可静脉注射或肌内注射，一日 1 次，成人每次 10~20mg，12 岁及 12 岁以上儿童肌内注射单次 10mg。

【注意事项】肝功能不全患者、哺乳期妇女慎用。

【不良反应】缺钾、免疫抑制。

维生素 C vitamin C[基,保(甲)]

【适应证】维生素 C 缺乏症，发热，慢性消耗性疾病。

【用法和用量】肌内注射或静脉注射。一次 100~250mg，一日 1~3 次；必要时一次 2 000~4 000mg，一日 1~2 次。

【注意事项】 与水杨酸类和巴比妥类药物合用能增加维生素 C 的排泄。

【不良反应】高剂量时，可增加尿酸盐、草酸盐或胱氨酸结晶形成的风险。

第四节 血管性水肿

一、定义

血管性水肿（angioedema）为位于皮肤和黏膜深层并持续数日的自限性水肿。血管性水肿的特征是深部真皮、皮下、黏膜或黏膜下组织的血管反应，局部血管通透性增加，导致组织肿胀。

二、诊断标准

症状和体征：血管性水肿的症状主要是肿胀，通常在眼睛、嘴唇和舌头周围，但也可能在身体的任何部位，包括手、脚和生殖器。也可能出现气短、头晕和昏厥、腹痛。过敏性血管性水肿可能会出现称为荨麻疹的瘙痒性皮疹。在非过敏性血管性水肿中，症状往往在暴露后数小时至数日后出现。

三、治疗原则和方法

对于过敏性血管性水肿，避免过敏原或药物等诱因，可能不需要治疗，但抗组胺药和类固醇等某些药物可能有助于更快地缓解症状。在一些严重的情况下，可能需要使用注射用肾上腺素。

四、健康教育和用药指导

科学合理饮食，远离致敏原。对于非过敏性的、药物引起的血管性水肿，请避免使用该药物并请开出合适的替代品。对于遗传性、特发性或复发性血管性水肿，请寻求过敏/免疫学专家的检测和治疗。

五、常用药物和注意事项

氯雷他定 loratadine[基,保(乙)]

【适应证】急性荨麻疹、过敏性鼻炎等。

【用法和用量】口服，10mg/d。

【注意事项】驾驶员、精密仪器操作者工作前禁用。

【不良反应】嗜睡、乏力。

地塞米松 dexamethasone[基,保(甲)]

【适应证】严重感染性疾病、过敏性疾病、休克治疗。

【用法和用量】可静脉注射或肌内注射，一日 1 次，成人每次 10~20mg，12 岁及 12 岁以上儿童肌内注射单次 10mg。

【注意事项】肝功能不全患者、哺乳期妇女慎用。

【不良反应】缺钾、免疫抑制。

第五节　药　　疹

一、定义

药疹（drug eruption）又称药物性皮炎，是由药物引起的皮肤和黏膜的过敏反应，是药物不良反应的一种表现。即药物进入体内引起的皮肤黏膜炎症反应，也是药物引起的最常见的超敏反应。

二、诊断标准

症状和体征：特征是红斑和 / 或丘疹，对称分布在躯干和四肢。

三、治疗原则和方法

识别并迅速停用相关药物是最重要的治疗措施。根据体征和症状的性质和强度，局部使用皮质类固醇和全身性抗组胺药可以缓解症状，尤其是控制瘙痒。在严重的情况下，需要在短时间内使用全身性皮质类固醇治疗。

四、健康教育和用药指导

科学合理饮食，远离致敏原。

五、常用药物和注意事项

氯雷他定 loratadine[基,保(乙)]

【适应证】急性荨麻疹、过敏性鼻炎等。

【用法和用量】口服，10mg/d。

【注意事项】驾驶员、精密仪器操作者工作前禁用。

【不良反应】嗜睡、乏力。

地塞米松 dexamethasone[基,保(甲)]

【适应证】严重感染性疾病、过敏性疾病、休克治疗。

【用法和用量】可静脉注射或肌内注射，一日 1 次，成人每次 10~20mg，12 岁及 12 岁以上儿童肌内注射单次 10mg。

【注意事项】肝功能不全患者、哺乳期妇女慎用。

【不良反应】缺钾、免疫抑制。

参 考 文 献

[1] EHRENSTEIN B.Diagnosis，treatment and prophylaxis of herpes zoster[J].Z Rheumatol，2020，79（10）：1009-1017.

[2] ROSAMILIA L L.Herpes zoster presentation，management，and prevention：a modern case-based review[J].Am J Clin Dermatol，2020，21（1）：97-107.

[3] JAHR S H，WAHL M S，MAJID B，et al.Herpes zoster oticus[J].Tidsskr Nor Laegeforen，2021，141（2021-13）.

[4] PIER J，BINGEMANN T A.Urticaria，angioedema，and anaphylaxis[J].Pediatr Rev，2020，41（6）：283-292.

[5] SAINI S，SHAMS M，BERNSTEIN J A，et al.Urticaria and angioedema across the ages[J].J Allergy Clin Immunol Pract，2020，8（6）：1866-1874.

[6] KHANDZIAN M，HACARD F，BRAIRE-BOURREL M，et al.NSAID urticaria：similar management to acute urticaria[J].Rev Med Interne，2019，40（3）：166-172.

[7] TSO S，SATCHWELL F，MOIZ H，HARI T，et al.Erythroderma（exfoliative dermatitis）. Part 1：underlying causes，clinical presentation and pathogenesis[J].Clin Exp Dermatol，2021，46（6）：1001-1010.

[8] HIDAYAH R M N，ANJANI A D，RAMALI L M，et al.Exfoliative dermatitis due to dermatophytosis[J].J Infect Dev Ctries，2021，15（2）：306-309.

[9] PATEL G，PONGRACIC J A.Hereditary and acquired angioedema[J].Allergy Asthma Proc，2019，40（6）：441-445.

[10] CAMPOS R A，VALLE S O R，TOLEDO E C.Hereditary angioedema：a disease seldom diagnosed by pediatricians[J].J Pediatr（Rio J），2021，97 Suppl 1（Suppl 1）：S10-S16.

[11] GEISLER A N，PHILLIPS G S，BARRIOS D M，et al.Immune checkpoint inhibitor-related dermatologic adverse events[J].J Am Acad Dermatol，2020，83（5）：1255-1268.

[12] SIBAUD V.Dermatologic reactions to immune checkpoint inhibitors：skin toxicities and immunotherapy[J].Am J Clin Dermatol，2018，19（3）：345-361.

第十四章 中毒急症

第一节 细菌性食物中毒

一、定义

细菌性食物中毒（bacterial food poisoning）是由于食用被细菌或细菌毒素所污染的食物所引起的急性中毒性疾病。常见的有葡萄球菌中毒、肠球菌中毒、沙门菌中毒等，因中毒细菌种类不同，潜伏期不等。病情的轻重与进食的食物量及人体的抵抗力有关，进食量多、抵抗力低的患者病情较严重，共餐者短期内集体病发，发病率高、危害大。根据中毒后症状不同可分为胃肠型和神经型。

二、诊断标准

（一）症状和体征

1. 胃肠型中毒　腹痛、腹泻、恶心、呕吐等急性胃肠炎表现；有稀便、水样便、血便或脓血便；有发热症状，葡萄球菌中毒体温一般不超过38℃、沙门菌中毒体温在38~40℃或更高。轻症可在1~2日后痊愈；中度症状：血压下降、面色苍白、四肢发冷，可致虚脱和严重脱水；重症可致循环衰竭。

2. 神经型中毒　头晕、头痛、乏力、复视、视物模糊、光反射减退等症状。

（二）实验室及影像学检查

1. 一般检查　血常规可见白细胞数量正常或增高。大便镜检可见红细胞、白细胞。

2. 病原性检查　呕吐物、腹泻物及可疑食物进行细菌培养、分离鉴定菌种。

三、治疗原则和方法

1. 补液、电解质　静脉滴注大量液体，且根据实验室离子检验结果补充离子，维持电解质平衡。

2. 抗感染　一般症状不需要使用抗生素，重症患者可根据实验室药敏结果选择使用红霉素、青霉素、氯霉素、氨苄西林、头孢唑林或头孢噻吩等口服或静脉滴注。

3. 胃肠绞痛　盐酸消旋山莨菪碱。

4. 止吐　盐酸甲氧氯普胺肌内或静脉注射。

5. 腹泻　口服蒙脱石散。

四、健康教育和用药指导

建议患者大量补液，可口服大量糖盐水，或静脉滴注氯化钠注射液及时纠正电解质紊乱，高热患者用物理降温或退热药对症治疗。饮食宜清淡，进流食或半流食。一般患者无须使用抗生素，必要时可根据实验室药敏结果选用适当的抗生素，并根据其种类选择是否监测出血时间、凝血酶原时间。

五、常用药物和注意事项

（一）M受体拮抗剂

阿托品 atropine[基,保(甲/乙)]

【适应证】胃肠绞痛。

【用法和用量】皮下注射、肌内注射或静脉注射。成人常用量：0.3~0.5mg/次，一日0.5~3mg；极量：一次2mg。

【注意事项】可使胎儿心动过速，可经由乳汁分泌且抑制泌乳；青光眼、眼内压升高及血钾较高患者禁用；脑损害、心脏病、反流性食管炎、溃疡性结肠炎、前列腺肥大引起的尿路感染及尿路阻塞性疾病患者慎用。

【不良反应】常见的有口干、视力模糊、心悸、血压下降、皮肤干燥、潮红、排尿困难、便秘、支气管痉挛和唾液分泌过多，过量可致呼吸肌麻痹。

山莨菪碱 anisodamine[基,保(甲)]

【适应证】胃肠绞痛。

【用法和用量】肌内注射，5~10mg/次，每日1~2次。

【注意事项】颅内压高、脑出血急性期、青光眼、前列腺肥大者禁用；反流性食管炎、重症溃疡性结肠炎者慎用；急腹症诊断未明时，不宜轻易使用；有闭汗作用，可使体温升高；出现排尿困难可肌内注射新斯的明。

【不良反应】常见的有口干、视力模糊、面色潮红、心率加快、排尿困难。

（二）导泻药

硫酸镁 magnesium sulfate[基,保(甲)]

【适应证】导泻。

【用法和用量】口服：单次剂量5~20g溶解于100~400ml水中，宜早晨空腹服用，并大量饮水，一日一次。

【注意事项】胃肠道有溃疡、破损之处易引起中毒，孕妇慎用，哺乳期妇女禁用。

【不良反应】电解质紊乱，可引起脱水、反射性盆腔充血和失水。

甘露醇 mannitol^[基,保(甲)]

【适应证】导泻。

【用法和用量】口服：20% 甘露醇 100~150ml/ 次，每 2~3 小时给药一次，与硫酸镁交替使用。

【注意事项】大剂量应用可致患者脱水和电解质紊乱。

【不良反应】多尿，口渴，因颅内压降低而引起恶心、头痛、头晕等症状。

（三）抗菌药物

氨苄西林 ampicillin^[基,保(甲)]

【适应证】抗胃肠道感染。

【用法和用量】成人口服 0.25~0.75g/ 次，一日 4 次。静脉滴注或静脉注射日剂量为 4~8g，分 2~4 次给药。重症感染患者日剂量可以增加至 12g，一日最高剂量为 14g。肾功能不全者：内生肌酐清除率为 10~50ml/min 或小于 10ml/min 时，给药间期应分别延长至 6~12 小时和 12~24 小时。

【注意事项】

1. 本品须新鲜配制。

2. 应用前需详细询问药物过敏史并进行青霉素皮试，过敏者使用肾上腺素、糖皮质激素等药物治疗。

【不良反应】过敏性荨麻疹、皮疹，过敏性休克，间质性肾炎，偶见粒细胞、血小板减少和血清转氨酶升高。

头孢哌酮 cefoperazone sodium^[基,保(乙)]

【适应证】抗胃肠道感染。

【用法和用量】肌内注射、静脉注射或静脉滴注。成人常用量：一般感染，1~2g/ 次，每 12 小时 1 次；严重感染，2~3g/ 次，每 8 小时 1 次。成人一日剂量不超过 9g。

【注意事项】

1. 长期应用可引起二重感染。

2. 对任何一种头孢菌素过敏者对本品也可能过敏。

3. 可引起维生素 K 缺乏症、低凝血酶原血症。

4. 用药前后 7 日内进食过酒精可出现双硫仑样反应。

5. 肝胆疾病者且不能进行血药浓度监测时,每日给药剂量不应超过2g。

【不良反应】

1. 皮疹,腹泻,腹痛。

2. 嗜酸性粒细胞增多、中性粒细胞减少、血小板减少、低凝血酶原血症、凝血障碍、出血暂时性血清转氨酶、碱性磷酸酶、尿素氮或血肌酐升高。

3. 菌群失调。

第二节 甲醇中毒

一、定义

甲醇中毒(methanol poisoning)系指机体一次性摄入大量甲醇而出现急性中毒的症状。一般由呼吸道吸入大量甲醇蒸气、皮肤长时间暴露在高浓度甲醇蒸气中或服用工业酒精制成的白酒所致。甲醇在体内代谢、排泄较慢,容易在体内蓄积。因个体差异,摄入相同剂量症状也可不同,一般5~10ml即可引起严重中毒,最低7ml即可引起失明,致死量在30ml左右。因吸收途径不同潜伏期不同,吸入性中毒潜伏期1~72小时,口服中毒通常为8~36小时,同时摄入乙醇者潜伏期更长。

二、诊断标准

(一)症状和体征

甲醇中毒主要影响中枢神经、视神经及视网膜,偶有周围神经病变及坐骨神经痛。少数患者可出现心肌炎、急性肾衰竭。

轻症:头痛、头晕、视物模糊、乏力、兴奋、失眠、眼球疼痛。

中重度症状:恶心、呕吐,步态不稳、表情淡漠、四肢湿冷;共济失调,腰腹痛、视力障碍、眼前有跳动性黑点、飞雪或闪光感,复视甚至视觉丧失。

重症:剧烈头痛、意识朦胧、谵妄、抽搐、失明、瞳孔散大、光反射消失等表现。还可伴有酸中毒症状:发绀、呼吸深而快甚至休克、昏迷、中枢性呼吸衰竭。

眼部检查:视神经乳头充血、出血,或眼底静脉扩张、视网膜水肿,或视神经萎缩,或迟发性视力损害。

(二)实验室及影像学检查

1. 血气分析 HCO_3^- 及pH降低,碱剩余(base excess,BE)值为负、血二氧化碳结合力(CO_2CP)降低。

2. 血液检查 甲醇>50mg/L或甲酸>76mg/L,酮体阳性,白细胞计数升高，可能有肝肾功能异常。

3. 尿液检查　呈酸性，可测得甲醇和甲酸，甲酸 >2 000mg/L，蛋白尿，酮体阳性。

4. CT检查　头部可见豆状核和皮质下中央白质对称性梗死。

5. 心电图　心动过速、S-T段和T波改变。

三、治疗原则和方法

1. 洗胃　1%~3% 碳酸氢钠或温水、肥皂水洗。

2. 导泻　口服硫酸钠。

3. 解毒　用乙醇阻止甲醇氧化代谢并促排泄。

4. 纠正酸中毒　尽早应用碳酸氢钠。

5. 保护循环系统　吸氧，使用葡萄糖、维生素 C、维生素 E、维生素 B 族等。

6. 保护神经系统　甲泼尼龙。

四、健康教育和用药指导

中毒后建议静卧休息，给予高蛋白、高碳水化合物饮食。呼吸道吸入和皮肤吸收中毒者尽快脱离有害环境，可给予吸氧处置；消化道吸收中毒者可洗胃、导泻；尽早清除体内残存毒物阻止毒物氧化并促进其排泄，必要时进行腹膜和血液透析。应用大剂量维生素及促进神经系统恢复的药物，及时纠正酸中毒。甲泼尼龙可使钙离子流失，在使用期间需限钠补钾。

五、常用药物和注意事项

（一）碱化尿液

碳酸氢钠 sodium bicarbonate[基,保(甲)]

【适应证】酸中毒。

【用法和用量】碱化尿液。口服：首次 4g，以后每 4 小时 1~2g。静脉滴注：按 2~5mmol/kg 给药，4~8 小时内滴注完毕。

【注意事项】静脉用药的浓度为 1.5%（等渗）~8.4%，以 5% 溶液输注时，速度不能超过每分钟 8mmol 钠；应从小剂量开始，根据血中 pH、碳酸氢根浓度变化决定追加剂量；短时间大量静脉输注可致严重碱中毒、低钾血症、低钙血症。

【不良反应】过量可能出现碱中毒；因钠聚积可能导致水肿或血压升高；长时间应用可能出现肌肉无力和痉挛。

（二）解毒剂

乙醇 ethanol

【适应证】甲醇中毒。

【用法和用量】口服：首次服用 50% 乙醇按 1.5ml/kg 用水稀释至≤5% 的溶液，之后按 0.5~1ml/kg 口服 2 小时 1 次维持，或口服白酒 30ml，以后每 4 小时口服 15ml。静脉滴注：95% 医用乙醇按 1ml/kg 稀释于 5% 葡萄糖注射液或 0.9% 氯化钠注射液中配成 10% 乙醇溶液，30 分钟内静脉滴注完成，然后按 0.166ml/kg 同样稀释后静脉滴注维持。直至血中甲醇浓度降至 0.5g/L 以下或不再发生酸中毒方可停用，一般需用药 4~7 日或更长。

【注意事项】需测定血液中乙醇浓度，以调整乙醇剂量和进入速度，使血液中乙醇浓度维持在 21.7~32.6mmol/L（1 000~1 500mg/L）；乙醇浓度不超过 50%；15 日内使用过可与乙醇发生双硫仑样反应的抗生素患者禁用；患者因中毒或服用其他药物而出现明显抑制者不宜用乙醇治疗。

【不良反应】过量易引起乙醇中毒。

（三）促进代谢

维生素 C vitamin C[基,保(甲)]

【适应证】保护细胞内皮因子。

【用法和用量】肌内注射或静脉注射：成人 100~250mg/ 次，每日 1~3 次；或 3.0g/ 次，每日 1 次。根据病情可每次 2~4g，每日 1~2 次。

【注意事项】维生素 C 可降低抗凝血药的抗凝效果，能干扰双硫仑对乙醇的作用，与碱性药物配伍药效降低。长期大量服用宜逐渐减量至停药。大量应用干扰诊断：粪便隐血假阳性；尿糖、葡萄糖均可致假阳性；尿中草酸盐、尿酸盐和半胱氨酸盐等浓度增高；血清胆红素浓度下降；尿 pH 下降。下列情况应慎用：半胱氨酸尿症；痛风；高草酸盐尿症；草酸盐沉积症；尿酸盐性肾结石；糖尿病；葡萄糖 -6- 磷酸脱氢酶缺乏症；血色病；铁粒幼细胞贫血或地中海贫血；镰状细胞贫血。

【不良反应】长期应用可引起停药后坏血病；长期大量应用可引起尿酸盐、半胱氨酸盐或草酸盐结石；快速静脉注射可引起头昏。

叶酸 folic acid[基,保(甲)]

【适应证】促进甲酸的代谢。

【用法和用量】口服：成人 5~10mg/ 次，一日 15~30mg，直至血象恢复正常。肌内注射：注射用水 1~2ml 溶解后（浓度≤15mg/ml），每日 5~10mg。

【注意事项】肌内注射时，不宜与维生素 B$_1$、维生素 B$_2$、维生素 C 同管注射；大剂量口服，影响微量元素锌的吸收；一般不用维持治疗。

【不良反应】长期用药可出现厌食、恶心、腹胀等胃肠道症状；大量给药可使尿呈黄色。

（四）糖皮质激素

甲泼尼龙 methylprednisolone[基,保(甲)]

【适应证】增强机体对应激的抵抗力。

【用法和用量】静脉注射 30mg/kg，至少用 30 分钟。根据需要，在 48 小时内每隔 4~6 小时重复一次。2~3 日后减量维持治疗。

【注意事项】儿童、糖尿病患者、高血压患者、有精神病史者使用免疫抑制剂患者、感染患者，使用甲泼尼龙要进行严密的医疗监护并尽可能缩短疗程。

【不良反应】体液与电解质紊乱；肌无力、骨质疏松、病理性骨折；消化性溃疡、消化道出血、胰腺炎、食管炎、肠穿孔；妨碍伤口愈合、皮肤变薄变脆、瘀点和瘀斑；颅内压升高、假性脑肿瘤、癫痫发作、眩晕、欣快感、失眠、情绪变化；月经失调；皮质醇增多症体态；抑制儿童生长；引发潜在的糖尿病、增加糖尿病患者对胰岛素和口服降血糖药的需求；负氮平衡；可掩盖感染；低血压或高血压；心律不齐。

第三节　急性酒精中毒

一、定义

急性酒精中毒（acute alcoholism）俗称"醉酒"，系指一次摄入过量的酒精或酒精类饮料，引起兴奋继而抑制的状态称急性酒精中毒。严重者可累及呼吸和循环系统，导致意识障碍、呼吸、循环衰竭，危及生命。大多数成人乙醇致死量为 250~500ml。

二、诊断标准

（一）症状和体征

轻症恶心、呕吐、眩晕，中度症状兴奋躁狂或嗜睡、谵语、共济失调，重症口唇发绀、皮肤湿冷或意识丧失、昏迷、呼吸抑制。可伴有肌肉运动不协调、语言含糊不清、眼部充血、眼球震颤、肢体反射亢进。

（二）实验室及影像学检查

1. 血清乙醇浓度　急性酒精中毒时呼出气中乙醇浓度与血清乙醇浓度相当。乙醇浓度：兴奋期大于 500ml/L；共济失调期大于 1 500ml/L 小于 2 500ml/L，濒死期大于 2 500ml/L。

2. 动脉血气分析　急性酒精中毒时可见轻度代谢性酸中毒。

3. 血清电解质　低钾血症、低镁血症和低钙血症。

4. 血糖　低血糖症。

5. 肝功能　急性中毒正常或异常均有可能,有慢性饮酒史患者可能出现异常。

6. 心电图检　酒精中毒性心肌病可见心律失常和心肌损害。

三、治疗原则和方法

1. 轻症　无须治疗,兴奋躁动者约束其行为。

2. 共济失调期　禁止活动、适当休息。过度兴奋患者给予小剂量地西泮镇静。

3. 昏迷期　①吸氧:低流量吸氧,维持气道通畅,必要时气管插管。②清除毒物:催吐或用 1% 碳酸氢钠洗胃。血液毒物浓度过高并伴有酸中毒症状时,尽早进行血液和腹膜透析。③使用拮抗剂:纳洛酮。④胃黏膜保护剂:H_2受体拮抗剂如奥美拉唑。⑤加速毒物代谢:葡萄糖、维生素 C、维生素 B_1、维生素 B_6。⑥解肝毒:还原型谷胱甘肽。⑦镇静:地西泮。

四、健康教育和用药指导

急性酒精中毒可导致严重后果甚至威胁生命。大量饮酒会增加肝硬化、肝癌的患病风险。长期大量饮酒可造成酒精依赖和戒断反应,也可引起营养缺乏或食管炎、胰腺炎、胃炎、胃出血,酒精性心肌病。急性中毒治疗最重要的是维持生命体征。急性中毒后应大量饮水或静脉补液体促进乙醇代谢、排泄,用地西泮进行镇静且禁用吗啡、氯丙嗪和巴比妥类药物。纳洛酮超过 24 小时未使用应丢弃,并根据患者反应调整滴速,因其作用时间短应注意维持药效。在使用葡萄糖注射液维持循环时注意患者原有疾病,水肿及严重心、肾功能不全、肝硬化腹水患者使用过程中,应控制输液量,心功能不全尤应控制滴速。

五、常用药物和注意事项

（一）解毒剂

纳洛酮 naloxone [基,保(甲)]

【适应证】解救急性乙醇中毒。

【用法和用量】静脉滴注:每次 0.8~1.2mg,一个小时后重复给药 0.4~0.8mg。

【注意事项】对患者持续监护,必要时应重复给药。根据患者状态控制滴速。有心血管疾病史,或接受其他有严重的心血管不良反应(低血压.室性心动过速或心室颤动.肺水肿)的药物治疗的患者应慎用本品。肾功能不全者慎用本品。肝脏患者慎用本品。

【不良反应】恶心、呕吐、惊厥、感觉异常、癫痫大发作、激动、幻觉、发抖、呼吸困难、室性心动过速、高血压或低血压、热潮红或发热。

(二)胃黏膜保护剂

西咪替丁 cimetidine

【适应证】保护胃黏膜。

【用法和用量】静脉滴注:0.6g 用 5% 葡萄糖注射液或 0.9% 氯化钠注射液 250~500ml 稀释,每日 1 次。

【注意事项】用药期间检查肾功能和血常规;避免与中枢抗胆碱药同时使用。使用期间禁用咖啡和含咖啡因的饮料。慎用于以下患者:严重心脏及呼吸系统疾病患者、肝肾功能不全患者、系统性红斑狼疮患者、器质性脑病患者。

【不良反应】腹泻、腹胀、口干、血清转氨酶轻度增高、急性间质性肾炎(可逆)、骨髓抑制、头晕、头痛、嗜睡、心动过速、面部潮红、男性乳房发育、女性泌乳,抑制皮质分泌。

(三)保护肝脏

谷胱甘肽 glutathione[基,保(乙)]

【适应证】解肝毒、保护肝脏。

【用法和用量】口服:每次 400mg,每日 3 次。静脉滴注:轻度中毒每次 1.2g,1 次/d;中度中毒每次 1.8g,1 次/d;重症 2.4g/次,1 次/d。

【注意事项】注射前必须完全溶解,外观澄清、无色。

【不良反应】面色苍白、血压下降、脉搏异常、皮疹、食欲减退、恶心、呕吐、注射局部轻度疼痛。

(四)镇静

地西泮 diazepam[基,保(甲)]

【适应证】镇静。

【用法和用量】肌内或静脉注射,首剂 10mg,以后按需每隔 3~4 小时加 5~10mg,24 小时总量按 40~50mg 为限。

【注意事项】严重乙醇中毒者慎用,可加重中枢神经系统抑制作用;对苯二氮䓬类过敏者对本品也过敏;重症肌无力患者慎用,可加重病情;低蛋白血症患者慎用,可导致嗜睡;肝肾功能损害者能延长药物清除半衰期;长期应用易产生依赖性和成瘾性,停药出现戒断反应,应逐渐减量不宜骤停。

【不良反应】嗜睡、头晕、乏力、大剂量可引起共济失调、震颤、皮疹、白细胞减少。个别患者兴奋、多语、睡眠障碍甚至幻觉。

(五)促进排泄

葡萄糖 glucose[基,保(甲)]

【适应证】促进乙醇体内氧化。

【用法和用量】静脉注射:50% 葡萄糖注射液 100ml。

【注意事项】胃大部分切除、周围性麻痹、低钾血症患者慎用。

【不良反应】静脉炎、高浓度外渗可致局部肿痛、电解质紊乱、高钾血症。

维生素 B_1 vitamin B_1[基,保(乙)]

【适应证】促进乙醇氧化。

【用法和用量】肌内注射:100mg/次,3 次/d。

【注意事项】注射偶见过敏反应、个别发生过敏性休克,应用前需做皮试。不宜静脉注射。

【不良反应】大剂量肌内注射时需注意过敏反应,表现为拖延困难,皮肤瘙痒,面、唇、眼睑水肿,喘鸣等。

维生素 B_6 vitamin B_6[基,保(甲)]

【适应证】促进乙醇氧化。

【用法和用量】肌内或静脉注射:50~100mg/次,1 次/d。

【注意事项】对诊断的干扰:尿胆原试验呈阳性。

【不良反应】在肾功能正常时几乎不产生毒性、罕见过敏反应。

第四节　亚硝酸盐中毒

一、定义

亚硝酸盐中毒(nitrite poisoning)又称为肠源性发绀症,是指由于食用亚硝酸含量较高的腌制肉制品、泡菜及变质的蔬菜,饮用全硝酸盐或含有亚硝酸盐的苦井水、隔夜蒸锅水,或误将工业用亚硝酸钠作为食盐而引起。潜伏期一般为 1~3 小时,长者可达 20 小时。亚硝酸盐使血液中的低铁血红蛋白氧化成高铁血红蛋白,使血红蛋白失去携氧能力,而引起组织缺氧,并麻痹周围血管。当亚硝酸盐摄入量达 200~500mg 时可导致中毒,当摄入量超过 3 000mg 时可致人死亡。

二、诊断标准

（一）症状和体征

1. 轻中度中毒　①神经系统：头晕、头痛、抽搐、晕厥、意识障碍，严重者昏迷。②心血管系统：轻症周围血管扩张，面部潮红、头部胀痛并有搏动感，眼睛发黑、心悸等，重症血压下降、四肢厥冷，严重心律失常、休克。③其他系统：恶心、呕吐、腹痛、腹泻、乏力、胸闷、气短、口唇、指甲及全身皮肤、黏膜发绀，严重者意识朦胧、烦躁不安。

2. 严重中毒　误服后 10~15 分钟出现症状，1.5~3 小时内发生呼吸循环衰竭。

（二）实验室及影像学检查

1. 一般检查

血常规：白细胞、中性粒细胞数量增加、高铁血红蛋白含量增高。

尿常规：蛋白尿；肝功能：胆红素增高。

血气分析：酸碱度（pH）正常或 <7.35，动脉血氧分压（PaO_2）可正常或略低，动脉血二氧化碳（$PaCO_2$）分压正常或升高，二氧化碳总量升高；实际碳酸盐数值可大于标准碳酸盐数值。

2. 病原性检查　剩余食物、呕吐物、胃内容物做亚硝酸盐定性测定。

三、治疗原则和方法

1. 清除毒物　催吐、洗胃、导泻。

2. 解毒剂　清除血液中毒物，亚甲蓝、维生素 C。

3. 吸氧　保护脏器组织，高流量面罩给氧 5L/min。缺氧明显者，流量可为 6~8L/min。

4. 对症治疗　①奥美拉唑保护胃黏膜；②给予能量合剂，葡萄糖注射液、维生素 C；③维持水、电解质平衡；④纠正低血压；⑤减轻脑水肿、保护脑细胞，甘露醇、地塞米松；⑥镇静，抽搐患者给予地西泮。

四、健康教育和用药指导

中毒患者，无论中毒程度如何都应给予吸氧处置，提高血氧浓度，保护脏器。尽早应用解毒剂清除血液中毒物，注意休息促进机体恢复。甘露醇静脉滴注过程中应控制滴速，一般在 30 分钟内完成，老年患者在 40~50 分钟内完成，并鼓励患者进食含钾高的食物以预防低钾血症。

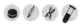

五、常用药物和注意事项

（一）导泻、防治脑水肿

甘露醇 mannitol[基,保(甲/乙)]

【适应证】导泻、防治脑水肿、控制抽搐。

【用法和用量】导泻口服：一次性 20% 溶液 100ml，必要时可重复使用。防治脑水肿：静脉滴注，20% 甘露醇每次 250ml，一日 1 次。

【注意事项】可致颅内压降低、电解质紊乱、口渴、多尿并注意预防因排尿增多而出现的低钾血症，20% 高渗溶液常有结晶析出，出现结晶时可用 80℃ 左右的温水溶解并且在降温同体温后再使用。

【不良反应】头痛、头晕、视力模糊、寒战、发热、过敏、口渴、血栓性静脉炎、渗透性肾病。

（二）解毒剂

亚甲蓝 methylthioninium chloride[基,保(甲)]

【适应证】亚硝酸盐中毒引起的高铁血红蛋白血症。

【用法和用量】按 1~2mg/kg 给药稀释后 10~15 分钟内缓慢静脉注射，必要时 1 小时后重复，24 小时总量一般不超过 600mg。

【注意事项】本品不能皮下、肌内或鞘内注射，前者引起坏死，后者引起瘫痪。对肾功能不全患者应慎用。对化学物和药物引起的高铁血红蛋白血症，若 30~60 分钟皮肤黏膜发绀不消退，可重复用药。

【不良反应】本品静脉注射过速，可引起头晕、恶心、呕吐、胸闷、腹痛。剂量过大，除上述症状加剧外，还出现头痛、血压降低、心率增快伴心律失常、大汗淋漓和意识障碍。用药后尿呈蓝色，排尿时可有尿道口刺痛。

维生素 C vitamin C[基,保(甲)]

【适应证】解毒。

【用法和用量】静脉注射。成人每次 100~250mg，每日 1~3 次；或 3.0g/ 次，每日 1 次。

【注意事项】维生素 C 可降低抗凝血药的抗凝效果，能干扰双硫仑对乙醇的作用，与碱性药物配伍药效降低。长期大量服用宜逐渐减量至停药。大量应用干扰诊断：粪便隐血假阳性；尿糖、葡萄糖均可致假阳性；尿中草酸盐、尿酸盐和半胱氨酸盐等浓度增高；血清胆红素浓度下降；尿 pH 下降。下列情况应慎用：半胱氨酸尿症；痛风；高草酸盐尿症；草酸盐沉积症；尿酸盐性肾结石；糖尿病；葡萄糖 -6- 磷酸脱氢酶缺乏症；血色病；铁粒幼细胞贫血或地中海贫血；镰状细胞贫血。

【不良反应】长期应用可引起停药后坏血病；长期大量应用可引起尿酸盐、半胱氨酸盐或草酸盐结石；快速静脉注射可引起头昏。

（三）镇静剂

地西泮 diazepam^[基,保(甲)]

地西泮 diazepam[基,保(甲)]

【适应证】镇静。

【用法和用量】肌内或静脉注射，首剂 10mg，以后按需每隔 3~4 小时加 5~10mg，24 小时总量以 40~50mg 为限。

【注意事项】严重乙醇中毒者慎用，可加重中枢神经系统抑制作用；对苯二氮䓬类过敏者对本品也过敏；重症肌无力患者慎用，可加重病情；低蛋白血症患者慎用，可导致嗜睡；肝肾功能损害者能延长药物清除半衰期；长期应用可产生依赖性和成瘾性，停药出现戒断反应，应逐渐减量不宜骤停。

【不良反应】嗜睡、头晕、乏力、大剂量可引起共济失调、震颤、皮疹、白细胞减少。个别患者有兴奋、多语、睡眠障碍甚至幻觉。

第五节　镇静催眠药中毒

一、定义

镇静药指能缓和激动、恢复安静情绪的药物；催眠药指能促进、维持近似生理睡眠的药物。镇静催眠药对机体的抑制程度不同，同一药物，在小剂量时发挥镇静作用，在较大剂量时则发挥催眠作用。二者之间没有明显的量变和质变关系，统称为镇静催眠药。一次性大剂量使用可引起急性中毒，其中毒以苯巴比妥类和苯二氮䓬类最为常见，可引起呼吸和循环衰竭症状。苯二氮䓬类，一般摄入催眠量的 5 倍即可引起中毒。致死量：苯巴比妥 6~10g，异戊巴比妥、戊巴比妥和司可巴比妥 2~3g。

二、诊断标准

（一）症状和体征

1. 苯二氮䓬类中毒　中枢神经系统抑制较轻，主要症状是嗜睡、头晕、言语含糊不清、意识模糊、共济失调。很少出现严重的症状如长时间深度昏迷和呼吸抑制等。严重过量者常伴有血压下降、呼吸抑制。

2. 巴比妥类中毒　引起中枢神经系统抑制，症状与剂量有关。

（1）轻度中毒：嗜睡、情绪不稳定、注意力不集中、记忆力减退、共济失调、发音含糊不清、步态不稳、眼球震颤。各种反射存在，生命体征平稳。

（2）中度中毒：昏睡，强刺激可唤醒，不能应答，很快又陷入昏睡状态，呼吸浅而慢，血压仍正常，腱反射消失，角膜反射、咽反射仍存在。

（3）重度中毒：深度昏迷，全身肌力减退，各种反射消失，瞳孔缩小或正常，呼吸浅、慢、不规则或呈潮式呼吸，脉搏细数，血压下降，胃肠蠕动减慢。皮肤可起大疱。可因呼吸衰竭、循环衰竭而死亡。

3. 既非巴比妥又非苯二氮䓬类中毒　症状与巴比妥类中毒相似。

（二）实验室及影像学检查

1. 血液检查　血常规白细胞以及血小板计数减少，血糖正常或降低，肌酐值正常或升高，电解质紊乱，尿素氮正常或升高。

2. 心电图　可能出现心律失常。

3. 动脉血气分析　呼吸性酸中毒，血氧分压降低，二氧化碳分压增高。

三、治疗原则和方法

（一）苯二氮䓬类中毒治疗

1. 清除毒物　洗胃，清水或 0.02% 高锰酸钾溶液洗胃，洗胃后胃内灌入药用活性炭吸附药物。导泻：口服 50% 硫酸钠溶液 40~60ml。

2. 解毒剂　氟马西尼。

3. 吸氧　昏迷或呼吸抑制者，给予吸氧，并保持呼吸道通畅，清除气道分泌物，必要时气管插管。

4. 对症治疗　①加速毒物排出，可通过静脉滴注呋塞米利尿；②维持水、电解质和酸碱平衡；③防治继发感染；④升高血压，使用多巴胺；⑤血液净化治疗，摄入致死量药物中毒和中毒症状严重患者尽早应用。

（二）巴比妥中毒治疗

迅速清除体内未吸收、已吸收毒物，维持昏迷患者的重要脏器功能，积极治疗并发症。

1. 清除毒物

（1）洗胃：清水或 0.02% 高锰酸钾溶液洗胃，之后灌入药用活性炭吸附药物。

（2）导泻：口服 50% 硫酸钠溶液 40~60ml。

（3）强化碱性化尿液：高效利尿药和碱性药物只对长效巴比妥类中毒有效。在静脉补液 3 000~4 000ml（5% 葡萄糖注射液和生理盐水各半）后，静脉给予呋塞米和 5% 碳酸氢钠，有利于巴比妥、苯巴比妥从肾排泄。必要时血液透析、血液灌流。

2. 维持重要器官功能

(1)供氧：保持呼吸道通畅,及时清除气道内分泌物,持续吸氧,必要时气管插管或气管切开。

(2)升压：补充血容量,必要时给予多巴胺。

(3)心脏监护：及时发现心律失常,可给予广谱抗心律失常药普罗帕酮。

(4)呼吸中枢兴奋剂：贝美格,尼可刹米,洛贝林。

3. 促进意识恢复　给予能量合剂,葡萄糖、维生素 B_1、维生素 B_6、纳洛酮。

4. 治疗并发症

(1)肺炎：根据药敏结果选用适宜的抗生素。

(2)急性肾衰竭：积极抗休克,注意水、电解质平衡。

(3)其他：注意中毒引起的低血糖和胃肠道出血。

四、健康教育和用药指导

1. 苯二氮䓬类药物安全范围大,一般不会引起不良反应,但大剂量时可抑制中枢神经和心血管系统,老年人或有严重心肺疾病者或同时服用其他中枢抑制剂或酒精者,容易发生致死性呼吸抑制或循环衰竭。

2. 巴比妥类药物中毒的治疗重点在于维持呼吸、循环和肾功能,精神抑郁,肝、肾功能不全和饮酒者,易致中毒或使病情更加严重。

3. 镇静催眠类药物中毒时,导泻清除毒物切勿使用硫酸镁,以免加重中枢抑制。

4. 中枢兴奋药并非解毒剂,不参与巴比妥类药物的代谢或排泄,仅在深昏迷,或有明显呼吸衰竭,或积极抢救 48 小时患者仍昏迷不醒时使用,使机体在消除过量的巴比妥类药物以后逐渐清醒。而中枢兴奋剂易致惊厥,增加机体氧耗,加重中枢抑制。一般不主张应用。

5. 在重症监护情况下,对大剂量或长时间使用苯二氮䓬类药物的患者只要缓慢给氟马西尼,并根据个体情况调整剂量,并不会引起戒断症状。如果出现意外的过度兴奋体征,可静脉注射 5mg 地西泮或 5mg 咪达唑仑并根据患者的反应小心调整用量。

五、常用药物和注意事项

(一)解毒剂

氟马西尼 flumazenil[基、保(甲)]

【适应证】苯二氮䓬类药物过量时中枢作用的特效逆转剂。

【用法和用量】首次推荐的剂量为静脉注射 0.3mg。如果在 60 秒内未达到所需的清醒程度,可重复使用直至患者清醒或达总量 2mg。如果再度出现昏睡,可以每小时静脉滴注 0.1~0.4mg,滴注的速度应根据所要求的清醒程度进行个体调整。

【注意事项】

1. 对使用苯二氮䓬类药物以控制潜在危及生命状态(如控制颅内压或癫痫持续状态)的患者禁用。

2. 严重抗抑郁药中毒者禁用。

3. 不推荐用于长期接受苯二氮䓬类药物治疗的癫痫患者。

4. 不推荐用于苯二氮䓬类的依赖性治疗和长期的苯二氮䓬类戒断综合征的治疗。

5. 使用药物 24 小时内,避免操作危险的机器或驾驶机动车。

【不良反应】快速注射后,偶尔会有焦虑、心悸、恐惧等不适感;有癫痫病史或严重肝功能不全患者,尤其有苯二氮䓬类长期用药史或在混合药物过量的情况下,使用该药有诱发癫痫的可能;在混合药物过量的情况下,逆转苯二氮䓬类的作用可能引起惊厥和心律失常。

(二)促进排泄

碳酸氢钠 sodium bicarbonate[基,保(甲)]

【适应证】碱化尿液促进巴比妥类药物排泄。

【用法和用量】口服:首次 4g,以后每 4 小时 1~2g。静脉滴注:按 2~5mmol/kg 给药,4~8 小时内滴注完毕。

【注意事项】静脉用药的浓度为 1.5%(等渗)~8.4%,以 5% 溶液输注时,速度不能超过每分钟 8mmol 钠;应从小剂量开始,根据血中 pH、碳酸氢根浓度变化决定追加剂量;短时间大量静脉滴注可致严重碱中毒、低钾血症、低钙血症。

【不良反应】过量可能出现碱中毒;因钠聚积可能导致水肿或血压升高;长时间应用可能出现肌肉无力和痉挛。

呋塞米 furosemide[基,保(甲)]

【适应证】促进中毒药物的排出。

【用法和用量】静脉注射,每次 10~40mg。

【注意事项】慎用患者:无尿或严重肾功能损害者。干扰诊断:可致血糖升高、尿糖阳性、血尿酸和尿素氮水平暂时性升高。静脉注射时宜用氯化钠注射液稀释,而不宜用葡萄糖注射液稀释。

【不良反应】

1. 水、电解质紊乱 直立性低血压、休克、低钾血症、低氯血症、低氯性碱中毒、低钠血症、低钙血症。高钙血症时,可引起肾结石。药物剂量应从最小有效剂量开始,然后根据利尿反应调整剂量,以减少水、电解质紊乱等副作用的发生。

2. 过敏反应　皮疹、间质性肾炎甚至心脏停搏、视觉模糊、黄视症、光敏感、头晕、头痛。对磺胺药和噻嗪类利尿药过敏者,对本药可能亦过敏。

3. 胃肠道反应　纳差、恶心、呕吐、腹痛、腹泻、胰腺炎、肝功能损害。

4. 其他反应　骨髓抑制导致粒细胞减少、血小板减少性紫癜和再生障碍性贫血、耳鸣、听力障碍。

(三)改善呼吸症状

贝美格 bemegride[基,保(甲)]

【适应证】用于巴比妥类及其他镇静催眠药中毒。

【用法和用量】静脉注射:每 3~5 分钟注射 50mg,至病情改善或出现中毒症状。静脉滴注:50mg,临用前加 5% 葡萄糖注射液 250~500ml 稀释。

【注意事项】静脉注射或静脉滴注速度不宜过快,以免产生惊厥。

【不良反应】可引起恶心、呕吐。

尼可刹米 nikethamide[基,保(甲)]

【适应证】中枢性呼吸抑制。

【用法和用量】皮下注射、肌内注射、静脉注射。0.25~0.5g/ 次,必要时 1~2 小时重复用药,极量一次 1.25g。

【注意事项】抽搐和惊厥者禁用;如遇变色、结晶、混浊、异物应禁用;作用时间短暂,应视病情间隔给药。

【不良反应】常见面部刺激症、烦躁不安、抽搐、恶心、呕吐等。大剂量会出现血压升高、心悸、出汗、面部潮红、呕吐、震颤、心律失常、惊厥甚至昏迷。

洛贝林 lobeline[基,保(甲)]

【适应证】中枢性呼吸抑制。

【用法和用量】静脉滴注:3mg/ 次,极量一次 6mg,一日 20mg。肌内注射:10mg/ 次,极量一次 20mg,一日 50mg。

【注意事项】剂量过大时,能引起心动过速、传导阻滞、呼吸抑制甚至惊厥。

【不良反应】恶心、呕吐、呛咳、头痛、心悸等。

纳洛酮 naloxone[基,保(甲)]

【适应证】中枢性呼吸抑制。

【用法和用量】静脉注射 0.4~2mg,呼吸功能改善不理想,可 2~3 分钟重复注射给药。

【注意事项】对患者持续监护,必要时应重复给药。根据患者状态控制滴速。有心血管疾病史,或接受其他有严重的心血管不良反应(低血压,室性心动过速或心室颤动,肺水肿)的药物治疗的患者应慎用本品。肾功能不全者慎用本品。肝脏患者慎用本品。

【不良反应】恶心、呕吐、惊厥、感觉异常、癫痫大发作、激动、幻觉、发抖、呼吸困难、室性心动过速、高血压或低血压、热潮红或发热。

(四)升压

多巴胺 dopamine[基,保(甲)]

【适应证】升高血压。

【用法和用量】静脉注射,开始时每分钟按体重 1~5μg/kg,10 分钟内以每分钟 1~4μg/kg 速度递增,以达到最大疗效。

【注意事项】交叉过敏反应:对其他拟交感胺类药高度敏感的患者,可能对本品也异常敏感;应用多巴胺治疗前必须先纠正低血容量;嗜铬细胞瘤患者不宜使用。

【不良反应】常见的有胸痛、呼吸困难、心律失常、心搏快而有力、全身软弱无力感;心跳缓慢、头痛、恶心、呕吐者少见。长期应用大剂量,或小剂量用于外周血管病患者出现的反应有手足疼痛或手足发冷;外周血管长时期收缩,可能导致局部坏死或坏疽。

第六节 有机磷中毒

一、定义

有机磷中毒(organophosphate poisoning)是指含有机磷的农药可通过消化道或皮肤、黏膜、呼吸道被人体吸收,其属于有机磷酸酯类化合物,可与胆碱酯酶牢固地结合,抑制胆碱酯酶活性,导致体内大量乙酰胆碱堆积,胆碱能神经产生持续性冲动,机体产生先兴奋后抑制的一系列中毒症状。有机磷农药种类较多,包括甲拌磷、内吸磷、对硫磷、特普、适度百虫、乐果、马拉梢、甲基对硫磷、二甲硫吸磷、适度敌畏、甲基内吸磷、氧化乐果、久效磷等。

二、诊断标准

(一)症状和体征

1. 农药种类和浓度及吸收途径、吸收量不同,潜伏期不等,经皮肤吸收一般在 2~6 小时发病，呼吸道吸入和口服在 10 分钟到 2 小时后发病。

2. 根据不同吸收途径首发症状不同。经皮肤吸收症状，多汗、流涎、烦躁不安。经消化道吸收，流涎、多汗、恶心、呕吐、腹痛、腹泻。经呼吸道吸收，视物模糊、呼吸困难。

3. 根据中毒程度不同而症状不同。轻度中毒，有头晕、头痛、恶心、呕吐、多汗、胸闷、瞳孔可能缩小、视物模糊、无力等症状。中度中毒，上述症状加重，还有肌束颤动、呼吸困难、流涎、腹痛、腹泻、意识模糊。重度中毒，上述症状加重，可出现肺水肿、昏迷、呼吸麻痹或脑水肿症状。

（二）实验室及影像学检查

1. 血清胆碱酯酶活性降低　轻度中毒介于 50%~70%，中度中毒介于 30%~50%，重度中毒小于 30%。

2. 电解质　钾离子浓度降低，钠离子、氯离子浓度不变。

三、治疗原则和方法

1. 清除毒物　皮肤和呼吸道吸收中毒尽早脱离现场至有新鲜空气场所处。经皮肤吸收患者应用大量清水或肥皂水冲洗，眼污染时用清水冲洗。经消化道吸收患者催吐、用 2% 碳酸氢钠溶液（敌百虫中毒者禁用此溶液）或生理盐水洗胃，用甘露醇导泻。

2. 吸氧　保护组织细胞。

3. 解毒药　碘解磷定、氯解磷定、复方解磷定、双复磷。

4. 对症治疗　维持正常心肺功能，防治肺水肿、脑水肿和呼吸衰竭。维持水、电解质平衡：静脉滴注或口服大量 0.9% 氯化钠和 5% 葡萄糖注射液。

四、健康教育和用药指导

有机磷中毒应尽早脱离有害环境，尽早清除体内残存毒物，及时应用药物治疗，注意饮食和休息，促进机体恢复。阿托品解毒使用原则为尽早、适量、反复应用，快速达到"阿托品化"。尽早应用解磷定等复能剂，中毒后 48 小时磷酰化胆酯酶即"老化"，不易重新复活；治疗过程中预防"反跳"现象及迟发性猝死。恢复期避免过早活动，症状消退后继续观察 2~3 小时，防止病情反复，注意心电图变化。

五、常用药物和注意事项

（一）M 受体拮抗剂

阿托品 atropine[基,保(甲/乙)]

【适应证】解救磷酸酯类中毒。

【用法和用量】肌内注射或静脉注射，1~2mg（严重有机磷中毒可加大5~10倍），每10~20分钟重复，直至青紫消失，继续用药至病情稳定，然后改用1~2mg维持量，有时需2~3日。

【注意事项】可使胎儿心动过速，也可通过乳汁分泌且抑制泌乳，因而孕妇、产妇、哺乳期妇女慎用。

禁用：青光眼、眼内压升高、高血钾、前列腺肥大患者。

【不良反应】因使用剂量不同症状不同，依次出现口干、少汗、心率减慢、心率加快、瞳孔扩大、视力模糊、心悸、视物模糊、语言不清、皮肤干燥或发热、小便困难、中枢兴奋、呼吸加快加深、谵妄、幻觉、惊厥，严重中毒时可产生昏迷或呼吸麻痹。

山莨菪碱 anisodamine[基,保(甲)]

【适应证】急性微循环障碍，有机磷中毒。

【用法和用量】静脉注射：10~40mg/次，必要时每隔10~30分钟重复给药，也可增加剂量，病情好转后逐渐延长给药间隔，至停药。

【注意事项】颅内压高、脑出血急性期、青光眼、前列腺肥大禁用。反流性食管炎、重症溃疡性结肠炎慎用。急腹症诊断未明时，不宜轻易使用。有闭汗作用，可使体温升高。出现排尿困难或中毒症状可肌内注射新斯的明。

【不良反应】常见的有口干、视力模糊、面色潮红、心率加快、排尿困难。

（二）解毒剂

碘解磷定 pralidoxime iodide[基,保(甲)]

【适应证】解救有机磷中毒。

【用法和用量】静脉注射每次0.5~1.0g，视病情需要可重复注射。

【注意事项】对碘过敏患者，禁用本品，应改用氯解磷定。老年人的心、肾潜在代偿功能减退，应适当减少用量和减慢静脉注射速度。有机磷杀虫剂中毒患者越早应用本品越好。用药过程中要随时测定血胆碱酯酶作为用药监护指标。使用时如遇本品出现结晶现象，可在热水中加温，溶解后使用。

【不良反应】恶心、呕吐、心率增快、心电图出现暂时性 S-T 段压低和 Q-T 时间延长。注射速度过快引起眩晕、视力模糊、复视、动作不协调。剂量过大可抑制胆碱酯酶、抑制呼吸和引起癫痫发作。

氯解磷定 pralidoxime chloride[基,保(甲/乙)]

【适应证】解救有机磷中毒。

【用法和用量】肌内注射或静脉缓慢注射。轻度中毒：0.5~1.0g；或可不用；中度中毒：首次0.75~1.0g；重度中毒：首次1.0~1.5g。根据病情和血胆碱酯酶实验室数值，每 1.5~2 小时后可重复一次，烟碱样症状好转后逐步停药，一般应用 1~2 日。

【注意事项】有机磷中毒应用越早越好。用药过程中随时测定血胆碱酯酶作为用药监护指标，要求血胆碱酯酶维持在 50% 以上。

【不良反应】注射后可引起恶心、呕吐、心率增快、心电图出现暂时性 S-T 段压低和 Q-T 时间延长。注射速度过快引起眩晕、视力模糊、复视、动作不协调。剂量过大可抑制胆碱酯酶、抑制呼吸和引起癫痫样发作。

第七节　有机氟中毒

一、定义

有机氟中毒（organofluorine poisoning）分三种：氟代烃类中毒、氟乙酰胺中毒和氢氟酸中毒。其广泛应用于医疗、农业、工业生产中，如麻醉药、利尿药、杀虫剂、杀菌剂、染料、表面活性剂、氟塑料、氟橡胶等。在制造和使用有机氟单体、加工氟聚合物材料和处理氟烃裂解反应残液时，均可接触到含氟毒物。生活中最常接触到的是含有氟乙酰胺和氟乙酸钠的杀虫、杀鼠剂，有剧毒，致死量为 0.1~0.5g，经代谢后形成氟乙酸，与辅酶 A 作用生成氟柠檬酸，中断三羧酸循环；抑制胆碱酯酶，使组织中乙酰胆碱含量增高，可出现有机磷中毒症状。体内吸收的氟化物主要贮存在骨、软骨和牙齿中，主要损害神经和心肌系统。

二、诊断标准

（一）症状和体征

1. 氟代烃中毒

（1）神经系统：轻度中毒，恶心、头晕、头痛、乏力、流涎；中度中毒，上述症状加重，嗜睡、烦躁；重度中毒，肌肉痉挛、震颤、无力，手足抽搐、眼球震颤、吞咽功能受限，语言障碍，血压下降。

（2）呼吸系统：吸入中毒者鼻黏膜溃疡、充血。轻度中毒，胸闷、咳嗽、肺部散在干湿啰音；中度中毒，胸部紧束感、轻度发绀，肺部局限性呼吸音降低，两肺有较多的干湿啰音；重度中毒，心律失常、缺氧、发绀、呼吸浅快、气胸、急性肺泡性肺水肿或出现呼吸窘迫综合征。

（3）心血管系统：轻度中毒无明显症状，中度中毒可出现心慌、心悸，重度中毒可出现中毒性心肌损伤。

（4）末梢循环：皮肤苍白、四肢发凉。

2. 氟乙酰胺中毒

(1)主要通过口服,消化道吸收中毒,出现多系统症状。

(2)神经系统:轻度,头痛、恶心、呕吐、肌束震颤、无抽搐、无意识障碍。中重度:阵发性全身抽搐、脑水肿、肺水肿、呼吸衰竭、心力衰竭。

(3)消化系统:口服中毒者可出现恶心、呕吐、胃溃疡、血性呕出物甚至肠道出血。

(4)心血管系统:心慌、心动过速、心肌损伤、心室颤动。

(5)呼吸系统:肺炎、急性支气管炎、肺出血及肺水肿。

3. 氢氟酸中毒　主要为灼伤症状。对皮肤有强烈的腐蚀作用,能穿透皮肤向深层渗透,因氢氟酸浓度不同而症状不同,轻者皮肤溃疡、红斑,触之柔软;重者白色水疱、变黄、变黑,凹陷、质地变硬、形成坏死和溃疡,且不易治愈。并伴有顽固性疼痛。眼接触高浓度氢氟酸可引起角膜穿孔。接触其蒸气,可发生支气管炎、肺炎等。

（二）实验室及影像学检查

1. 生化检查　血清钙离子、镁离子浓度降低。

2. 肾功能、肝功能下降。尿氟值≥1mg/24h。血清氟离子>0.046ppm±0.01ppm。

3. 心电图显示　QT间期延长。

4. X线检查　轻度,两肺中下叶肺纹理增粗、边缘模糊;中重度,肺部纹理增粗、有广泛网状阴影,并有散在小点状阴影,肺野透过度降低,或见水平裂增宽、支气管袖口征。或两肺中、下部肺纹理增多,斑片状阴影沿着肺纹理分布,多见于中、内带,广泛密集时融合成片。

三、治疗原则和方法

1. 非消化道吸收所致中毒的处理　①皮肤吸收中毒:立即脱去污染的衣着,用六氟灵或大量流动清水冲洗至少15分钟,涂抹葡萄糖酸钙软膏。②眼睛接触:立即提起眼睑,用六氟灵或大量流动清水或生理盐水彻底冲洗至少15分钟,用1%葡萄糖酸钙每次2~3小时,持续7~72小时点眼。③吸入中毒:脱离现场至新鲜空气处、保持呼吸通畅、3%葡萄糖酸钙溶液雾化。呼吸困难时给予吸氧。

2. 消化道吸收中毒的处理　生理盐水洗胃,至胃液呈清水状,并导泻。

3. 抗惊厥　给予地西泮或苯巴比妥静脉注射,视病情重复使用。

4. 解毒剂　乙酰胺。

5. 脑水肿治疗　静脉滴注甘露醇、地塞米松。

6. 补充离子　葡萄糖酸钙。

7. 保护心肌　果糖二磷酸钠、维生素 B_6。

四、健康教育和用药指导

有机氟急性中毒后尽快清除毒物,脱离中毒环境、尽快给予药物治疗。中毒后患者清醒时饮入大量牛奶,使牛奶中的钙与氟部分结合,减轻氟对机体的毒性作用,也可口服葡萄糖酸钙或硫酸镁溶液。尽量保持镇定,尽量避免运动,减少体力消耗。

五、常用药物和注意事项

(一)防治脑水肿

甘露醇 mannitol[基,保(甲/乙)]

【适应证】防治脑水肿。

【用法和用量】静脉滴注:20% 甘露醇 250ml/ 次,1 次 /d。

【注意事项】肺水肿、肺充血、有活动性颅内出血、肾衰竭、充血性心力衰竭、严重失水及孕妇禁用。应用本品无效者,需改为强效利尿药,定期复查血压、肾功能、电解质水平及尿量。

【不良反应】水和电解质紊乱最为常见。

地塞米松 dexamethasone[基,保(甲/乙)]

【适应证】解救氟中毒防治脑水肿。

【用法和用量】静脉注射,10~20mg/ 次。静脉滴注,10~20mg/ 次,以 5% 葡萄糖注射液稀释,在 2~6 小时后重复给药至病情稳定,大剂量连续给药一般不超过 72 小时。

【注意事项】可诱发或加重感染。溃疡性结肠炎、肝硬化、肾功能不良、癫痫、偏头痛、重症肌无力、糖尿病、骨质疏松症、甲状腺功能减退患者慎用。长期应用停药前应逐渐减量,停药 6 个月的患者,因免疫力低下,不宜接种减毒活疫苗。可产生白内障和青光眼。结核潜伏感染和陈旧性结核患者、乙型肝炎患者在应用期间应密切观察病情。

【不良反应】长期或大量应用时可并发感染。恶心、呕吐、胰腺炎、消化性溃疡或穿孔。欣快感、激动、失眠、谵妄、不安、定向力障碍、颅内压升高综合征。水、电解质紊乱,医源性皮质醇增多症面容和体态、体重增加、下肢水肿、月经紊乱、低钾血症、儿童生长受抑制、糖耐量减退和糖尿病加重。缺血性骨坏死、骨质疏松、骨折、肌无力、肌萎缩。疮口不愈合,痤疮。青光眼、白内障。心悸、发热、寒战、胸闷、呼吸困难等,严重者休克。过敏反应。停药综合征。肝功能异常、白细胞增多、血栓栓塞。

（二）解毒剂

乙酰胺 acetamide[基,保(甲)]

【适应证】氟中毒。

【用法和用量】肌内注射。2.5~5.0g/次，一日2~4次，或按每日0.1~0.3g/kg，分2~4次注射，一般连续5~7日，个别重症患者可延长至2周；危重患者可给予5~10g。

【注意事项】及时给药，尤其早期应给予足量；与解痉药、半胱氨酸合用，效果较好。

【不良反应】注射时可引起局部疼痛，本品一次量2.5~5g，注射时可加入盐酸普鲁卡因20~40mg混合使用，以减轻疼痛。大量应用可能引起血尿，必要时停药并加用糖皮质激素使血尿症状减轻。

（三）镇静剂

地西泮 diazepam[基,保(甲)]

【适应证】抗惊厥。

【用法和用量】静脉注射：成人10~20mg，2~4分钟注入，需要时30~60分钟后可重复1次。一旦症状被控制，再给3mg，24小时缓慢静脉滴注，防止复发。儿童剂量：200~300μg/kg，或按每岁1mg的剂量用药，静脉注射或肌内注射。

【注意事项】

1. 对苯二氮䓬类过敏者对本品也过敏。

2. 重症肌无力患者慎用，可加重病情。

3. 低蛋白血症患者慎用，可导致嗜睡。

4. 肝肾功能损害者能延长药物清除半衰期。

5. 长期应用可产生依赖性和成瘾性，停药可出现戒断症状，应逐渐减量，不宜骤停。

【不良反应】嗜睡、头晕、乏力，大剂量可引起共济失调、震颤、皮疹、白细胞减少。个别患者兴奋、多语、睡眠障碍甚至出现幻觉。

（四）保护心肌

维生素 B₆ vitamin B₆[基,保(甲)]

【适应证】维生素B₆缺乏症。

【用法和用量】静脉注射：50~100mg/次，1次/d。环丝氨酸中毒的解毒时，可每日使用300mg或300mg以上。

【注意事项】对诊断的干扰：尿胆原试验呈阳性。

【不良反应】在肾功能正常时几乎不产生毒性，罕见过敏反应。

果糖二磷酸钠 fructose sodium diphosphate[基,保(丙)]

【适应证】保护心肌。

【用法和用量】静脉滴注，5~10g/d，静脉输注速度大约为 10ml/min。

【注意事项】遗传性果糖不耐症患者，对本品和果糖过敏者、高磷酸血症及肾衰竭患者禁用。给药前应肉眼观察一下有无特殊情况，轻微发黄并不影响药效。注射过程中，药液外渗到皮下时会造成疼痛和局部刺激。

【不良反应】

1. 静脉输入速度超过 10ml/min 时，患者可出现脸红、心悸、手足蚁走感。

2. 如发生过敏反应应马上停药，予以抗过敏治疗。

3. 过敏性休克的抢救措施　停止用药，监测血压；进行休克相关治疗；静脉注射肾上腺素、抗组胺药等。

（五）防治脑水肿

甘露醇 mannitol[基,保(甲/乙)]

【适应证】防治脑水肿。

【用法和用量】静脉滴注：20% 甘露醇 250ml/ 次，1 次 /d。

【注意事项】肺水肿、肺充血、有活动性颅内出血、肾衰竭、充血性心力衰竭、严重失水及孕妇禁用。应用本品无效者，需改为强效利尿药，定期复查血压、肾功能、电解质水平及尿量。

【不良反应】水和电解质紊乱最为常见。

（六）离子补充剂

葡萄糖酸钙 calcium gluconate[基,保(甲/乙)]

【适应证】低钙血症。

【用法和用量】葡萄糖酸钙 5~10g 稀释后静脉滴注，必要时 6~8 小时后可重复。

【注意事项】

1. 静脉注射时如漏出血管外，可致注射部位皮肤发红、皮疹和疼痛，并可随后出现脱皮和组织坏死。若发现药液漏出血管外，应立即停止注射。并用氯化钠注射液作局部冲洗注射，局部给予氢化可的松、1% 利多卡因和透明质酸，并抬高局部肢体及热敷。

2. 干扰诊断　可使血清淀粉酶增高，血清 H- 羟基皮质醇浓度短暂升高。长期或大量应用本品，血清磷酸盐浓度降低。

3. 不宜用于肾功能不全患者与呼吸性酸中毒患者。

4. 应用强心苷期间禁止注射本品。

【不良反应】静脉注射可使全身发热,静脉注射过快可产生心律失常甚至心脏停搏,呕吐、恶心。可致高钙血症,早期可表现为便秘、嗜睡、持续性头痛、食欲减退、口中有金属味、异常口干等。晚期征象表现为精神错乱、高血压、眼和皮肤对光敏感、恶心、呕吐、心律失常。

第八节 一氧化碳中毒

一、定义

一氧化碳为碳的不完全燃烧物,无色、无味、无刺激性的气体,从呼吸道吸入人体后,与血红蛋白结合,使血红蛋白丧失携氧能力,而造成器官和组织缺氧,出现一氧化碳中毒(carbon monoxide poisoning),主要出现神经和循环系统症状。

二、诊断标准

(一)症状和体征

1. 轻度 头痛、头晕、失眠、视物模糊、耳鸣、呕吐,全身乏力、心动过速。

2. 中度 除上述症状加重外,口唇、指甲、皮肤筋膜出现樱桃红色,多汗,血压先升高后降低,心率快,烦躁,一时性感觉和运动分离,可出现嗜睡、昏迷。

3. 重度 患者迅速进入昏迷状态,初期四肢肌张力增加,或有阵发性强直性痉挛;晚期肌张力显著降低,患者面色苍白或青紫,血压下降,瞳孔散大,可因呼吸麻痹而死。

(二)实验室及影像检查

1. 碳氧血红蛋白测定。

(1)轻度:血中碳氧血红蛋白含量达 10%~20%。

(2)中度:血中碳氧血红蛋白含量在 30%~40%。

(3)重度:血中碳氧血红蛋白含量可高于 50%。

2. 脑电图 异常,低波幅、慢波增多,昏迷患者可出现特殊的三相波,或假性阵发性棘慢波或表现为慢的棘波或慢波。

3. 脑 CT 双侧大脑皮质下白质及苍白球或内囊出现大致对称的密度减低区,后期可见脑室扩大或脑沟增宽,异常率分别为 41.2% 和 87.5%,一般出现在昏迷 48 小时以上的患者。迟发脑病早期并无 CT 改变,上述异常一般在迟发脑病症状出现 2 周以后。

4. 血常规 血红细胞总数、白细胞总数及中性粒细胞数不同程增高。

5. 尿常规　1/5 患者出现尿糖,40% 患者出现尿蛋白阳性。

6. 血液生化　急性中毒时,乳酸盐及乳酸脱氢酶增高。谷丙转氨酶(GPT)、蛋白氮一过性升高。谷草转氨酶(GOT)数值早期逐渐增高,24 小时达峰值,病情较重或合并横纹肌溶解症时数值超过正常值 3 倍,血中肌酸激酶(creatine kinase,CK)活性明显增高。

7. 血气检查　血氧分压正常、血氧饱和度正常,血 pH 降低或正常、血中二氧化碳分压下降、血钾可降低。

8. 心电图　部分患者可出现 ST-1 改变,也可见室性期前收缩,传导阻滞或一过性、窦性心动过速。

三、治疗原则和方法

1. 脱离有害环境　迅速远离现场、呼吸新鲜空气、保持呼吸通畅、做好保温、呼吸微弱或停止呼吸的患者,必须立即进行人工呼吸;必要时,可用冬眠疗法。

2. 吸氧　给予高压氧,条件允许可使用高压氧舱治疗。

3. 防治脑水肿　严重中毒后,脑水肿可在 24~48 小时发展到高峰。可使用甘露醇、呋塞米;三磷酸腺苷二钠、地塞米松也有助于缓解脑水肿。

4. 缓解抽搐　因脑水肿而出现抽搐的患者使用地西泮镇静,抽搐停止后静脉滴注苯妥英钠。

5. 控制体温　物理降温,如头部用冰帽、冰袋,使体温保持在 32℃。降温过程中出现寒战或体温下降困难时,可行人工冬眠疗法。

6. 促进脑细胞代谢　三磷酸腺苷二钠、辅酶 A、维生素 C、纳洛酮、胞磷胆碱、维生素 B。

四、健康教育和用药指导

中毒患者需保持呼吸道通畅,对于昏迷患者定时翻身以防发生压疮和肺炎。注意营养,必要时鼻饲。昏迷患者苏醒后应尽可能休息观察 2 周,如后续有新发症状,应给予相应治疗。

五、常用药物和注意事项

(一)防治脑水肿

甘露醇 mannitol[基,保(甲/乙)]

【适应证】降低颅内压,防治脑水肿。

【用法和用量】20% 甘露醇按体重 0.25~2g/kg 给药,30~60 分钟内静脉滴注完毕。待 2~3 日后颅内压增高现象好转,可减量。

【注意事项】肺水肿、肺充血、有活动性颅内出血、肾衰竭、充血性心力衰竭、严重失水及孕妇禁用。应用本品无效者,需改为强效利尿药,定期复查血压、肾功能、电解质水平及尿量。

【不良反应】

1. 水和电解质紊乱最为常见　低钠血症;偶可致高钾血症。

2. 中枢神经系统症状　寒战、发热、头晕、视力模糊、口渴。

3. 甘露醇外渗可致组织水肿、皮肤坏死。

4. 过敏引起皮疹、荨麻疹、呼吸困难、过敏性休克。

呋塞米 furosemide[基,保(甲)]

【适应证】利尿,防治脑水肿。

【用法和用量】静脉注射,开始时 20~40mg/ 次,必要时每 2 小时追加剂量,直至出现满意疗效。维持用药阶段可分次给药。

【注意事项】

1. 慎用患者　无尿或严重肾功能损害者。

2. 干扰诊断　可致血糖升高、尿糖阳性、血尿酸和尿素氮水平暂时性升高。

3. 静脉注射时宜用氯化钠注射液稀释,而不宜用葡萄糖注射液稀释。

【不良反应】

1. 水、电解质紊乱　直立性低血压、休克、低钾血症、低氯血症、低氯性碱中毒、低钠血症、低钙血症。高钙血症时,可引起肾结石。药物剂量应从最小有效剂量开始,然后根据利尿反应调整剂量,以减少水、电解质紊乱等副作用的发生。

2. 过敏反应　皮疹、间质性肾炎甚至心脏停搏、视觉模糊、黄视症、光敏感、头晕、头痛。对磺胺药和噻嗪类利尿药过敏者,对本药可能亦过敏。

3. 胃肠道反应　纳差、恶心、呕吐、腹痛、腹泻、胰腺炎、肝功能损害。

4. 其他反应　骨髓抑制导致粒细胞减少、血小板减少性紫癜和再生障碍性贫血、耳鸣、听力障碍。

地塞米松 dexamethasone[基,保(甲/乙)]

【适应证】防治脑水肿。

【用法和用量】静脉滴注,每次 2~20mg,可在 2~6 小时重复给药至病情稳定,大剂量连续给药一般不超过 72 小时。

【注意事项】可诱发或加重感染。溃疡性结肠炎、肝硬化、肾功能不良、癫痫、偏头痛、重症肌无力、糖尿病、骨质疏松症、甲状腺功能减退患者慎用。长期应用停药前应逐渐减量,停药 6 个月的患者,因免疫力低下,不宜接种减毒活疫苗。可产生白内障和青光眼。结核潜伏感染和陈旧性结核患者、乙型肝炎患者在应用期间应密切观察病情。

【不良反应】长期或大量应用时可并发感染。恶心、呕吐、胰腺炎、消化性溃疡或穿孔。欣快感、激动、失眠、谵妄、不安、定向力障碍、颅内压升高综合征。水、电解质紊乱,医源性皮质醇增多症面容和体态、体重增加、下肢水肿、月经紊乱、低钾血症、儿童生长受抑制、糖耐量减退和糖尿病加重。缺血性骨坏死、骨质疏松、骨折、肌无力、肌萎缩。疮口不愈合,痤疮。青光眼、白内障。心悸、发热、寒战、胸闷、呼吸困难等,严重者休克。过敏反应。停药综合征。肝功能异常、白细胞增多、血栓栓塞。

(二)保护组织

维生素 C vitamin C[基,保(甲)]

【适应证】清除自由基。

【用法和用量】静脉注射:成人每次 100~250mg,每日 1~3 次;或 3.0g/ 次,每日 1 次。

【注意事项】维生素 C 可降低抗凝血药的抗凝效果,能干扰双硫仑对乙醇的作用,与碱性药物配伍药效降低。长期大量服用宜逐渐减量至停药。大量应用干扰诊断:粪便隐血假阳性;尿糖、葡萄糖均可致假阳性;尿中草酸盐、尿酸盐和半胱氨酸盐等浓度增高;血清胆红素浓度下降;尿 pH 下降。下列情况应慎用:半胱氨酸尿症;痛风;高草酸盐尿症;草酸盐沉积症;尿酸盐性肾结石;糖尿病;葡萄糖 -6- 磷酸脱氢酶缺乏症;血色病;铁粒幼细胞贫血或地中海贫血;镰状细胞贫血。

【不良反应】长期应用可引起停药后坏血病;长期大量应用可引起尿酸盐、半胱氨酸盐或草酸盐结石;快速静脉注射可引起头昏。

(三)兴奋呼吸中枢

尼可刹米 nikethamide[基,保(甲)]

【适应证】一氧化碳中毒导致的中枢性呼吸抑制。

【用法和用量】皮下注射、肌内注射、静脉注射。0.25~0.5g/ 次,必要时 1~2 小时重复用药,极量一次 1.25g。

【注意事项】抽搐和惊厥者禁用。如遇变色、结晶、混浊、有异物应禁用。作用时间短暂,应视病情间隔给药。

【不良反应】常见面部刺激症、烦躁不安、抽搐、恶心、呕吐等。大剂量时可出现血压升高、心悸、出汗、面部潮红、呕吐、震颤、心律失常、惊厥甚至昏迷。

洛贝林 lobeline^[基,保(甲)]

【适应证】一氧化碳中毒导致的中枢性呼吸抑制。

【用法和用量】静脉滴注：3mg/次，极量一次6mg，一日20mg。肌内注射：10mg/次，极量一次20mg，一日50mg。

【注意事项】剂量过大时，能引起心动过速、传导阻滞、呼吸抑制甚至惊厥。

【不良反应】恶心、呕吐、呛咳、头痛、心悸等。

（四）改善脑组织代谢

胞磷胆碱 citicoline^[基,保(乙)]

【适应证】改善脑组织代谢。

【用法和用量】肌内注射、静脉注射、静脉滴注。0.1~0.5g/次，1~2次/d。可根据年龄、症状适当增减。

【注意事项】

1. 曾有药物过敏史的患者慎用。

2. 伴有进行性头部外伤的急性重症患者用药时，须同时给予止血药，降颅内压药及施以降体温等处理。

3. 肌内注射　仅在必要时使用，并限于必要的最少次数且不可在同一部位反复注射。注意避开神经走行部位。注射时，当出现剧痛或血液逆流时，应立即停止注射，并改换注射部位。

4. 静脉内给药时，应尽量缓慢。

【不良反应】

1. 过敏　皮疹。

2. 精神神经系统　失眠、头晕、头痛、兴奋、痉挛。

3. 肝脏　肝功能异常。

4. 消化道　恶心、食欲减退。

5. 眼　一过性复视。

6. 其他　热感、一过性血压波动、倦怠感。

三磷酸腺苷二钠 adenosine disodium triphosphate^[基,保(丙)]

【适应证】改善脑组织代谢。

【用法和用量】肌内注射、静脉注射。一次10~20mg，一日10~40mg。

【注意事项】静脉注射宜缓慢，以免引起头晕、头胀、胸闷及低血压等。心肌梗死和脑出血患者在发病期慎用。

【不良反应】尚不明确。

纳洛酮 naloxone^[基,保(甲)]

【适应证】改善脑组织代谢。

【用法和用量】静脉注射。2mg/次,如未获得呼吸功能的理想改善,每隔 1~2 小时可重复给药一次,直至患者出现吞咽反射,改用 0.4~2mg 药品稀释成 500ml 溶液静脉滴注,24 小时内使用完毕。

【注意事项】对患者持续监护,必要时应重复给药。根据患者状态控制滴速。有心血管疾病史,或接受其他有严重的心血管不良反应(低血压、室性心动过速或心室颤动、肺水肿)的药物治疗的患者应慎用本品。肾功能不全者慎用本品。肝脏患者慎用本品。

【不良反应】恶心、呕吐、惊厥、感觉异常、癫痫大发作、激动、幻觉、发抖、呼吸困难、室性心动过速、高血压或低血压、热潮红或发热。

辅酶 A coenzyme A^[基,保(乙)]

【适应证】改善脑组织代谢。

【用法和用量】静脉滴注:一次 50~200U,一日 50~400U,临用前用 5% 葡萄糖注射液 500ml 溶解后静脉滴注。肌内注射:一次 50~200U,一日 50~400U,临用前用氯化钠注射液 2ml 溶解后注射。

【注意事项】

1. 过敏体质者慎用。

2. 用药程中要密切监测,如出现寒战、胸闷、呼吸困难、心悸、口唇发绀、血压下降等症状和体征,应马上停药并及时治疗。

3. 静脉滴注速度不宜过快。

【不良反应】

1. 全身性反应 寒战、胸痛、发热、高热、疼痛、乏力等。

2. 皮肤及其附件 皮疹、瘙痒、出汗增加、潮红等。

3. 消化系统 恶心、呕吐、腹痛、腹泻、口干等。

4. 免疫系统功能紊乱和感染 过敏样反应、过敏反应(包括过敏性休克)等。

5. 呼吸系统 呼吸困难、呼吸急促、咳嗽、通气过度、喉头水肿等。

6. 心血管系统 心悸、发绀、高血压、心动过速、低血压等。

7. 神经系统 头晕、头痛、感觉消退、肌肉不自主收缩、震颤等。

8. 其他 静脉炎等。

(五)镇静

地西泮 diazepam^[基,保(甲)]

【适应证】镇静。

【用法和用量】开始10mg,以后按需每隔3~4小时加5~10mg,24小时总量以40~50mg为限。

【注意事项】

1. 对苯二氮䓬类药物过敏者,可能对本药过敏。

2. 肝肾功能损害者能延长本药清除半衰期。

3. 严重的精神抑郁可使病情加重,应采取预防措施。

4. 对本类药耐受量小的患者初用量宜小,逐渐增加剂量。

【不良反应】嗜睡、头晕、乏力等。大剂量可有共济失调、震颤。罕见的有皮疹,白细胞减少。个别患者发生兴奋、多语、睡眠障碍甚至幻觉,停药后症状很快消失。

第九节　氰化物中毒

一、定义

氰化物中毒(cyanide poisoning)指含有氰根的化合物(氢氰酸、乙氰、氰化钾、氰化锌、氰化钠、丙烯腈等)经皮肤、眼睛、呼吸道或胃肠道被人体吸收而出现症状。氰化物大多有剧毒或高毒,口服氰化钠50~100mg即可猝死。氰根离子在体内释放,并迅速与细胞色素氧化酶结构中三价铁离子结合,抑制酶的活性,致使组织不能利用氧,而出现窒息症状。

二、诊断标准

(一)症状和体征

1. 前驱期　呼吸道吸入中毒者有眼和上呼吸道刺激症状,可致视力模糊;消化道中毒有恶心、呕吐、腹泻等症状。

2. 呼吸困难期　呼吸困难可伴胸部紧缩感,还可能有头痛、心悸、心率加快等症状,皮肤黏膜呈樱桃红色,静脉血呈鲜红色。

3. 惊厥期　可出现强直性或阵发性痉挛甚至角弓反张,可伴有大小便失禁、血压下降、多汗、呼吸暂停等症状。

4. 麻痹期　患者可出现反射消失、肌肉松弛、血压骤降、昏迷、呼吸浅而不规律,甚至因呼吸暂停而死亡。

(二)实验室及影像学检查

1. 血液检查　全血渗透压浓度增高。可查出氰基;谷丙转氨酶、肌酐、尿素氮、血清葡萄糖,甘油三酯、总胆固醇数值均可上升。

2. 尿液检查　硫氰酸盐浓度增加。

3. 动脉血气分析　动静脉血氧分压差缩小。

4. 胸部 X 线摄影　轻症无异常,晚期或重症可见水肿。

三、治疗原则和方法

1. 清除毒物　呼吸道吸收中毒者迅速离开中毒现场,可用亚硝酸异戊酯 0.2~0.4ml 洒于纺织物上,放置患者鼻孔处,放置 30 秒,间歇 30 秒,重复 2~3 次。皮肤接触毒物致中毒者,尽快脱下被污染的衣物,并用大量清水和生理盐水持续性冲洗;眼部接触毒物尽快用大量清水或生理盐水持续性冲洗;消化道中毒者,尽早用 1:5 000 高锰酸钾或 5% 硫代硫酸钠洗胃、导泻。

2. 吸氧　高流量给氧。

3. 解毒剂　亚硝酸钠、硫代硫酸钠、羟钴胺、亚甲蓝。

四、健康教育和用药指导

中毒患者尽早脱离有害环境,尽快清除体内毒物,尽可能使用解毒剂。饮食宜低脂、低糖,宜吃含有维生素、纤维素、有利尿作用的食物,禁止食用油炸、腌制的食品。

五、常用药物和注意事项

亚硝酸钠 sodium nitrite[基,保(甲)]

【适应证】氰化物中毒。

【用法和用量】静脉滴注,0.3~0.6g/ 次,吸收后每分钟注射 2~3ml。根据病情需要 1 小时后可重复半量或全量使用。

【注意事项】

1. 有心血管疾病的患者需要应用时,要适当减少剂量和减慢注射速度。

2. 注射较大剂量本品引起高铁血红蛋白发绀,可用亚甲蓝使高铁血红蛋白还原。

3. 本品对氰化物中毒仅起到暂时性的延迟毒性作用。所以要在应用本品后,立即通过原静脉注射针头注射硫代硫酸钠。

【不良反应】有恶心、呕吐、头昏、头痛、出冷汗、发绀、气短、昏厥、低血压、休克、抽搐。不良反应的程度除与剂量有关外,还与注射速度有关。

硫代硫酸钠 sodium thiosulfate[基,保(甲)]

【适应证】氰化物中毒。

【用法和用量】静脉注射,12.5~25g,缓慢注射。必要时可在 1 小时后重复半量或全量。

【注意事项】在静脉滴注过程中应密切监测血压,若出现低血压应调慢滴注速度。与亚硝酸钠解毒机制不同,不能混合后同时静脉注射。继亚硝酸钠静脉注射后,马上由原针头注射本品。口服中毒者,须用 5% 溶液洗胃,并保留适量于胃中。肾功能不全患者慎用;必须使用时应注意选择剂量,并监测肾功能。经肾脏排出,老年患者注意剂量选择,并监测肾功能。

【不良反应】全身性损害:苍白、乏力、晕厥、水肿等。神经系统损害:头晕、头痛等。胃肠系统损害:恶心、呕吐等。皮肤及其附件损害:瘙痒、皮疹、多汗等。呼吸系统损害:胸闷、憋气等。心血管系统损害:心悸、血压降低等。免疫功能紊乱和感染:过敏样反应、过敏性休克等。其他损害:潮红、局部麻木、注射部位疼痛、暂时性渗透压改变等。

羟钴胺 hydroxocobalamine

【适应证】氰化物中毒。

【用法和用量】静脉滴注,起始剂量为 5g,用 200ml 稀释液(推荐 0.9% 氯化钠注射液、5% 葡萄糖注射液)稀释,滴注时间 15 分钟(滴速 15ml/min)。根据中毒程度,可重复给药 1 次(5g,滴注时间 15~120 分钟)。

【注意事项】用药过程中可致过敏反应。条件允许时用药期间监测血中维生素 B_{12} 浓度。痛风患者使用本品可能发生高尿酸血症。

【不良反应】肌内注射偶可引起皮疹、瘙痒、腹泻及过敏性哮喘,极个别患者可有过敏性休克。

亚甲蓝 methylthioninium chloride[基,保(甲)]

【适应证】氰化物中毒。

【用法和用量】静脉注射,5~10mg/kg,最大剂量为 20mg/kg。

【注意事项】本品不能皮下、肌内或鞘内注射,前者引起坏死,后者引起瘫痪。

肾功能不全患者应慎用。

【不良反应】本品静脉注射过速,可引起头晕、恶心、呕吐、胸闷、腹痛。剂量过大时,除上述症状加剧外,还出现头痛、血压降低、心率增快伴心律失常、大汗淋漓和意识障碍。用药后尿呈蓝色,排尿时可有尿道口刺痛。

第十节 重金属中毒

金属和金属类毒物系指金属或类金属元素本身及其盐。人体内含有多种金属元素,其为身体的组成部分,但大量金属进入体内,并超过一定浓度,会给身体造成损伤,破坏机体的正常功能,造成中毒。重金属是指比重大于 5 的金属，约有 45 种。如铜、铅、锌、铁、钴、镍、锰、镉、汞、钨、钼、金、银等。尽管锰、铜、锌等重金属是生命活动所需要的微量元素，但是大部分重金属如汞、铅、镉等并非生命活动所必需，而且所有重金属超过一定浓度都对人体有毒。某些重金属不易排出体外，在体内蓄积，还有些重金属能致癌。

一、铅中毒

（一）定义

铅吸收后进入血液循环，主要以磷酸氢铅、甘油磷酸化合物、蛋白复合物或铅离子状态分布于全身各组织脏器，体内的铅约有 95% 沉积于骨骼系统，5% 左右存在于肝、脑、心等器官和血液中。骨铅与血铅处于动态平衡中，当血铅达到一定程度时，就可引起急性铅中毒症状。

（二）诊断标准

1. 症状和体征。

（1）体征：面色苍白、心悸、气短、腰痛。

（2）消化系统：恶心、呕吐（呕吐物呈白色奶块状）、腹部绞痛并腹泻，便血、纳差、口腔金属味、流涎，亦可出现中毒性肝炎、黄疸等症状。

（3）神经系统：眩晕、头痛、嗜睡、烦躁易怒、失眠，噩梦、乏力、中毒严重可出现妄想、烦躁、谵妄、抽搐、惊厥、昏迷甚至铅毒性脑病和周围神经炎的表现。

（4）泌尿系统：水肿、蛋白尿、血尿、中毒性肾炎甚至肾衰竭。

2. 实验室及影像学检查。

（1）血液：铅≥2.4μmol/L（0.5mg/L）、6-氨基乙酰丙酸脱水酶活力降低。

（2）尿液：铅≥0.39μmol/L（0.08mg/L）、粪卟啉阳性、6-氨基乙酰丙酸升高。

（三）治疗原则和方法

清除毒物：皮肤吸收中毒者彻底清洗污染皮肤；呼吸道吸入中毒者迅速脱离有毒环境；消化道中毒者立即用 1% 硫酸钠或硫酸镁溶液洗胃后，再灌入活性炭；口服硫酸镁、硫酸钠导泻，可口服牛奶或蛋清保护胃黏膜。

二、汞中毒

（一）定义

汞中毒是指过量摄入金属汞、无机汞和有机汞中的汞元素引起机体理化损伤，汞中毒主要分为急性汞中毒、慢性汞中毒和亚急性汞中毒。

（二）诊断标准

1. 症状和体征

（1）分型：①急性汞中毒。急性腐蚀性口腔炎包括牙龈肿痛、糜烂、出血、流涎，口服汞及其化合物后数分钟到数十分钟即可引起，可见汞线。口腔和咽喉灼痛，并伴恶心、呕吐、腹痛、腹泻，呕吐物和粪便常有血性黏液和脱落的坏死组织，可见周围循环衰竭和胃肠道穿孔。红色斑丘疹，可融合成片或形成水疱。由于皮肤接触汞及其化合物引起的接触性皮炎，愈合后遗留色素沉着。②慢性汞中毒。精神神经症状，包括头晕、头痛、失眠、多梦，情绪激动或抑郁、焦虑等神经衰弱症状。③亚急性汞中毒。常于接触汞 1~4 周后发病，临床表现与急性汞中毒相似，程度较轻，但可见脱发、失眠、多梦、三颤（眼睑、舌、指）等。

（2）自主神经功能紊乱：表现为脸红、多汗、皮肤划痕症等。

（3）肌肉震颤：先见于手指、眼睑和舌，以后累及手臂、下肢和头甚至全身；肌电图检查可见周围神经损伤。

（4）口腔症状：主要表现为黏膜充血、溃疡、牙龈肿胀和出血，牙齿松动和脱落。口腔卫生欠佳者可有汞线。

2. 实验室及影像学检查

（1）汞尿检查：尿汞水平升高，提示急性或慢性汞中毒。

（2）血汞检查：汞含量超标，考虑急性中毒。

（3）肾功能检查：尿 β_2- 微球蛋白增高，提示肾小管功能损伤。

（4）影像学检查：胸部 X 线摄影结果显示肺双侧呈毛玻璃样改变或出现不规则阴影。

（5）脑电图检查：中毒患者的脑电图波幅和节律电活动出现异常。

（6）神经传导速度检查：显示传导速度减慢。

（三）治疗原则和方法

1. 中毒者立即脱离现场，吸入新鲜空气，必要时给氧。

2. 洗胃　生理盐水与 5% 药用炭混悬液洗胃。

3. 导泻　口服 50% 硫酸镁溶液 50~80ml。

4. 解毒剂　二巯丙磺钠，二巯丁二钠。

5. 补液　补充葡萄糖氯化钠注射液、维生素 C 等。

6. 对症治疗　尿闭者可考虑血液透析。

三、银中毒

（一）定义

银及其化合物通过皮肤、呼吸道或消化道吸收，在人体中与白蛋白结合，随血液运输到全身，沉着于身体各组织中。

（二）诊断标准

1. 症状和体征

（1）银质沉着症：全身皮肤广泛色素沉着，多见于手和臂。

（2）硝酸银口服中毒：呕吐，口、咽喉和上腹部有灼烧感，腹痛剧烈，流涎，休克、昏厥或昏迷，还可造成急性出血性胃肠炎。

2. 实验室及影像学检查

（1）血液：银离子定量分析。

（2）尿液：银离子定量分析。

（三）治疗原则和方法

1. 清除毒物　中毒者立即脱离现场，吸入新鲜空气，必要时给氧。洗胃：2% 氯化钠溶液彻底洗胃。导泻：口服 50% 硫酸镁溶液 50~80ml。口服牛奶或鸡蛋清来减少毒物吸收，加强毒物代谢。

2. 解毒剂　依地酸钙钠，二巯丙磺钠，二巯丁二钠。

3. 对症治疗　对于严重中毒、引起多脏器障碍的患者可采取血液灌注。

（四）健康教育和用药指导

药物治疗、清除毒物治疗、饮食治疗为主。首先是脱离有害环境，其次为清除体内毒物，可摄入有促进重金属排出作用的食物和补充剂，例如益生菌、富含纤维的食物洋车前子壳粉、含硫的食物（大蒜、洋葱、豆类、小扁豆、西蓝花、白菜等），硫保护细胞免受毒素的影响，也有助于胆汁的形成；还可食用姜黄、香菜等。汞中毒可口服牛奶或蛋清、豆浆之类流体。

（五）常用药物和注意事项

1. 导泻

硫酸镁 magnesium sulfate[基,保（甲）]

【适应证】导泻。

【用法和用量】口服：单次剂量 5~20g 溶解于 100~400ml 水中或 50% 硫酸镁溶液 50~80ml。

【注意事项】胃肠道有溃疡、破损之处易引起中毒，孕妇慎用，哺乳期妇女禁用。

【不良反应】电解质紊乱，可引起脱水、反射性盆腔充血。

2. 解毒剂

葡萄糖酸钙 calcium gluconate[基,保（甲/乙）]

【适应证】铅中毒。

【用法和用量】10% 葡萄糖酸钙注射液 10ml 缓慢注射，每分钟不超过5ml，3 次 /d，使用 3 日。

【注意事项】药液漏出血管外，可致脱皮和组织坏死，用氯化钠注射液作局部冲洗注射，局部给予氢化可的松、1% 利多卡因和透明质酸，并抬高局部肢体及热敷。干扰诊断:可使血清淀粉酶增高,血清羟基皮质醇浓度短暂升高、血清磷酸盐浓度降低。不宜用于肾功能不全患者与呼吸性酸中毒患者。应用强心苷期间禁止注射本品。

【不良反应】静脉注射可使全身发热,静脉注射过快可产生心律失常甚至心脏停搏,呕吐、恶心。可致高钙血症,早期可表现为便秘、嗜睡、持续性头痛、食欲减退、口中有金属味、异常口干等。晚期征象表现为精神错乱、高血压、眼和皮肤对光敏感、恶心、呕吐、心律失常。

依地酸钙钠 calcium disodium edetate[保(甲)]

【适应证】铅中毒。

【用法和用量】静脉滴注,每日 1.0g 加入 5% 葡萄糖注射液 250~500ml,1 次 /d,静脉滴注 4~8 小时。一个疗程:连续用药 3 日,停药 4 日为一个疗程。肌内注射,用 0.5g 加 1% 盐酸普鲁卡因注射液 2ml,稀释后作深部肌内注射,1 次 /d。

【注意事项】与乙二胺有交叉过敏反应。肾脏病患者应慎用。每疗程前后检查尿常规,多疗程治疗过程中要检查血尿素氮、肌酐、钙和磷。

【不良反应】头昏、前额痛、食欲减退、恶心、畏寒、发热,组胺样反应有鼻黏膜充血、打喷嚏、流涕和流泪。少数有尿频、尿急、蛋白尿、低血压和心电图 T 波倒置。过大剂量导致急性肾衰竭。可出现高钙血症。不良反应和肾脏损害在停药后可恢复。

二巯丙磺钠 sodium dimercaptopropane sulfonate[保(甲)]

【适应证】汞中毒。

【用法和用量】静脉注射:急性中毒,每次 5mg/kg,每 4~5 小时 1 次,第二日,2~3 次 /d,以后 1~2 次 /d,7 日为 1 个疗程。慢性中毒:每次 2.5~5mg/kg,1 次 /d,用药 3 日停 4 日为 1 个疗程,一般用 3~4 个疗程。

【注意事项】高敏体质者或对巯基化合物有过敏史的患者,应慎用或禁用,必要时脱敏治疗后密切观察下小剂量使用。

【不良反应】本品比二巯丙醇毒性低,但静脉注射速度过快时有恶心、心动过速、头晕及口唇发麻等,一般 10~15 分钟即可消失。偶有过敏反应,如皮疹、寒战、发热甚至过敏性休克、剥脱性皮炎等。一旦发生应立即停药,并对症治疗。轻症者可用抗组胺药,反应严重者应用肾上腺素或肾上腺皮质激素。

二巯丁二钠 sodium dimercaptosuccinate[基,保(甲)]

【适应证】汞中毒。

【用法和用量】成人常用量 1g,临用配制成 10% 溶液,立即缓慢静脉注射,

10~15 分钟注射完毕。

【注意事项】少数患者使用药物后会出现短暂的血清谷丙转氨酶（GPT）和谷草转氨酶（GOT）增高。每 1~2 周检查肝功能。

【不良反应】约有 50% 患者在静脉注射本品过程中出现轻度头昏、头痛、四肢无力、口臭、恶心、腹痛，少数患者有皮疹，皮疹为红色丘疹，有瘙痒，以面、额、胸前处为多见。咽喉干燥、胸闷、胃纳减退等。个别患者有血清谷丙转氨酶和谷草转氨酶暂时增高。不良反应大多与静脉注射速度有关，停用本药后可自行消失。

二巯丙醇 dimercaprol[基,保(甲)]

【适应证】汞中毒。

【用法和用量】肌内注射：2~3mg/kg，第一、第二日，每 4 小时 1 次。第三日改为每 6 小时 1 次，第四日后减少到每 12 小时 1 次。疗程一般为 10 日。

【注意事项】应用药品前后应测量血压和心率，治疗过程中要检查尿常规和肾功能、血浆蛋白。碱化尿液，保护肾脏。两次给药间隔时间不得少于 4 小时。对花生或花生制品过敏者不可用。肌内注射部位要交替进行，并注意局部清洁。

【不良反应】恶心、呕吐、头痛、唇和口腔灼热感，咽和胸部紧迫感、流泪、流涕、流涎、多汗、腹痛、肢端麻木和异常感觉、肌肉和关节酸痛。剂量超过 5mg/kg 时出现心动过速、高血压、抽搐和昏迷，暂时性血清谷丙转氨酶和谷草转氨酶增高，持续应用可损伤毛细血管，引起血浆渗出，导致低蛋白血症、代谢性酸中毒、血浆乳酸增高和肾脏损害。一般不良反应常在给药后 10 分钟出现，30~60 分钟后消失。

青霉胺 penicillamine[基,保(甲)]

【适应证】重金属中毒。

【用法和用量】口服：每日 1g，分 3~4 次服用，5~7 日为 1 个疗程，停药 2 日后开始下一疗程，一般用 1~3 个疗程。

【注意事项】肾功能不全、孕妇及对青霉素类药物过敏患者禁用。粒细胞缺乏症，再生障碍性贫血患者禁用。经常复查血常规、尿常规和肝功能检查以便早期发现中毒性肝病和胆汁潴留。从小剂量开始服用，长期服用本品应加维生素 B_6 每日 25mg。有造血系统和肾功能损害时必须停药。

【不良反应】厌食、恶心、呕吐、溃疡病活动、口腔炎和溃疡。偶有味觉异常。过敏反应。使皮肤变脆和出血，影响创口愈合。少数患者白细胞减少，其他造血系统损害。可出现蛋白尿、血尿和肾病综合征。个别出现秃发、胆汁潴留、重症肌无力和耳鸣。出现过敏时用肾上腺皮质激素和抗组胺药治疗。

3. M 受体拮抗剂

阿托品 atropine[基,保(甲/乙)]

【适应证】治疗肠绞痛。

【用法和用量】皮下注射、肌内注射、静脉注射：0.3~0.5mg/ 次，一日 0.5~3mg，极量一次 2mg。

【注意事项】慎用：孕妇、产妇慎用，本品可使胎儿心动过速，可由乳汁分泌且抑制泌乳。禁用：青光眼、眼内压升高、高血钾、前列腺肥大患者。

【不良反应】因使用剂量不同症状不同，依次出现口干、少汗、心率减慢、心率加快、瞳孔扩大、视力模糊、心悸、视物模糊、语言不清、皮肤干燥或发热、小便困难、中枢兴奋、呼吸加快加深、谵妄、幻觉、惊厥，严重中毒时可产生昏迷或呼吸麻痹。

山莨菪碱 anisodamine[基,保(甲)]

【适应证】肠绞痛。

【用法和用量】肌内注射，10mg/ 次。

【注意事项】颅内压高、脑出血急性期、青光眼、前列腺肥大禁用。反流性食管炎、重症溃疡性结肠炎慎用。急腹症诊断未明时，不宜轻易使用。有闭汗作用，可使体温升高。出现排尿困难或中毒症状可肌内注射新斯的明。

【不良反应】常见的有口干、视力模糊、面色潮红、心率加快、排尿困难。

第十一节　百草枯中毒

一、定义

百草枯是目前常用的除草剂，为联吡啶类化合物，对人、畜的毒性很强，成人致死量是 20% 百草枯水溶液 5~15ml。吸收后人体产生大量自由基，造成组织细胞损伤，且无特效药，易并发多种脏器损伤，靶向器官为肺，口服中毒死亡率可达 60% 以上。

二、诊断标准

（一）症状和体征

1. 根据严重程度分，症状和体征可表现如下：

（1）轻型：摄入百草枯的量小于 20mg/kg，无临床症状或可出现呕吐、腹泻。可完全恢复。

（2）中到重型：摄入百草枯的量达 20~40mg/kg，部分患者可存活，但多数患者 2~3 周内死于肺衰竭；服后立即呕吐，数小时内出现腹泻、腹痛、口和喉部溃疡；1~4 日内出现肾衰竭、肝损伤改变、低血压和心动过速；1~2 周内出现咳嗽、咳血、胸腔积液，随着肺功能恶化，出现肺纤维化。

（3）暴发型：摄入百草枯的量超过 40mg/kg；服后立即呕吐，数小时到数日内出现腹泻、腹痛、肝肾衰竭；口腔和喉部溃疡、胰腺炎、中毒性心肌炎、昏迷、抽搐等；1~4 日内死于多脏器衰竭。

2. 根据不同系统分，症状和体征可表现如下：

（1）消化道系统：口咽灼烧感，口腔黏膜溃烂、恶心、呕吐、腹痛、腹泻、呕血、胃穿孔等。肝区疼痛、黄疸、肝功能异常。

（2）泌尿系统：药物从肾脏排泄可损害肾小管，产生蛋白尿、血尿，血中尿素氮、肌酐升高等肾功能损害的表现。

（3）呼吸系统：肺部病变最为严重。进行性呼吸困难。严重者 24 小时内出现肺水肿、肺出血，3 日内死于急性呼吸窘迫综合征。或 1~2 周内发生肺间质纤维化，以致呼吸衰竭。

（4）其他系统：心脏、神经系统和血液系统可引起相应的症状和体征。

（二）实验室及影像学检查

1. 尿液　百草枯半定量检测。若为阴性可在 6 小时后重复检测。

2. 血清　百草枯定量分析。应为患者摄入百草枯 4 小时后的血样且保存在塑料试管中，不可用玻璃试管。

3. 肺功能　肺泡 / 肺动脉 PaO_2 差增大；低氧血症。

4. 胸部 X 线摄影　早期纹理增粗，肺间质炎性改变，可见点、片状阴影；中期肺透过度降低、肺部呈毛玻璃状、肺实变；后期肺纤维化及肺不张。同时可出现肺水肿和肺出血症状。

5. 肝肾功能　异常或衰竭。

6. 血液分析　白细胞升高。

三、治疗原则和方法

1. 清除毒物　洗胃，活性炭 100g 或 15% 漂白土溶液 1L；导泻，甘露醇、硫酸镁。

2. 解毒　维生素 C 注射液、还原型谷胱甘肽。

3. 提高血液渗透压　白蛋白注射液。

4. 肺部抗炎、抗纤维化　泼尼松龙、地塞米松。

5. 止吐　氯丙嗪、昂丹司琼。

6. 保护胃黏膜　西咪替丁。

7. 促进毒物排出　血液透析、血液灌注、血液置换。

8. 对症治疗 一般状况禁止吸氧,当血氧分压低于 40mmHg 时可低浓度吸氧。

四、健康教育和用药指导

肺部损伤有渗出时,控制液体摄入并给予白蛋白等代血浆提高胶体渗透压,减少渗出不可使用甲氧氯普胺等多巴胺拮抗剂,因可减弱其对肾功能的恢复;中毒后确保呼吸通畅、确保循环功能正常,尽早、尽快、彻底清除毒物。不用活性炭等吸附剂进行洗胃,不具有任何临床效果。百草枯在体内以原型从肾脏排出,在肺部尚未有损伤的情况下应适当补液,加速毒物的排泄。无咽部、食管损伤的患者鼓励多喝水、正常进食。一般状况无须吸氧。因腐蚀性损伤引起剧烈疼痛患者,可使用除非甾体抗炎药之外的止痛药。一氧化氮吸入可改善肺换气。白蛋白滴注速度应以每分钟不超过 2ml 为宜,但在开始 15 分钟内,应特别注意滴速缓慢并逐渐加速到上述速度。

五、常用药物和注意事项

(一)导泻

甘露醇 mannitol[基,保(甲)]

【适应证】导泻。

【用法和用量】口服:20% 甘露醇 100~150ml/ 次,每 2~3 小时给药一次,与硫酸镁交替使用。

【注意事项】肺水肿、肺充血、有活动性颅内出血、肾衰竭、充血性心力衰竭、严重失水的患者及孕妇禁用。应用本品无效者,需改为强效利尿药,定期复查血压、肾功能、电解质水平及尿量。

【不良反应】水和电解质紊乱最为常见。

硫酸镁 magnesium sulfate[基,保(甲)]

【适应证】导泻。

【用法和用量】口服:单次剂量 5~20g 溶解于 100~400ml 水中。

【注意事项】胃肠道有溃疡、破损之处易引起中毒,孕妇慎用,哺乳期妇女禁用。

【不良反应】电解质紊乱,可引起脱水、反射性盆腔充血和失水。

(二)解毒、保护细胞

还原型谷胱甘肽 reduced glutathione[基,保(乙)]

【适应证】解肝毒、保护肝脏。

【用法和用量】口服：每次 400mg，每日 3 次。静脉滴注：轻度中毒每次 1.2g，1 次 /d；中度中毒每次 1.8g，1 次 /d；重症 2.4g/ 次，1 次 /d。

【注意事项】注射前必须完全溶解，外观澄清、无色。

【不良反应】面色苍白、血压下降、脉搏异常、皮疹、食欲减退、恶心、呕吐、注射局部轻度疼痛。

维生素 C vitamin C[基,保(甲)]

【适应证】解毒、抗氧自由基。

【用法和用量】静脉注射：成人每次 100~250mg，每日 1~3 次；或 3.0g/ 次，每日 1 次。

【注意事项】维生素 C 可降低抗凝血药的抗凝效果，能干扰双硫仑对乙醇的作用，与碱性药物配伍药效降低。长期大量服用宜逐渐减量至停药。大量应用干扰诊断：粪便隐血假阳性；尿糖、血清葡萄糖均可致假阳性；尿中草酸盐、尿酸盐和半胱氨酸盐等浓度增高；血清胆红素浓度下降；尿 pH 下降。下列情况应慎用：半胱氨酸尿症；痛风；高草酸盐尿症；草酸盐沉积症；尿酸盐性肾结石；糖尿病；葡萄糖 -6- 磷酸脱氢酶缺乏症；血色病；铁粒幼细胞贫血或地中海贫血；镰状细胞贫血。

【不良反应】长期应用可引起停药后坏血病；长期大量应用可引起尿酸盐、半胱氨酸盐或草酸盐结石；快速静脉注射可引起头昏。

（三）抗炎、抗肺部纤维化

甲泼尼龙 methylprednisolone[基,保(甲)]

【适应证】抗炎、抗肺部纤维化。

【用法和用量】静脉滴注 30mg/kg，应至少用 30 分钟静脉注射。根据需要，在 48 小时内每隔 4~6 小时重复一次。2~3 日后减量维持治疗。

【注意事项】儿童、糖尿病患者、高血压患者、有精神病史者、使用免疫抑制剂患者、感染患者使用甲泼尼龙时应进行严密的医疗监护并尽可能缩短疗程。

【不良反应】体液与电解质紊乱；肌无力、骨质疏松、病理性骨折；消化性溃疡、消化道出血、胰腺炎、食管炎、肠穿孔；妨碍伤口愈合、皮肤变薄变脆及出现瘀点和瘀斑；颅内压升高、假性脑肿瘤、癫痫发作、眩晕、欣快感、失眠、情绪变化；月经失调；皮质醇增多症体态；抑制儿童生长；引发潜在的糖尿病、增加糖尿病患者对胰岛素和口服降血糖药的需求；负氮平衡；可掩盖感染；低血压或高血压；心律不齐。

地塞米松 dexamethasone[基,保(甲 / 乙)]

【适应证】抗炎、抗肺部纤维化。

【用法和用量】静脉滴注，每次 2~20mg，可在 2~6 小时后重复给药至病情稳定，大剂量连续给药一般不超过 72 小时。

【注意事项】可诱发或加重感染。溃疡性结肠炎、肝硬化、肾功能不良、癫痫、偏头痛、重症肌无力、糖尿病、骨质疏松症、甲状腺功能减退患者慎用。长期应用停药前应逐渐减量，停药 6 个月的患者，因免疫力低下，不宜接种减毒活疫苗。可产生白内障和青光眼。结核潜伏感染和陈旧性结核患者、乙型肝炎患者在应用期间应密切观察病情。

【不良反应】长期或大量应用时可并发感染。恶心、呕吐、胰腺炎、消化性溃疡或穿孔。欣快感、激动、失眠、谵妄、不安、定向力障碍、颅内压升高综合征。水、电解质紊乱，医源性皮质醇增多症面容和体态、体重增加、下肢水肿、月经紊乱、低钾血症、儿童生长受抑制、糖耐量减退和糖尿病加重。缺血性骨坏死、骨质疏松、骨折、肌无力、肌萎缩。疮口不愈合，痤疮。青光眼、白内障。心悸、发热、寒战、胸闷、呼吸困难等，严重者休克。过敏反应。停药综合征。肝功能异常、白细胞增多、血栓栓塞。

环磷酰胺 cyclophosphamide[基,保(甲)]

【适应证】与糖皮质激素联用于治疗急性百草枯中毒。

【用法和用量】一日 10~15mg/kg，与甲泼尼龙一日 15mg/kg 或等效剂量氢化可的松联用。一日 200mg 的连续治疗和 15mg/kg 反复间断冲击治疗至白细胞小于 $3×10^9$/L 时停止应用，总用量不超过 4g。

【注意事项】有骨髓抑制、痛风史、肝功能损害、感染、肾功能损害、泌尿系统结石患者慎用；本药有致畸、致突变作用。

【不良反应】恶心、呕吐、口腔炎、骨髓抑制、脱发、膀胱炎、心肌病、局灶性穿壁性心肌出血及冠状动脉炎；肝损伤；肾血管、膀胱纤维化及膀胱炎、肾盂积水；男性精子损伤或少精子症、女性卵巢损伤。

（四）保护胃黏膜

西咪替丁 cimetidine

【适应证】保护胃黏膜。

【用法和用量】静脉滴注：一次 0.6g，用 5% 葡萄糖注射液或 0.9% 氯化钠注射液 250~500ml 稀释，每日 1 次。

【注意事项】用药期间检查肾功能和血常规；避免与中枢抗胆碱药同时使用。使用期间禁用咖啡和含咖啡因的饮料；慎用于以下患者：严重心脏及呼吸系统疾病患者、肝肾功能不全患者、系统性红斑狼疮患者、器质性脑病患者。

【不良反应】腹泻、腹胀、口干、血清转氨酶轻度增高、急性间质性肾炎（可逆）、骨髓抑制、头晕、头痛、嗜睡、心动过速、面部潮红、男性乳房发育、女性泌

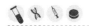

乳,抑制肾上腺皮质分泌。

(五)提高血浆渗透压

人血白蛋白 human albumin^[基,保(乙)]

【适应证】成人呼吸窘迫综合征,低血浆渗透压。

【用法和用量】静脉滴注,每次 5g,一日 1 次。

【注意事项】观测生命体征和实验室指标判断循环血容量、心脏充盈压等血液循环系统的变化情况。可发生变态反应。监控蛋白量以免循环超负荷或水分过多。使用 5% 白蛋白继续治疗。用量大时,必须控制凝血和血细胞比容。适当补充其他血液成分。剂量过大及输注速度过快可能导致循环血容量过大。

【不良反应】过敏反应、超敏反应;喉头水肿、支气管哮喘;心力衰竭、肺水肿、心肌梗死、心律失常、高或低血压;精神狂躁不安、亢奋;消化道出血、恶心、呕吐、肝功能异常;血尿、少尿、腰痛;急性溶血;头晕、头痛、味觉障碍;荨麻疹、皮疹、血管神经性水肿;发热、寒战。

(六)止吐

昂丹司琼 ondansetron^[基,保(甲/乙)]

【适应证】止吐。

【用法和用量】根据呕吐情况使用。一般状况,静脉滴注 8mg/ 次,1 次 /d;剧烈呕吐,可每隔 8~12 小时给药一次。

【注意事项】

1. 对肾脏损害患者,无须调整剂量、用药次数和用药途径。

2. 对肝功能损害患者,肝功能中度或严重损害患者用药剂量每日不应超过 8mg。

3. 腹部手术后不宜使用本品,以免覆盖回肠和胃扩张症状。

【不良反应】头痛、腹部不适、便秘、口干、皮疹,偶见支气管哮喘或过敏。短暂性转氨酶增加。可诱发癫痫发作。并可产生胸痛、心律不齐、低血压及心动过缓等症状。

氯丙嗪 chlorpromazine^[基,保(甲)]

【适应证】止吐。

【用法和用量】肌内注射:25~50mg/ 次,2 次 /d。静脉滴注:25~50mg/ 次,1 次 /d。根据临床需要,可每隔 1~2 日缓慢增加 25~50mg,治疗日剂量为 100~200mg。

【注意事项】心血管疾病、癫痫患者慎用。肝、肾功能不全者应减量。出现迟发性运动障碍停用所有的抗精神病药。引起直立性低血压、血压过低可静脉滴注去甲肾上腺素，禁用肾上腺素。不宜皮下注射。药物稀释后缓慢静脉注射。

【不良反应】口干、上腹不适、食欲缺乏、乏力及嗜睡。引起直立性低血压、心悸或心电图改变。锥体外系反应。长期大量用药可引起迟发性运动障碍。可引起血浆中催乳素浓度增加。可引起注射局部红肿、疼痛、硬结。可引起中毒性肝损害或阻塞性黄疸。骨髓抑制。

第十二节　毒蛇咬伤中毒

一、定义

毒蛇咬伤是由具有毒牙的毒蛇咬破人体皮肤，其毒液由伤口进入人体继而引起局部和全身中毒的一类急症。南方山区发生率较高。

二、诊断标准

（一）症状和体征

身上可见深而粗的毒牙痕。可有局部和全身中毒表现，临床表现因蛇毒的种类不同而异。可分为神经毒、血液毒、混合毒。神经毒症状：局部症状有红、肿、热、痛、麻木、痒；眼睑下垂、声音嘶哑、吞咽困难等肌肉麻痹症状；呼吸改变，重者可出现呼吸肌麻痹死亡。血液毒症状：局部症状显著，剧痛、水疱，血疱、瘀斑、组织坏死、溃烂；后期昏迷、恶寒发热、恶心、呕吐、各种出血，重者可有循环衰竭或肾衰竭。混合毒：兼有两种毒素的临床表现。

（二）实验室及影像学检查

1. 可测定全血细胞计数、基本代谢指标、凝血酶原时间、纤维蛋白原值、肌酸激酶值。

2. 患肢超声检查排查深静脉血栓栓塞。

3. 有全身症状并伴有呼吸困难的患者进行胸部 CT 检查。

三、治疗原则和方法

1. 防止毒素扩散　局部高锰酸钾清洗、局部利多卡因封闭疗法以减轻疼痛。防止蛇毒吸收和排出毒液。

2. 解毒剂　临床常用抗毒血清治疗，需进行血清皮试，警惕过敏反应。中草药解毒，季德胜蛇药片。

3. 使用肾上腺皮质激素提高人体对蛇毒素的耐受力。

4. 预防破伤风。

5. 对症支持治疗　给予吸氧、抗休克、强心、利尿等治疗措施。

四、健康教育和用药指导

被毒蛇咬伤后，尽早积极治疗，防止中毒身亡。

1. 应立即卧位，减少活动，应由他人护送到医院。在被蛇咬伤后 2~5 分钟内于伤口近心端 4~5cm 处扎止血带。冲洗蛇咬伤处可选用清水、冷茶水、盐水、肥皂水、1:5 000 高锰酸钾溶液，然后用 2% 盐水湿纱布敷在伤口上。防止局部坏死。挤出伤口毒液，尽快冲洗，冲洗伤口，扩创和吸收排毒。局部封闭疗法，用 0.25% 利多卡因加地塞米松 5mg 于伤肢肿胀上方 3~4cm 或在扎止血带的上方行环形封闭疗法。用冰或冷水降温湿敷咬伤的周围软组织减少毒物吸收。

2. 解毒和中和毒素，可以注射抗蛇毒血清，应该先皮试，或者注射破伤风抗毒素，另外可以选择激素。对症支持治疗等。抗蛇毒血清注射一次即可，高锰酸钾在蛇咬伤后反复冲洗，时间不少于半小时。高锰酸钾具有腐蚀性，避免接触眼睛、口鼻黏膜造成灼伤。

五、常用药物和注意事项

（一）抗毒素和血清

抗蛇毒血清 antivenom[基,保(甲)]

【适应证】中和相应蛇毒。

【用法和用量】用法：通常采用静脉注射，也可作肌内或皮下注射，一次完成。用量：一般蝮蛇咬伤注射抗蝮蛇毒血清 6 000U；五步蛇咬伤注射抗五步蛇毒血清 8 000U；银环蛇或眼镜蛇咬伤注射抗银环蛇毒血清 10 000U 或抗眼镜蛇毒血清 2 000IU。以上剂量约可中和一条相应蛇的排毒量。视病情可酌情增减。注射前必须做药物过敏试验，阴性者才可全量注射。

1. 药物过敏试验方法　取 0.1ml 抗血清加 1.9ml 生理氯化钠注射液，即20 倍稀释。在前臂掌侧皮内注射 0.1ml，经 20~30 分钟，注射皮丘在 2cm 以内，且皮丘周围无红晕及蜘蛛足者为阴性，可在严密观察下直接注射。若注射部位出现皮丘增大、红肿、浸润，特别是形似伪足或有痒感者，为阳性反应。若阳性可疑者，预先注射氯苯那敏 10mg（儿童根据体重酌减），15 分钟后再注射本品。

2. 脱敏注射法　取氯化钠注射液将抗血清稀释 20 倍。分数次做皮下注射，每次观察 10~20 分钟，第 1 次注射 0.4ml。如无反应，可酌情增量注射。注射观察 3 次以上,无异常反应者,即可做静脉、肌内或皮下注射。注射前将制品在 37℃水浴加温数分钟。注射时速度应慢,开始每分钟不超过 1ml 以后亦不宜超过 4ml。注射时,如有异常反应,应立即停止注射。

【注意事项】使用抗血清须特别注意防止过敏反应。注射前必须先做药物过敏试验并详细询问既往过敏史,遇有血清过敏反应,用抗过敏药治疗,即肌内注射氯苯那敏。必要时,应用地塞米松 5mg 加入 25%(或 50%)葡萄糖注射液 20ml 中静脉注射,亦可静脉滴注。门诊患者注射抗血清后,须观察至少 30 分钟方可离开。

【不良反应】

1. 过敏性休克　轻者注射肾上腺素后即可缓解;重者需输液输氧,使用升压药维持血压,并使用抗过敏药物及肾上腺皮质激素等进行抢救。

2. 血清病　对血清病应对症疗法,可使用钙剂或抗组胺药,一般数日至十几日即可痊愈。

破伤风抗毒素 tetanus antitoxin[基,保(甲)]

【适应证】用于预防和治疗破伤风。

【用法和用量】皮下注射或肌内注射 1 500~3 000IU,儿童与成人用量相同。伤势严重者可增加用量 1~2 倍。经 5~6 日,如破伤风感染危险未消除,应重复注射。

【注意事项】注射前必须先做药物过敏试验并详细询问既往过敏史,药物过敏试验为阳性反应者慎用。

【不良反应】过敏性休克和血清病。

(二)冲洗用药

高锰酸钾 potassium permanganate[基,保(乙)]

【适应证】消炎止痛。

【用法和用量】外用 1∶5 000 溶液冲洗伤口。

【注意事项】溶液应新鲜配制,不能长时间放置。

【不良反应】高浓度溶液有腐蚀性,即使是稀溶液有时反复多次使用亦可引起腐蚀性灼伤。

(三)封闭疗法

利多卡因 lidocaine[基,保(甲/乙)]

【适应证】止痛。

【用法和用量】局部注射:2% 利多卡因 2~4ml 在伤口周围环状封闭疗法。

【注意事项】对局部麻醉药过敏者禁用。阿 - 斯综合征、预激综合征、严重心传导阻滞患者静脉禁用。

【不良反应】防止误入血管，注意局部麻醉药中毒症状的诊治。

地塞米松 dexamethasone[基,保(甲/乙)]

【适应证】抗过敏，局部组织封闭疗法。

【用法和用量】静脉滴注或肌内注射 5mg。封闭疗法作用于局部组织用量酌情使用。

【注意事项】对本药或肾上腺皮质激素类药物有过敏史者禁用。

【不良反应】心动过缓、高血压，过敏反应（如皮疹、瘙痒、面部潮红、心悸、寒战、胸闷、呼吸困难、过敏性休克等），肌内或皮下注射后可出现组织萎缩造成凹陷，以及皮肤色素沉着或色素减退、肌腱断裂。

（四）抗炎、抗休克

氢化可的松 hydrocortisone[基,保(甲)]

【适应证】抗炎、抗休克。

【用法和用量】静脉滴注：一次 50~100mg，用生理氯化钠注射液或 5% 葡萄糖注射液 500ml 混合均匀后静脉滴注。疗程 3~5 日。根据病情减低药量或停药。

【注意事项】不能口服改静脉滴注，静脉滴注后可再改口服。

【不良反应】对本品及其他甾体激素过敏者禁用。

（五）利尿药

甘露醇 mannitol[基,保(甲/乙)]

【适应证】利尿。

【用法和用量】静脉滴注：20% 溶液 250~500ml，并调整剂量使尿量维持在每小时 40ml。

【注意事项】肺水肿、肺充血、有活动性颅内出血、肾衰竭、充血性心力衰竭、严重失水的患者及孕妇禁用。应用本品无效者，需改为强效利尿药，定期复查血压、肾功能、电解质水平及尿量。

【不良反应】水和电解质紊乱。

参 考 文 献

[1] 张志清,樊德厚.急诊用药速览[M].3 版.北京:化学工业出版社,2019.

[2] 王顺年,胡文魁,吴新荣,等.实用急性中毒救治手册[M].2 版.郑州:河南科学技术出版社,2017.